疾病原由

世上沒有雄性禿更沒有鼻竇炎和皮膚炎

On the Origin of Diseases

MPHL, Nasosinusitis and Psoriasis Never Exist

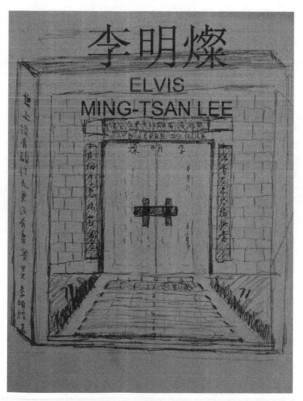

李明燦

ELVIS
MING-TSAN LEE

初版 – 2014年11月24日；發行1277本
收藏編號 – 1011 of 1277
ISBN：978-957-43-2012-7
台灣製造 Printed in Taiwan

疾病原始

世上沒有雄性禿更沒有鼻竇炎和皮膚炎

On the Origin of Diseases

MPHL, Nasosinusitis and Psoriasis Never Exist

兼論建立人體宏觀微觀因果表**MAMIC Table**

及人體資料庫**e**-病歷的重要性

李明燦

ELVIS

MING-TSAN LEE

疾病原始

世上沒有雄性禿更沒有鼻竇炎和皮膚炎

On the Origin of Diseases

MPHL, Nasosinusitis and Psoriasis Never Exist

兼論建立人體宏觀微觀因果表**MAMIC Table**

及人體資料庫e-病歷的重要性

李明燦
ELVIS
MING-TSAN LEE

台灣製造

Printed in TAIWAN

承襲達爾文的姿態 效仿小獵犬號的出航 回歸典籍揭示的平凡深邃

我遙遠的靈魂裏 住著一個達爾文

天地古今一中流 豈仙人謫玉帝臨 見李思（1990）

緣起

　　這一本著作成果是我於2003年3月8日在當年中國大陸SARS剛萌芽的風聲鶴唳中,從台灣來到蘇州工作並長住生活了10多年,從生龍活虎自認無比健康的陽光青年,步入了滿頭粗髮凋零而禿頭後,整日面容枯槁無精打采,隨時感覺要趴在辦公桌上猝死的中年男人。接著彷彿天意安排好的武俠小說劇本裡一樣,因緣際會尋悟得救贖之道,拾回了健康與頭髮。總結過程與心得於2007年左右在蘇州,如何偶然看了吳清忠先生的"人體使用手冊"這本書後,半信半疑的情況下親自身體力行實踐了一整年,只是去除了以前從小到大在炎熱南台灣的不良生活習慣,改成夏天不貪涼,冬天嚴格保暖。就讓我30年來被無數台灣醫生診斷為號稱的"鼻竇炎"症狀,緩解了近95%以上。從30年來幾乎春夏秋冬大大睡覺或半時整日的鼻塞,無法用鼻子好好呼吸,到了在不用任何的藥物和醫生治療,就只是嚴格執行"一整年",在夏天遠離任何的冰冷食物、飲料與環境,以及在冬天比台灣較寒冷的蘇州每天時時刻刻切實保暖離寒,就可以改變成一覺順暢用鼻子呼吸到天明。而也同時用同樣的方法驗證好幾次,解救了我的兩個兒子剛萌發和我一樣所謂的鼻子過敏、鼻涕倒流喉嚨咳嗽及被號稱的"鼻竇炎"。

　　還有最重要的是接下來,兩個兒子在2005年因事和老婆從蘇州回台灣居住近2年後,2007年8月再回來蘇州常住約半年後,有一天幫他們洗澡、洗頭髮時突然發覺他們的頭髮明顯變得稀少塌扁(當時分別是9歲和5歲)。那時非常驚訝怎會這麼小的年紀就開始掉頭髮?我自己當時從台灣來到蘇州4、5年左右就已經接近禿頭,我岳父也是老後禿頭,當時訝異我的兩個兒子再怎麼禿頭基因的強烈也不至於9歲、5歲就開始掉頭髮,若真是如此,那豈不是不到10歲就禿頭了?在驚訝擔心之餘盡可能試了很多方式,調試飲食組合及生活環境後都沒有得到任何改善。灰心到幾乎已經快要放棄任何解救方式的嘗試,只能阿Q式的給他們說些他們應該不懂的心理建設,說以後會像我一樣理光頭的頭髮造型。然而很奇跡式地幸運在2008年8月13日,在辦公室電腦裡老婆傳給我一篇在大陸的"台商新天地"網站裡的網路文章中,一位上海台商媽媽分享她在浴室加裝了一個活性炭濾水洗澡蓮蓬頭就改善她自己和女兒在上海狂掉頭髮的經驗。於是在對我一家3口男性同胞掉頭髮嚴重絕望之餘，也是抱著姑且一試的心態下，立刻買了2個同樣的活性炭濾水洗澡蓮蓬頭裝在2間浴室裡，馬上過了一、兩天兒子們的掉頭髮明顯停止並且些許茂密了回來。而且也在我自己接近光頭的原來頭髮軟細短毛明顯手觸感受到變粗的驚人結果之後，欣喜以為就是看到了神跡的顯現，天真地想要馬上就可以解救我的禿頭讓頭髮茂密回來。可是沒過了幾天我自己頭髮的增長些許後，增長效果似乎達到飽和狀態就停滯了改善，讓我當時空歡喜了一場。但是由於先前被無數醫生號稱了數十年"鼻竇炎"狀況的明顯巨大改善，加上漸漸對自己的身體及對周遭的生活環境開始關心後，在身體及周遭環境一些細微的變化敏感性也增加了起來。雖然一開始的天真想像就要馬上頭髮完全長回來被很快打擊，原來那個活性炭濾水洗澡蓮蓬頭的效果達到了極限，可是卻讓我這個電子工程背景的人從中開始體會到人體生理對環境細微反應的奧妙。就在沒有頭緒卻也繼續堅持這個活性炭蓮蓬頭的繼續使用，時時置換其中所費不貲的濾芯，並且於關鍵的幾次和化學工程相關背景的同事良哥和順哥討論中獲得新的想法。又在驚喜後的一段失望期接下來一連串多次自我實驗中，因為敏感性細微觀察力的提高，再次驚奇地數次伴隨而來的諸多新發現，並在後來幾年漫長緩緩變化起起伏伏的實驗中加以改良。實驗了6、7年下來，不用服用任何藥物、不用看任何醫生治療，只是飲食的改善和肝臟功能的維護，以及洗頭髮用過濾掉三鹵甲烷的自來水或者後來實驗的市售礦泉水。不但同樣解救我為掉頭髮所苦的兩個兒子，也解救了我自己從台灣到蘇州4、5年後就幾乎全禿，而被醫生宣告了是號稱沒救的"雄性禿"。

　　這6、7年的所有反覆實驗，所有讓頭髮掉落再生長的可逆性及再現性控制變因等，我自己都已經完全掌握並且這幾年來來回回親自實驗了好幾次，有些期間某個階段成果照片都在部落格（Blog－博客）、微博或者臉書（Facebook）裡。在這本書內文裡，最後推測禿頭基因並非是一般所謂的"雄性禿基因"，而應該是"肝臟自保基因"。禿頭就是"肝臟自保基因"在人體處於不良內外環境下的表現型，而這不良的內外環境在我的6、7年實驗結論裡就是本書內文中所謂的"內外4因"，就是：肝臟功能、飲食、血液循環、去除洗頭髮自來水中的三鹵甲烷。所以即使有和我以及我兩個兒子一樣有禿頭基因（即"肝臟自保基因"）的人，只要改善了造成禿頭掉髮的"內外4因"理論中的4大主要原因：肝臟功能、飲食、血液循環、去除洗頭髮自來水中的三鹵甲烷，人體的頭髮就會按照它們原來所被人體生物系統指示所該正常的生長方式去生長。人類的掉髮是在肝臟合成頭髮蛋白質無力時，肝臟將主要能力用來合成為了維持生命最低限度所需要最重要的蛋白質不得已而為之，因為頭髮相對於那些蛋白質來說沒那麼重要。就像落葉林植物冬天樹葉的掉落，是為了度過寒冷的冬天。當然基因是生物內生的一個固定變量，就像有落葉林基因的樹木才會落葉，可是基因不是掉頭髮也不是落葉的全部主宰。冬天落葉林因為了為了生存下去才會掉光樹葉，春暖花開時節，有落葉基因的落葉林樹葉還是會長出來。所以，有禿頭基因的人頭髮會掉落，也是因為人體在不健康的狀態下為了生存下去只好先把頭髮給自行掉落，只要你每天都像春暖花開一樣的環境裡，保持身體最高度完整的健康和飲食，並避免自來水中含氯、溴等的三鹵甲烷物質傷害，你的頭髮自然而然就會再生長出來。這是因為肝臟、飲食及血液循環系統理論為中心，以及洗頭髮自來水的傷害才是所謂禿頭掉髮的真因，是可以重覆再現並並可逆循環實踐經得起科學方式檢驗的，並且可以控制所有變因改變頭髮生長或掉落，而且合乎生理化理論的解釋。所謂"雄性禿"的掉髮禿頭理論在很多人包括我一家男女4口的實際實驗下，證明"雄性禿"理論不是正確的，無法合理解釋，更無法真正解救禿頭掉髮。就像現代醫學處理慢性病的治療被重覆無數次的"證偽"是無效的。所有號稱的"雄性禿"，所有號稱的"鼻竇炎"以及很多號稱的"濕疹、乾癬和皮膚炎"，都是因為現代醫學沒有找到真正的根本原因，在現有的知識與技術所限下不得已暫時給人體不健康的症狀給予一個醫學"專有名詞"，以便能顯示醫生收了診療費有經過了他們的專業處理讓病人心安的一套過程，有了這些創造出來專有名詞也才能顯示醫生們專業的權威，即便這些專有名詞只是擺設，無法根治這些專有名詞背後的疾病症狀。

另外，我自己來到蘇州幾年下來伴隨著這些不健康症狀，還有一直被誤診為濕疹、日光皮疹或者皮膚過敏的皮膚發炎或皮疹症狀。後來證實應該是比較像被歸類到自體免疫系統疾病類，被號稱所謂的"乾癬"（大陸叫"銀屑病"或者"牛皮癬"等），而其重點也是起源於不良生活習慣後損壞了的肝臟。還有伴隨這些皮膚炎的右肩鎖骨淋巴結腫瘤樣及脖子僵硬等症狀。以及我兩個兒子也是在蘇州不良環境下幾年的生活，也是類似容易皮疹過敏。這些所有的皮膚炎症狀也幾乎都來自於不良的生活習慣和惡化的生活、飲食環境，造成肝臟損害。兩個小孩後來只要避免學校的飲食就可以馬上改善皮膚炎，這在大陸後來曝光的地溝油及台灣近年幾次嚴重的食用油事件可以旁證我們幾年來的實驗和推測沒有錯。而我在2008、2009年幾乎全身後來此起彼落的皮膚炎，從一開始靠傳統的醫生給予的擦拭皮膚藥卻屢抑屢發，終究讓我害怕到放棄那些皮膚藥，才能讓我在最後靠著一路以來依序解救的鼻病和禿頭，慢慢還是找到同樣讓我皮膚能自然重生的九陽真經。都在一連串也是不靠任何藥物，就是在蘇州及後來在台灣避免外食油膩，避免熬夜晚睡，讓肝臟不再繼續受嚴重傷害，加上在實驗過程也是偶然發現的大量流汗法，最後更在台灣最終確認的"高溫熱烤流汗法"及"電暖器熱灸法"才是最有效的流汗法。走過了曲曲折折的道路，終於最後經過5、6年的實驗也終於完全解救了困擾我多年脖子上的皮疹，所有經歷都在內文有詳細描寫。

　　這本著作裡所有關於鼻病、禿頭掉髮和皮膚炎等根除及避免的詳細因果關係處理流程，都已經在我一家男女4口實驗驗證了6、7年，並且有人也部分實踐過有效，各章中均有完整歷程。只要按照這本著作裡詳細的步驟和解說，我想大多數人都可以再現性、重覆性的反覆可逆驗證。為了再擴大驗證我自己心得及實驗結果的理論基礎支持，人生40多年來沒有像現在這麼愛讀書過，而這個過程還在持續當中。原本想把生物醫學知識充實完備後，或者將內容寫得更好，能更完善所有經驗及搭配科學的理論解釋，再完整地更好呈現這本著作。可就像達爾文"物種起源"的出世過程被Wallace所迫捨棄大部頭的完美，這本"疾病原始"也被我自己生活中諸多的Wallace所迫而不得不在這個當下先誕生，完美的作品就留待繼續追尋更完美。恰好所有的控制變因在目前當下已經幾乎完全掌握，雖然頭髮在我專心轉攻脖子皮疹又要一邊離家工作飲食不全下並無法回到之前實驗中最茂密的狀態。然而最難一道關卡的脖子皮疹（一般所謂的乾癬或牛皮癬）終於在最後發現高溫流汗才是真正前幾年幾乎解救脖子皮疹的真因，我最後拋妻棄子的3個月在公司宿舍閉關修煉"高溫熱烤流汗法"，也才確認"高溫熱烤流汗法"的效用，脖子的皮疹終究任我掌控消滅。當然還需要再一年的秋冬考驗看會不會和以前一樣復發，在繼續的追尋更好的狀態同時，集結所有目前實驗成果完整一本著作，仿效前人成書才能有完整影響力，希望能夠造福更多有同樣困擾的人們。我的所有目前解救我一家4口身體健康的這些成果，除了重點突破口來自我自己天馬行空幸運的想像體會和實驗，以及剛開始在蘇州的好同事良哥、順哥的私人討論之外，其它的知識來源大部分來自書本和網路。我當效法吳清忠先生"人體使用手冊"一書以及無數電子資訊科技先輩網路的無私分享。這本著作電子版也是同時上網免費刊載在我的Facebook、部落格等電子媒體中，在非商業性質使用下歡迎轉載，讓更多人能夠真正解救自己的身體朝更健康的方向邁進。個人會在台灣先自行出版繁體中文版實體書並自行銷售，有興趣實體書者請到下列網址購買，為了再模仿"物種原始"首版首責印了1250本，加上我自己的生日，第一版共1277本，書末有特別收藏編號，有需求者請事先註明所需編號。

台灣露天網. http://class.ruten.com.tw/user/index00.php?s=elvismtlee
大陸淘寶網（蘇州時建立）：http://shop34134184.taobao.com
免費電子版刊載網址：（**Facebook**及新浪博客）
https://www.facebook.com/ontheoriginofdiseases
http://blog.sina.com.cn/elvismtlee
新浪微博與早期禿頭解救記錄和訊網博客：
http://weibo.com/elvismtlee
http://hexun.com/elvismtlee/default.html

　　僅以此書獻給在天早逝的父親李坤龍，和現在健在一路無怨無悔獨力撫養我們三兄妹長大並完成學業有所成的母親王貞月，以及一直從旁支持的岳父許國雄、岳母張秀鑾。還有不可或缺陪伴我一起成長的家人美玲、皇陞、祐任，以及重要的親人哥齊芳、嫂瑩如、妹孟萍、妹婿Mark、美玲姐嘉玲、姐夫Steve。

　　當然還有獻給我以為的知己好朋友達爾文、Nassim Nicholas Taleb和Steve Jobs先生。

　　為紀念我已逝的父親，是他的基因讓我誕生，間接才可能有了這本著作的可以出現。如果這本著作可以裨益人群並且能獲得一些成果，將貢獻在以他名所成立的慈善教育基金會，從事深入研究這裡所揭櫫對於"宏觀微觀因果表-MAMIC（MAcro-MIcro Causation）Table"和"人體健康資料庫e-病歷"的建立而繼續努力，以期為人類生存做些貢獻。就像我國中時期父親去世後接受同學們心意上的幫助一樣來回饋，而我的未來餘力重點也將專注於此。

　　有待！

最難解的是思想和態度　最重要的是相信你自己
在可以獲得的所有資訊信息下篩選判斷　並且選擇一條正確的道路前進

序

　　西元1984年10月29日約莫我在國二進入14歲那年嘉義縣水上鄉嘉南大圳旁，躺著我記憶裡早已模糊讓我能夠降臨在這世上的其中一個人，印象中的那一天他像著傳說裡七孔流血樣地迎接我們一家人的到來，我不知是我的記憶出錯還是我心裡意識回想的謬誤，總之那是我見父親的最後一面。我後來的人生道路上偶爾會告訴我自己，如果那時候我來得及長大；如果我當時思想夠成熟，我或者會和他一夜促膝長談。也許，他就不會冰冰冷地躺在荒郊野外嘉南大圳旁的那裡；可能，後來的我自己就不會因為獨立地這麼快成熟世故；或者，就不會有這本書的一切故事。我後來應該知道他為何會在那一夜或者不顧一切縱身一跳，或者只是失足掉落，拋棄他美滿的另外　家四口，也許從古至今這世界上只有我能明白體會他為何這麼決然離開。我有時好幾次夢裡在想，他好像還在那個山上隱居的木房裡和我對話，我甚至在幾個夢裡還以為我不在做夢。我們並不窮到他需要如此，相反的，當時我年少並不富裕的我們一家，他開著和他爸爸曾經一樣我們村裡的小腳踏車店，他的老婆開著和他爸爸曾經一樣的小理髮店，過的日子已經比不少人還要好。雖然矮房寒酸，3個小孩常常可以每天一早喝到新鮮送到家門的牛奶、羊奶，還有餐餐豐盛的水果和4菜一湯，當然還有大哥和我每一次的水上國中考試全校第一名，以及他最疼愛可愛乖巧的女兒我妹妹。可很多人還是不明白一家幸福的他為何要這麼做。我想似乎是那一年過年，住在隔壁他的親爸爸，就是傳給他再傳給我基因的我親爺爺，報紙包著一把長刀似的器械來我們家裡，吵著跟他要養育費等錢的事讓他灰了所有的心，這或者潛藏從那時起，雖然再怎麼窮困，我還是寧可愛溫暖的實體，卻再不愛冰冷的錢。還有我遺傳自他又傳給了我兒子們有苦不說出的要命性格，我們都不認為那些很苦，我們都以為我們可以吃下所有的苦，可最後的事實證明我們不能。

　　我一向愛拆東拆西，約莫接近國中時期我常愛挨著他，看他修車和組裝一部部新的腳踏車，幫洗車擦車，也由於我的愛跟隨他，國中時期起我就有了幾乎所有修腳踏車的本領，也可以自己把一堆零件從無到有組成一輛腳踏車，也或許才有後來我可以帶領學校團隊拿到南台灣國中工藝比賽冠軍。那些年，我還偶爾跟他到10多公里的嘉義市裡腳踏車中盤商那裡批貨回家，他夜裡一手騎著一台車再另一手牽著另一部新車，我則騎著再一部新車跟隨在後，那是那一集蠟筆小新爸爸回到20世紀的年代裡，他回想他拿釣竿坐在他爸爸腳踏車後相似的那一幕，那也是我與他為數不多卻記憶深刻的一幕。那約莫是他向別人承租下那原本是他一家人住了好多年的家，就在村裡台一線省道邊角，後來他的爸爸卻賣給別人，而現在他爸爸自己的兒子卻要跟別人租下他原來的家開店。包括我還有記憶的幾年童年也似乎曾經在那裡度過，剛重新開張他自己獨自成立的村裡腳踏車新店面，我在那個閣樓上度過了一陣子的少年思春期，直到後來他關掉這店面撤回旁邊的我們自己家，似乎那時開始他就鬱鬱寡歡了起來。遺傳的印記在我們身上留傳著，雖然我和他親見的緣分只維持了10多年，但是不管是實體還是精神，似乎還是隨著DNA一起延續了下去，間或，很明顯又不露痕跡地傳到我的兒子們身上。

這本書不是要告訴你那些常識上、新聞上或網站上看得見或找得到的片面訊息，也不是要告訴你專家是怎麼說的。這本書是要告訴所有人我們一家4口用多年的親自人體實驗來證明推論，我從台灣到蘇州10年生涯後半段的6、7年來，如何幸運地掇拾書本及網路各家經驗後，親自實驗不同的自然方法來解救我一家人的諸多大小疾病和疑難雜症，並且將所有過程的照片和完整詳細歷程彙整在一起。這裡還要講的是大多數人非常容易忽略的疾病"形成"的"過程"和"原因"，而並不是一般只著重於描述疾病的"結果"或者"治療"的"過程"，所以才會取名"疾病原始"，當然也就很清楚是模仿自人類生物間最偉大達爾文的"物種原始"一書。一般大多數可得訊息都是講如何"治療"疾病的過程並只是給予疾病的"結果"一個"病名"，或者即便講到了治療疾病的方式，卻都是模糊不確定而且多數都是化學藥物方式，或者無法根治，甚或大多數都是被誤導到錯誤的治療過程，包括幾乎所有的專業醫生們，也才導致科學昌明似今卻仍然有那麼多無解的嚴重慢性疾病。

蘇州十年，彷彿有一股莫名的力量指引我前來，原意是世俗地要賺筆錢後歸巢養老，怎奈最後錢沒賺到，卻意外獲得一家人窺探諸項疾病原始的絕妙機會，雖然悲慘的代價是全家身體健康的不知覺急速崩壞，雖然曾經被它虜獲的我禿頭、全身上下皮膚炎以及我早有數十載的鼻病，還有兩個小孩的多處皮膚炎，可達爾文早揭示的自然或者人為選擇環境變換，以及一連串幸運的意外發現，終究導引它演化回歸正途。

　　如果能夠從達爾文的精神中求得一種共鳴，那無非就是對微小、緩慢變化的重視性，達爾文的"物種原始"一書裡一再強調"緩慢微小累積"的效應在大數量下的機率表現就是物種變化的過程，可一般人很難看出來，包括他自己。而他說一般的博物學家對個體的細微差異沒有興趣，更認為輕微的變種不值得寫入自然史中。而我的禿頭、鼻病和皮膚炎解救以及其它很多疾病尤其是慢性疾病，就是這麼"緩慢微小累積"，而終究導致大變化，或終究要這樣的過程來去除你的疾病。可高傲自大或愚昧無知的人類卻從來不願意或者沒耐心去關切這"緩慢微小累積"的整個過程，然而，這"緩慢微小累積"的過程就是你身上所有慢性疾病的原始，最後就這麼"緩慢微小累積"成了你的疾病，而最終更可能奪取了你的生命。

　　這本書寫到最後有點像Craig Venter的"A Life Decoded（解碼生命）"或者James Watson的"The Double Helix（雙螺旋的發現）"了。可能有太多平凡瑣碎生活裡大小事的囉嗦，間或屢屢自我得意人生中小時了了那些自以為的光彩事跡而自吹自擂地膨脹，也可能有不少自己的疾病隱私攤開在眾人面前。但人生四十多歲日子裡餘生也不長且生命經歷中很多的不堪也都過去了，更何況如很多人同意的，Steve Jobs也曾經提過的，在生命即將逝去的面前，那些榮辱得失將化為雲煙。如果這本書可以拯救更多的生命免於不知"疾病原始"的迷惑，那個人的毀譽得失也真如浮雲了，更何況本來素人如我也無所可得。所以面對這本著作，主要目的交代我這些疾病在我40多年生命裡"形成"的"過程"和"原因"，以及後來幾年去除間詳細的來龍去脈。如果深覺某些瑣事話題礙眼且無趣，請加快速度略過，僅挑選對你有用的資訊。因為前前後後親自動手操作實驗了6、7年，斷斷續續紀錄實驗和心得湊成的這本書寫了5、6年，期間文章內容有可能新手文筆不佳或思緒跳躍地雜亂無章。在想陳述自己的身體如何由好變壞，再到慢慢一點一滴解救回來，這過程剛好就配合著自己日常生活的點滴。寫著寫著，就不知覺的膨脹起來，間或像起了回憶錄，也許是自傳，或者是傳家書。不過既然電子版是免費的，就當作打發時間的散文、軼事、笑話或者科幻小說來讀也未嘗不可。但是，這本書對身體健康許多完整經驗的描述匯總分析，是一般浩瀚無垠的虛擬網路或者實體書刊雜誌訊息裡難以完整尋得的，這裡大部分的方法是不用額外花大錢，也幾乎全是自然的方式沒有副作用。雖然有些觀念在生物醫學專業的人看來是很基本的知識，可對於一般大眾來說卻是未知的概念，而專業的人士也可能常常忽略了把許多簡單基本觀念串聯起來的神奇力量。就像理論知識的深淺難易並無法直接決定工程作品的良莠，而應該是交由實際應用來決定。在邊實驗邊寫的過程裡，原來本可能成為電子工程博士但科學知識素養缺乏的我，為了怕自己的第一本獨立創作太可笑的沒有科學常識，我後來閱讀了一本又一本的各類科普書籍，想找尋我實驗結果的理論證實。可殘缺且片段的訊息根本無法解釋我的實驗成果和個人推測，雖未於其中直接求得解藥，但自己科學知識比我以前沙漠般的荒蕪增進不少，也進而擴充了我原來沒有設想到的篇幅。對於疾病，最重要還是書中末了所說的態度，希望所有看這本書的人能獲取你所需的信息，也冀盼他們在你的身上也真能有同樣的效果，然後再傳播給更多需要這類資訊的人們。

　　我從2003年3月開始來到大陸蘇州，這本書正是從這一段期間開始萌芽，在蘇州當了10年所謂廣義的台商，曾經在台灣、美國和大陸半導體代工製造業工作了17年作為半導體電子業工程人員。大學、碩士及博士班肄業都是交替在台灣的成功大學和清華大學這兩所學校的電機和微電子系所，但是電機電子的專業知識和我那些優秀的同學們比起來都很差，生物醫學的專業知識原止於高中、國中時期所學，後來這幾年自己看書擴充了些許。因此，所有內容涉及生物醫學專業均為後來自學經驗並無其他學校正規系統教育。

　　這本書是個人經驗總結，所有實驗在有限的私人環境與經費資源下進行，除了極少數科學數量化微觀數據，其餘均是宏觀數據，有些數量化有些沒有數量化數據。誤差值較大的狀況可能存在，分析和敘述手法在科學家眼中也可能不夠嚴謹，但整體宏觀結論的結果是可以公開經得起每個人重覆來回可逆檢驗。所有詳細過程呈現在內文各章節裡。

　　前半段除了第一章的總結外，主要自傳式地敘述鼻病、禿頭和皮膚炎三大慢性疾病形成過程，以及蘇州10年間的後半段還有在2013年6月回到台灣後，如何去除這三大慢性疾病的詳細實驗流程和成果。第一章總結是套用平時在公司工作中喜歡的報告模式，先把重點結論匯整在前面，讓大家看到整體的結果。但這可能的缺點是沒有涉獵這些主題的人會一開始無法看懂，所以這裡如果有疑惑可以先快速瀏覽，等看完後面幾章詳細的過程描寫後可以再回來對照結果重點。第二章到第四章就是整個鼻病、禿頭和皮膚炎詳細的形成和解救過程，嘮嘮叨叨也許過了頭，也許太自嗨。想要呈現生活點滴孕育成這些慢性疾病的成因，並且完整描寫這幾年來所有實驗的過程，文筆可能不夠熟練，以至於也許無法前後連貫、表達清晰，但都是希望把我的經驗完整傳達給更多人知道。第五章則再次總結實驗結果的理論探討，延續前三章的實驗過程描述，在這一章則對於這些宏觀的實驗成果推廣到微觀理論層次的匯整。尤其是從所有實驗成果的推論以"肝臟自保基因"為中心，伴隨生活環境的自然或人為選擇理論，應該就是禿頭和皮膚炎兩大慢性疾病最主要的根本原因。雖然找自己並非生物醫學專家，但希望這一章裡由我自己幾年來實驗結果得到的理論推測能夠未來在科學方法上求得一個證實的立足點，也才能更令人信服這些實驗成果並非單一個案事件也非痴人說夢。

　　後半段則闡述自己由這些去除三大慢性疾病所獲得的經驗，與這幾年來的閱讀和思考心得，演繹出對於人類生物醫學理論和免除慢性疾病執行方式的探討。第六章的"宏觀微觀因果表 – MAMIC（MAcro-MIcro Causation）Table"的建立是在實驗過程中屢屢發現，人類對於微觀世界中長時間緩慢而微小變異的忽視，從155年前達爾文告誡我們後並沒有得到太大的長進。而我在個人家庭式實驗中卻又只能大多數得到宏觀的結果和原因，微觀的結果及原因只有極少數能請別人順帶幫忙量測，但這不妨礙宏觀結果的獲得。也就是即便我缺少了多數微觀證據，但仍最後解救我的三大慢性疾病，就如同達爾文當時也還沒有微觀的DNA。這因此引發我對於人類慢性疾病的攻克手法的懷疑，如果只有完全拘泥在微觀領域下手，可能就像看顯微鏡一開始就用高倍鏡找目標，那必然是事倍功半。第七章的"人體健康資料庫e-病歷"則是在實驗過程中的想像，完全還沒有經驗的規劃奇想，和我這幾年的實驗結果並無直接關聯，可是在大數據、巨量資料時代以網路的強大力量建立起來的"人體健康資料庫e-病歷"必然能在未來具有極大力量，這章是先期的自我想法激盪。第八章和第九章則探討現代醫學下對慢性疾病及癌症的見解，第九章有較多的網路及新聞截取，再提醒人們宏觀微觀的環境惡化裡所帶來癌症及慢性疾病的瘋狂肆虐。最後第十章"疾病原始"則是再一次全書總結。第十一章則將這幾年來和前面十章關聯性較弱的我自己實驗和閱讀過程中的心得，與實驗成果較弱相關的猜想原汁原味附上日期，天馬行空來不及在成書前潤飾，可能很搞笑或者很低級，權做紀錄當下最真實但可能幼稚的心得。

這個作品一大半當作記錄回憶自己40多年來的生活片刻，也希望權充總結自己重要的思想所得，整理歸納用來教育自己下一代的傳家寶。主要當然記錄自己對於人體疾病有關的經驗體會，從困擾30年的鼻病，到了後來在大陸工作後4年左右就變成的禿頭，以及接下來的皮膚炎。一一在一連串的幸運發現與親自實際試驗後完全無藥而癒。因此，激發起了自己思考疾病的原始如何能靠科學或工程實驗的方法用宏觀微觀整合起來的手段，加快歸納出所有目前仍困擾著人類的諸多疾病的原始，以及疾病原始和疾病症狀的因果關係，尤其是現代醫學束手無措的慢性病，並最後能夠加以根治疾病症狀。

用了這麼大的一個題目當做書名，當然是臨摹我以為人世間最偉大的作品：達爾文先生的"物種原始－On the Origin of Species"（或翻譯為"物種起源"），我還是比較喜歡"物種原始"這個譯名，不過當然不是和Steve Jones一樣想作為達爾文的鬼魅。只是作為生物醫學界的門外漢當作自己的期許和效仿達爾文，"雖不能至、心嚮往之"，如同Erwin Schrodinger跨界"What is Life"，一本書影響了一代人。法拉第的"電學實驗研究"一書裡連一個數學公式都沒有，達爾文的"物種原始"整本書只有一張圖。我的這個著作裡，不敢攀比諸位大師，所以還稍有些工程師類型的圖表和數據。

30多年來，還深刻記得每次父親帶我去的嘉義縣水上鄉家裡邊上台一線省道轉到太保市的那條路上，西藥房裡那個白袍藥師將至少兩根沾滿黃藥水似的鐵條棉花往我鼻子裡猛塞的感覺，可想見那是多麼不舒服才讓我記憶猶新，30年後忘不了。我的鼻子在那個中學生的人生階段裡，開始了30年來周而復始，反反復復被號稱的"鼻竇炎"或"副鼻竇炎"，當然還有我的大哥也是一樣的症狀。我後來才從我兩個兒子也類似的症狀裡，體會了遺傳的力量和無知的可怕。在那一段父親最後幾年還在的人生日子裡，我就在父親和大多數天底下的父母一樣不知道這所謂"鼻竇炎"的真因，但純粹關心他兒子健康的愛中，斷斷續續的在諸多醫生號稱的"鼻竇炎"狀況時好時壞地偶爾去捅了捅鼻子，包括我現在成為醫生的哥哥當時也每次和我一起前往。還有那位付出很多愛心給我，也不知道真因的國中導師張淑子老師，在我考上了嘉義高中每天從水上火車到嘉義騎停在她家門前的腳踏車，還偶爾捎給我她嘉義市中正路上開藥房家裡治鼻竇炎鼻病的西藥。這些滿滿的愛心，30年過去了，還是原封不動地被無解不知蒙昧地充滿在這個世界上大多數善良慈愛的父母親和普羅大眾，甚至專業醫事人員的認知中。周而復始輪迴流轉，沒有人能給出完整無害的解藥來根治它們。時至近日，我看見諸多雜誌上現代醫學治所謂鼻竇炎、鼻病的招式竟然還是和30年前我經歷過來的差不多，而更多的還是和我30多年來遇到的眾多醫生一樣，就是那些過敏之類、細菌感染無法根治的論調。

　　就在7年前，我也是那個新加入的父母之一，當時9歲大兒子HS，遺傳了我的體質，但其實就是"遺傳"了一樣的生活方式，也開始了容易過敏、容易鼻塞，甚至到蘇州的狂掉頭髮，都比30年前當時國中生的我提早發生了4、5年。從我自己7年前的手足無措下來，到現在的淡定從容，兩個兒子的頭髮不會再不知原因的亂掉也長回來了，鼻子也不會再有一般所謂"過敏"的現象。一家人的發燒感冒幾乎完全都不吃藥的喝薑熬雞湯或單純甜薑湯，休息好幾天就痊癒了。包括後來差了4歲的小兒子YJ也直接避免過敏發生和頭髮掉落的再長回。還有前幾年在蘇州昆山台商學校吃新學校的食物長疹子，立刻改為自己每天帶飯，皮膚炎就完全好了，來來回回驗證了食物和環境的重要性，然後只能效法孟母三遷。最後他們不用再走30年前我受了30年的苦，只有老大HS以前體重的增加偏胖，以及延續到現在長高後還是有些多餘脂肪，我現在還沒有強加吳清忠先生敲膽經實驗在他身上減肥。我透過書本和網路的力量獲得讓我一家人的身體健康不會因為無知或者錯誤的知識而重生的結果。是要將這個過程和我自己實驗體會再加以發掘擴充的結論和知識，也透過書本和網絡的力量再將其放大和推廣啟蒙，以期避免和減少再有像我全家一樣基因、體質和健康狀況的人們，30年後才找到答案，而我也受苦了

30年。人的一生有多少個30年？而人類還錯失了多少那些原本可以簡單獲得而且就在你身邊的正確有效的無害答案，但就是這麼多人因為沒有獲得這些訊息而可惜地錯過了的解藥？

　　在這個信息發達到快爆炸的大數據網路年代裡，訊息量已經多到了我們來不及消化和吸收，甚至連瞥見一眼的時間都難尋，也就更沒有力氣和管道來判斷或者篩選哪些訊息才是正確有效用的。就像現在很多買下的書本和雜誌根本沒有時間全看完，有的是都來不及打開過，我們要的不是大量的訊息，而是需要真正有用的資訊。這10年從台灣到蘇州一家人身體的變化，因緣際會經由書本和網路太多免費和無價的資訊，解答與解救我一家人的健康和至今一輩子的疑惑。一方面要怨恨蘇州的水、空氣、食物和蘇州的所有環境，一方面卻又要感謝它們惡化的極致，激盪出我發覺這些無價解藥的源頭。就像科學或工程實驗要刻意製造極致的惡化條件才能測試出產品的性能和壽命特性，蘇州10年竟然讓我在不經意下的日常生活自然的極致惡化條件得到了親自歷練的機會。於是如環無端的循迴，也像極了食物鏈無處不是起點。這本書前前後後寫了5、6年，基於6、7年下來的"鼻竇炎"和解救禿頭、皮膚炎實驗，我的被號稱的"雄性禿"、"鼻竇炎"和"日光皮疹"就是在許多偶然的時空交匯下，透過現代訊息獲得的管道，加上我的一些小聰明小體會，終於不用吃任何一顆藥物，不用付錢給任何醫院，就解救了困擾我30年被號稱的"鼻竇炎"和後來的"雄性禿"、"日光皮疹"、"乾癬"。包括解救我兩個兒子遺傳到我和老婆的基因，在9歲和5歲住回到蘇州就狂掉髮容易過敏。這一切上天和眾多醫生加在我身上近40年來的所謂"疾病"根本是場世紀大騙局。而卻從來沒有被廣泛質疑，所以讓我想要去探尋疾病的原始究竟在哪裡？又或者疾病根本從不存在？我用了1年多的時間試驗，不用任何藥物、不用任何器具、不用任何花費，就逆向恢復了90%以上困擾我30年的鼻竇炎。我用了6、7年的時間和無數的實驗嘗試，也是不用吃任何藥物、不用醫生治療，就止住了掉髮，並長回了大部分頭髮，且恢復了還算良好的目測頭髮密度。還有最後的皮膚炎解救。而且最重要的科學依據是，我一家人頭髮掉落和生長、鼻病的惡化和好轉、以及皮膚炎的生成和去除，我都已掌握了可以重覆可逆反應的實驗控制變因，這些變因都是在一般生活上簡單可得。6、7年來的這些經驗隨時可以實體人體實境演出，需要的只是時間和耐心。在內文裡有完全的故事和歷程以及試驗步驟和結果圖片與數據。

　　當然所有這些點最開始的源頭還要感謝蘇州的惡水，讓我的兩個兒子在2007年再回到蘇州常住後，意外得到了原本不可能想到，也不可能實際人體試驗去做的科學或者工程實驗所該具備的極致惡化條件實驗，讓我可以觀察得到這個不符合所有生理理論和所謂"雄性禿"理論的現象，在2個小男孩讓他們的頭髮在9歲和5歲就狂掉。也才會讓我有機會和有動力去發掘造成我2個兒子頭髮狂掉的真因。因為我自己的禿頭早就和大多數人所瞭解的狀況一樣，自認為是沒救了而早掙扎試用了坊間傳聞的幾種手法就放棄了。而正是為了當年解救2個兒子重回蘇州居住後的突然大量掉髮，才有了可能盡量不放棄，而後也才會在這一連串幸運的驚奇下6、7年實驗的跌宕起伏歷程，終於能順便解救了我自己禿頭的重生。所以這間接也可以再次驗證達爾文的理論的延伸：生命和DNA為了生存綿沿延續無窮，而才能夠呈現出不管是哪一種生物，都有父愛和母愛為了讓下一代承襲自己的基因，甚至可以犧牲自己的偉大。

　　6、7年實驗成果和閱讀群書的體會，有果必有因，你沒看到這些原因，只是大自然演化下的人類眼睛或感覺器官功能受限而看不見感受不到，並非這些原因它們就不存在。實際上這些原因一直存在，只是你看不見、聽不到或忽略了感覺。就像有些動物的器官比較靈敏，可以感受察覺到人類所感受不到的。千百年的人類醫學在去除了重重迷霧與點點滴滴辛苦建立的體系下，為人類演化繁衍提供了某些方面的支持。然而這些大部分是正面的助益呢？或者是明益暗損的演變呢？這個問題的解答，需要很大量的數據。可至少演變至今，大多數困擾纏身於人類身上的慢性疾病，並沒有得到完善的根本解決方式，間或連理論解決方向都還在爭論之中。當現代醫學高科技主流往更微觀的方向前進，何時才能停下腳步反視宏觀系統面下的探索？就像Apple電腦的減法主義，不僅硬體的卓越超凡極簡設計，更重要的致勝之道是軟體高度整合硬體的總體完美呈現。所以，偏向微觀的視野太小，或徒有宏觀抽象，無法整體完善解決或者提供科學數據都是偏頗，高效的同時應用兩者從不同方向切入才可以事半功倍，盡早揭露更多人體**"疾病原始"**之謎。

就像台灣現代教育漸漸揚棄微觀抽象的文憑，重視宏觀實質的技能，何時才能不只專注微觀而且也能在宏觀體系下發現解決問題的原始？惟有正確完整得到"宏觀"的"因"、"果"關係，伴隨"微觀"的"因"、"果"關係，將它們一起系統性圖表的建立，就是**"宏觀微觀因果表－MAMIC Table"**的完整建立，以及在內文提到的**"人體健康資料庫e-病歷"**的同時齊備，才是打開目前現代醫學對人體奧妙未解之謎的一扇開始之門，也才有機會完備和解答現代醫學解釋不清和無法解救根治的眾多慢性疾病與疑難雜症。

所以，這本書是我自己第一個開啟探討疾病原始的初航之作，他也許很粗糙，也許尚且不夠專業，但卻是自己過了不惑之年後對"疾病原始"親自遭遇、體悟並實驗後，新的一番特別心得，而且希望完整記錄敘述給更多人知道。蘇州10年造化安排的極端惡化環境測試，讓自己有機會能夠效法前人，不用像150多年前達爾文需要環遊全球才能收集的資訊，網路讓這一切都在彈指之間。冥冥之中到底是偶然還是必然發現的這一切，錯過了這些點是否還會重現？難道真是Steve Jobs所說的，這些點終究有一天會連在一起？倘若在1998年退伍後沒有丟棄聯發科的面試；倘若沒有那兩年美國紐約IBM之行後習慣的漂泊到了蘇州；或者沒有我一貫的慵懶和部分地堅持，這一切一切的道路是否還會走過發生？就像達爾文剛開始害怕說出人類和猿猴有同樣的祖先，我也擔心業餘不專業的我寫這些內容會不會被冠上不科學化的大帽；會不會被專家們笑掉大牙認為很幼稚；會不會很多內容可能都是錯誤的。所以科學知識缺乏的我自己，買了看了很多科普書籍，雖然我充實了不少科學觀念，可我還是沒能從這些廣泛的書籍裡找到解救疾病之道。這也是所有患病之人轉而求助它途，就是大多數人所知道的那些迷信和偏方，才有那些醫療偽科學土壤存在的空間。有人說哥白尼和達爾文對於發表他們的論說都曾經非常遲疑，因為他們認為他們的論點都太過奇怪而怕成為笑柄，可終究最後他們還是有勇氣的著述他們的理論而被證實不朽。我的前半個人生22年裡除了考試的書本多少看了一些，就只剩風花雪月的文學、小說、漫畫，其他科學、思維及專業書還真是少見。於是我也害怕我的科學素養之差讓這本書寫出來會被訕笑，所以我像"黑天鵝"作者Taleb說的"從問題到書本"。我找達爾文、找Watson、找Taleb以及找Popper補足自己的科學常識，找眾多的書、尋無盡的網頁。科學常識補充了些，可疾病的原始還沒找到，所以只能靠自己，實驗實踐、整合知識和整合經驗。終於，我靠自己這一路的尋覓跌撞，至少找到了我一家三大慢性疾病的原始，並且用完全天然的方式依靠人體本身的力量扭轉趕走了它們。我的不嚴謹態度和不求甚解隨意的個性其實根本不適合做學問和做什麼大事，可我還是厚著臉皮完成了這本書，主要這本著作並不是理論研究也不是高深的知識，而卻是我的智商所及能掌握的宏觀實驗，因此至少我缺點中的特性還不至於主導了這本書主要的內容。

　　其實這本著作到最後發表出來能影響多少人，進而改變多少人的觀念和態度，我還是沒有太大把握。就像我一再屢屢標榜的我自己諸多惡習難改，從10多歲的年少日記要自己改善，到43歲的此刻還是重複年少某些壞習慣。還有連我老婆、我的兒子們、我的家人和很多好朋友等，我都無法輕易改變他們的許多觀念和想法，讓他們相信我的論點和方法，更何況其他人呢？所以這也是在一小節裡提到，解救疾病的最重要一步在於觀念或態度的轉換。也許只能企盼志同道合知音有緣人能夠耐心從頭看完這一本免費的電子版得到共鳴，就像我從"人體使用手冊"一書開始，從達爾文和Taleb書中看見知音，還有Taleb標榜"書本的力量"。所以，即便沒有那個人那些人，也間或孤單地作為自己前半生40多年來的自傳回憶錄留存，或者留給擁有我們這一脈DNA子孫的傳家書，告訴他們如何找到"疾病原始"，希望能夠讓我們這一脈的DNA能夠更健康快樂地源遠流長一直延續下去。

　　"疾病原始"來自於我們自己每天每時每刻的生活習慣和生活形態，以及達爾文揭示生物界不朽的"物種原始"所告誡，這個世界上根本**沒有雄性禿更沒有鼻竇炎和皮膚炎"，以及沒有所有的慢性疾病**。有的，只是被誤解、被謠傳、被忽略及被尚未發覺的宏觀真相真因，還有隱藏在不容易被發掘的微觀細小與緩慢的時間長河變化裡。微小和緩慢長時間的變化是科學發展中與人們日常生活裡最容易被忽略的兩大最重要因子。希望這一本作品能夠像我得之於人太多，也能讓更多人於此有所得。

目錄

緣起

序

第一章
為什麼世上沒有雄性禿更沒有鼻竇炎和皮膚炎

1. 從30年的鼻病到7年的禿頭以及6年的皮膚炎

　　在2003年3月8日SARS謠言漂浮於世界的氛圍中，在小兒子YJ快要出生之前的喜悅裡，忐忑卻也還是在剛從2年的外派紐約生活回到新竹後不到1年的時間裡，又離開家門踏上了蘇州開拓之旅，是習慣還是喜歡起了漂泊？初懷的都是能盡早功成名就賺大錢的俗念而後返鄉頤養天年。原本以為3年內就可以達到公司原先規劃大餅所能給的最初設想，存到自己以為的足夠負擔小康生活所需，可現實的內外環境往往非能如人所願，常常教訓別人要豁達，可最終我自己的胸襟也沒有無限大。時空人物來往熙攘間的10年彷彿就瞬乎一躍而過，本期望得到的財富生活想望還沒全到來，而原本不想要的衰老、疾病苦痛卻倒是不請自來且趕也趕不走地黏附著。

　　為什麼是這個題目呢？除了仿效內心深層的知己偶像達爾文"物種原始"一書之外，因為這幾年來我曾經被台南的知名皮膚科醫生目測問診後診斷為所謂的"雄性禿"，而且實際上在這本書完成之前，從2007年左右我的36歲開始，確實我的頭髮"曾經"幾乎掉光禿頭了"幾次"，所謂的地中海型號稱的"雄性禿"之姿，看來也更像比實際年齡多了十歲的老頭。

　　而另外在這本書完成的6～7年前，也大約在2008年時我的人生前38年裡的幾乎後30年，我也被無數醫生透過目測問診，診斷為所謂的"鼻竇炎"、"副鼻竇炎"或者"過敏性鼻炎"等等，不一而足的反正實際症狀就是經年性鼻塞、常發性濃鼻涕（尤其感冒或冬天時），睡覺時往往鼻子鼻塞的無法呼吸，只能不得已身體本能生物性的反射動作地透過嘴巴呼吸，尤其是寒冷的冬天和炎熱裡吹著冷氣的夏天，有這種困擾的人一定立刻可以想見體會我的這種苦惱。一個鼻病伴隨我過了30年，另一個禿頭大概就是這人生43年裡的後7年，從2003年來到蘇州才漸漸快速發生並被看見的，就是頭髮的急速掉落成一般專家所謂的"雄性禿"。30多年來我習慣的認定了老天爺和醫生們加在我身上和他們號稱的這兩大疾病，30多年來我完全按照著他們給出的和世俗大眾接受的一般標準流程，看過了無數個不同醫生，聽過、見過也試過了電視、報章、雜誌無數常識和建議。然後，鼻病還是那個他們說只有開刀才"可能"會有用的"鼻竇炎"，禿頭還是那個他們說那是"雄性禿"基因遺傳，只有吃"柔x"或"波x卡"加塗噴"落建生髮液"，才"可能"有效防止或解救的"雄性禿"。還有後來那個皮膚炎，40多年來的年歲，加上台灣、美國和蘇州三地不同生活環境的人生歷練，相信這個地球上和我有相同三種症狀或其中一種困擾的人們，以我經歷的目測和猜測，相信就算沒有千來萬個也有數百萬人。

就是這種要不得的相信習以為常的輿論與所謂的常識，相信世俗眼裡的專家他們號稱的專業認定後，幾乎全部大多數的人們都是和我6～7年以前一樣早就放棄了在這兩種症狀中的掙扎。這是所有心理學相關的書上對"常識"和個人主觀思維存在許多謬誤的其中之一。沒有檢查數據、沒有機器量測、沒有任何具體科學的證據，單憑專家醫生們"權威"的"診斷"，我們就這麼相信了。而孤陋寡聞的我自己，在我人生的前40個年頭裡，不愛看書，更不知道心理學裡存在這麼多有趣、有用的知識。在那個我無知年歲中面對我的鼻病和禿頭，也只能偶爾戲謔的嘲諷自己想得開，打算聊以自慰的帶著它們度過一生。但如果其實這些輿論常識和這些專業人士號稱的專業知識都是錯的，那你的放棄就真是太冤枉了。心理學上提到很多專家都會犯錯，還有Taleb的"黑天鵝"一書裡嘲諷的那些有名望經濟學家們。就像Taleb發揚光大的"黑天鵝"理論打敗一堆諾貝爾經濟學獎專家們可以預測未來；就像屈原的眾人皆醉我獨醒；就像巴菲特的投資最高心法"別人貪婪我恐懼"一樣，主流輿論常識和世俗專家不一定是對的。這是非常、非常、非常、無限多個"非常"重要的一點，也是這近7年多來我在人生生命的四十多載裡，經由我一家4口在蘇州和後來回到台灣的無數次人體試驗得到最大的體悟。就像中學時念過的課文裡，陳之藩先生的"專家不過是訓練有素的狗"，我的所學和他一樣都是電子電機專業，可我的體悟卻要遲了幾十年。我的人生前38年也幾乎就這麼在鼻病中受苦受難的虛度了，還虧我自己差點是拿到電子工程博士學位的初級知識分子都尚且如此。

在投資界和經濟領域裡，我們往往可能質疑大部分專家對於投資建議和經濟走勢的見解，不信任專家然後按照自己的感受和信念去做理財投資。尤其2008年那幾年發生的世界經濟大蕭條，世界上所有專家們對於解救經濟危機的藥方莫衷一是且飽受批評。而為什麼在你自己最重要的身體健康和醫療行為裡，你卻完完全全相信醫生這種專家或者世俗的主流輿論，而沒有一點點自己的見解和判斷？我們質疑投資理財及經濟專家是因為他們常常"說不准"或者"解決不了問題"，那眾多醫生們對我們的身體何嘗不是"說不准"或者"解決不了問題"？40多年來我看過的無數醫生們從來沒解決根治我的禿頭、鼻病和皮膚炎，醫生們只是"敘述"及"說明解釋"你的疾病的"症狀"，最後頂多給你藥，或者叫你開刀而且還不保證"有效"。他們從來沒根治、沒解決你的疾病，那為什麼你不是像質疑經濟學家和投資理財專家那樣地去質疑醫生這種專家呢？歸根究底，這是因為你潛意識裡認為經濟投資的領域簡單，自己可以輕易搞懂，所以投資理財專家或經濟學家如果幾次的"說不准"或"解決不了問題"後，你便不再相信他們。可是一般人就會認為醫學領域太專業、太複雜，常人自己無法在短時間內輕易搞懂，所以你自己就不負責任的完全把身體健康和醫療過程全都交給了醫生，也就完全放棄了質疑權，這就是Kahneman"快思慢想"一書裡所說"懶惰的思考系統"，也就是人類生物性裡好逸惡勞的天性。我們當然可能無法除去這類天性，但我們要時時刻刻能夠有正確的理性邏輯思維去思考、判斷和做決定，才能避免因為我們"懶惰的思考系統"不作為，然後傷害了自己和一家人的身體而後悔莫及。即便醫生專家無數次對你的疾病的"說不准"也"解決不了問題"，然而人們卻不去用同樣懷疑投資或經濟專家的態度去懷疑醫生這種專家，而其實在這個信息傳播發達和獲得容易的年代裡，你只要花一點點心思就可以得到足夠多的信息來源，而醫學也並沒有原來想象的那麼難。更何況，那些艱難的部分，可能本來對你的日常所需用處就不大，只要你不放棄，一切皆有可能。但當然，即便現在資訊發達獲取訊息容易，新產生的問題反而是無法有效過濾這些廣衾的訊息以求得到正確有用的資訊，而這也是我在後面提到如何提取有用的訊息的重要性。

　　我的30年鼻病、7年來的禿頭和6年來的皮膚炎，就是在許多偶然的時空交匯下，透過現代訊息獲得的管道來自於網路和書本，加上我的一些小聰明小體會，終於不用吃任何一顆藥，不用付錢給任何醫生，就解救了困擾我30年的鼻病、後來的幾乎完全禿頭和伴隨的多年皮膚炎。更包括解救我的兩個兒子遺傳到我基因，造成的症狀在重新回到蘇州常住的當時9歲和5歲就狂掉頭髮以及皮膚、鼻子容易有所謂的過敏（在後面詳細探討）。當然這除了很多偶然的交匯點激蕩而生之外，還包含生活在蘇州10年這自己生活習慣不良和環境之惡的必然，才能給我這個機會發現這些所有。這一切上天和眾多醫生加在我身上近40年來和我一家人的所謂"疾病"根本是一場世紀大騙局，而卻從來沒有被廣泛質疑，沒有被科學的證偽後拋棄，反而還合理正常的存在人世間，還像許達夫醫生描述的那樣，付錢給醫生買醫療服務不但沒有效用不能退貨還要低聲下氣受罪，更甚者漸漸傷害了身體。

　　我用了一年多的時間實驗從吳清忠先生"人體使用手冊"一書裡看到的部分心得，不用任何藥物、不用任何器具、不用任何花費，只是一整年完全趨暖避寒、不吃喝任何冰涼食物就逆向恢復了90%以上困擾我30年的鼻病，更後來幾年就近乎100%回復正常。我用了6、7年的時間和無數的實驗嘗試，從偶然網路和書本得到的片面訊息，原本是要避免兒子頭髮掉落嚴重和後來自己的實驗和思考。也是不用吃任何藥物、不用看任何醫生，些許過濾自來水過濾器、物理性器具及市售礦泉水實驗費用，加上飲食，到目前為止就止住了掉髮，並長回大部分頭髮，且在最好的時候可以恢復了將近70%~80%的目測頭髮量。還有那個被皮膚科醫生創造的"日光皮疹"名詞開始，包括我的兩個兒子，後來才知道都是在蘇州10年環境和飲食讓肝臟受了傷害，反反覆覆困擾我們將近10年的皮膚炎，在良好飲食下加上流汗法和早睡多休息，就可以完全不用任何藥物根治了5、6年來的脖子皮疹皮膚炎。

　　而且最重要的科學依據是，我一家人頭髮掉落和生長、鼻病的惡化和好轉、還有皮膚炎的發生和根除等，我都已經掌握了可以重覆可逆反應的實驗重點，隨時可以真人實境反覆可逆演出，需要的只是耐心和時間。在後文各章節裡有完全的故事和歷程，以及詳細實驗步驟和結果圖片與數據。雖然不求甚解、夢想文藝青年的我自己，從進入大學後就不是一個認真做工程實驗和寫報告的好學生，也不是一位好工程師、好主管，可容或這一次，我是半個好學生、好工程師。當然，大部分這些實驗都是在家中完成，用的材料也都是個人組裝或市面購買，所以沒有很多充分完整的學術專業微觀數據能夠匹配理論推測的部分，這些其它的微觀數據要等待以後有機會自己，或者有興趣的人來共襄盛舉、補充完整。

　　從蘇州常住10年後再回到台灣，一共6、7年多的實驗期間，先用一張圖來簡述期間的主要標誌性事件，配合下面3章的詳細過程的時間點，回頭可以過來對照有個清楚的概念。下圖1-1是實驗大事記。

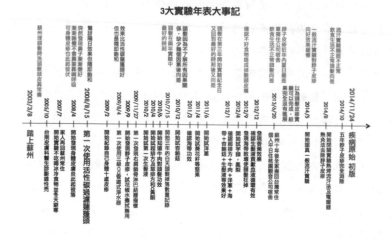

圖1-1 實驗年表大事記

　　圖1-2截圖則是大陸新浪博客中我生平裡的第一篇部落格文章，這是我在網路生涯裡的第一篇部落格（博客－blog）文章。當時2008年8月16日在蘇州為了記錄那次試用網路上前一天買下的活性炭濾水洗澡蓮蓬頭後的結果。當時是在發現兩個兒子分別在約9歲和5歲的年紀竟然頭頂頭髮也稀疏了起來，在沒有任何頭緒的姑且一試老婆在大陸台商界最紅的"台商新天地"網

站上發現一篇文章介紹的產品，一位上海台商媽媽使用這個活性炭濾水蓮蓬頭後她自己和女兒也是從台灣到上海的大量掉髮都改善。而這篇部落格就記錄下我當時開始有實驗方法思想的萌芽，那一次就是解救我三大慢性疾病，也就是這本書得以問世的主要開頭引爆點，所有詳細內容同樣在後面三章內。

第一篇部落格文章網址：

http://blog.sina.com.cn/s/blog_5a8c16f30100abiq.html

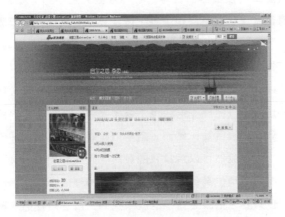

圖1-2 2008年8月16日大陸新浪網第一篇blog

2. 工程實驗方法才能解救一切

所有蘇州10年生活的後半段歲月都在實驗中度過，那比較像是生物學家在做生物節律實驗那麼漫長而不確定性的等待，得到一個實驗點的數據結果或許要一年、甚至更久。而我的實驗沒有前例可循，在日復一日、漫漫歲月的緩緩摸索下，一絲絲的靈光乍現，遇到實驗結果的停滯和不知道原因及方向，只能繼續維持原狀再過一天又一天。隨時都有幾次想說就算了放棄吧，可本能地還是就這麼苟活賴著。而也幸好我跟隨著一年四季的變換，還有偶爾獲得的每次一小步進展，加上那天真任我隨意指揮的好助手老婆，都是讓這一切實驗能夠遇到阻力後不被放棄的重要理由。而從那一年我在新竹清華大學微電子研究所工程三館無塵室裡沒抽好真空、燒壞燈絲，弄掛了那一台半導體製程用的濺鍍機（sputter），搞的擔心影響他人和自己沒法畢業時，她陪著我在機台修復後熬夜做那不太容易的化學加電學半導體實驗，做出醜陋的發光二極體元件和寫我那彆腳的碩士論文，我就該看出了她能夠是個好助手。我對高科技機器的實驗耐心和慧根真是不夠，就像Watson和楊振寧博士不適合做實驗而走向理論界，所以我沒有繼續把半導體實驗為主的成大微電子博士學位念完也應該是我知道自己能力極限的一個自知之明。

這7年下來，對於鼻病、禿頭和皮膚炎的實驗，除了委託別人幫忙量測洗頭髮用水的成分需要使用高科技機器之外，所有其它實驗最多都只是簡單的家庭手工作坊就可以完備，過程也不會太複雜，所以也許我的程度和資質只能適合這些非高科技實驗。然而，這些不起眼的宏觀實驗卻帶領我一步步揭開很多謎團，最終竟然可以解救我的鼻病、禿頭和皮膚炎。所以，解開問題的手段並沒有階級地位高低之分，能夠把目標達成，即便稍微犧牲些效率或者精緻性，但只要先把設定目標的成果找到，解答過程的效率或者手段的精緻程度都可以有進一步修改的空間，所謂的先求有再求好。這樣回過頭來看，說不定是更有效率的方法，工業界的產品研發生產過程往往就帶些這樣的色彩。這或者只是我的片面瞭解，加上書念太少的我很多專業知識還是比那些認真念書厲害的同學差距太大，就不在這些主題的討論上開展太多、班門弄斧顯露我更多的無知。

但無論如何，時刻保持著質疑的精神，並且有正確的邏輯思維方式，最後用實驗方法來檢驗常識和專家說法，是避免讓自己陷入很多所有人莫衷一是且無法判別方向的問題當中，尤其是對你生命最重要的身體健康。而我能夠解救一家人三大慢性疾病，還有這一本書能夠完成，也都幸虧有這些類似工程實驗方法的建立，才能稍微有點像樣的內容成果能夠完整呈現在這裡。否則，也真要像我那空洞難堪的碩士論文，都羞於拿到台面上。這些解救我一家三大慢性疾病的實驗方法，都是非常簡單可以在家裡操作且個人的力量就可以做到，只要有耐心、恆心、毅力以及細微敏感的觀察感受力加入，每個人應該都可以複製實驗成果。在後面的章節裡已經有詳細完整的流程，只要照著複製實驗，已經可以免除我這幾年來自行摸索所耗去的大部分時間，我已經把實驗所需要的時間和實驗期間的重點變化都描述出來，只要條件齊備，相信很快就可以看見效果，其中的實驗器材和食物來源等都在市面上很容易買到。

3. 解救禿頭6年的頭髮實驗總結數據與圖片

　　對於你自己的身體健康，你不能有任何僥倖，就像Dawkins"自私的基因"字面讓人誤會，可實際上確實基因是一點感情也不帶，DNA它說穿了就是還原後的一堆化學符號，可組合在一起竟然成為了生命。你只有晚上早點上床就寢，得到足夠的睡眠、生活規律、保持適度運動和飲食營養充足等才能得到肝臟的恢復正常工作，你萬能的人類生物體自然幫你調回最佳的狀態。只有拒絕體溫37度C哺乳動物的人類不應該有的冰冷，去除自來水中的致癌三鹵甲烷，和遠離惡劣的生活環境污染等，好好飲食攝取正確足夠的營養，自然地順應季節流汗運動，才能不讓外來的有毒負債侵蝕損害你辛苦存下的身體健康儲蓄。這些都齊備了，你的禿頭掉髮、你被號稱的"鼻竇炎"以及你的皮膚炎等疾病，都會在這世界上最精密的人類機器中自動得到救贖。文學藝術一點來看，極致的科學與極致的哲學他們的終點何嘗不是殊途同歸呢？我想，達爾文和老子應該也深刻瞭解這一點。

　　頭髮實驗原來是自以為這本書的主題，也是變數最多、過程最複雜、發現因果關係最困難、耗用最多實驗資源以及得到最多成果和發現的地方，這裡主要先呈現6年頭髮實驗下來最後的成果，以及最重要的幾項數據和圖片，更詳細的過程和資料都在第三章完整敘述。先看看圖1-3組圖我在2002年到蘇州10年生活以前及2003年剛到蘇州時頭髮茂密的年輕時期，對比期間禿頭老態及曾經狀況很好的頭髮恢復。從繁華落盡的蒼涼再到回歸平淡的復活,沒有親自經歷這所有一切,無法感受生物界的偉大驚奇。我做人很失敗,老婆和小孩到了書本出版前的此時都仍然不喜歡露出真面容在我的書上,所以只好馬賽克遮一下。

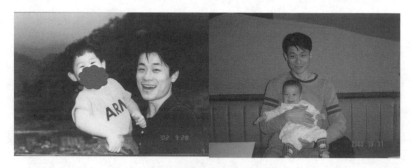

圖1-3-1 蘇州10年前頭髮的茂密

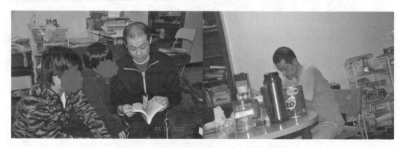

圖1-3-2 蘇州10年禿頭嚴重及改善良好時

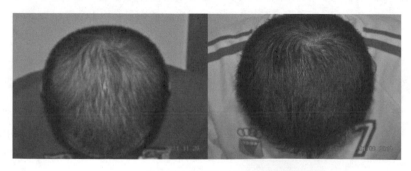

圖1-3-3 實驗期間頭髮最差和最好的狀況

　　接下來先總結一張最重要的頭髮實驗數量化的數據圖，圖1-4就是2010年7月～2013年將近3年，每個工作日8小時中頭髮掉落數量的統計趨勢圖，這在統計學上叫SPC圖。主要是在白天的8小時內平均1～2小時撥弄頭髮幾下，紀錄並收集頭髮掉落的數量，每天頭髮掉落的數量會隨著身體狀況改變，第三章有完整說明。這一張頭髮掉落數量統計是6年多頭髮實驗能夠有突破的重要紀錄之一，唯有這個實驗方法，能夠協助分析每一次實驗參數原因變化所造成的結果，才能歸納總結得到真正讓頭髮生長出來的原因，也才能夠掌握所有條件，能夠科學化地再現性檢驗所有成果。少了這一張圖，當然我的頭髮可能也還是會長回茂密，可就欠缺了得到所有實驗條件影響實驗結果的完整流程。

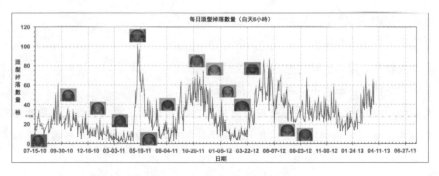

圖1-4 每日辦公室掉髮數量趨勢圖2010～2013

　　圖1-5則是"每日辦公室掉髮數量增減百分比趨勢圖"，主要是將圖1-4的"每日辦公室掉髮數量趨勢圖"中每一日掉髮數量和前一日掉髮數量差值的百分比圖，主要是要看掉髮對比前一日的狀況是否惡化或好轉。將量測數據作適當的排列組合運算，有時候可以看見不同的線索，這也是工程實驗的分析手法一種。我到紐約IBM和回來台灣後的前老闆Jason Liu和Terrel Lin博士是箇中好手，他們也是台灣甚至世界上半導體界元件分析領域最厲害的人物之

一，可惜我資質駑鈍又懶散、貪玩安逸度日不用功，幾年間在他們身上那裡學得太少。

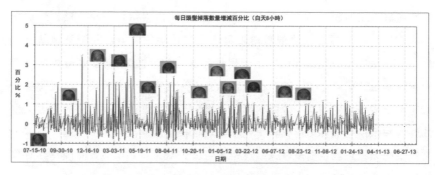

圖1-5 每日辦公室掉髮數量增減百分比趨勢圖 2010～2013

　　在圖1-4和1-5上有幾個重點在這裡解說：

1.吃了不好的食物掉髮嚴重

2.冬天嚴重、夏天轉好

3.洗頭髮用水中三鹵甲烷濃度越高掉髮越嚴重

4.3年平均值在26.64根，但每日頭髮掉落在20根以下，眼睛目視、手觸感受的頭髮能保持或能夠淨增長。即白天8小時掉髮超過20根以下才不會頭髮越來越少

5.撥弄頭髮次數不會特別影響頭髮掉落數量

　　表1-1是這7年的頭髮實驗中唯一利用高科技機台得到的微觀數量化量測數據，它證明了最初頭髮實驗的發現推測是合理的，也證明這本書的濫觴：那一年上海台商媽媽的發現是有微觀科學證據基礎支持的，後面會提到，大陸自來水三鹵甲烷濃度是比台灣高才更容易掉髮。洗頭髮所用自來水中的三鹵甲烷類有機物是造成頭髮掉落的一大元兇，它的機制應該在於侵蝕有禿頭基因人的毛囊油脂而造成掉髮，在第三章裡對於所有過程和量測有詳細的描述。這也是我自己在日常工作中和在這頭髮實驗裡一再得到的體悟：

微觀的證據是很重要的，但一定要和宏觀的過程和宏觀的因果關係相互結合，這樣才能一起發揮更大的力量。這也是第六章討論的重點之一。

洗頭髮所用水源化學成份分析

實驗條件	*蘇州自來水 未過濾樣品A	蘇州自來水 已過濾樣品B	蘇州自來水 已過濾樣品C	市售礦泉水 樣品D	蘇州自來水 未過濾樣品E	台灣自來水 未過濾樣品F	台灣自來水 已過濾樣品G
實驗主要設備	大陸蘇州 自來水原水	4級CTO 活性炭過濾	5級RO 逆滲透過濾	農夫山泉 4L包裝	大陸蘇州 自來水原水	台灣台南 自來水原水	2級CTO 活性炭過濾
實驗時間	2009年8月28日	2009年8月28日	2010年6月11日	2010年6月11日	2010年9月12日	2010年9月12日	2010年9月12日
Trichloromethane （三氯甲烷\氯仿）	7.44	0	0	0	6.99	29.06	8.93
Methane Bromodichloro (一氯一溴甲烷)	8.77	8.77	0	0	18.02	8.76	0
Methane Dibromochloro (二溴一氯甲烷)	10.17	10.18	0	0	28.53	0	0
Ethylbenzene （乙基苯）	10.93	0	0	0	0	0	0
P-xylene （對二甲苯）	0	0	0	0	0	0	0
Methane Tribromo （三溴甲烷\溴仿）	11.31	0	0	0	30.64	0	0
TTHMs 總三鹵甲烷濃度	48.62	18.95	0	0	84.18	37.82	8.93

濃度: ug/L
分析儀器: Agilent GC-MS 質譜儀
* 含氯藥味

表1-1 洗頭髮用水－蘇州及台灣自來水與過濾水中化學成份分析

　　我常常跟公司裡的許多同事聊到我正在寫書，並且戲稱："我的7年實驗成果報告有SEM（掃瞄式電子顯微鏡）圖及SPC chart（統計制程管制圖表）"。這些是我們半導體公司裏常用的軟硬體分析工具，其實就相當於是下面圖1-6的每月頭髮拍照圖（類似SEM圖）及圖1-4辦公室每日頭髮掉落數量圖（類似SPC統計圖表）。他們都不可置信地以為我是玩笑話並回笑我想太多或者可以再多切點我頭皮、頭髮當作半導體試片之類的玩笑話。而事實上，正因為這兩張圖的搭配組合，我才能再配合實際上自己每天的眼睛目視觀察及雙手觸摸頭髮生長掉落的感受，完全找出這7年實驗下來的前因後果。實驗到最後已經可以歸納並發現到人體驚人的靈敏度，甚至只要有一餐飲食買的肉不好了；海帶浸泡的時間太長了；或者那天晚上晚餐喝酒應酬了，3個小時內頭髮的掉落數量增加和頭皮的發癢變差，馬上告訴我實驗成果，很快速地在一天、甚至數小時之內就可以看見頭髮掉落多寡和疏密變化程度。這絕對不是個人的心理、視覺偏差，別人也常常可以看得出來我頭髮這樣的疏密變化。圖1-4和圖1-6的合併效用也是讓整個頭髮實驗能夠用工程方法，加上數量化的數據分析更接近科學方式，而不僅僅像一般書本或網路上隨意可得的訊息，只是放上頭髮從禿頭到茂密單薄的圖片加上神話般敘述的文字。

　　下面表1-2早就該做了，可就是懶得做，在正式的工程實驗裡，沒有這張表先設計好是很難得到好的實驗成果。這7年的頭髮實驗裡也就是因為沒有設計好實驗才會一路跌撞，要等到最後一擊又是奇怪不知名的原因讓頭髮狂掉，才下定決心每日維護好這個詳細實驗參數表。但也只有剛好在2012年末開始的每日3餐幾乎固定模式，才可能讓這張表效能更大，但如果這張表更早在5年前就建立，也許會少走很多彎路。可又從另一方面來說，這一路走來也就是因為這些跌跌撞撞才能發現這麼完整的所有參數，當然可能還有一些我沒有發覺的因素，也才讓我還有那時而冒出來未知的不可控狀況。但回頭來看，還是很弔詭地覺得如果都事先設計好了，我是不是就會錯過那麼多偶然的幸運發現，而沮喪於我每一次設計實驗的失敗？這樣事先的設計真的會比較好？

　　圖1-6組圖是2008年8月15日後6年多來頭髮實驗的照片匯整對比，由於相機拍照因為光線強弱和頭髮生長角度的關係，和眼睛看起來的目視效果有不少差異，這3個角度同時並呈，略可補償這些差異。2010年7月以前由於還沒有開始固定統計每日頭髮掉落數量，也就沒有定期拍下這三個角度照片的方式，因此只有2010年7月以後大約是每個月一組照片的方式成列比較。對照圖1-4每日掉髮數量趨勢來看，可以看出頭髮掉落多寡和照片上的頭髮稀疏程度做一對照，頭髮掉落的尖峰大約就是照片上頭髮最稀疏的時刻了。這樣的實驗對照就類似生物學裡研究生物時間節律的課題得到實驗數據點時間漫長而且不容易一樣。我的業餘實驗設備和經費，當然其實還有伴隨我不夠有毅力的堅持，雖然頭髮掉落數量有3年每個工作天的統計，但照片只能約莫每個月讓老婆幫忙拍一組了。2013年6月底從蘇州搬回到台灣常住後反而偷懶起來，沒有按時每個月拍照，一方面工作忙是藉口，另一方面已經掌握所有的變數，頭髮的生長和掉落都只是看自己有沒有好好的去執行原來發現的所有因素，實驗的紀錄應該沒有比心理上的堅持執行還要重要了。所以，內心無形的意志是真的會影響外在的很多行為和現象。

每日頭髮實驗 Split Table																																			
禿頭的肝臟自保基因內外4因實驗			內在																							外在									
			肝臟						飲食															血液循環		洗頭髮用水			頭髮目視			掉髮數量			Remark
日期	掉髮數量	三餐	超排方	睡眠/流汗	草排方	奶薊子	維生素B	溫度C	主食飯/麵	牛肉	芋頭	海帶	杏鮑菇	洋蔥	朝鮮薊	葵花籽	黃瓜	蓮藕	黑芝麻	黑木耳	香蕉	桑果	配料改或新煮（米、油、醬）	維生素C黃酮	落建生髮液	自來水	過濾水	礦泉水	好	壞	維持	減少	增加	維持	
2014-1-12		早餐	3	12-9:00				20-24		v	v	v	v	v																	v				
		午餐							麵粉	v	v									v											v				鼎泰豐
		晚餐	2						麵粉	v	v			v						v					v			v			v			v	一風堂
2013-6-11	14	早餐	3	12-5:30				20-24	麵粉	v	v	v	v	v			v							v							v				
	16	午餐	3						米	v	v	v	v	v			v							v							v				
		晚餐	3						米	v	v	v	v	v			v							v	v			v			v			v	
2013-6-3	13	早餐	3	12-5:30				20-24	麵粉	v	v	v	v	v			v							v							v				早上5+3+1+2+2共13根還不錯，撥的次數也不少。昨晚剪頭髮，頭前目視似乎沒那麼差。
	13	午餐	3						麵粉	v	v	v	v	v			v							v							v				下午5+3+3+2，最後5點半撥好幾下用力，才掉2根，只有早上頭頂稍癢。整日26根還不錯
		晚餐	3						米	v	v	v	v	v			v							v	v			v			v			v	
2013-6-2		早餐	3	11:30-5:30				20-24	麵粉	v	v	v	v	v			v							v							v				
		午餐	2						麵粉	v	v	v	v	v			v							v							v				
	10+	晚餐	3						米	v	v	v	v	v			v							v	v			v			v			v	剪頭髮
2013-6-1		早餐	3	12-5:30				20-24	麵粉	v	v	v	v	v			v							v							v				頭皮癢，超排改成3+2+3
		午餐	2						麵粉	v	v	v	v	v			v							v							v				
	31	晚餐	3						米	v	v	v	v	v			v							v	v			v			v			v	
2013-5-31	20	早餐	4	12-5:30				20-24	麵粉	v	v	v	v	v			v						芝麻燒餅夾蛋	v							v				早上也慘，昨晚吃了些鱈魚香絲可能是今早頭皮癢主因。早上共6+7+3+4共20根（2細2尖細）。
	23	午餐	3						麵粉	v	v	v	v	v			v						subway加菜	v							v				中午餐後一撥就掉了8根，後來8+5+5+5共23根（3尖細），還是差。Subway即使加上4樣菜還是沒用，而且可能昨天的傷害還存在，本來昨天早上好，真是一失足千古恨。
	25	晚餐	4						米	v	v	v	v	v			v							v	v			v			v			v	

表1-2 每日頭髮實驗參數分析表

2014年11月16日（脖子皮疹實驗完後飲食較正常，又越來越向好）

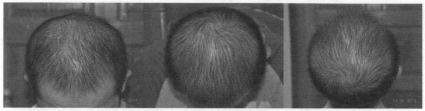

2014年10月24日（脖子皮疹實驗中，飲食、生活不正常，2、3年內最差時）

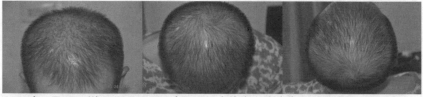

2014年7月5日（進入夏天還是不好，7月底後專心皮疹實驗，沒太顧頭髮了）

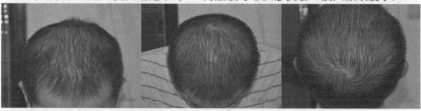

2014年5月24日

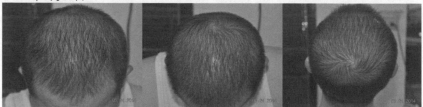

2014年4月6日（回台灣後離家工作，飲食不定，冬天後狀況越來越差）

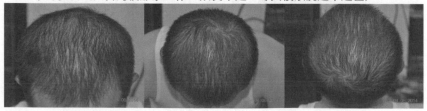

圖1-6-1 解救禿頭實驗6年頭髮變化拍照圖（2008～2014）

2014年2月4日

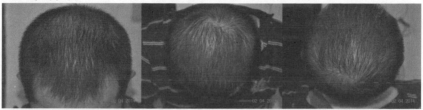

2013年11月24日

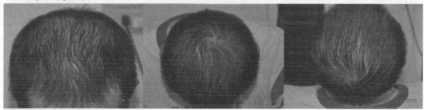

2013年9月8日

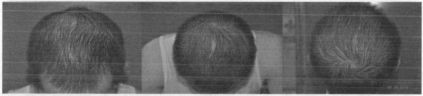

2013年8月18日

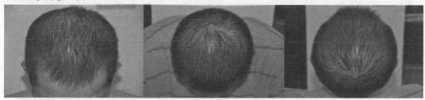

2013年6月26日（搬回台灣後第一次拍，當時狀況還算可以）

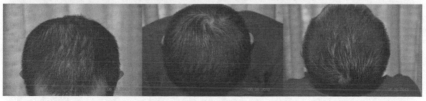

圖1-6-2 解救禿頭實驗6年頭髮變化拍照圖（2008～2014）

2013年5月16日（準備搬回台灣前）

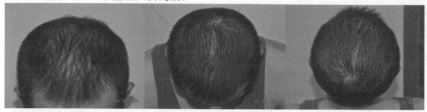

2013年4月13日

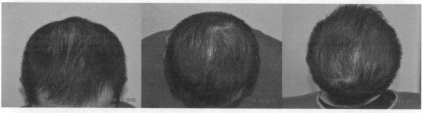

2013年3月6日（海帶事件後向差）

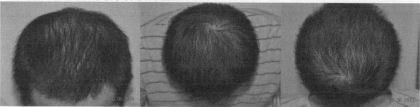

2013年2月9日（又恢復到很好的狀態，反而是在冬天）

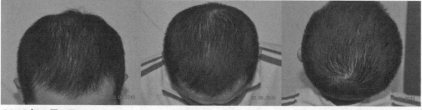

2013年1月9日

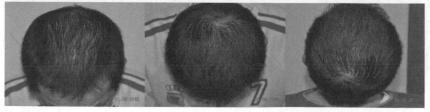

圖1-6-3 解救禿頭實驗6年頭髮變化拍照圖（2008～2014）

2012年12月25日

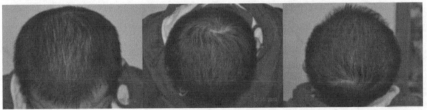

2012年12月20日

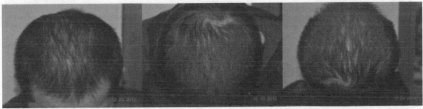

2012年12月11日

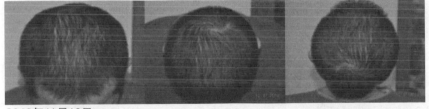

2012年11月10日

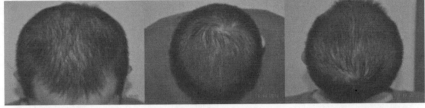

2012年10月8日

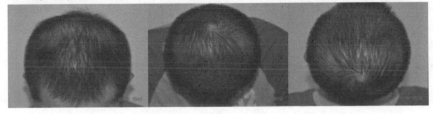

圖1-6-4 解救禿頭實驗6年頭髮變化拍照圖（2008～2014）

2012年9月4日

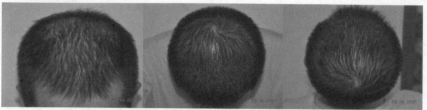

2012年8月16日（頭髮實驗4週年，4月左膝蓋受傷漸好，頭髮也開始向好）

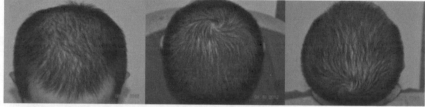

2012年7月14日

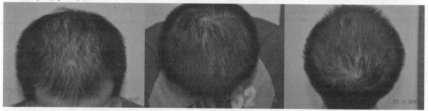

2012年7月1日（4月左膝蓋受傷後以來的最差，與前兩年暑期向好的狀況不同）

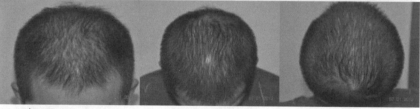

2012年6月4日

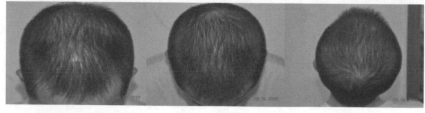

圖1-6-5 解救禿頭實驗6年頭髮變化拍照圖（2008～2014）

2012年5月3日

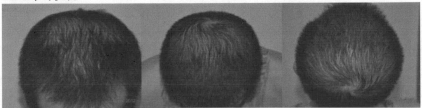

2012年4月20日（左腳膝蓋韌帶受傷後）

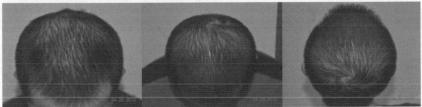

2012年4月8日（左腳未受傷前的向好，後來才能再次確認血液循環重要性）

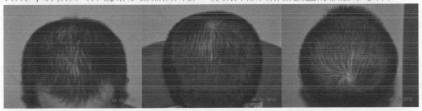

2012年3月4日

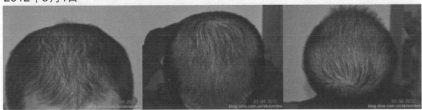

2012年1月27日

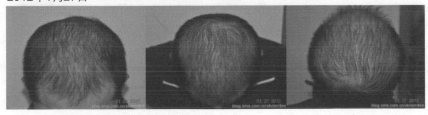

圖1-6-6 解救禿頭實驗6年頭髮變化拍照圖（2008～2014）

2011年12月21日（幾乎最差時刻）

2011年11月29日

2011年10月10日

2011年9月15日

2011年8月15日　（頭髮實驗3週年，實驗以來最茂密的無與倫比）

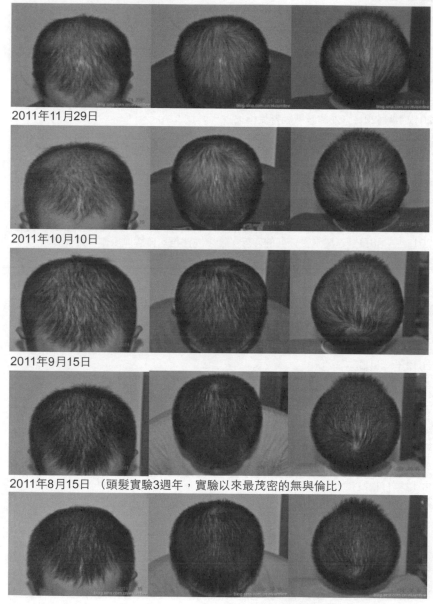

圖1-6-7 解救禿頭實驗6年頭髮變化拍照圖（2008～2014）

2011年7月27日

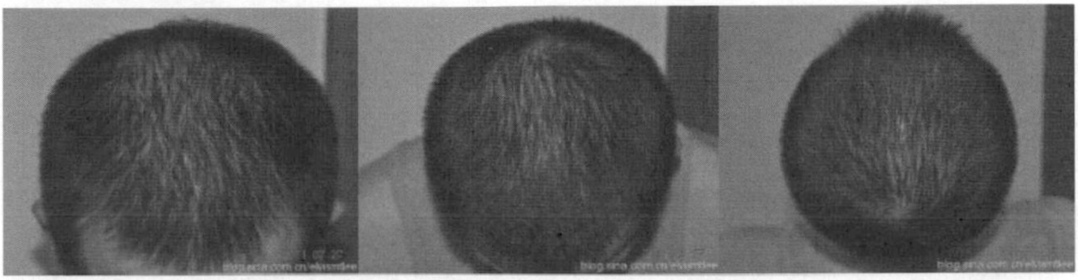

2011年6月3日

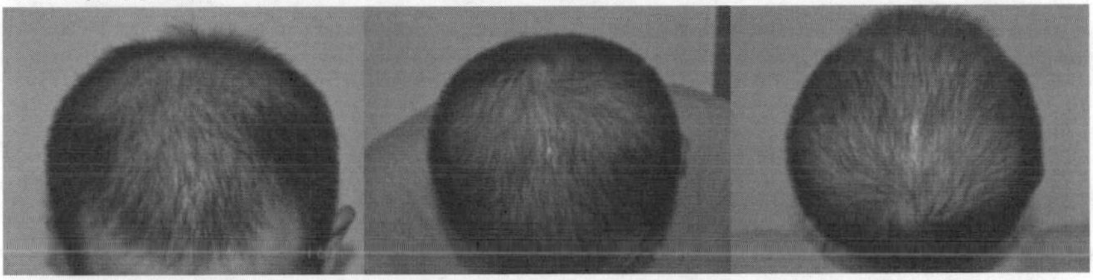

2011年5月6日

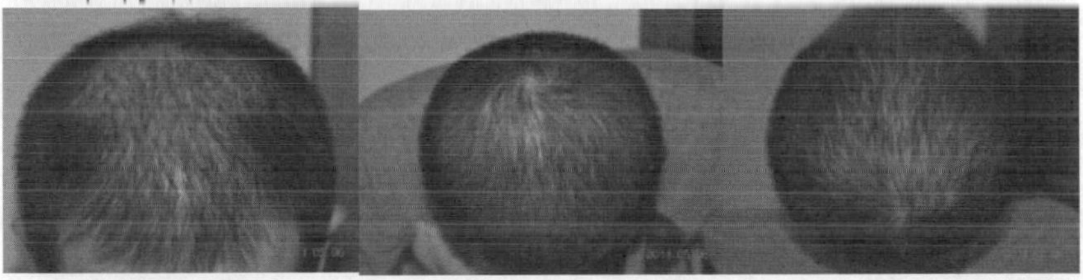

2011年4月26日

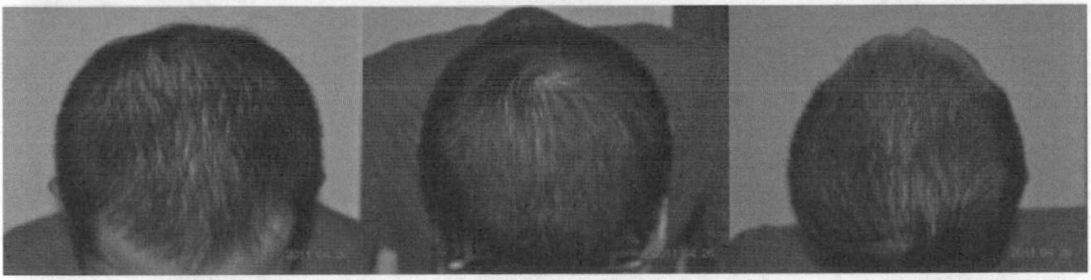

2011年3月2日

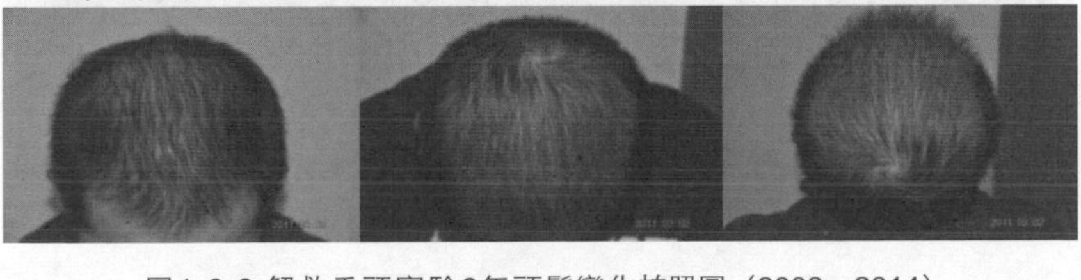

圖1-6-8 解救禿頭實驗6年頭髮變化拍照圖（2008～2014）

2011年2月18日

2011年1月3日

2010年12月27日

2010年11月8日

2010年10月16日

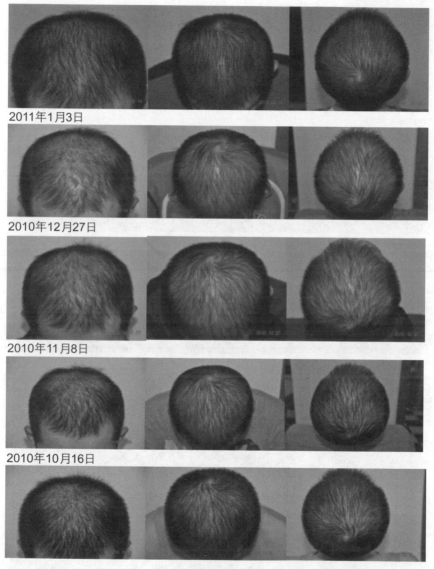

圖1-6-9 解救禿頭實驗6年頭髮變化拍照圖（2008～2014）

2010年9月12日

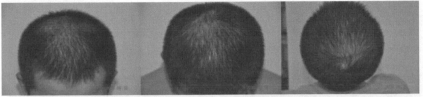

2010年8月7日（頭髮實驗2週年，7月初的登頂後開始向差）

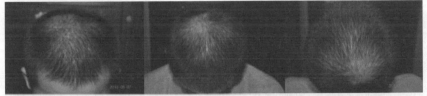

2010年7月1日（開始3個角度拍照，2010年7月15日開始統計每日掉髮數量）

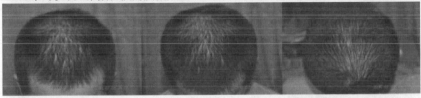

2009年12月18日　　2009年9月16日　　2009年8月21日

2009年8月12日（頭髮實驗1週年，使用管道式淨水器，只有些增長後便停滯）

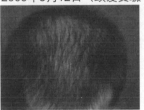

圖1-6-10 解救禿頭實驗6年頭髮變化拍照圖（2008～2014）

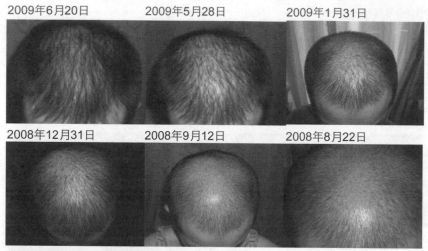

2009年6月20日　　　　2009年5月28日　　　　2009年1月31日

2008年12月31日　　　　2008年9月12日　　　　2008年8月22日

2008年8月15日（第1天頭髮實驗首部曲）

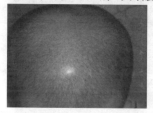

圖1-6-11 解救禿頭實驗6年頭髮變化拍照圖（2008～2014）

4. 解救皮膚炎5年的實驗總結與圖片

　　皮膚炎算是這三大疾病最晚明顯透過出現在我的身體上警告我讓我自己知道的一個跡象，可是後面會提到，其實他很早就出現，只是我自己沒有注意到，他幾乎是比禿頭還早出現來提醒我身體已經受到傷害，這就是"肝臟自保基因"已經發揮作用，可是我還是忽略他的提醒，他只好再透過頭髮掉落再警告我。可我還是不知道為什麼我會皮膚癢、皮疹、禿頭。直到後來更嚴重的全身此起彼落的皮疹，所謂的乾癬或者牛皮癬，一再出現來對我做最後的警告，如果我在這7年前沒有開始漸漸警覺，沒有後來的自我覺悟，今天我可能一直持續我7、8年前一直感覺快要猝死的狀態，早就和所有恣意虐待自己身體的人們一樣掛了。

　　皮膚炎5、6年下來的解救過程並不複雜，可是相對於我的毅力不佳來說卻是最困難實行和克服的。雖然它的方法也就是簡單地流汗加早睡兩大心法，頂多再補充人蔘皂苷作為外加的補強因素，比鼻病多一點比禿頭少一點變因變數，可真正要在我身上有毅力切實執行兩大心法卻屢次打折扣，以至於拖了5年。真正有毅力切實執行，可能和鼻病一樣，一整年就可以攻克，而我卻就一貫懶散地拖延了5、6年。所以，再一次體現出精神作用力可達到強大的影響效果。當然，拖延了這5、6年，還是讓我更能夠了解整個生理原理和實驗結果的所有真正的因果關係，而不是不了解其中真正的物理化學原理，高溫流汗法才是最關鍵最有效，所以一樣是懶散的拖延症卻最後解救的故事。

　　同樣的，第4章有先整我的皮膚炎如何產生以及這一切實驗的詳細過程，簡而言之，它還是來自於我們自己沒有好好善待我們每一時一刻的身體，和禿頭的成因有共同的來源，第5章也有完整的探討。最好可以快速看過第一章的簡短總結後，參照第4章的完整歷程就可以得到全部的訊息。

　　從下面的整合5年下來的皮膚炎實驗照片，最後這3、4年的脖子皮疹圖形立起來看還真像台灣地圖，又一個巧合，我真是愛台灣啊！

　　我的皮膚炎比較被知曉的開端大概從2005年從醫生給我診斷為日光皮疹開始。而其實我在2014年10月最後的解救脖子皮疹的過程中終於發現，所謂的日光皮疹（日光皮炎）就是所謂的"乾癬"剛開始的樣子，可以說是他的小時候，都在同一個位置上，可就只是因為形成的時間先後，以及外表的稍微不同，現代醫學就給了他們兩個不同的"病名"。而其實，從我的實驗可以看出來，所謂的"乾癬"是可以再恢復到所謂的"日光皮疹"外表的，完全沒有癬屑樣，只有剩下小丘疹樣不會癢的皮疹。所以，這個所謂的"日光皮疹"和"乾癬"都是誤謬。我如果一直延續一開始不明所以一直擦醫生給予的萬能藥膏到現在差不多快10年，來"表面上"抑制每一次發起的皮疹，或者說"乾癬"，那麼我現在可能就和很多人以及天團五月天的阿信一樣，他在Facebook或微博上曾經說他也有被醫生診斷日光皮疹，後來就發現他被新聞報導有發福的月亮臉症狀。也或者，我以為壓抑住了每一次的皮膚炎，以為沒有了肉眼可見的表面皮膚炎身體就沒事，然後繼續放縱生活，繼續亂吃亂喝，也許我的肝臟、腎臟更加惡化，早就一堆所謂的"癌症"症狀大爆發，也就沒有後來這些故事了。

　　我在皮膚炎5、6年的實驗裡，其實早就有結論流汗可以改善皮疹，而且，就像解救禿頭的過程一樣，我在其中1、2年中已經成功解救了屁股上的皮疹，並且也改善了很大程度的脖子皮疹，可是在後來的幾年中，因為沒有掌握到所有更詳細的因果關係原理，所以還是要等到最後幸運地發現所有更深層的正確因果關係，終於完完全全去除掉脖子上的最後皮疹，也驗證了我的推測和理論是正確的。很幸運地，雖然我在從蘇州回到台灣的這近一年半裡很懶散的作實驗，然而由於在這一年多開始收藏老汽車、古董車的興趣過程中，意外發現高溫流汗才是比一般常溫下流汗更有效的方式，這也是為何我在2013年暑假剛回到台灣脖子皮疹一點都沒有改善的最主要原因。最後一連串的偶然再發現，終究讓我突發奇想發明的浴室高溫熱烤流汗法以及最高強度的電暖器熱灸法，在最後變態地3個月沒有回家一直窩在公司宿舍的閉關實驗，終於成就了5年來一直未竟之功。寂寞變態的3個月有時候覺得難熬，然而在面對脖子皮疹漸漸每天改善，還有不甘心半途而廢的一點點堅持下，才能終於還是這麼平靜地度過了。

　　這高溫熱灸流汗法在理論上其實和很多所謂的排毒概念類似，但是最主要的差異點就在於我的這個實驗有直觀可視的、具體的指標特徵，就是皮疹的面積和嚴重程度變化，雖然沒有真正的數量化，但至少是可視、具體、直觀的判斷特徵。這就和一般所謂的抽象排毒概念差異很大，因為一般所謂的排毒方法可能只有抽象的感受，並沒有具體的指標來觀察排毒過程中身體的變化。就像我的鼻病的去除一樣，完全無法可視、直觀、具體數量化，因為完全是自己的感覺，最多就是有鼻涕多寡的具體反應，可這除非時時刻刻錄影，否則無法以照片呈現。

　　由電暖器熱灸法大量流汗後，脖子的皮疹面積及厚度常常有立刻縮小變好，可以推測身體代謝廢物（尤其重金屬、油脂，因為要靠高溫流汗）已經經由高溫流汗排出，因此就不用依靠原來身體下令由皮疹抓癢，甚至破皮流血方式來排除代謝廢物，由實際的人體實驗來證明原來的推測"乾癬及皮疹就是排除代謝廢物"是合理的。所以可以由下列簡單公示來描述：

身體代謝廢物總量函數＝f（肝臟功能、攝入毒物、流汗功能）＝乾癬（日光皮疹等皮膚炎）面積大小 x 皮疹厚度＝流汗速度 x 流汗時間＝流汗總量（高溫下）

　　下面圖1-9系列圖中這最後3個多月每一天的脖子皮疹變化照片，用萬能藥膏擦都擦不出這麼美妙的圖形一天天轉變，可以想見大自然的鬼斧神工，仿佛那諸多生物保護色演化的各種奇特一樣，人體就自身巧妙地經由高溫的大量流汗，肝臟自己就帶領著人體，讓發炎的皮膚一點一滴將橫躺的台灣地圖形狀慢慢消失，一步一步換回正常的皮膚，有時候很多次好似驚見瞬間的蛻變。人工絕對無法創造出這麼美麗的變化，腎上腺皮質素、類固醇等藥膏一抹，根本不用等3個月，可能不用3天就能立刻撫平這一片皮疹，然而，不但沒有辦法欣賞每一天看見大自然作品的神奇，還可能隱藏然你看不見因而進一步傷害了的肝臟和腎臟。

　　幸好我的三大慢性疾病的去除有最後脖子上皮疹這一片可見、迅速的直觀變化可以來得及記錄下來，才能呈現出這一系列的每一天可視的變化，沒有這麼用照片將每一天的變化並呈出來，光靠人類自己的記憶和眼睛是無法歸納和想像出每一天這樣的變化。其實鼻病也是這麼神奇的，你可以體會冰冷和溫暖在鼻腔咽喉中瞬間的凝噎和融化，只是他們無法直觀，只能意會，但操作手法也是三大疾病裡最簡單的，而且鼻子的反應是最快，只要一喝冰水或者寒冷的環境，可以說數分鐘後馬上就鼻塞，只要不喝，半天或和熱薑湯馬上就解除鼻塞。而頭髮的變化也幸好很直觀，只是似乎沒有脖子皮疹這麼美麗的變化。

　　最後當然還要再經歷2014年底即將到來整個寒冷冬天的驗證，台灣平地一定沒有像蘇州那麼寒冷，是否脖子的皮疹會再復發，至少會保持幾天內需要小強度的高溫流汗，要繼續觀察和記錄實驗過程。圖1-7是前幾年皮疹在身體各處此起彼落的照片，由於電腦曾經摔壞過，有些照片似乎散佚，還有腹部左側只有在第4章有剩下的痕跡圖。圖1-8則是5年間近乎每個月的脖子皮疹變化，圖1-9則是最後3個月每天脖子皮疹變化照片，書本黑白圖看不清楚，詳見網路FB粉絲團電子版彩圖才能看清楚。

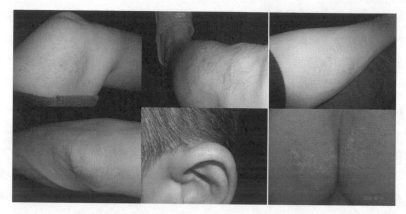

圖1-7 解救皮膚炎2009～2010年左右開始各處皮疹

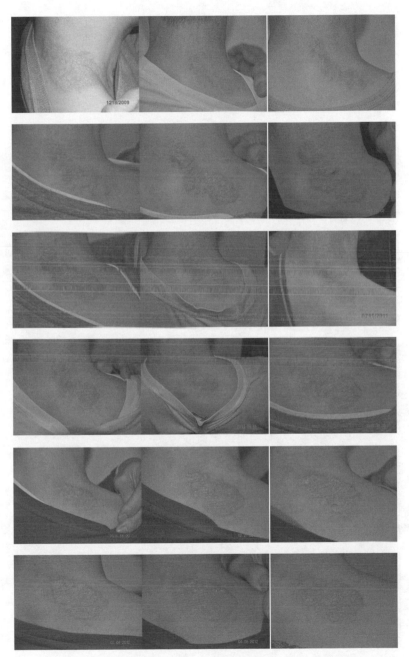

圖1-8-1 解救皮膚炎實驗5年變化拍照圖（2009～2014）

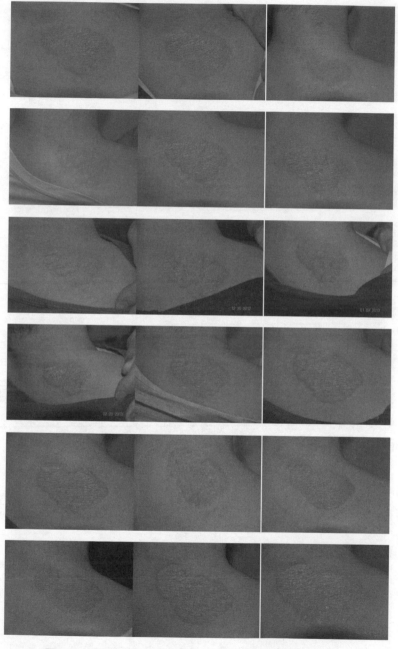

圖1-8-2 解救皮膚炎實驗5年變化拍照圖（2009～2014）

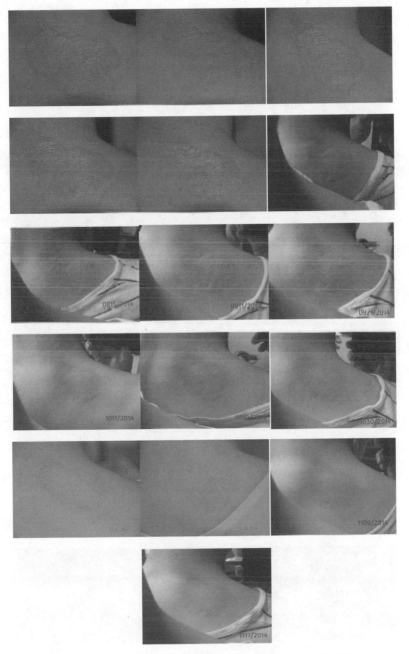

圖1-8-3 解救皮膚炎實驗5年變化拍照圖（2009～2014）

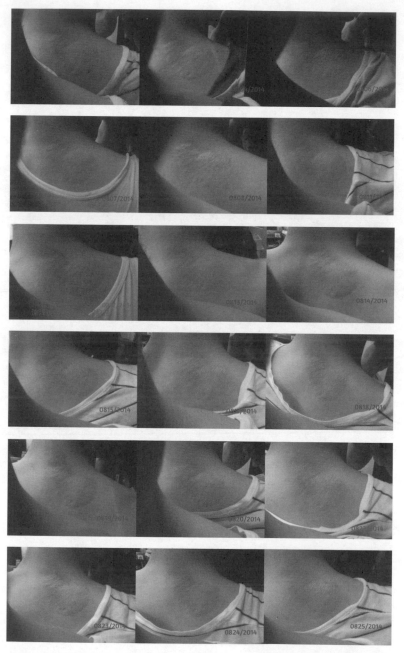

圖1-9-1 解救皮膚炎終極高溫熱烤熱灸流汗法3個月實驗變化拍照圖

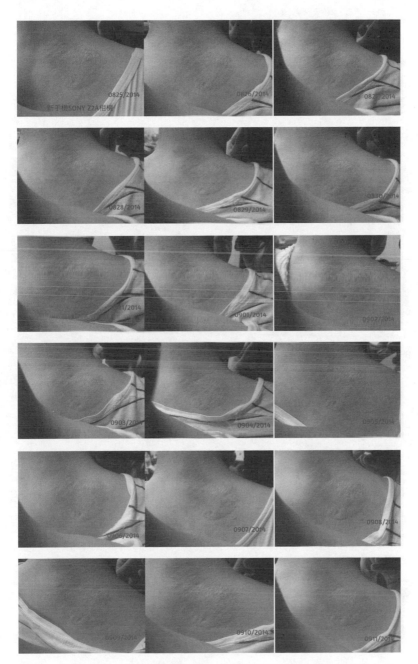

圖1-9-2 解救皮膚炎終極高溫熱烤熱灸流汗法3個月實驗變化拍照圖

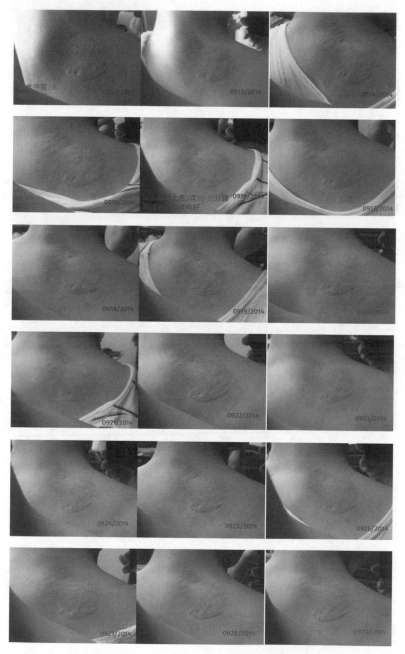

圖1-9-3 解救皮膚炎終極高溫熱烤熱灸流汗法3個月實驗變化拍照圖

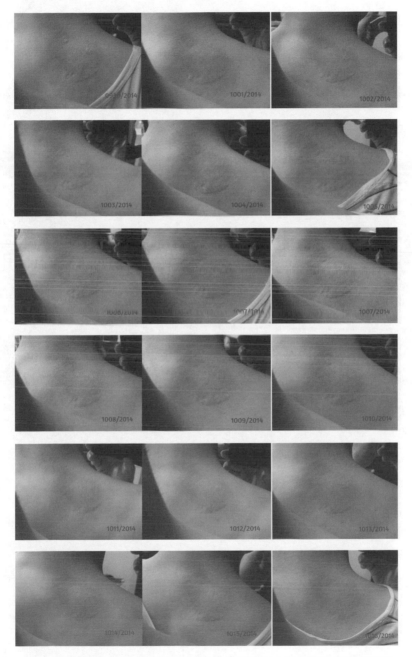

圖1-9-4 解救皮膚炎終極高溫熱烤熱灸流汗法3個月實驗變化拍照圖

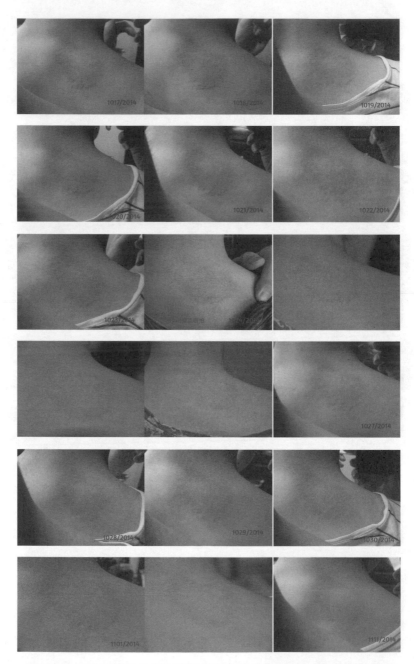

圖1-9-5 解救皮膚炎終極高溫熱烤熱灸流汗法3個月實驗變化拍照圖

第二章
30年鼻病被號稱的鼻竇炎沒花半毛錢不藥而癒

1.　30年鼻病的積累歷程

　　1971年7月7日我出生在算南台灣的嘉義市裡，那是算北回歸線23度半經過的地方，炎熱的時候多，寒冷時刻較少。於是適合長時間吃冰喝涼的環境也就不足為奇。將近國中時期，我搬到了縣市交會的嘉義縣水上鄉一號省道旁。從有熟悉的記憶算起，大約在國中時期開始，我的鼻子就常常一直鼻塞，不管春夏秋冬總像有开不完的鼻涕。大抵是冬天最嚴重，夏天偶爾有舒坦的短暫時光。而每當感冒時期，那個鼻塞的嚴重和難受，還有黃濃鼻涕伴隨的怪味道，讓我幾乎沒有一天可以上好課，就是一般輿論常識所提到的無法集中注意力。於是習慣性鼻塞的我，身上不可以沒有準備衛生紙，一旦身上沒衛生紙，就要隨時擔心鼻涕無處可去的尷尬掛在我的鼻子口，有這個困擾的人一定可以體會那種難熬的感覺和時光。而鼻塞的濃鼻涕不是那麼容易搞定的，往往要解決它必須很大的力氣，當然就會帶來很大的聲響，上課中又不能盡情爽快的大聲結束它，以免招來異樣的眼光或者老師的責罵。於是乎，常常一節課中可能要好幾次藉口上廁所，到廁所裡盡情盡興的擤鼻涕也就習以為常。而從國中時期開始的我，一直在每堂課中幾乎坐不住的我，在上課數學老師寫黑板時射紙飛機飛到她身旁，然後被捏著耳朵上講台罰站。似乎時常懷疑起了自己是不是有躁鬱症過動兒的傾向，從來沒有耐心坐滿一整節50分鐘的課，一直到後來成年我還自己這麼以為。而其實那就是後來會提到的惡性循環，這個惡性循環沒有從循環的迴圈中介入打破一個點是無法停止的。在這裡就是先讓鼻子能夠舒坦的呼吸，則自然就能夠打破這個惡性循環，就不會有坐不住的躁動。我要到了快40歲後來的解救鼻病後才曉得這個道理，這還包括我後來的兩個兒子也是。記得要不是我從水上國中入學那天開始到畢業典禮每一次月考、期末考都是全校第一名的話，我猜我當時早已經被學校列為精神有問題、有躁鬱症的青少年了。而這正是越來越多被診斷所謂"過動"或者什麼"亞斯伯格"症等等之類奇奇怪怪的"病名"的不幸兒童及青少年，本來根本就沒事，可太多太多的父母竟然就為了這些奇怪的"病名"來餵養給他們吃藥。而其實後來我才曉得為什麼有那麼多小孩都是被誤認所謂過動兒，包括我那兩個兒子。

　　那時候的家裡沒有冷氣，只要不是天冷的時刻，不是冰棒、刨冰，就是冷飲、汽水、沙士等等入口會自認為消暑的食物。尤其是那時候隔壁第3家就是當時鄉下流行的小雜貨店，雖然現在雜貨店幾乎早已經被便利商店消滅了，可2012年8月我再回去水上，上次回來還在的縱貫線旁的7-11已經消失，可它卻還存在，也是另外一種適者生存？這樣冰冷上身的生活習慣，是接近南台灣一部分大多數人的習性。而正是主流輿論、世俗專家也都習以為常，並沒有太多人認定這樣的生活方式是對人體不好的。而我自己身體以來一直這樣的糟蹋，伴隨我可能早已埋下日積月累的被"鼻竇炎"，也就被"正常的"不會和這樣的生活習慣掛鉤在一起。而是"主流輿論"、"世俗專家"的醫生裡所謂"鼻竇炎"的起因主要來自於感冒後鼻竇急性發炎沒有處理好（就是沒有吃好藥），或者細菌感染，然後導致惡化為慢性鼻竇炎。30年來幾乎百分之百的醫生都是這麼告訴我，而我自己也聽信他們就這麼認定是這回事。而曾經在父親去世後的國中後期及高中時期，甚至到了後來大學時期，為了緩解鼻病症狀造成讀書和生活上的困擾，母親和我自己都還曾經動了醫生們建議的開刀"可能"可以根治這當時伴隨我好幾年"鼻竇炎"的念頭。注意，醫生只會告訴你"可能"，他不會"保證"，就像經濟學家也說不準一樣。可後來一方面家境並非富裕，一方面對這種事我一向不是積極即知即行的個性，也就幸好美麗的錯過了這個念頭而沒有去開刀。正歸功於我這種一向對這方面問題的慵懶和拖延，才能讓我在困擾了近30年後找到正確的解救"鼻竇炎"之道。沒有錯誤地聽了主流輿論和世俗專家的建議而白白挨了手術刀，也避掉了對我的身體可能造成的無法挽回的錯誤。所以有時候慵懶的等待是美好的，雖然我們一向擁護積極的成功之道，可往往回頭來看人生，對待自己的人生真的一切都需要那麼積極嗎？而常人倡導積極的成功成名之道真是你所需要的？是否對待你身體的健康和對待你的功成名就一樣積極？或者說積極就能得到身體健康？

　　所以，同我在父親去世自己也成年後記憶以來一直抗拒的吃西藥和打針，遵循自然，是我自己在讀書識字有記憶的思想以來，一直潛藏在內心莫名其妙的些許程度地堅持算是自己以為喜歡的那種調調。國中全校第一名畢業雖然考進嘉義高中的成績也還不錯，可人才更多的嘉義高中，加上我越來越愛做白日夢的青少年歲月，功課也就在屢屢的白日夢中跟著下坡了。除了高一時還能維持住剛考進去的全班第4名，但到了高二高三，不想浪費媽媽辛苦賺錢去補習的我、愛做白日夢的我、每天發呆的我、面對嘉義高中最有名醫科班大學聯考要考七門功課的我，這時只能維持800公尺賽跑是全校第一名了。400公尺還有那個怪獸的比我腿長的第二類組別班叫x彥碩的跑贏我，可當年我沒有報名400公尺賽跑他卻緊張的來問我，其實我400公尺應該跑輸他，但我們應該沒有對決過。我還記得那年全校運動會1600公尺接力比賽，我第一棒已經跑出我們班優勢的領先第二名有一段距離了，可那怪獸竟然最後一棒超越了我班，害我們班只能第二。這些那些奇奇怪怪的夢，想要這些那些的高中生，再靠著父母再好的遺傳也只能勉強最好時的成績維持在中後段了。那幾年16歲後的嘉義高中生涯，依稀記得中正路上往學校方向右邊那家書店可能早已不再。2012這年8月開車在文化路上，探頭經過了中正路一眼懷念頃刻，此去經年的良辰美景啊。26年前買下應該是台灣剛流行不久的貌似聯經還是時報的新文學大系民初作家選集之類的，只挑了本魯迅作品，其它幾位似乎沒對我的胃口，而我可能是當年買那本魯迅的書裡年紀最輕讀者或買家的前幾名吧。還有貌似聯經出版社的"沈從文自傳"，我的自以為鮮活和自嘲阿Q的不顧世俗常人和慵懶的某些堅持，也大抵從看了這兩位的文章給傳染，誰說一本書對一個人的影響力不大呢？我還可能被影響了一生。當然還有更早之前國中時期鄉下裡書展買來的船塢出版社，現在還珍藏的徐自摩與朱自清全集，或者還有當時愛看胡適的"四十自述"。往往，就在冥想白日夢之間想象自己是位文藝青年，李思也是那個時候愛用的筆名，曾經發表一篇文章在校刊的那期"嘉中青年"也不知道藏到哪兒去了。

　　在渾渾噩噩、在無數做夢的日子裡、在宿舍、在寄住市裡的阿姨家閣樓上、在嘉義市體育館對面那家好吃排骨飯的記憶裡、在1989那年大學聯考前的6月4日時以及還在宿舍看14年後我過來的這裡新聞轉播熱淚盈眶的我們。不算很用功念書的我自己，再次靠著遺傳自父親母親的一點小聰明，大學聯考在不正常發揮下，當時雖然放棄念生物但超常發揮了考試型選手本色的大學聯考結果，原本竟然分數達到了可以選擇不少人也人求之不得念牙醫系的機會，但是被不喜歡醫學這條路的年少我自己放棄了。當時莫名奇妙跟流行喜愛的電機系，在北部台大、清華和交大更好的電機或電子等系上不了，又不想念那裡其它的系，只好往更南方的號稱濁水溪以南第一大系台南成功大學電機系。這回頭看看現在我自己喜歡生物醫學並研究了起來，還看起了原文遺傳學原理、生理學、生物醫學書本等等，還有網路書海裡尋找些醫學的答案，還真是可笑的自己。更誇張的是我後來研究所接著退伍後竟然當起了半導體晶片的醫生。該來的總還是會來，躲得了一時躲不過一世。

　　可想而知，台南的天氣可比嘉義更熱也熱得更久了。加上大學生涯是瘋狂的生命揮霍。脫繮的我，更是恣意的玩樂打球，幾乎每天地運動打完球後再用力的吃冰喝冰可樂，然後盡情的熬夜遊戲玩樂發呆。而那時自己的"鼻竇炎"，也延續著一直以來的起起伏伏，環境冷了或者感冒了就非常惡化，天熱或運動後就緩解一些。在日復一日的更迭中，由於忙碌的大學玩樂，"鼻竇炎"在自己的日常生活中也就不算一件大事而就讓它這麼繼續耗著了，還是偶爾惡化就看看後來成大醫院裡自己的醫生，偶爾不得已吃吃藥，只是身上時時刻刻必備的面紙還是一直持續著。

　　後來的研究所碩士班兩年到了北邊新竹的清華大學以及後來兩年當兵再往北到桃園龍潭。沒有南邊那麼熱，天冷得時間也增多了，可冰和冷飲卻沒有減少。"鼻竇炎"還是繼續和以前一樣的方式耗著，還是那個一般人熟知的所謂"鼻竇炎"或者另一個酷炫的名稱"過敏性鼻炎"。當完兵，後來又回到了和一般世俗大多數和我一樣念半導體電子的人該去的新竹科學園區。一待又2年過去，依舊還是那個身體，那個所謂的"鼻竇炎"這麼拖著。還是偶爾動了開刀的念頭，可終究沒踏出到現在覺得慶幸沒踏出的那一步。

2000年7月，公司裡有機會到美國紐約和IBM合作開發半導體90nm和65nm製造技術，我乘著喜悅的心情第2次踏出國門。第一次是1999年大兒子快出生的9月裡一個人單槍匹馬到了美國Nevada Lake Tahoe發表公司部門一起投稿的論文。紐約是個比新竹還北的緯度區，也就勢必更冷的低溫還有更久的冷。可10多年前還不明就理的當時我自己，還是依照以前的生活習慣，大口喝冰可樂吃冰淇淋，尤其在Hagen Daze只有幾塊美元一大桶，是蘇州、台灣的1/3價格，不多吃點哪行？冬天少穿衣的耍帥逞強，即便在寒冷的下雪冬天。雖說年輕不留白、光陰不虛度，可我那樣的揮霍，其實也沒有算得到多大的爽度。不過，在無知中，該度的還是要度，該過的日子還是要過，只要生命繼續存在，就還有翻本的機會，哪怕你的籌碼不多。所以才有一直以來魯迅和沈從文附身的教誨別人的調調："什麼都好，只要能看見明天的太陽就好"。在忘記什麼原因的某一天埋，我在紐約突然心血來潮的自己買電動剪髮器理了一次大光頭，讓一堆德國人、法國人笑我像Monk，而的確我理了光頭的頭型很像。那是後來2006、2007年左右我快將禿頭時有勇氣馬上自己再次理光頭想法的來源之一。兩年的紐約生活，"鼻竇炎"還是那個"鼻竇炎"，他並沒有好心的離開了我呆在了美國，而我還是把他帶回了新竹，甚至2003年3月又一起帶來了蘇州。

2. 困擾30年的鼻病如何不用任何藥物就完全改善

蘇州在上海旁邊，我的生活軌跡一直呆在最大的旁邊，我在家裡是排行老二，在南台灣老大高雄邊的台南念書，待在原來世界上排行老二的半導體代工公司，在老大台北旁邊的城市新竹上，去了美國住在老大紐約市旁的紐約州Fishkill，到了大陸還是在老大上海市邊上的蘇州。可笑的性格決定命運論，這一定和基因有關，我一定往後要來做這個研究。

蘇州的天氣大抵介於紐約和新竹之間，與地理方位經緯度高低的相關性基本上吻合。所以，我還是自以為習慣的不怕冷，又愛吃冰涼，也還是一直日復一日同樣的生活習慣，同樣的耍酷耍帥，冬天穿薄衣號稱不怕冷，連帶我那個大兒子也愛學我。2003年大兒子5歲了，小兒子剛出生，一家人都在當年SARS傳染稍歇的8月份後來到了蘇州。從後來2003年8月後一家人都踏上蘇州那個時候開始，就慢慢孕育了後來讓我發現世上沒有雄性禿也沒有鼻竇炎更沒有皮膚炎的這些驚世大秘密。

　蘇州雖然沒有紐約溫度低，但因潮濕的環境感覺更冷些，大兒子稍大後遺傳到我的不太喜歡穿厚衣服，後來分析是身體容易有燥熱感，而且鼻子越來越像我一樣容易鼻塞和過敏。在蘇州上幼稚園，當然也是和我一家生活習慣一樣，夏喝涼水、冬不加衣。這就像吳清忠先生所提過的一樣，這其實不全然是遺傳的關係，更多的是一家人生活形態、生活飲食習慣一樣的關係。

　一家人從台灣來到陌生的蘇州，在當時交通不便，生活訊息也算封閉的情況下，和初創公司一群人建立的宿舍區就平淡地生活了2年。但從高中大學開始的熬夜習慣是沒變的一直移植了過來，這或許是種下日後發現這些秘密的另一個線索之一。在2005年因所謂的"和鑑案"出庭應訊回台灣住一個月後，因個人工作生涯未定重返蘇州後，老婆和小孩暫時沒回到蘇州。在一個人的蘇州城裡，在沒有太大工作、生活的壓力裡，每餐外食玩樂、每晚交際應酬，生活更是沒有了規律，並且更放縱殘害加在自己的身體，以至於在2007年初在37歲自己覺得身體漸漸外表看來沒大病，可就是長期熬夜的疲累感和常常當時不明所以的皮膚過敏、皮膚炎、肩頸酸緊、口氣難聞和漸漸稀疏的頭髮。總覺得自己彷彿加速老去且害怕新聞上所謂的過勞死是不是就快降臨自己身上。而其實並非主要是工作的疲勞，反而是自己下班後生活的不知節制惡化。

　因此，印象非常深刻的在2007年某一天如常的下班公司區間車回宿舍下車的當時全家便利商店裡，閒逛下突然看見一本書的書名標題"求醫不如求己"，多麼吸引人的書名，和台灣相比大陸當時書價算是便宜的，可那幾年我其實還沒開始喜歡上看書，平時只是因為自己無可救藥的喜歡收集新鮮物，買了一堆藝術、時事及流行時尚雜誌。可就在那個無以名狀的時空交匯那個奇點下，我買下了那本書，正好書的作者"下里巴人"是熟識吳清忠先生，因此在那本書裡簡介了他們之間的友誼，我才在這個因緣巧合下知道了吳清忠先生和他的"人體使用手冊"這本書。在當時自己的身體狀況下，自然是想尋找能夠緩解自己身體健康狀況的方式。而在自己一貫不喜歡看醫生、不想吃藥的性格習慣下，"求醫不如求己"一書所標榜的按摩經絡為主的概念還是算受到我的青睞，且當時它在大陸就算是暢銷書。在按照書中建議但並不算很積極虔誠地試了一段時間後並沒有對身體有很明顯的改進。可能一方面是我自己不夠專一且持之以恆，另一方面我生活上的壞習慣並沒有消除，一正一負相互抵消下還是在原地踏步。而由這本書輾轉得知吳清忠先生的"人體使用手冊"一書，按摩手法是類似"求醫不如求己"經絡相關的知識，敲了膽經的效果似乎也不立即明顯。除此之外，在那個當下最吸引我最重要的是吳清忠先生關於鼻病是"寒氣"引起的理論。整本"人體使用手冊"是和我類似一個工程背景所寫，因此整個行文風格還算對自己的味，加上自己被診斷過無數次且受苦了30年的號稱的"鼻竇炎"還一直纏著我。所以對於書中鼻病的寒氣理論就相當注意，除了書中某些其他經驗也一起同時親身試驗之外，最重要的還是提醒了自己該改掉以前不良的習慣，嘗試不要貪冰冷食物並且在冷氣房裡加衣保暖。偶爾試試敲敲膽經，壓壓心包經等經絡。時光就在緩慢且如常無波無瀾沒有特別大變化下流逝，直到了2007年8月在決定下一階段的工作繼續留在蘇州後，老婆和兩個兒子又回到蘇州常住了起來。

　　前2年多單獨一個人在蘇州生活殘害自己身體的日子終於在一家人又一起生活後回歸了平常，所以一個正常的家庭生活似乎也是擁有一個正常身體的開端。當時除了維持實驗讀了"人體使用手冊"的經驗去寒就溫和按按經絡外，同時也將類似的方式試驗在大兒子在蘇州的秋冬時節漸漸顯現出的過敏和我類似的鼻病。日子也還是就在每日的柴米油鹽中過去。接著就是約半年後過去的2008年蘇州寒冷春節過後突然在有一天幫兩個兒子洗澡時才突然發現他們兩個頭髮竟然出奇的變得感覺無比的薄，尤其是大兒子原本和我類似的粗毛竟然也變成邊扁的髮型。小兒子頭髮較細，落差還不算大。這個頭髮掉髮的狀況在下一章及後來會有詳細記錄描述。在那個發現小孩頭髮狂掉的當下，是開始警覺起來蘇州的水土環境是有問題的，尤其是在我們居住宿舍的工業園區。然而在當時才決定好開始的另一段繼續職業生涯裡，要當下改變並且全家搬離蘇州回到台灣尋職在那個時候還需要更大的決心和力氣。於是還是只能這麼一貫的懶散，日復一日得過且過的擔憂著，卻也無能為力地挨著不能改變的狀況無奈生活著。可現在回頭想想這些無奈的藉口，當然是因為無知和內心的本性。但再重來一次想，之所以我會有現在的重生，還不就是因為有當時走過的無知無奈？就像人生經歷過的許多轉捩點，許多在當時世俗認為是錯的選擇可卻對自己未來是好的。除非我們能超越光速，除非有任意門能夠回到過去自由來回。否則經歷過的就是存在的合理，即便他好似人言的壞所謂的怪，就像Steve Jobs歌頌的人謂瘋來我天才，還好後來還有另一個好朋友Taleb挺我。

在那幾年裡的我近40年的人生歲月中，除了年少時期的少數文學作品，"擊壤歌"、"未央歌"、"魯迅選集"、"沈從文自傳"、"四十自述"，"柏楊版資治通鑒"及一堆裝高深的文言文學或歷史書之外，我很少把心思花在讀書上，而卻是幾乎在最多的每天幻想Jordan式單手狂飛扣籃白日夢的時光裡度過了我的近40年生涯。雖然半導體電子研究所碩士畢業、博士肆業，我還從來真沒認真看過一本科學或者科普書本，因為我一向喜歡捨難就易。連學校的書除了考試前的臨時抱佛腳，憑借著父母遺傳給我的小聰明，一路上可以每天白日夢都不用靠課後的補習還考上不錯的學校，後來謀得一份還算體面的工作。直到了2007年看了吳清忠先生的書後，直到了我發現我自以為體育系學生般的強健體魄可以一夕間瓦解，我原本茂密的頭髮不知不覺間荒蕪枯槁，才在慢慢的後來竟然讓我喜歡起了書本。只怪我的心思興趣太多，往往對很多事物心猿意馬、蜻蜓點水，很多人可以看得出我只有三分鐘熱度，以至於讀書工作從來是不求甚解，實際上我不是一個好學生，更不是一個好工程師、好主管。

2008年寒冷的蘇州異常大雪冬天過去，在這一年冬天裡盡量提醒自己和大兒子遵守保暖的最高原則，揚棄以前冬天怕燜熱而就單薄的外衣，還有黃帝內經還是哪一本古醫書裡的"聖人避風如避矢石"，我就這麼一整個寒冷的冬天厚外套避了一冬天的蘇州寒風。當春天悄悄來臨，宿舍小區裡的花木在春暖時節驟然花開葉綠了起來。雖然兩個兒子的頭髮依然沒有起色，我不得已刻意的光頭也是依然寸草不生。然而我和老大的鼻子卻在不知不覺中漸漸好轉了起來。不知道在哪一天裡才猛然驚覺自己的鼻子竟然幾乎完全好轉，直到了2008年9月後蘇州蕭瑟的秋風吹起，又一個遠比台灣寒冷冬天到來的考驗，才能確實驗證這一年來的試驗是否真的有效，而這個時刻也正好是我另一個神跡頭髮實驗的開端。非常神跡式地，這一個冬天，我的鼻子竟然可以開始在睡覺時通暢的呼吸了起來。除了國中時期到鄉裡教會的吃喝玩樂之外，我真要相信起上帝起來？而在大兒子身上，也可以看出同樣的成果。盡量不讓吃冰冷食物，盡量不吹低溫冷氣，盡量冬天加衣外出室內保暖。他的鼻塞狀況也完全掌控。從發現睡覺鼻塞消除神跡的那個當下到現在，除了感冒後外的鼻塞，除了偶爾夏天貪涼後的短暫鼻塞，再也不會鼻塞到難以入眠睡不著覺，而且是一覺通暢呼吸到天明，再後來的幾年冬天都是完全改善，到了現在隨時可以用冰冷飲食來做可逆實驗。30年的不可思議被號稱的"鼻竇炎"受苦下來，到完全不用任何治療就恢復通暢的呼吸。除了感謝我自己的決心實踐之外，有機會最要當面感謝的就是吳清忠先生和下里巴人先生。是他們兩位的著作間接解救了我的一家人可能未來的一生病苦。在這一個神跡的體驗後，接下來我才能細心去觀察人體適應環境的奧妙，我才能真正停下腳步去體會這生物世界的偉大。所以接下來我的一切發現，也就因為這個溫膓而水到渠成了。

3. 不正確的對慢性鼻病普遍流行的常識與專家說法

　　現代醫學對於慢性鼻病的治療，大多數還是在用30年前的治療方式幾乎完全沒變。台灣著名的一本暢銷健康雜誌，長春月刊2011年3月31日第336期"鼻病鼻竇炎專輯"，整期雜誌用很大的篇幅專門再次介紹了鼻病的成因、症狀和治療方法。可很諷刺的是，經過了30年，整本雜誌大篇幅的專業報導竟然和我30年前的醫生建議常規治療方式幾乎完全沒有變化和改進。雜誌中所敘述的治療方式除了我差一點去嘗試的所謂鼻中隔彎曲開刀我沒有試過之外，其他的方式在這30年中，我幾乎全看過了很多不同的醫院，很多不同的醫生，所有的醫生給出的診斷不是鼻竇炎就是副鼻竇炎之類的專有病名的醫學名詞，不外乎是感冒沒有治療好或者是細菌、黴菌感染之類的論點，而重點就是即便開刀也可能無法根治。忙忙碌碌看了無數醫生吃了無數苦，結果還是沒有辦法根治我的鼻病。

　　看看下列台灣和大陸分別3個新聞例子，主流現代醫學對於鼻病的治療在2013年的當下還是只能這樣。最新出爐的新聞，30年過去了還是一樣的論調，幾乎完全沒有變，這30年的科學醫學進展是原地踏步嗎？所有的症狀、原因描述以及建議的治療方式，和30年前幾乎一模一樣，根本只要照抄30年前的報章雜誌文章即可，這也不用念醫學系念了7年後還要再更多年的實際執業經驗就會的。

2013年3月MSN新聞：台灣約5~7成年人中有1名慢性鼻竇炎患

　　鼻竇炎症狀多為鼻塞、膿性鼻涕、臉頰額頭悶脹感、鼻涕倒流、長期咳嗽及頭痛等，耳鼻喉科醫師徐欣健表示，患者偶而伴隨發燒還有嗅覺低下，當症狀持續超過3個月以上則稱為慢性鼻竇炎，而黴菌也可能是誘發鼻竇炎的因素之一。北市聯醫和平婦幼院區耳鼻喉科醫師徐欣健指出，慢性鼻竇炎無合併鼻息肉約佔6成以上；慢性鼻竇炎併鼻息肉約有2-3成；過敏黴菌性鼻竇炎則佔8-12%。醫師解釋，慢性鼻竇炎常起源於竇口鼻道複合體開口受阻塞，則會發生鼻竇炎情形，病因可由多種導致鼻竇慢性發炎的因素或疾病引起。

　　美國每年受慢性鼻竇炎影響人口占12.5%，台灣罹患比率約15-20%，也就是說，約每5~7個成年人中，就有1人患有慢性鼻竇炎。民眾因長期鼻塞、膿性鼻涕、臉頰額頭悶脹感及鼻涕倒流，偶而還伴隨咳嗽、頭痛、發燒或嗅覺低下，就醫求助，剛開始大多藉藥物改善，如果藥物治療遲遲未能改善，甚至病情更加嚴重，需考慮進一步改以手術治療。醫師進一步指出，若有長期鼻塞、膿性鼻涕、臉頰額頭悶脹感、鼻涕倒流或長期咳嗽及頭痛，建議至耳鼻喉科門診求診，以便早期發現，早期治療。

內容來源：台灣新生報 更新日期：2013/3/28 06:00
http://news.msn.com.tw/news3087508.aspx

2013年2月新浪微博： 新浪健康
【鼻炎到底該怎麼治？】鼻炎是一種常見的呼吸系統疾病，疾病反復發作讓人苦不堪言。鼻炎該如何預防？又有哪些治療方法呢？
詳見： http://t.cn/zYtXNEu

2013年4月新浪微博： 新浪健康
【春季養生提醒】保守估計，我國變應性鼻炎的患者已超過1億，且發病率有逐年增加趨勢。除了已知的花粉、塵蟎等過敏原外，灰霾、汽車尾氣等都可能是變應性鼻炎的發病原因。七成變應性鼻炎被當作感冒治療，你中槍了嗎？

詳見：http://t.cn/zTSmcGV

　　而我卻在2007年那一年，偶然的看了吳清忠先生的"人體使用手冊"，只靠著遠離所有內外寒冷冰涼一整年的保暖身體，夏天不吃冰、不喝冷飲、不吹冷氣或冬天不受寒，就幾乎根治了我受苦30年，而且幾乎嘗試過了所謂現代醫學下的對付鼻病的各種方法，包括通鼻子、熱蒸汽、熱燈烘烤、吃羊肉、南下高雄住大舅家看中醫、國中導師給的一堆西藥以及看現代醫學體系培養下的一堆醫生等等。這種解脫和面對現代醫學對我30年鼻病完全沒輒的可笑與諷刺真是如人飲水、冷暖自知。惟有類似我這一種患有慢性鼻病症狀，親自經歷過30年整年呼吸不順暢的人可以體會。這種可笑諷刺的現代醫學專家對於慢性鼻病無用的專業，可怕又害人無數的常識，與不可思議我的鼻病在經歷無數金錢、時光、體力和身體傷害後，反而返樸歸真。只用最廉價的心理堅持、身體力行、物理性、完全不傷害身體的切實執行至少一整年："夏天不吃冰、不喝冷飲、不吹冷氣或冬天不受寒"，不用任何藥物、任何治療幾乎完全根治我受苦受難的30年鼻病。而這諸多心理學家、邏輯思維書籍裡鞭笞的專家"常識"造成的禍害還不止我的鼻病，包括後面最重要的禿頭，以及後來的皮膚炎，我們都被"常識"和專家不正確的說法欺騙了千百年卻還繼續執迷不悔。

　　幸好我一直以來總是不太愛吃所謂的西藥，幸好我一貫懶散的害怕不想開刀以及我一貫怪咖地活在自己的世界裏。如果開了刀還是沒有根治我的鼻病，那真是傷身又費財。而且當時"聽聞"在1980、90年代那些因為所謂鼻竇炎開刀的病例最後的下場實在是有點淒慘。這也是我當年沒有順從母親開刀的建議，而那個當下或者我也想替母親省錢。可更重要的是在後面章節所討論的，開刀的傷身可能不只是傷口不適或者鼻咽喉的傷害而已，王唯工教授的經絡共振理論對開刀傷害身體的解釋或者可能是合理的推論。

4. 夏天吃冰吹冷氣且冬天受寒就是鼻病的根本原因

　　要反向恢復到暢通的鼻子一定要有持之以恆的耐心和堅持的毅力，絕對不能喝半點冰水飲料，不能吹冷氣和到寒冷地方，冬天一定要穿暖甚至臉部鼻子的保暖。以我家裡的數年來多次親自人體實驗證明，只要堅持了至少一個夏天和一個冬天的一整年不能中斷，不用任何花費、不用任何額外力氣、不用任何藥物、更不用求助任何人，你的鼻塞或號稱萬年不解的"鼻竇炎"，至少會好了90%以上。甚至我和我大兒子的體質可以做個可逆試驗，夏天吃冰、吹冷氣或冬天受寒個幾天、甚至只要一天、半天、幾小時，馬上就鼻塞。再停掉夏天吃冰、吹冷氣或冬天受寒，鼻塞馬上改善90%以上。這個活體實驗已經在這幾年的春夏秋冬以來我們一家四口經歷過了好幾次可逆人體實驗屢試不爽。

　　這是個非常宏觀具體，但目前沒有微觀數據實驗或者生理學理論可以合理解釋的例子和解救鼻塞型慢性鼻病的方法，甚至包括很多被誤以為是睡眠打鼾的症狀，其實都是這種鼻塞型慢性鼻病。包括很多自然醫學領域的人將這些鼻病歸類到過敏，而採用所謂採用飲食營養品比如苦茶油、海豹魚油及維生素等療法也都是走錯方向，那些方式我再後來看過陳俊旭博士的書後自己也已經實驗過大部份。根本無需任何外物介入，純粹就是低溫的內外環境導致而已。我在我的大兒子HS身上觀察實驗了幾年，他的睡眠打鼾都源自於身體受寒或貪吃冰涼，根本和其他因素完全無關，甚至到最後的實驗，只要把暖氣開暖，他因為當天受寒或貪涼造成輕微的睡眠打鼾立刻改善。雖然我的鼻病實驗成功解救是啟發自於吳清忠先生，可在他的"人體使用手冊"一書裡認為所謂的"鼻竇炎"是身體內抽象的寒氣聚集，但是用身體內部有具體的經絡堵塞物質來解釋。可寒氣實在無論是實體的解剖或者無形的電磁波等都不太可能存在，在人體解剖學上迄今並未發現經絡具體事物的存在，因此寒氣造成鼻塞或"鼻竇炎"的理論應該還是太抽象，算是一種未得其要的猜測而已。雖然我的鼻病完全在宏觀上是依賴吳清忠先生的經驗，而且也自行實踐而獲得解救，可是在微觀的科學根因上，寒氣理論在微觀上既然不能正確完美解釋鼻病或鼻竇炎是由冰冷環境和飲食造成，那我們就先拋棄它並且尋找更合理完美的微觀原因解釋。而這個方向一定存在於大腦對於身體長期接觸寒冷環境和口腔食道接觸寒冷飲食後，大腦對於體溫的補償所需，為了維持體溫恆定，在低溫接觸或者低溫物質進入身體後，迅速一連串的生化反應然後釋放出黏液經由口鼻排出。這才可以完美解釋為何一喝冷水或冷飲食馬上在數分鐘內就有鼻塞且濃鼻涕聚集到鼻腔咽喉附近的反應。

　　這個原理可以用些類似的現象來解釋，比如在蘇州寒冷的冬天裡，室外0度C，而臥室內暖氣開到32度C的屋內暖空氣是如此的乾燥，可你卻發現一大片玻璃窗結滿了水珠還會像下雨般，可夏季的潮濕雨季中，反而室內高濕度的大片玻璃窗沒有任何水滴凝結，但是乾燥的冬天玻璃窗竟然凝結一大片濕漉漉的水滴呢？這就是在一個高低溫交界面溫度高低差異的效果，溫度高低差異越大，凝結水汽成水滴的能力越強，這只是簡單的物理現象。所以類推到人體體溫37度C接觸了假設低溫的5度C的冰水，在窗戶上你只有看見了水蒸氣凝結成水的物理效應。可同樣更深層的原理是能量交換為了達到溫度的再平衡，所以類似的狀況到了人體，沒有物理的效應，這時候就要靠生化反應來達到人體溫度回到正常體溫的再平衡，而這個觸發點雖然在口腔、在食道或者在外在的皮膚，可控制中樞還是在大腦，這是我在讀了幾本腦科學相關的書籍後的體悟推論。所以另一個類似的觀念，一般專家所謂冰冷飲料到了腸胃早就不會冰了，所以不會造成腸胃不適的拉肚子。可殊不知控制拉肚子的中樞也不在腸胃而在大腦，且吃下去的冰冷飲料到腸子可能真的不冰了，可冰冷食物飲料經由食道到胃裡可能相對於身體常溫的37度C來說溫度還是很低的。而且，我又看見一個說法是吃入的食物在7秒鐘左右就可以達到胃部，假設這個說法正確，那在這7秒內，冰冷食物要升高到體溫的37度C，其補償的速度必須要更快，所以造成的腹瀉和鼻塞，可能真的不是有人一再強調的心理作用。而事實上，我個人的體質也就是如此，確實在我體內的反應就是這麼發生，而且，我可以判別它確實不太像心理反應，因為這是一再發生的"症狀"。尤其是吃入大量的刨冰或冰棒之類的食物更明顯，也可以從常常在吃完大量冰後反而感覺身體冷了起來，可見大量冰冷飲食進入消化道對整個身體能量熱量的散失還是有一定影響的。更尤其在寒冷的冬天裡沒帶帽的頭部吹冷風後，缺血性頭部疼痛以及迅速的鼻塞和流鼻水。

　　但當然傳統中醫的宏觀經驗可能是正確的，但微觀解釋就不一定合理了。微觀的解釋還是要回到數理化及生物醫學層面的合理解釋才是合乎科學。我更傾向推測是人體為了補償瞬間接觸寒冷消耗的能量，因而分泌的體液經由鼻腔、咽喉口腔排出。而這當然可能又是與遺傳基因有關，因此才會有些人有這種症狀而有些人卻沒有，這和後面討論的禿頭基因有類似的相關性。而目前現有的科技和資訊尚無法找到這個微觀因果關係來解釋為何飲食冰冷和身體接觸寒冷環境造成所謂"鼻竇炎"之類鼻病的宏觀因果現象。可雖然沒有微觀數據資料及生理學理論的支持，但由於"夏天吃冰、吹冷氣"或"冬天受寒"的原因和鼻塞、"鼻竇炎"的結果反覆驗證重現，因此至少驗證了宏觀的因果關係是可以重覆而且可逆反向驗證的，這樣的手法應該是科學的方法。只是目前的生物醫學科學理論及科技發明和資料還無法微觀解剖或者理論分析這個可以重覆可逆驗證的宏觀"因果關係"試驗。

　　光是從吳清忠先生的書裡實踐的這個簡單實驗驗證，我們可以假設，這個宏觀因果關係"夏天吃冰、吹冷氣或冬天受寒"的原因和鼻塞、"鼻竇炎"的結果這個現象一定存在於大多數鼻竇炎或鼻病患者的身上。只是我們缺少這麼長時間的堅持（一整年）和大量數據（比如至少1000位鼻塞、鼻竇炎的患者堅持一年的試驗）的統計資料來獲得這些宏觀的臨床數據。所以這麼簡單的"科學"的手法卻因為2個主要因素-"長時間"和"堅持長時間的大數據量"的欠缺，反而隱藏了千百年沒有被發覺和有系統地記錄。一旦我們確定了鼻竇炎宏觀的因果關係，就能更容易找到方向切入進一步深度的探討其中的微觀的生化和分子現象。而現代這個途徑惟有透過電腦和網絡。

　　現在的我，是可以完全整年甚至在每一個蘇州寒冷的冬天暢快的純粹用鼻子沒有任何塞住的呼吸，連每天睡覺時也都是，即便在不吹暖氣的蘇州寒冷冬天。你完全無法想象，這個狀況只要堅持至少一年的"改善鼻竇炎4大必禁必行"。我完全不用任何藥物、任何醫療及任何器具，我只花了20元人民幣買了吳清忠先生的"人體使用手冊"一書（甚至它有免費合法的電子版），堅持實驗了一整年在我自己和我大兒子身上。我就完全解決了困擾了我30年和我兒子幾年的鼻塞、鼻病問題。而這一切，30年的就醫經歷，花掉了不少錢和肝臟、腎臟所受到原本不應該不必要的傷害（幸好我的藥常吃一包就丟了），所有看過的醫生們給我的治療都只是吃藥、通鼻子和開刀的建議。而我可以隨時可逆反應演示我一家人的見證世上沒有所謂"鼻竇炎"實驗，這個得知於吳清忠先生的大著"人體使用手冊"書上一小角落的心得，才是正確解救你自己被"鼻竇炎"一輩子的道路。

　　當然，科學方法上，所謂見證敘述和個案案例都不能算是科學成果承認的有效方式，然而這只是呈現我這個見證和我一家個案的方式，還沒有透過量化和系統性歸納成可重覆驗證和證偽性的檢驗。而鼻病相關症狀也確實不容易量化或者以圖表數據呈現實驗的前因後果，主要就是鼻塞的感受和鼻涕實體物的展現，這些數量化的紀錄實屬不易。不過在繼續接下來看完這本書最後其它解救禿頭和皮膚炎章節的結果後，可能你對於這解救"鼻竇炎"的實驗會比較有信心一點，某一些理論觀念探討將在後面章節呈現並探討。然而，這個不用任何花費、不用任何吃藥更不用任何實質付出實體物質的解藥，即便你試過了一整年，最後證明你被號稱的"鼻竇炎"不得解，你也沒有失去任何東西或者得到什麼副作用。更何況，所有的醫生給你鼻病的建議和治療，也是差不多一樣不能給你100%完全確定的答案，所有的醫生即便給你吃了一堆藥或者把你的鼻腔、口腔開刀了也不保證會讓你的"鼻竇炎"完全根治，而他們給的吃藥或開刀建議卻可能會永久傷害你寶貴的身體，尤其是一般有人描述過的口鼻腔開刀後一段時間身體不適的異常痛苦。更重要的是，到最後你不但受罪沒有根治鼻病而且還要付錢給醫生又不能責怪他，可這本書網上的電子版完全是免費。

　　這樣的宏觀因果實踐除了是吳清忠先生的經驗之外已經又加入了我一家至少3個案例，如果能有更多的案例，這就不算是個案，只是量測記錄這樣的宏觀試驗的案例需要另外的手法，因為鼻塞狀況不容易數量化，而且要長時間地堅持。而這也是這本作品所想達到的目的，你所需要的只是堅持和等待光明的到來，只需要堅持一整年，就可以換來你下半輩子的順暢呼吸。沒有像我一樣經歷過30年這種苦惱的人是無法理解鼻子能夠一整年都舒暢呼吸有多麼的珍貴。當然還包括下面章節詳述後來我長出來的珍貴頭髮，以及來了蘇州數年後奇怪的皮膚炎。

在解救鼻病的過程中還有一個實驗很重要，如果遇到了感冒或突發受寒後的嚴重鼻塞，要緩解鼻塞而不必用藥物的最有效方式是喝薑湯。如果想要喝甜湯直接加紅糖熬煮，如果喝膩甜湯要喝鹹湯則放入雞肉煮成雞湯。我曾經做過好幾次實驗，在幾個不同冬天的下午嘗試喝熱薑湯和熱綠茶，只有在喝熱薑湯的時候，鼻塞中很不容易靠平常腹部用力擤出來的濃鼻涕，很快在喝了熱薑湯的半小時內左右立刻變成可以擤出來的稀釋鼻涕。而改成喝熱綠茶的那些冬天下午的鼻塞，不容易靠平常腹部用力擤出來的濃鼻涕還是一直無法容易擤出來。實驗過好幾次都是這樣的結果，因此，推論是薑中的薑辣素造成血管擴張的效果，可以比單純熱綠茶更容易溫暖原來被冷空氣收縮後的鼻腔血管，所以反向中和掉原來引起鼻塞的內外環境寒冷因素。這是後來鼻病已經緩解後的幾年中，每次寒冬或者感冒時節裡遇到鼻塞的狀況時，最快且最有效的非藥物解救方式，每次都應驗。而且，包括後來所有一家人的一般傷風感冒，幾乎完全都是靠熱薑湯就完全緩和症狀，並且在數日內就完全毫無副作用的痊癒，這是在鼻病的解救中，額外實驗嘗試順帶發現的好方法。甚至在我2013年後回到台灣的感冒世界裡，我在Facebook裡記下，我的感冒病毒只能攻打到我的鼻腔口發炎幾天後結痂，根本不會到喉嚨，也就不必動用到薑湯這個最有效的武器。甚至到了2014年的兩三次流感季節裏，我更進化到鼻腔根本不會發炎，而是左右兩頰靠近喉嚨處狂發青春痘類似的小疹，其餘就是喉嚨一點小發癢感覺後就沒有其他症狀，這當然還要拜我後來的解救皮膚炎中的高溫熱烤流汗法讓全身血液循環更好的助力。

在2013年7月的這段日記心得以後，我就一直想這個寒冷導致鼻塞、濃鼻涕的原理要怎麼解釋，回到台灣快1年後的2014年6月初夏天我再次回想起來這一段解釋，我在2014年6月11日這天如常地在宿舍標準午餐狂流汗的同時，我想到了更細化的解釋。如果我們嘴巴能夠喝下的熱湯頂多30多度，相較體溫的27度多，不到10度的溫度差都可以讓我的身體在瞬間狂流汗，更何況我們如果吃下、喝下等量0～10度的冰冷食物？那可是和27度的體溫有10～20度的溫度差，如果先不管同樣流汗在人體的生化理論的反應程序如何，只探討溫度、能量的物理定律，如果吃下和人體體溫不到10度差的熱食都能瞬間流汗來排除多餘熱量而為了維持人體體溫恆定，那吃下和人體體溫超過10度甚至20度的冷食，人體為了維持人體體溫恆定而需要產生熱量補償所以一連串的生化反應下，瞬間鼻塞和產生濃鼻涕不也是非常合理？當然人體其中的生化、微觀機制可以再深入探討，但宏觀從物理學來推論並無矛盾之處，而且也完全符合很多人包括我自己的真正身體宏觀反應。就像流汗的多寡程度是因人及身體周圍環境溫度而異，鼻塞、濃鼻涕當然也不是每個人都有同樣的反應，推測這和人體整套控制系統相關，也一定隱藏在這本書探討的諸多慢性疾病的中心－肝臟等相關關係中。

071313

　　剛才晚餐颱風天在宿舍吃泡麵，流了一身汗，才體悟到，喝熱湯身體的瞬間流汗也是為了維持身體體溫的平衡，所以身體自動控制分泌流汗往外散熱。而相似的概念，吃冰喝冷飲是降低身體體溫，因此，身體要自動控制產生熱量，所以分泌體液在身體口鼻腔內，但這也算身體內組織之外，只是不像流汗在體外的體表可以同時散逸熱量速度加快。吃冰喝冷飲產生的分泌在內部不在體表才能避免散熱，因為這時候不是要散熱而是要產生熱量。這樣解釋才能同時解釋生理現象並且符合物理定律。所以吃冰鼻塞的速度和吃熱流汗的速度一樣快，當然這也和每個人的體質及外在環境有關，比如有人不容易流汗，比如有人就算吃冰也不會鼻塞，而冬天喝熱就不一定流汗，夏天濕熱環境喝熱就很容易流汗。所有的生理現象都可以用簡單物理定律來解釋。

第三章
蘇州4年內禿頭後到6年漫長自行實驗讓頭髮重生

1. 粗髮滿頭從來不認為會禿頭的自己到蘇州4年內變成將禿老人

　　我的人生中第一次有人提醒我頭髮掉得多是在24歲左右，大約是1995年在新竹清華大學念研究所時，清華校園內餐廳福利社旁常去理髮的那個長得像王菲的小妹曾經一次那麼提醒我，可是由於當時絕不會認為有一天我也會禿頭，就從沒把這種話放在心上。後來1996年碩士班畢業後沒有繼續博士的打算，家境不算好勢必是要先掙錢後再作接下來的打算。況且，一直以來的懶散，到了清華微電子所習慣日日神遊、一事無成，也就還是在末段班的我自己也不好意思再委屈黃大繼續收留我念博士班來糟蹋他自己。1996年碩士班畢業後的暑假開始2年桃園龍潭兵役生涯也在渾渾噩噩中，卻也獲得了帶領一群龍兄虎弟般弟兄的生活與一些值得留念的回憶過去。1998年6月來到了自己第2志願的新竹市科學園區U半導體廠上班，清華和交大那時候的當下微電子所畢業的同學們[1]，除了能力強走Design　House外其餘也大多數還是主流的T或U公司的半導體製程整合部門間或是產品部門去了。幾乎很少像我和清華微電子所同學阿彰這麼中樂透似的到了U公司裡算是非常不務正業地當起了半導體晶片的"醫生" – Failure　Analysis所謂的故障分析工程師起來了，而且是那種需要親自操刀從頭到尾解剖晶片屍體，甚至還要分析出屍體所含化學成分的"醫生"，最後還要判定這個晶片到底的真正死因為何。還要學會自己操作各式各樣的電子顯微鏡和解剖分析機器，這某些是可以用來看到DNA分子等級的電子顯微鏡，還有其他電性量測的機台。幾年前的年輕時期不想當醫生也沒去讀牙醫，今日工作後倒好笑的當起了"半導體電子醫生"，人生果然不能往後看。日子也在這新人初出茅廬的半年多後實習訓練過去，躁動的我終究不是當醫生的料，不管那是醫院裡各科室的醫生或者牙醫還是"電子醫"，隔壁每日見面的可靠度部門（Reliability）同事後來是我的老闆Jason，佛光與佛心乍現拯救了我到一旁的可靠度部門，他也是後來算影響我接下來的不管是工作生涯還是人生生涯裡最重要的人之一。我從半導體晶片的電子醫生轉到了半導體晶片的"壽命預測"工程師，多麼奇妙的安排，讓我的未來人生，能夠體會如何將半導體晶片醫生和壽命預測師的角色轉換到對人體醫學和壽命的不同卻又相似的看法，即便我一直以來都不算一個合格優秀的工程師或主管。

在半導體晶片壽命預測師角色的一年多後，2000年Jason帶領我走向了參加和當時在美國紐約與IBM，Infineon兩家公司一起合作研發新一代90nm和65nm制程的研發小組。在紐約一待就是2年，那是非常值得懷念的歲月，能在世界最大的都市帝斗活，能和世界上最頂尖公司與人具合作學習，的確開啓了自己的專業和歷練視野，也更深刻接近體會了不同的民俗風情。那2年的生涯，Jason帶領我打下我自己在半導體元件和壽命測試上走向另一個高度，在後來的歲月裡受用無窮，對於我這個從來不曾好好認真念書做實驗的壞學生來說，那已經算是我相對認真的一段時光了。那前後幾年Jason協助我所得到的2個美國專利和2個台灣專利，掛名發表數篇著名期刊的專業論文也大抵都是Jason的協助。而紐約鄉居的2年歲月裡不知道哪一天的心血來潮，竟然間或是學紐約嬉皮，理了一個大光頭，這或許就是我在後來頭髮稀疏後決然理光頭的觸發點之一。紐約近2年，除了專業學功夫，生活上就是從北至加拿大尼加拉瓜大瀑布到南邊美國Memphis貓王故居。沿路在那些年我最愛的業餘活動－風火輪Hotwheels和火柴盒Matchbox小車收藏群體的壯大，這個業餘興趣愛好從大學算正式開始延續到了現在近30年，在2013年回到台灣後，竟然又收藏起真正的1:1老車，而且他們還幸運地讓我發現解救我的皮膚炎最後最重要的一道關卡。所以，有時候，生活中一些些不起眼的瑣事，其實可能都會在你的人生中扮演關鍵的角色。

2002年5月左右帶著紐約2年生活中100大箱的戰利品，算是公司團隊裡最後的壓軍回到了新竹，還是繼續65nm新技術研發單位。安寨在竹東的透天房裡，雖然離公司遠但4層樓的租金低性價比高是個好地方。又是在竹東常去的理髮店，這一次換成了長得像唱歌的張惠妹的小姑娘在人生的生涯裡第2次告訴我，我的頭髮有掉得多。雖然我一直從沒注意頂上的頭髮，但已經第2次被告知了，終究還是在她的建議下做了類似生薑洗髮精的護理頭髮、頭皮，這是我有生以來第一次為了保護我的頭髮做了些特別的處理。可間或認為是她們想賺錢且我照鏡子也沒特別看見我自己的頭頂頭髮稀疏，我還是沒太在意我的頂上區域，因為看看當時圖1-3照片，實在看不出我有禿頭的傾向，那時候已經31歲了，距離第一次被告知頭髮掉得多也已經過了7年。圖1-3抱著我大兒子在新竹郊區合影，這張像片看起來我不太像會禿頭的樣子，可2005年到2006年才到蘇州2~3年我已經露出即將禿頭的曙光。

2003年初，有了參加大陸蘇州初創新半導體和艦廠的機會，興許是漂泊習慣了，或者覺得可以趕快賺得大錢的好機會。在幾經考慮之下，還是放下了當時在原來研發部門裡Jason幫忙我得到的機會，剛被擢升為職業生涯裡的第一個主管職位，如果我當時選擇繼續留下來的那條路，其實到現在應該賺的錢一定更多，職位可能升的更高，但也許就沒有現在這條路。在那一年SARS來勢洶洶的謠言3月8日裡，我們一群人尚未攜家帶眷地在那個還沒有兩岸直航的歲月裡，複雜地輾轉經過香港轉機後降落了上海。當年是我第一次來到大陸，落地後那一夜上海浦東到蘇州的滬寧高速裡，當時應該還是2線道，震撼了沿路擁擠大卡車、大貨車沿路喇叭狂喊的昔時光景，那真是另一個仿佛隔世的國度。習慣的漂浮不定也不算忐忑不安地帶上悠悠心情的必走之路到了蘇州工業園區。篳路藍縷還在建設中的工地外表中的工寮中辦公，實驗室穿梭工地辦公室來回，架設實驗室裡的新設備機台是剛開始最深的印象，也許是大多數比我們還早的台商們共同的回憶，早期應該是更刻苦的。

來到蘇州三個月後的那一年6月2日小兒子YJ出生，可當時不得不經過的香港SARS勢頭正烈，只好放棄回台探視的機會，老婆只好自己在離家不遠的診所裡生下了他，我竟然都殘酷地沒有親自迎接我的兩個兒子降生。約莫9月開學前SARS已告平息，把家人一起接了過來。蘇州生活前兩年，在開廠新家建立的忙亂中平淡無奇地度過了，除了前一章提過的鼻塞貌似在寒冷的蘇州更加劇，但早已相信以前無數醫生宣告無法根治的就讓它無賴的放著也懶得管。倒是禿頭貌似還沒怎麼萌芽到我去注意他。日子也還像大多數的一般人一樣，懵懂麻痹地在這惡劣的環境中無知無覺的過了歲歲月月。直到了2005年農曆過年左右，由於公司爆發和艦案事件，我回台坐活動監被限制出境了一個多月後，因和公司原定的未來3年約滿後工作尚未決定是否繼續留在蘇州，所以家人暫時就未跟隨返回蘇州。接下來就是前面提到的一個人荒唐加劇殘害自己身體的歲月，直到大概在2005年左右的某一天裡我的女博士老闆何博士又給我禿頭人生生涯裡的第3次警告，她在一次聊天中告訴我，"我打賭你很快就會禿頭"。一語驚醒夢中人，在那個當下，我才真正開始注意我頭頂上的頭髮，但貌似已經來不及了。

　　這是2006年7月左右的照片，3次的警告，終於讓我自己驚醒也同時顯露出了禿像，所以才索性開始理了三分頭的光頭，一直到現在都是這樣的髮型。人類總是警覺的太晚，看到自己已經準備好的自己棺材這个一定流淚。

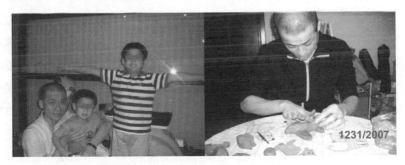

圖3-1 開始迎接禿頭到來的2006年7月與2007年12月

2. 已禿老人初期按照傳統禿頭人群標準流程的掙扎

　　家人不在身邊的生活還是沒有改變的渾渾噩噩過，每餐幾乎都是外食，大酒大肉，油膩辣腥鹹，應酬的喝酒和吸二手煙雖然未每天都有但也幾乎算常常party了。當年大陸的地溝油、塑化劑、三聚氰胺和蘇丹紅等可都還沒被後來流行的網路新聞媒體揭發，而且也仗勢以為自己還身強體壯地年輕無所謂，剛到大陸的那幾年可不知道嚐進了多少毒物，無知地深陷在這些自己選擇毒害身體的環境裡一天又一天，才會澆醒了本來自認強健體魄的身骨3、4年的光景頃刻頹壞的萌芽。

　　引起我注意的頭髮越來越稀疏，那些日子裡，我才關心起他來。自己面對鏡子看自己，已經正面可見頂上有些頭皮露出臉來向我打招呼，再拿另一面小鏡子反射觀察自己的頭頂，才真切看到頭頂上那一小片又不太小的沙漠般裡的仙人掌似的領土。那時候開始才感受到禿頭的日子竟然來得這麼快。接下來就在網絡上不算非常積極地搜尋了些資訊，在某個碰巧的日子裡，看見以前的同事mail裡有團購改善掉髮的方法，是號稱草本洗髮精及草本牙膏共用的所謂"偏方"，"傳說"有人用過效果還不錯。由於自己是堅決排斥西藥一派，而且當下只是發覺掉髮嚴重的開始階段，於是就湊合著一起購買了使用。初試之下，整個頭皮感覺及使用洗髮後的草本味道是算自己喜歡的那一種，可幾個月過去了，成效並沒有發現，狀況貌似朝更差的方向去，頭頂可見頭皮的那塊敵人似乎張揚的往我額頭囂張的攻佔過來。頭頂上一小區域軟皮樣凸起總是一直癢個不停，每次洗頭越來越癢，這種草本牙膏洗的時候抓癢抓得很爽快，可越抓越癢，頭皮和頭髮還是毫無起色。回憶裡我在2003年來到蘇州後每次到觀前街洗頭髮總是要小妹妹幫我抓到頭皮快流血了還是不能止癢。在未來解救後的人生裡，我才知道那是蘇州自來水惡水和我頹廢生活裡傷害的肝臟造成的。那個頭頂突起的原來後來以為的濕疹癢處現在還健在，可幾乎是不癢了。後面會提到，那其實就是肝臟崩壞的表面效應，是所謂皮膚乾癬的一種症狀。後來我已經非常淡定的能夠控制它，只是我還沒能控制我的早睡。在後來的章節裡有完整的記錄。

　　也可能後來受到在以前唸書時成大宿舍室友同學瑞庭天然養生的影響，排斥西藥一族的我，在首次嘗試救亡圖存我的頭髮灰心之余，也只能閒暇時上上網看看能不能找到啥線索擊退那囂張的頭皮大軍。逛了逛、轉了轉，所有可找到的主流看起來可信的聽說有用的方式不外乎是那幾個。吃"柔x"或"波x卡"藥丸，加落建生髮液塗抹貌似是看到"公認"有效樣本較多的方法之一，還有電視上猛播廣告的兩家主要健髮大公司（後來一家好像被告上法庭了），另外就剩花大錢的植髮。一則西醫的吃柔x藥是自己排斥的方法所以暫時略過，只是用了落建洗髮精洗頭髮，但似乎沒啥用。一則是健髮、植髮花大成本還不一定有用。斷斷續續還好像嘗試了生薑擦頭皮等等奇奇怪怪的偏方還是無用，於是日子又在知道快禿頭，又無計可施，又還是無知的揮霍健康的惡劣食衣住行狀態下到了2006年左右。

　　頭髮稀疏的程度越來越快，已經到了面對鏡子任何一個角度都可以看見頭皮大軍囂張地笑著。雖然也將近不惑之年，也有了兩個兒子，可外表不管在哪個歲數在大部分人心理還是在意的，只是程度之別。望著日稀的頭髮，揣著無計可施的內心掙扎，與其號稱的河童頭降臨，倒不如先自行了斷。一日夜裡，心血來潮終於橫下心來，全理光了他們，這是我長大後除了2000年在紐約嘗鮮光頭後的第二次光頭，再一次自己買了電動理髮器把頭髮理短成光頭，表面上心理層次的欺瞞自己頭髮減少的事實，從那時候開始到現在8、9年我幾乎都是自己理頭髮不讓別人賺這個錢了。讓就勝利的頭皮大軍完全佔領他們吧，至少我甘願認知自己是頭皮大軍佔領下的殖民，自己也覺得好過於每天花心思與頭皮大軍的鏡前對峙。即便如此，還是不解、驚訝、嘆息等種種心裡五味雜陳不容易接受這種日子這麼快的到來，3年間我的頭髮竟然就茂密走向凋零，而其實我除了玩樂也沒曾在意過我的身體，更何況頭髮？從那時開始就一直保持著接近光頭的三分頭，開始還扭扭捏捏的上街戴戴帽子，後來乾脆連帽子也懶得帶就大方的光頭上街了。可當然還是總懷有一絲絲的奢求，總或者有那麼一點不甘願，希望有朝一日能回到茂密的一片森林，還給自己以為帥氣沒有禿頭的不老外表。

　　一日，老婆大人在太平洋的彼岸捎來另一個發現號稱明星用過使頭髮"長快"的資x堂產品。由於不算吃藥，不在首先就排斥掉之列，在無計可施之餘的當下也只能死馬當活馬醫。使用的剛開始，頭皮在塗抹後確實有比較不像平常的容易癢，頭髮長得速度也似乎有比不抹時加快一點。但只是頭髮長長加快，頭髮並沒有加密。那時從網上得知，一個毛囊正常可能有一根以上的頭髮，頭髮稀疏的現象並沒有好轉，還是越來越少，頭髮生長快並沒有太大用處，掉髮的速度還是遠大於頭髮長出來的速度，光頭長出來的頭髮依然是又細又稀。後來才知道，頭髮的生長掉落變動和飲食及身體狀況有強相關，在接下來有詳細說明。狀況至此也越來越只能告訴自己，往後的歲月就只能這樣光頭示人了。即便一開始不能接受，出門偶爾還要帶戴帽子裝裝嫩裝裝帥，自我安慰一下還是多年前號稱的的那個小廟裡的大帥哥，可帽子一脫，事實終得攤在陽光下，只能自嘲是老了不在意外表了。

　　在2005年10月一個回台放假的秋後台南炙烈陽光裡，皮膚過敏，到了台南開元路接近永康某知名皮膚科看醫生，這就是下一章裡救解皮膚炎的開頭。前期網上搜尋知道禿頭可看皮膚科，其實在網路上也大概都知道醫生會有什麼說法了。但絕望的生物總是想再抓住絕望前那殘留的一絲希望，我還是依照一般人的慣例去問了醫生。既然是知名皮膚科那肯定門庭若市，是的，由於是私人診所，我生平第一次遇到掛號排隊的下一個人就坐在我一旁後面邊上，沒有任何隔間且男女混合，和護士一起都看得到、聽得到醫生的看診對話，真是誇張到極點。雖然預期一旁的人都會聽到，我還是頂著我的三分頭，在醫生看完我手上的皮膚炎後問了醫生，我頭髮這樣算是雄性禿嗎？該怎麼處理？那個我有史以來見過我最想扁的醫生竟然露出不以為然的冷笑，對我說"這個當然是雄性禿啊，不然你以為還會是什麼？"，一邊冷笑一邊做手勢叫我自己抓抓頭頂上的頭髮，還說："抓得到頭髮嗎？"，這個場面真是讓我有點尷尬，是我這輩子第一次就醫最不爽的時刻。重點是，他貌似也是禿頭，這真是OOXX。我這本書如果能夠順利出版，應該送他一本來解救他的頭髮的。後來給我開了"柔x"類似效果的藥（記得是叫"波x卡"），到隔壁的藥局拿這不算便宜的自付藥，我悻悻然地離開了那個知名皮膚科。

　　捧著這一包切開小塊的藍白色小藥丸，由於當時還在蘇州不常回台灣所以拿的數量也不少。將他們供奉在台北銀行股東會贈品的透明真空罐裡。因為是西藥，又因為傳說副作用是影響某種身體功能。掙扎了很久，每次望著他們，內心告訴自己準備好要開始享用了嗎？可另外一個天使，又拉著我說不可以，你不是排斥西藥嗎？不是說是藥三分毒嗎？那一坨價值不菲的藍白色小藥丸，竟然就在內心獨白的兩軍對峙裡，靜靜地在真空罐裡躺了後來的這幾年，它們應該是變成收藏紀念品當傳家寶了。

　　頭髮在三分光頭的日子中也不算很在乎他們了，反正我也努力過了，反正我也看過了醫生，也試過了幾種方法。絕望的人總是容易自暴自棄，也總是還想抓住一線生機，可希望在哪裡？哪一個是真的有效的希望而不是海市蜃樓？天殺的專家，天殺的都登陸月球、火星了的全世界怎麼這麼沒用連禿頭都搞不定？王國維三大境界：獨上高樓，望盡天涯路；衣帶漸寬終不悔，為伊消得人憔悴；驀然回首，那人卻在燈火闌珊處。我們身體健康尋覓了千古全宇宙的救贖之道竟然真的在燈火闌珊的你自己身上？

3. 解救兩個兒子的瘋狂掉髮是一切動力來源

　　前面提到的，老婆和兩個小孩2003年8月起在蘇州住了一年半又回台灣住了2年。由於後來決定繼續和公司簽約，他們便在2007年8月又回到蘇州來，我的類禿頭也朝著正禿頭邁步向前。其實說在意也好像是，說不在意也還是屢屢望鏡，看著細小不少的落髮興嘆。我的藍白色小藥丸還孤零零的躺在諾大的真空罐裡我的書房。這幾年，我的書房堆滿了年少時期開始收集後來大量美國運到蘇州來的風火輪小車、火柴盒小車的收藏，家裡最多的3寶，小車、圖書和衣裳。每次書房裡把玩我的小車們，見這藥丸一次傷心一次。

　　日子在去除了每日外食和應酬交際的煙酒殘害後恢復了正常家庭生活，小孩上學放學吵吵鬧鬧日日復一日過去。老大9歲了，小的快5歲，藥丸還是動也不動躺在那兒，我偶爾書房裡看見它們就又掙扎一次要不要去解救它們救贖我自己。然而，風平浪靜的日子裡，只能說是必然還是偶然該來的不可思議的事情終究發生了。就像爭論東方會不會有科學文明，爭論沒有達爾文會不會有進化論，沒有愛因斯坦會不會有相對論，沒有Watson會不會看見雙螺旋？我一生最重要的那一年，2008年初2、3月左右就在他們又回到蘇州住了半年左右的一天傍晚，我如常地偶爾幫兩個小男人洗澡，天殺的沒用的像我一樣沒有關心小孩的壞爸爸，在幫他們洗頭髮時才發現同時兩個小男人的頭頂竟然天殺的像他老爸10多年前王菲小妹妹如雷貫耳的那一句話我喊向老婆：天殺的兩個小男人頭髮咋變少了？也是頭頂向頭前頭髮竟然明顯稀疏，頭髮在浸濕的水下踢扁，真是天殺的不會吧？我倒還沒見沒聽聞世上有文獻說男人9歲、5歲就會有雄性禿的發生。在震驚之於無計可施、不知所措，也只能推測他們兩個遺傳了我的雄性禿基因，可還是不能接受也想不出怎麼可能這個年紀就會發生掉髮禿頭？比我當時25歲開始發現掉頭髮早了20年。加上老婆爸爸也好似40~50歲就禿了，所以老婆生完兩個小男人後掉髮也嚴重，看起來只比我好一點。兩個老人禿就算了，怎麼兩個小的這個快就降臨到他們身上？聯考考生物不念牙醫的我，當下只能解釋我們兩家禿的基因都顯性的遺傳給了他們。自己掉髮幾年下來的屆禿之年，在藍色小藥丸還躺在書房裡，本來就放棄生物當年沒填牙醫志願的我，已經絕望承認自己是戰敗禿頭接受頭皮殖民的我，要怎麼面對兩個小男人遺傳自我的基因，造成禿頭竟然提早降臨到他們身上？依我所知的有限訊息，有些個案是青少年開始就掉髮禿頭，而且新聞報導也越來越強調禿頭的人口年齡有愈來愈年輕的趨勢，可再怎麼年輕也不會是當時我的兩個小男人9歲和5歲呀。

　　灰心至極的我，心裡忐忑不安的在接下來的日子裡常給他們洗頭髮，換上不同的洗髮精，德國的、法國的、日本的和大陸霸王的等等。可都沒有起色。老大連頭前都甚至越來越稀疏，他原本可是和年輕的我一樣頭髮是又密又粗，不像小兒子的頭髮比較類似老婆的柔細。天殺的沒用的像我一樣的爛爸爸開始責怪自己沒有好好照顧小孩，可貌似以自己的禿頭歷程，在那個無助的當下也只能無奈的聽天由命過一日是一日了。在自己已經絕望自己的禿頭解救，想象他們再過幾年就會和我走來的路一樣，暫時束手無策的唯一能做的就是鴕鳥心態的告訴他們："你們頭髮快像daddy一樣沒頭髮變禿頭了，以後也要像daddy一樣理光頭就好"。童真的老大說他不要光頭要戴假髮，小的根本一貫的不想理我。心酸之余只能自我安慰的解嘲至少他們兩個帥，我再多賺點錢就好。

　　慚愧的天殺的沒用的像我一樣的爛爸爸在絕望之餘想要改過向善至少暫時做個好爸爸。就像在第二章前面提到的解救鼻竇炎的同時，那個時候我應該已經看過了"求醫不如求己"和"人體使用手冊"這兩本書，也開始關心研究中醫，並且在鼻竇炎還沒有發現已經漸漸好轉，但確實已經開始漸漸多放點心思在一家人的身體健康上。於是我開始想把一些想法記錄下來在我的筆記本上了，也開始思考、仔細分析。所以，"天道酬勤"可能不算空話，而"機會是給有準備的人"也屢次被證明所言不虛，當然反向是不一定成立的也無所謂。

　　剛開始分析，最直觀的結論是不是蘇州的環境造成小孩落髮嚴重？不然怎會這次重新回來蘇州才約莫半年就變成這樣？因為他們當年在蘇州住一段時間和後來回到台灣後都看起來沒事？當然可能當初就已經是掉頭髮了，只是我沒有發覺。冥冥之中這不經意的安排竟然就這麼帶出來了後來一連串驚人的結果。這是第一個以後將要連起來的"點"？接著萌芽的分析，沒有充分的資料佐證，一開始沒有方向、證據太少，即使是當時半導體醫生、半導體壽命測試工程師生涯已經10年的工程人員我自己，除了模糊猜測唯一的生活環境原因外。在那個時刻還是無法找到造成兩個小孩嚴重掉髮的詳細真因。再加上工作安排生涯規劃種種因素，一家人要住在一起，這個把小孩送回去台南住，試看看頭髮狀況的計劃只能暫時擱置。除了這個計劃，那個時候還是束手無策。常常慚愧的望著兩個小大帥哥的頭髮，內心獨白嘆息。2008年6月到來，狀況還是沒有改善，天殺的沒用的像我一樣的爛爸爸只好推測可能是食物的關係，可能學校中餐飲食不對，加上平時很少煮魚，肉類佔多數。正好7月起的暑假可以每天在家用餐，就能好好從食物下手嘗試看看用簡單的實驗，改變單一控制變因來看看掉頭髮的結果變化如何。內心也一直常常思考推論到底是什麼原因造成兩個小男人在這個歲數落髮嚴重？當然顯而易見是遺傳了我體質的基因或者加上我老婆老爸家裡的，她老爸有1/4的西班牙血統，後來也禿頭了。可自己想不透的是一定還有something wrong？

　　2008年6月27日，我習慣簽名留日期的怪癖幫助我記下了這些日期，也記下了所有這些點被發現的開關。我的new idea筆記本記錄下了一直不是好學生的我這個EE工程研究生背景，幹了10年半導體醫生、半導體壽命工程測試和半導體研發相關的我，一段時間以來推論猜測我一家4口禿頭掉髮的"驚人的假設"（當時不負責任非生物醫學專業的大膽假設）：

1. **與年齡無關**：老大9歲，小的5歲，我25歲開始，老婆30歲開始掉
2. **與性別無關**：3個男人一個女人
3. **與睡眠無關**：我和老婆12~1點睡，小孩9~10點睡
4. **可能與環境(地方，飲食)有關**

　　我為了怕記憶力不好，或者想東忘西，只能在研讀中醫尋求答案的同時記錄下自己的推論假設。排除了上述前3種猜測的無關因素，雖然看似作用不大，但卻可以輔助我更強力的懷疑是我記錄的第4項：環境(地方、飲食)的因素。當然常常工程上的實驗推論總要經歷各個方面的檢視。我自問，如果是環境的因素，那為何同時期一起來蘇州的200多人，看來只有我或我家4人特別嚴重？ 我自己在記錄了下從我家4口的實驗樣本推測我對第4項的補充說明：

1. 現在老大9歲，小的5歲。2007年8月前在台南住了2年半，當時老大5-7歲，小的3-4歲。並沒有發現明顯掉髮現象。如果都算遺傳我的基因，小的目前在蘇州5歲明顯掉髮，如果我家基因體質5歲會掉髮，理論上老大當時在台南也是5-7歲，怎麼都沒發現掉髮？所以以此推論兩人年齡不同相差3歲半，唯一變動的的因素就是環境(當時推論，空氣、水土和食物)
2. 從上面目前的狀況，推論造成我家4口掉髮因素：
   基因遺傳
   環境 (水、空氣)
   食物 (蘇州少吃魚，猜蛋白質補充不足)

　　從現在回頭來看，我的出發點其實雖不中真的亦不遠。真是跌宕起伏的人生，真是充滿神奇驚喜的生物界，我的人生前37個年頭都在這些忽視中虛度了嗎？還是所謂的必然嗎？如果我沒這麼一路這樣的人生走來我還是現在這個我嗎？還是那個偶然或者必然的論調嗎？

　　2008年7月開始，小孩放暑假了，老婆每天煮魚，我改邪歸正每天忙著挑魚刺給兩個小男人吃魚肉，還有湯裡放點枸杞紅棗之類的。當然看來毫無章法，網路所能查到的資訊也大概都是老調重彈，只能從簡單自己能做的先下手。一個多月過去了，本來也還沒到檢視成果之時，可大抵上看來，效果應該是一點都沒有的，兩個兒子的頭髮都還是踢扁的。也就是說，魚的補充，以及整天、整個月在家的環境和飲食，在家至少在一個多月裡沒看見顯著成效。套用不是好學生的我所做工程實驗的專有名詞，魚和家裡環境飲食並不主宰（dominate）不掉頭髮。暑假倏忽就過去了一大半，一直隨性所至不算好爸媽的我們夫妻倆還是只能盡人事聽天命的用著不是很複雜，由我的種種簡單容易獲取可行的推論方法去試，換個生活環境比如說搬回台南在那個當下太複雜。當時無法效法孟母三遷不是好爸媽的我們倆自私地繼續這樣無奈的在蘇州過日子，這種懶散和無聊的所謂等待或者堅持，從現在回過頭來看是遠比當時如果選擇邪惡的道路更好的。Taleb也是贊同這種想法。

4.　從一道解禿的曙光以為發現了神跡就要長滿頭髮到灰心後快要放棄

　　不知是該感謝牛頓看蘋果掉落的故事，還是該感謝站在巨人的肩膀上的那些成語，或者要感謝很多人，其實最應該先感謝的是我那兩個小男人的媽。那算是我人生38載裡歷史性的一刻，要將這個不朽的日子記起來。就在我還在為小孩頭髮掉落的那個令人苦惱和絕望的暑假還沒過完，2008年8月13日的一個午飯後公司電腦裡，我照例開著電腦看著email，一封來自兩個小男人的媽轉寄來的email電郵，改變我們一家四口頭髮和後來人生命運的email，人生本來要走的那一條路就這麼神奇的被扭轉了。所以不要認為懶散地等待苟活一定是沒有用，更不要輕易忽視那些可能是很重要的轉捩點和細小的瑣事，當然也不用刻意日日夜夜生活得如驚弓之鳥徹夜難眠。這是當年2008年8月13日我們一家人歷史性的一刻，沒有這一封email幾乎就不可能有這一本著作的誕生，也幾乎就沒有後來影響我一家人從此以後的身體健康向好，也就無法讓我後來能夠繼續前進的理由，可能我就這麼繼續揮霍人生早掛了。這一封email要當成傳家寶，感謝po文的艾瑪媽媽；感謝台商新天地網站；感謝Internet；感謝我的老婆。先從這裡可以看出，女性也是會狂掉頭髮，因此，所謂的雄性禿理論是有問題的，在後面有更多探討。

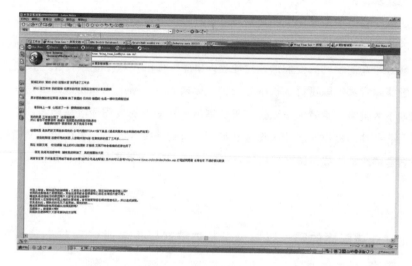

圖3-2 2008年8月13日改變歷史的email截圖

下面是email文字：

hsu hsumay <hsumayy@hotmail.com>

2008-08-13 01:07

To:　　tsan <ming_tsan_lee@hjtc.com.cn>

cc:

Subject:　　水質影響掉髮!!!!!!!!!!!!!!!!!!!!!!!!!

黃浦江的水 黃的 沙的 這種水質我們過了三年多

所以 這三年來 我的瀏海從原本的茂密 到現在依稀可以看見額頭

原本想說應該壞在那個 洗髮精換了美國的 日本的 德國的 也是一樣吹完頭髮狂掉

看到地上一堆 心就涼了一半 額頭線越來越高

我的救星 三年後出現了 這個蓮蓬頭

所以 當你不想要使用 過濾水 就把藍色的按鈕切換過去

蓮蓬頭的把手 質感很好 真不愧是日本製

這個東西 是我們家艾瑪爸拿回來的公司代理的**TORAY**旗下產品 (還是我聽其他台幹說的他們有買)

想到就那個這麼好用的東西 人家剛來就知道 枉費我家的混了三年多..........

現在 我跟艾瑪　吹完頭髮地上的可以隨便數 才幾根 艾瑪不時會癢癢的皮膚也好了

傑克 就是有這麼神奇　鏽味真的妹油了　真的推薦給大家

淘寶有在賣　不好意思艾瑪爸不能拿出來賣 (他們公司是洗腎機)　另外妳可以參考 http://www.toray.cn/cn/index/index.asp 打電話問看看台灣也有 不過好像比較貴

<u>別人的跟帖回帖：</u>

來到上海後，開始猛烈的掉頭髮，之前在台北都沒這樣，現在掉的數量很嚇人耶！

我用的洗髮精是之前慣用的，其他生活和飲食習慣都和之前在台灣沒什麼不同，

難道真是這個地方的原因嗎？大家有沒有這樣啊？

我看到有人在部落格寫到上海的水質很差，會有雜質殘留在頭皮阻塞毛孔，所以造成掉髮。

若真是如此，那臉皮的毛孔不是更細，那我的臉......

難道真要開始學她用蒸餾水洗頭洗臉嗎？

花錢事小，麻煩事大啊！

到底該怎麼辦啊？大家有解決的方法嗎

因為自己掉髮真的太厲害了，洗頭的時候掉的更厲害，

連阿姨都說我太會掉了，家裡到處都是我的頭髮，

換了各式各樣的洗髮精好像也沒用，害我都不敢去外面給人家洗頭，

最近在博客看到艾瑪媽推薦一款蓮蓬頭我很好奇，水真的會影響掉髮嗎？

本姑娘我就自己買了一桶純淨水來試試，有濾過的水洗起來頭皮好像不容易癢ㄟ，掉髮的問題好像有減少，不曉得是不是自己的心理因素，

管他三七二十一，我豁出去了，"給他開落企"本姑娘就是想試試看，

找了淘寶也找了台灣網站，終於找到艾瑪媽介紹的"蓮蓬頭專用過氯器"ㄠ壽歐，那ㄟ將貴，rmb530元，

經幾番討價還價之後，老闆說只要湊滿10支，給我RMB480元/支/含運，有沒有jjmm想一起購買阿！

————————————

　　我一看完這email，立刻馬上在我的new idea筆記本寫下，應該就是它了，可惡的水，由我以上推測第4項補充的地2點，一家四口來分析，已經在暑假執行了改變食物吃魚一個多月的效果不大，這個蓮蓬頭當時是人民幣500多元，又算是我先前推論猜測的掉髮重要因素之一，而且既天然又不是複雜有害的方式，不吃藥、不塗抹也不傷身，肯定可以一試。雖然當時對於每天接觸的自來水除了以前在台灣從小到大知道自來水常常有消毒水的味道之外，對於自來水的毒害實在沒有任何瞭解。可這種無知無感的過日子後來證明是對自己和家人一輩子健康莫大的傷害，而且社會上、學校裡、政府單

位，也沒有任何一個人或機構專家加強呼籲這些本該被重視的常識觀念。在不是很確定這個所謂除氯蓮蓬頭的功效，但看來又覺得無害且別人見證過有用的前提下，加上對於察覺兩個小孩狂掉頭髮的2個月後，還有我已經快禿頭的掙扎經驗中，試了幾個方法無效的窮途末路又毫無找到其他解救辦法跡象下，爛習慣沒耐性的我等不及這些事，也不等網站論壇裡的團購了，立刻馬上在淘寶上聯繫好，下班就定好了兩支。2008年8月15日農曆7月15日中元節的晚上收到貨，解開我10多年來禿頭掉髮史上偉大的這一刻，我這輩子會記住，希望歷史也會記住。我收到了這兩支禿頭掉髮界起死回生藍白魔法棒，我當時慎重的記下來附上的記錄使用日期上的防水小貼紙，直接貼在棒上，2008年8月15日開始使用，真是貼心的設計。我懷著姑且一試加上自己原先推斷可能因素之一的心情和這巨人肩上的艾瑪媽分享，開始給我一家四口灌溉期待雨林再現之水。當時的心情，其實沒有一個禮拜後的那麼強烈的喜悅激動，而只是算期待它真的有用卻也又內心獨白期望可能落空的姑且一試。因為暑假一過，2個月多吃魚的食物這個實驗就要驗收，我幾乎沒把握它會成功。這個節骨眼的心情估計常人皆是如此，可積善之家的餘慶或者兩個小男人的好媽媽努力被看見，終究拯救起了我們這一家。隔天的8月16日，不是成功的工程師性格的我想到要記錄下來頭髮隨時間的增長，萬一真的有用呢？於是我拍下了一家四口使用第一天後的頭髮部分幾個角度。還是忐忑的心情，不知道有沒有用。為了日後分享使人信服，我在幾日後在新浪網站上註冊了我生平第一個部落格（新浪博客），放上幾張照片，記錄這神奇蓮蓬頭的功效。這是盤古開天後我的第一篇Blog網址，可放了第一篇後，我後來就一貫性的偷懶沒有任何更新，直到隔年2009年2月下一篇在和訊博客的開始，而在2010年後又重新回到新浪網。

http://blog.sina.com.cn/s/blog_5a8c16f30100abiq.html

　　雖然我小時候和隔壁信教的好友同學在一段時間參加了水上鄉裏的教堂做禮拜，也在那裡得過我唯一曾經得到的歌唱比賽冠軍。但其實我只是陪去捐獻小錢、聽禮拜、唱歌、吃東西，沒有那麼虔誠信教，也從未像2008年8月15日後那週內那樣想要去相信神跡的存在，更何況我的知心好友達爾文並不相信上帝，但是另一個好友Taleb似乎中立。然而，就像艾瑪媽說的那麼神奇，我記得是同時不到一週內的幾天就確認我的兩個兒子的瘋狂掉髮停止並且頭髮加厚了回來，也同時驚覺我幾近光頭下的頭頂靠前額處原來僅存些微細軟的髮絲，竟然在洗過頭髮後一夕間強硬起來刺向我撫摸過的手掌。那嘆息人世間奇跡的心情真是比中了樂透還有過之而無不及。那時剛開始還沒注意到艾瑪媽說的頭皮癢也好了，遲鈍的我是一年多後，我的好朋友順哥也試過了我在下面提到後來改良過的洗頭髮設備以後告訴我他的頭皮比較不會癢了，才發覺我自己的頭皮從那個時刻開始真的也比較不癢。

　　然而，又和某些電影故事情節一樣，真的以為見到神跡欣喜無比的愉快心情只持續了幾天。兩個兒子頭髮雖然停止了狂掉並且長了回來，我頭頂靠前原來幾乎全禿稀疏的頭髮雖然也長出了粗一點的毛回來。可天神還是沒有那麼眷顧我的是，這個效果持續的時間不長，一個新的濾芯在我一家四口專門只用來洗頭髮的狀況下，幾乎只能支撐一個星期左右的效果，之後頭髮就又會開始掉。理論上，本來買了這個蓮蓬頭最重要的目的就是解救我兒子們的掉髮，而當時也已經證明艾瑪媽一家的經驗對我們也是有效的。我兩個兒子的掉髮確實馬上就止住了，這讓把這封最重要email傳給我的我老婆和我都已經是很高興了。可就是因為在我光禿禿的頭上竟然也可以如獲甘霖般長多和長粗的頭髮回來，貪心天真的以為這麼下去，我的頭髮就快茂密的長回來。而後來的結果證明，在那一刻我的貪心和天真在什麼都不瞭解的當時只是碰巧的多餘，如果沒有堅強厚實的理論和實驗基礎，偶然的幸運拾取也可能只是曇花一現的過客。可又很矛盾的是，在最後如果沒有那一刻我的貪心，如果那一刻我沒有理光頭，我就也會和艾瑪媽或其他人一樣錯過這個雖然短暫渺小卻是非常重要的訊息，只會以為對我兩個兒子的掉頭髮有用而對禿頭的人是無用的，也就沒有這本書後來的一連串歷史了。這一道我這輩子最重要的閃光雖然一開始這麼不起眼，且後來馬上就因為我自己一貫的天真和貪心期望太高的失望而平淡了一年。但如果沒有這道稍略即逝的閃光，如果沒有我無聊的堅持和後來的實驗，如果沒有我一貫的懶散和又怪咖在某方面的不放棄，所有這一切只會停留在我兩個兒子當時解救了掉頭髮，我還是不知道這背後的所有理論機制，我還是沒有掌握全面的方法和資訊，等到我的兩個兒子他們後來長大和我一樣還是會禿頭。

於是，至少能夠停止他們掉頭髮的欣慰下，焦點轉回到我自己身上來，驚訝這個蓮蓬頭的魔力之下，原以為我本就這麼放棄的禿頭找到救星而小欣喜了一把一陣子後，這禿頭只是多了一些毛回來，可他茂密的日子在哪裡？資質駑鈍的我，實在聰明才智不夠想出來到底還有什麼問題？或者是懷疑我自己太天真的樂觀，以為這樣就能夠解救神都救不了的禿頭。只能懷抱在受困後似乎已經見到的曙光不放棄，可卻又無法指出遇到的困難點在哪裡，在僅有的一絲絲希望中慢慢期待，再堅持原狀沿用愚笨的土法煉鋼方式，那就是最遲每週換支價格不菲的新濾芯。因為似乎新的濾芯一換效果最好，可還是就好那麼一下就不會在更前進了。繼續在每個星期想望還會不會有再一次的神跡和日復一日機械式觀察我頂上的毛髮變化動作下，沒有侵略性的我的心還是守候在每一個平淡日子裡白日夢的期待。這該怪我沒知識不看書，或者該怪我不夠積極？日子似乎就這麼平平淡淡又快速地過了大半年，2009年2月開始記錄在和訊博客上，在同一篇博客一直加上每一段時間後的實驗進度：

http://elvismtlee.blog.hexun.com/29163122_d.html

5. 皇天不負苦心人的好友一語驚醒夢中人才有了未來

"三人行必有我師"雖不能涵蓋全面的領域但也幾乎是真理了。敝帚自珍，自憐自艾習慣的我自己，在一再期待神跡繼續降臨心情裡，用了愚笨的方式花了不少錢。雖然解救了我兩個兒子的頭髮回來，原來以為我的禿頭也同時終會向好茂密了起來。可一整年的努力下來，即便3、5天換上新濾芯也只能冒出少許只比原來好一點的粗毛。也又是幾乎快要放棄以為老人如我不可能像小孩的回復那麼好，就是一般常識上所謂的毛囊已死不會再長毛髮。也再次自嘲不可能，怎麼禿頭的解藥這麼容易就被我找到，而別人怎麼都找不到，雖然我理了光頭確實可能是別人無法有同樣的狀況來發現。然而，雖然堅持了一整年下來還保存一絲絲的希望，但沒有起色的向更好的跡象卻似乎漸漸讓我又要像前兩年早已放棄解救禿頭的心情那樣，是不是到此為止了？是不是不要再浪費那昂貴濾芯的錢？

還是那套老劇本，就在幾乎快要堅持不住放棄時，似乎我一直以來演出這樣的戲碼。當初2002年在美國整個研發團隊從紐約IBM撤回新竹，我也是那個壓軍殿後的最後一員。2005年到了蘇州後一次回台灣因"和艦案"被限制出境，我又是被安排到最後出庭應訊唯一一個小兵和兩家公司的董事長同時一起站在檢察官前被問訊。幸或不幸，我回想起來才驚覺又是天意。還是，閩南語說的"戲棚下站久了就是你的"。這似乎有點沒有用的不積極，可似乎又一再貼切自己一路來的人生。快好？慢好？積極好？恬淡好？好像我的回答永遠是：都好。幸好還有Taleb後來寫的"Antifragile – 反脆弱"一書為地延症平反說好話。

大概是整年後了，同事好朋友良哥偶爾來我辦公室閒聊，在天時地利人和齊備的狀況下剛好聊到近一年我的頭髮實驗。良哥是個大好人，溫文儒雅的成大學長，在一個恰好的時刻，派來了適合的人選。化學相關專業的他給我了一個重要的突破口，彷彿Watson和Crick看見了Franklin的X-Ray DNA結構圖，突破了他們雙螺旋的最後一哩路。當然小人物我的最後一哩路之一就是在和良哥和順哥的討論後得到的結論另一個假設，這個活性炭濾芯蓮蓬頭之所以讓我一家人的掉髮有改善應該是過濾掉了水中的三鹵甲烷類，而且這個濾芯之所以只能用不到一週是因為它的體積太小，很快就飽和而不能再過濾掉三鹵甲烷。這種簡單的道理，不僅Thomas Huxley不懂，準博士如我也不懂，還是要三個臭皮匠的討論，終究給我找到突破口再上一層樓的靈感。過濾掉三鹵甲烷和蓮蓬頭活性炭的體積太小這兩大重點討論後的結論作為新的假設起點，就是我這4年多來實驗的第一個突破口，也在我幾乎放棄了解救我頭髮的最後一刻又找到了新的方向，這是從第一次放棄解救禿頭後的第二次接近放棄的念頭萌生。唯有知道這背後的理論基礎和正確的因果關係，才能真正得到一個系統性的解答。而不放棄又真是一個又一個勵志故事的重點，雖然我以前一致忽略這些勵志故事。

在和良哥討論的同時，2009年6月我又在網路上發現另一種在自來水水龍頭上除氯的簡單裝置，有活性炭顆粒式，也有所謂過濾磁石之類的產

品。由於已經試過了這個活性炭蓮蓬頭，所以我直接買了顆粒活性炭式的過
濾器裝在水龍頭的出口，於是就形成了和原來蓮蓬頭串聯起來的兩道過濾。
在開始的心理層面貌似有點進步，可畢竟頭髮的數量實在不容易科學量化量
測，於是我當下也只能目測。但似乎效果還是和蓮蓬頭類似的結局，一點進
展後就又進入了飽和的狀態，也就是頭髮只增加了一小點就停止了增長只是
維持現狀，還是稀疏。而良哥在和我的討論後，他也瞭解並體會出這自來水
的惡，雖然他頭髮還很多，但他也覺得當時掉頭髮掉不少。於是他自己試了
用家裡廚房煮飯飲水用淨水器的水，結果似乎對於減緩頭髮掉落也有效，而
這個廚房用淨水器的工作原理和我用的活性炭過濾蓮蓬頭也是一樣。只是有
串聯比較多級的過濾管的是所謂RO逆滲透淨水器，一般是有5級串聯，其中
有些濾芯也是活性炭而且體積幾乎是原來我用的蓮蓬頭的活性炭濾芯的5倍
大以上。於是，經由這些討論和經驗，2009年8月我便在淘寶上買了一個簡
單的廚房用三管式淨水器直接接到浴室浴缸邊上，拿來專門洗頭髮用。

　　這是解救我禿頭的其中一個歷史性大跳躍，就正巧在那解禿第一道閃
光2008年8月15日的一年後。對稀疏頭髮的日日夜夜呵護關照，甚至可以喊
出每一根頭髮的名字，我想是每一個禿頭人士的必經道路，包括那時候和現
在的我自己。美其名的實驗，其實帶上一點點不甘心怎麼會是自己那茂密的
青年4年就全禿了，總還想掙扎，所以才有了亙古以來的種種救禿偏方和現
在想在這個領域賺大錢的商人，包括後來我的同事叫我拿我的經歷秘方來賣
錢肯定大賺。可我似乎愛實物勝過愛錢，小時候的不富裕都過來了，10多年
的工作經驗的薪資水平也尚可，雖然揮霍成性的我從來沒有存下錢，也多虧
岳父母的豁達才可能將美麗的女兒嫁給我這個窮小子。由於已經對頭髮照顧
了一年，雖然不是很科學的量測，雖然沒有真的給每根頭髮命名，可這3級
串聯式3管道的淨水器對於我頭髮的改善，還是在用後的第2天後就感受到另
一個神跡的出現了。如果禿頭的你，請你把頭髮理光頭，至少也要三分頭，
直接用這淨水器，只要2、3天甚至隔天，盡情體會我當時在2008年8月15日
後第一次頭髮刺向我手掌的感覺。當然這本書你如果看到最後，如果你很聰
明，你會問："為何不用礦泉水就好？"。是的，當局者迷，愚蠢駑鈍的我，
後來也把礦泉水拿來實驗。是的，你可也先拿礦泉水來試，但那是後來我的

實驗了，我的步驟是從活性炭濾水蓮蓬頭開始的。如果嫌裝置活性炭濾水器麻煩，你是可以先用礦泉水的，後面有些量測數據。淨水器裝在蓮蓬頭可以控制冷熱水，而且後面可以看見我自己組裝的手動切換分別用來洗澡和洗頭髮設備，但用礦泉水就只能在夏天方便點，冬天就要先加熱一下。

　　我在使用這個新設備後的隔日，開始想到了應該有些數量化的數據來科學性地紀錄，而不是像原來只有描述性的日記式紀錄實驗。於是我開始在白天辦公室裡紀錄我每日白天在辦公桌上刻意撥弄頭髮讓頭髮掉下來的根數。辦公桌是白色的，很容易收集掉下來的頭髮，然後用上3M牌子的隱形膠帶粘住收集掉髮，這樣用來統計每日約9小時內的掉髮量。這在後面的數據那一節有詳細內容，在第一章也已經看過圖1-4的三年掉髮數量統計總圖。這一次將頭髮量化的概念和收集方法雖然又因為這個新設備還是很快的又讓頭髮的生長飽和，因而只持續了一個月就停止。然而在一年後2010年7月15日的重新開始每日掉髮數量的記錄統計，奠定了我對於頭髮的生長掉落受哪些因素的影響，不但只有目測和手觸頭髮厚薄的感受之外，還多加入了數量化比較科學的方式。當然量化方法誤差值的問題存在，在後面的數據裡可以討論這個問題。

　　在這同一篇部落格博客裡，從2009年2月到2009年9月16日，大陸和訊博客，記錄從單槍、雙槍、3級炮管然後到8級炮管的過程：
http://elvismtlee.blog.hexun.com/29163122_d.html

　　至於沒有過濾的自來水為何且如何傷害頭髮的詳細原理討論以及實驗層別的過程都在後面章節裡。而理解並尋找研究這些理論基礎，還有某些小實驗的執行，一開始的源頭當然就是和同事良哥還有順哥的平時討論。所以，雖然所謂研究學問要耐得住寂寞，卻同時也偶要加入與旁人討論獲得啟發，方不會為自身既定的思維模式所限，始終無法跳脫狹隘的自以為是知識範圍。這又可以牽扯到演化如果沒有變異，如果沒有DNA的重組，是不是生物界也會狹隘了起來？所以，封閉是Dead End？

　　在我頭髮6年下來的實驗裡，曾經一開始以為頭髮掉落後本身的外在形態分為4種：全粗、全細、尖細和根細，可後來才知道，尖細只是新長出來的頭髮，這還要我老婆告訴我我才知道，又是當局者迷的愚笨。我本能的效法Darwin驗證種子能不能漂洋過海的實驗,將我一家4口頭頂,兩側和後部的頭髮分別在未過濾的自來水及過濾後的自來水中長久衝刷或者長久浸泡的實驗。幾近一年下來的實驗,發現頭髮本身形態均不會變細,加上化學理論的推測,水中三鹵甲烷是有機物會溶解油脂,而頭髮外層不全部是油脂,有角質層,反而是毛囊根部才有油脂皮脂腺。所以由以上頭髮粗細、沖水實驗、加上頭髮毛囊結構理論,這3大因素都指向水中三鹵甲烷侵蝕頭皮毛囊油脂是造成頭髮掉落的物理化學身體外因中最大兇手。

在1800年左右開始發明的自來水消毒給人們帶來免於細菌污染的乾淨水源,可往往一體兩面、利弊並陳的同時,我們對著每天用到的無色透明液體,因為人類眼睛看不見微細物質的所限,往往忽視了這些肉眼不可見事物帶來的傷害。就好像人類心理上習慣得喜忘憂、眼不見為淨,而包括2007年前已經37歲的我自己,即便念完了電子工程研究所碩士,對於這種肉眼不可見就以為不存在的微觀化學危害常識的闕如一點知覺都沒有。不知是我特例的無知,還是世俗一般人都像我一樣?當我們消除了水中不可見的有害細菌同時,卻又帶來了另一個不可見的有害化學物。一般就是俗稱簡化的所謂"氯"元素化合物,而正式的名稱應該是水中的"三鹵甲烷"類,因為"氯"在化學週期表內是歸類在"鹵素"元素一列,就是我們國中背過的化學週期表右邊第二列"氟氯溴..."。而這個自來水中為了消毒反而後來產生的三鹵甲烷類,推測應該就是沒被過濾的自來水造成嚴重掉髮的真正的"微觀"兇手,當然,"宏觀"來看,兇手就是自來水本身。雖然很多資訊上看見都知道自來水會對頭髮造成傷害,可他們沒提到的更重要一點是,自來水就是造成頭髮禿頭的重大兇手之一,而且其原理不光是傷害頭髮蛋白質,讓頭髮掉落的真正機制是自來水中有機物傷害頭髮毛囊的油脂,這才是讓頭髮掉落的真因,而後面會再看到多方的討論。簡單量化的來說,在蘇州的自來水是在台灣自來水約莫要2倍毒。更簡單的白話文就是,如果其他條件固定,只看自來水對頭髮的線性殘害,如果你在台灣過10年會禿頭,在蘇州可能只要5年就已經禿頭,而事實也證明我到蘇州3、4年後就幾乎禿頭,在後面會有更詳細的討論。

6. 超排方、草排方、維生素補充肝臟功能和維生素C黃酮初識血液循環的重要

　　從2009年8月開始，由於三管道式廚房用濾水器的使用而獲得更好效果，因此邁入另一個旅程碑是接下來漫長實驗得以持續的源頭，讓喜歡跑接力賽且專跑中長距離的我似乎有發揮的空間，還是個性使然？不積極卻又不放棄是衝突？國中開始就是田徑校隊了，學校800公尺比賽我一定是第一名，可短跑就不夠快。那一年嘉義縣中小學運動會代表學校參加1500公尺比賽，忘記為何沒有800公尺比賽了。第一天初賽結果我是分組的第一名，全部決賽選手的第2快，田徑選手都知道，也就算種子球員般決賽起跑是在中間跑道的。可預賽完後那一天晚上住在嘉義市旅館裡，沒睡好加上早餐竟然吃泡麵，槍聲一起跑我就感覺怪了。初賽第一的應該是梅山國中的原住民，身手矯捷一開始搶完跑道後我就在他後面跟的辛苦，8位決賽選手裡還是只能維持第二，可忽然覺得肚子開始絞痛了起來，知道那是早餐和我本來體質的後果，加上我一開始想和他並肩齊跑而速度被他吸引加快，反而沒控制好自己的節奏。記得好像在接近第一圈完時我的肚子越來越痛了起來，那是生平第一次年少的我掙扎的抉擇。我內心一向不太會沒有主見，可退出了如何跟學校交代？不是太沒有面子了？在我還在思索下一秒時，不知道是生物的本能還是我的內心，而其實我現在深刻知道是沒有內心思維的，思維來自大腦不是心臟，在讀了腦科學、心理學相關的書後，更不會被誤引，只有文學觀的內心沒有生物學的內心。我的腿自行跑出了劃線的跑道內側，一旁同學趕緊過來攙扶，我看見老師失望的眼神，那是我第一次比較正式的放棄，不管是自主還是被動。我還是只能在小廟裡當當大和尚，沒有特別鍛鍊的我，怎麼奢望何時何地何事都想拿冠軍。而其實，從鄉裡的水上國中到了人才濟濟更多高手雲集的嘉義高中，雖然第一年的成績還拿過全班第一後來還能維持前幾而有自信，可繼續做白日夢的我的第二年起就自嘲起自己已經享受過

太多桂冠不在乎起了第一名。而其實，我早知道，父母給我的基因只能把小聰明運用到此為止。坐不住、靜不下、愛做夢，貪心什麼都想擁有的我的年輕，怎麼可能在什麼都想擁有還能什麼都好呢？更何況我又沒有付出應該的努力？可上天已經夠眷顧了我，800公尺跑步我還是嘉義高中當年全校第一名，還有到了成大新生杯的800公尺我還是全校第一，以及我記得那新生杯橄欖球比賽也是靠我衝刺達陣的那一球讓我們系贏了，還有那一系列後來學長和校隊教練一直拉我進籃球和田徑校隊的瑣事，不過，終究從國中以後我也只能四肢發達頭腦簡單地在運動場上馳騁了，但我最後哪裡也沒去，持續在我以為的浪漫裡做著一日又一日的白日夢就過去了我最後的學生生涯。

在第二章提過的，自從在讀了吳清忠先生的"人體使用手冊"一書後，只運用了遠離一切冰寒就慢慢解救的我的鼻竇炎，對於想探求人體奧妙的想望也漸漸開始萌芽。由於中里巴人及吳清忠先生都是倡導中醫領域的人士，於是一開始接著是陸陸續續買了看了不少中醫相關的書籍，以為可以如前法泡制，從這一本又一本的中醫典籍中找到和吳清忠先生書裡解救我的鼻竇炎的資訊一樣，能夠再解救我的禿頭掉髮，或者我在那時候隱隱約約迸發出的皮疹，脖子僵硬容易疲勞等開始的慢性病。嘗試努力看了中醫經典"黃帝內經"、"傷寒雜病論"及"本草綱目"等中醫典籍，自以為古文功力尚可的自己當然看起來游刃有餘。可在一段時間的研讀、體會還有小小嘗試些簡單中藥材下，卻一直找不到自己想要的答案和解藥。這些中醫典籍它們卻比較像在科學領域的基礎理論書本，而不是工程應用體系中的操作手冊。念電子工程、電機工程的我實在是想要實際可以執行簡易明瞭些的系統性操作步驟，而不是僅僅要普通物理學、普通化學等的基礎理論，雖然他們也很重要。這反過頭來說明當初為何我看上了"求醫不如求己"這本當時在大陸養生界暢銷書，然後間接看了吳清忠先生的"人體使用手冊"，他們都屬於執行簡易的範疇。

後來有一次回台灣發現更早期在誠品書局已經買過的一本劉力紅博士的"思考中醫"，竟然買來看了幾頁躺在書櫃裡荒廢了好久從沒再看過。於是帶回蘇州從新從頭開始讀起。整本書其實是對"傷寒論"的心得及導讀延伸申論，劉博士的文筆很好，通篇其實可以當作學習古文及某些哲學知識。比如"氣數已盡"的描述和解釋就很貼切，類似於我工作的專業半導體可靠度研究，也接近後來會討論的能量守恆的概念。還有"理"字的解釋就是"治玉"，就是要把一塊玉雕刻好的精神。林林總總，讀完了繁體版，後來還在辦公室買了一本簡體版，幾幾乎乎把"思考中醫"整整讀了兩遍，可到底還是虛無縹緲，還是只有"理論"，還是沒有得到我這個不稱職電子工程師想要找尋的答案，我要的是能夠執行而且有用的方法。我的"疾病原始"到底在哪裡？

　　前前後後我又買了讀了幾本"易經"相關書籍，因為為了瞭解中醫，中華書局的"易經繫辭傳"，南懷瑾先生的"易經解說"，幾本在大陸亞馬遜網站買到的"易經"相關書籍。讀中醫不讀"易經"貌似到紐約不去帝國大廈，而讀過了易經，無知的我才知道金庸借用了很多易經術語，也才知道看易經很好玩。就好像買了中華書局那套繁體平裝版"史記"，再次孤陋寡聞的我才知道似乎劉邦以前的夏、商、周朝，皇帝國王老大們都是一家親戚。還有幾個版本的原文"黃帝內經素問"，幾個版本的"傷寒雜病論"。前前後後幾個月或者一年的尋尋覓覓，又或我的慧根太低，也更可能我高估了我的文學造詣，我終究還沒尋得我的顏如玉，也還沒有找到"疾病原始"在哪裡。而這一段期間雖稱不上焚膏繼晷、飽讀群書地把所有中醫典籍啃完，但大抵也把一般市面可得的流行中醫書本相關有些許涉獵。可一貫擅長綜觀全局的我自己，似乎知道我暫時無法在這裡得到我想要尋找的答案們。於是我走向冥冥之中為我指引的另一條道路之後，就漸漸擱下了這些中醫相關的書本直到現在。

　　又在一次回台的長假期裡，應該是2010年1月因大陸稅務問題返台一個月的長假。一天約莫午後在台南成大和美玲1993年一見鍾情處，那一年我大四準備考研究所，她準備考專科插大。一貫地閒逛著，走到在大學路上早被拆了的郵局邊改建的二樓文具賣場外小書展攤位上，不小心看見了陳俊旭博士寫的書"過敏其實可以根治"。由於自己及小孩一直被歸類、被號稱為過敏體質，加上前幾年從醫生所謂日光皮疹那時候開始陸陸續續的皮疹此起彼伏（在下一章詳敘），而且我已經開始有了讀書的習慣，下意識這是一本適合我的書，因此便沒有猶豫的買下帶回來了蘇州。當然習慣性的一開始覺得沒有期望這本書可以帶來什麼大的變化，然而事情的發展就似乎像是我不自主的跨出跑道般，解救我禿頭另一條最重要線索的命運就是這麼碰巧發生了。所有這一切像"醫學中的意外發現－Lucky Accident"裡寫的每一個案例，而我這些一個個幸運的偶然，是這幾年下來，讓我慢慢的發掘，然後再把它們串起來。這真是Steve Jobs所說的，當你回頭時，你才可能把這些點一個個連起來。在還沒走完一個段落時，你每一個當下經過的點，你可能是無感無知的。但就像究竟是先有RNA還是先有蛋白質一樣，是你先把點串起來了，還是串起來的點在那裡給你看了？又或者你看見了嗎？現在才回想起來，那是我和美玲的一見鍾情處，莫非他再次帶給我另一個一見鍾情？天底下巧的事情太多了，科學的心理學及思維邏輯的書歸類這些事都純粹屬於機率，還有Taleb的"黑天鵝"等書，不可述諸偽科學，可容或一次短暫的浪漫。我和美玲一見鍾情相識後的數年間，才發現早已經發生在我們相識前兩個人身邊一些事情的巧合真是一言難盡。首先，認識後才知道她的爸爸就是我的岳父也是我們成大電機系的學長。後來我到了新竹清華大學微電子所碩士班，有一天看見她爸爸的成大畢業紀念冊才發現我碩士老闆黃大是跟她爸爸大學同班同學。再來更巧的是，過了幾年才輾轉得知，我大學時期曾經家教過的一個小妹妹，她的姐姐竟然和美玲的姐姐在美國念書是同學。一連串的這些巧事發生在我們兩個人身上，就讓我們暫時的不科學一下，贊嘆偶然的奇跡吧。

　　難得買來的書這次竟然很快看完了，陳博士和我一樣有鼻炎、鼻病，也類似和我一樣被歸類為過敏的體質。可陳博士是美國自然醫學體系教育下，學了現代醫學體系基礎的課程，因此基本的生物醫學化學等知識一定是比較豐富。加上他本身的自然醫學背景有學習針灸及中醫相關知識，在美國也有行醫執照。整本書寫法比較有現代科學各個專業的理論基礎知識，因此和吳清忠先生學電子控制背景而自學中醫的經驗與自我實踐體會的寫法當然截然不同。然而，在我已經因為取一瓢吳清忠先生的趨暖避寒之道後自行人體實驗，就慢慢改善著我30年鼻炎於幾乎完全無形。我對於提取訊息的汪洋大海裡有用資訊的能力漸漸提高，所以，對於陳博士書裡理論知識我有共鳴也很贊同。然而對於書中介紹幾個重要的維持和改善自己身體健康的方法實踐，我只先選擇了他最強調的壞油傷害，也從最簡單食用油的改變實驗先開始。從陳博士的書裡，我對於反式脂肪的傷害才有了最初步的認識和警覺，慢慢回想起來，以前在台灣相對沒有吃那麼多油多辣的食物，我到蘇州後在

2008年8月以前的亂吃外食，常常尤其是多油多辣的餐廳。對食物無知從來沒有警覺性的行為，造成了我後來到蘇州2、3年內就漸漸開始有了皮疹的出現，還有後來我的兒子也是，甚至2003年一開始頭皮那塊發癢地也是，這大抵都是食物所造成，尤其是當年大陸地溝油和其他黑心食品尚未被曝光的年代，在後面的章節中會詳述。

　　在讓老婆試了不同種她自己調製的豬油、牛油，還有買來的橄欖油及葵花油還有後來的苦茶油之後，在食用油的改變實驗裡並沒有立即顯著對於身體明顯的改變。但由於在2008年8月的頭髮實驗開始後，由於小孩漸漸較大，老婆在家自己煮飯的時間增多，外食的機會越來越少。加上自己已經越來越注重飲食的問題，後來對於反式脂肪，對於外食食材不好的感受越來越靈敏，甚至只要吃了不好的外食就是頭皮癢、掉頭髮或者皮疹嚴重，就像陳博士書中提到的狀況一樣，這也在後面皮膚問題的章節裡一起討論。

　　2010年4月順哥例常回台灣時，托順哥買了陳博士書裡介紹他所監製的幾樣維生素相關產品，一開始只是抱著姑且一試的心態，而且當時主要目的是為了看能不能改善被歸類所謂過敏的皮疹並非為了解救頭髮，所以買了一點超排方和草排方及維生素C黃酮3種陳博士主要推薦的產品。而這一嘗試，就是我解救禿頭實驗裡的另外重要變數出現的契機，帶出了後來我瞭解肝臟功能和血液循環的重要性，也才又串起一切。雖然剛開始也那麼不起眼，中間還經歷過了幾次不經意的缺貨，造成實驗條件變化的任意隨機搭配反而讓我發現了這些秘密，真的還是除了那幸運的偶然，還能有其他解釋嗎？

　　而由於到了2010年4月這個時刻，距離我開始解救禿頭發現的第二步大跳躍那個廚房用淨水器的使用已經過了8個月。頭髮再一次的明顯增長後也就一直飽和沒有再進化，而平日還是停留在週期性的換濾芯嘗試了大半年，頭髮依舊只是停留在同一個向好後的數量級裡僅僅有些小範圍的正常上下變動，並沒有特別的長進或者退步。在2010年2月時曾突發奇想的讓順哥從台灣帶一瓶落建5%生髮液，噴抹了一個月並沒有任何的大變化就曇花一現無疾而終的放棄了，可後來才又重新發現其實那是一個重要的點，但是我錯過了一次。彈性疲乏似地日復一日，好像又一貫性地既有點灰心又不想放棄，就是一直以來的慵懶作崇吧，我想。而就趁順哥4月的這次返台托他買了陳博士的3種產品的同時，我又心血來潮的突然想起來要不要再來試試以前曾經試過然後放棄的生髮液呢？所以這次就讓順哥再買了一瓶落建5%生髮液和陳博士的3種產品一起帶來了蘇州。

我的筆記本裡記下在2010年4月12日這一天，我開始了第一次同時嘗試陳博士的超排方、草排方、維生素C黃酮以及順哥幫我買的第2瓶落建5%生髮液。而那一天的紀錄，我還正為前一年11月發現的右鎖骨腫瘤樣和皮疹擔憂心思。而這一天開始，就是我解救禿頭的第3大跳躍的起點。如果沒有這個同一時間下將這4種東西一起使用造成頭髮明顯的大躍進的起點，那麼接下來的點也許就永遠不會出現，也就因為有這個點才能連接起往前和往後所有的點，也才能把所有解救禿頭的點全部連起來。就像Steve Job說的，我們只能在現在往前去看而不能往後看，因為你不知道未來後面的點是什麼、或是在哪裡，甚至你即使在這個點的當下你也可能不知道那是一個重要的點，或者你會忽視了它。所以我們只能走過它，努力或者不努力去生活每一天的每一個點，最後我們才能發現這些點，也才能有一天把它們連起來。而其實這其中最重要的因素是，你所有的心思要敏銳細膩地放在你想要連起來的點上，否則，即便所有的點擺在了你面前，你一樣視而不見的無法連起它們。

4月16日，吃了5天後的超排方、草排方和維生素C黃酮，以及同時噴抹了的落建5%生髮液。我記錄下了第一次發現在2009年8月第二次頭髮生長大爆炸而後的第三次頭髮生長大爆炸（這是科普書看太多的後果，什麼都是大爆炸）。這第三次明顯的頭髮增加，讓將近2年，似乎滿足了現狀，又似乎不甘心卻又不想完全放棄的無聊的重覆看不見未來的解救頭髮實驗重新燃起了積極的氣息。

下面鏈接2010年5月的部落格和訊博客，開始紀錄就因為只買了少量超排方、草排方和C黃酮吃完後缺貨，發現超排方、草排方和C黃酮的效果，可後來誤打誤撞的證明，只有超排方最重要，就是其中的朝鮮薊和維生素B群。它們的功效簡單說來就是維護肝臟，提高原本已經被折磨的肝臟原有功能，及提供肝臟合成蛋白質所需物質，在陳博士的書裡有詳細的說明。

http://elvismtlee.blog.hexun.com/49560052_d.html

　　而不到3個月的2010年7月1日，頭髮幾乎恢復到某些角度看不出是禿頭的痕跡了。而那一天的紀錄，也幾乎是自從約2005或2006年以來頭髮迅速掉光成禿頭，對頭髮的掉落成禿頭竟然可以真的再長回那樣的程度感嘆生物間的偉大。2010年6月底，到7月1日是那4、5年來頭髮最美好的時光，在寫這一段落的現在都還沒恢復到那個時候的狀態，甚至我還懷疑我到底還錯過什麼？這又可能是我的實驗記錄沒有做好所造成。

　　如同生物的本性，自己在一片欣喜得救的氛圍裡鬆懈大膽了起來。由於雖然我的被號稱的鼻竇炎幾乎在我身上絕跡，頭髮也樂觀的走向茂密，可皮疹似乎還揮之不去。而其實那是因為對於皮疹我還是走錯了方向，我還是想求諸於外，還是不知道它其實仍然萬變不離其宗的在內。我在那時依然沒有早睡，我在蘇州的宿舍家裡依舊懶得改變只能順應陪著家人他們夏天吹冷氣，冬天窩在家裡不運動，幾乎整年的不流汗。所以為了拯救皮疹，2010年9月13日我再次求諸於外，嘗試別人介紹的Manatech公司的醣質素。因為覺得即便都是維生素類還是不能混用，於是我停掉了超排方、草排方。可那天開始後頭髮的狂掉，讓我在10天後試回超排方、草排方的實驗就停止了掉髮。從此我確認了超排方和草排方對於頭髮的功效。當然，我後來才知道其實那還是歸根於"內"，只是我的"內"受傷已久。而幸好我的實驗記錄本，幸好我從2010年7月15日開始重新記錄起每一天在辦公室掉髮的數量，也唯有這數量化的數據搭配我的實驗變數和目視、手測頭髮數量和厚薄程度，才能為我所有的假設和檢驗提供略具科學化的手法，以及往正確的方向前進並能驗證因果關係的根據。和訊博客2010年9月26日記錄下前前後後4月到9月的大跳躍、大爆炸的實驗，才確認超排方、草排方是重要因素。不過再後來2年內的驗證，單獨超排方就主宰了這一部分，當然在後面的實驗看來還有其它因素參與其中，而更重要的是它們之間的交互作用。

http://elvismtlee.blog.hexun.com/57092473_d.html

　　和訊博客2010年5月開始的兩年後：

http://elvismtlee.blog.hexun.com/49785960_d.html

　　維生素B群在這裡與頭髮有關的效果主要在能促進皮膚、指甲、毛髮組織的獲氧量，亦可促進蛋白質的合成。而頭髮就是含硫的氨基酸所構成的蛋白質。後來我在John　Gribbin的科普書"雙螺旋探秘"意外發現頭髮角蛋白中雙硫鍵是主要的鍵結力，也能為後來意外發現的洋蔥的效果提供了理論上的微觀證據支持。而維生素C黃酮在這裡的作用是增加血液循環，這裡還有一個小插曲。我本來以為是維生素C的效果，所以換了另一個牌子的維生素C，但沒有達到同樣的效果。於是我才查了資料原來是生物類黃酮的效果，才能提供好的血液循環。可這裡的開始只是一小步，後來的許多次實驗的結果，才確認了血液循環對頭髮生長的重要性。接著還有很多精彩可卻又顯露出我無知的一幕，才會造成再幾次頭髮的掉落後卻迷失了方向。可迷途的那一段時間何嘗不是另一個試煉，間或另一個方向讓我能夠找尋更多深藏其中的秘密。也才能串起所有的點，得到所有我疾病的原始。所以誰知道迷路的風景中有時候不是美麗的呢？

7.　落建生髮液初步看到頭部血液循環的重要性

　　前面提到，在一段時間內曾經在網路部落格、博客等論壇上的一些他人經驗及訊息的瀏覽，以及試過了一些對頭皮的外在下手的解救頭髮嘗試後，幾乎已經放棄所謂的生髮液或者是生薑及草本植物產品之類在頭皮上做文章的方式。然而，由於從2009年8月開始頭髮的大躍進一小段時間後，頭髮的增長也一樣飽和後便邁入了半年的沈寂。在這沈寂平淡日復一日的實驗裡，就在2010年2月的過年前後，突然又心血來潮，在順哥有一次例常回台灣度假時，托順哥買了瓶落建5%生髮液。又是一樣只是嘗試的心態，沒有預設任何的期望結果。而事實上這次的結果也是真的平淡無奇，這一瓶落建很快地在我的揮霍下一個月左右就用罄，它在這一次並沒有帶來特別的驚喜，幾乎沒有助益，反而在擦抹時頭皮容易有刺激搔癢感，這是我第一次使用落建5%生髮液，記得似乎曾經試過2%的生髮液。在那個當下，似乎再次詛咒起昂貴的東西還是沒有任何效果，所以電視上廣告，網路上使用見證說有效，還都是真的騙人的。我又再一次在那個當下嘗試後又一次失望，可其實我那時候不知道我還少了一些點，少了那些點就無法串起全貌來得到完整的解答。

　　又這麼平淡的2個月過去到了2010年的4月，剛好順哥又要休假回台灣，在前面提到這一次我托順哥帶來了陳俊旭博士的超排方、草排方和維生素C黃酮，而那時想既然有新的實驗條件，我就再次不死心地讓順哥再幫忙買了一瓶落建5%生髮液。幸好有每一次這種無聊的不甘願、不死心，否則錯過的就不容易再回頭尋得。這一次的結果在上面提到很迅速的就得到明顯的第3次頭髮增長進一個新台階，但是由於那時後中斷的每日辦公室掉髮數量還沒有開始再次統計，因此在我的實驗筆記本裡只有描述到頭髮明顯增加，而且那時候只是記錄下來這4種條件一起開始嘗試的總體結果，並沒有特別層別出來落建生髮液單獨的效果以及它效果下的原理機制。因此後來輾轉的改變了幾次實驗條件卻沒有好好的回頭看以前的實驗記錄重點，以至於多繞了些彎路。後來幸好並沒有走錯方向，不然可能又是一失足成千古恨了，這也才讓一直不是好學生的我再次體會實驗記錄的重要性之外，定期回頭檢視實驗過程中每一段重要條件的實驗記錄也同時是非常重要的。

　　由於這一次的實驗同時有4個條件開始，所以期間我一直注視在落建生髮液外的其它3個條件，因為由於前次落建生髮液並沒有顯著成效以至於這一次使用我也沒有特別期望它的效果。而也碰巧的因為只是嘗試，所以買的數量不多，造成每一個條件使用完的結束時間不同，稍微層別出這3個條件的效果。由於C黃酮先吃完，吃完的3天後的5月5日我就記錄似乎頭髮掉多了起來。後來幾天超排方、早排方也陸續吃完，可這一次的落建生髮液不像上一次那麼快揮霍完，反而是最後一個撐到了7月22日用了3個多月。這時候的我心思上是放在自來水的過濾組合和超排方、草排方及維生素C黃酮對頭髮的影響上，雖然我的實驗筆記本早記錄下了落建生髮液同時的功效，可那時我對全貌並還沒完全掌握，加上可能以前對生髮液之類的嘗試過後沒有效用，因此就莫名其妙的忽視了我自己有記錄的落建生髮液效果。4月中後剛開始的頭髮向好直到了6月底7月初，到達了當時頭髮最茂密的頂峰。我還是把眼光聚焦在落建生髮液之外的其他實驗條件，以至於在7月22日第2瓶落建生髮液最後一滴用完後，我便忽略了這個條件，一直在調試其他的因素與頭髮生長掉落的結果。而荒廢近一年後7月15日重新開始的每日辦公室掉髮數量統計，給我了多一項判定頭髮改善程度的良好工具，因此在後來第3瓶落建出現的2011年4月11日以前這一段時間內，我恰好因為牛肉、海帶、杏鮑菇、葵花籽和香蕉等等食物的嘗試，伴隨已經建立的每日掉髮數量數據，我碰巧隱隱約約嘗試每一種不同的實驗條件過後慢慢確認飲食的另一個重要性。

2010年7月22日由於第2瓶落建用完停止了落建生髮液噴抹後，我一直沒放心思在落建上，以為是超排方、草排方和維生素C黃酮還有過濾的自來水主宰了一切。在9月中後確認超排方和草排方的效果，在10月加入了牛肉長時間嘗試，11月再加入了海帶，12月又嘗試了杏鮑菇，還有2011年4月的葵花籽和腰果等堅果類。一直將心力放在在這些陸續加入進來的變數間實驗，每日還是持續觀察頭髮掉落的結果，而卻早將落建的效用拋諸腦後。所以有時候同時關注太多實驗變數並不是一件好事。在7，8月最茂密的時光後，頭髮漸漸走下坡，一直還在嘗試那些沿路加入的幾種變數，可竟然忘了是因為落建也同時被停止了。因此在經歷9月一波掉髮數量高峰後，頭髮又日漸稀疏，即便在超排方及草排方的維持下，後來還陸續加入牛肉、杏鮑菇、海帶及葵花籽等後來證明有功效的因素，可在落建生髮液缺席的狀況下效果還是大打折扣。

在經歷到2010年12月到2011年1月的低谷後，非常考驗人的不幸運卻又降臨，超排方、草排方在2011年2月開始竟然缺貨。但其實在這個時候，我還是不確定超排方和落建生髮液的主要功效的，因為那時候還沒有好好的回頭檢視自己的實驗記錄簿，另一方面還沒有完整的將所有重要因素整合起來觀察。所以，在超排方和草排方缺貨的那一段時間，我還是持續在嘗試過濾器的組合改變以及幾個食物的交叉變化對頭髮掉落數量的影響。直到2011年的4月21日，在順哥再次返台的假期我又頑強的讓他再幫我買了第3瓶的落建5%生髮液。可此時雖然有落建生髮液卻沒有超排方和草排方，所以在前一段時間陸續加入的食物變化的條件，稍微將頭髮掉落的數量漸漸減少，且頭髮逐漸茂密了起來。在這第3瓶落建的加入後有了更高一波的小高潮，頭髮掉落數量在4月底到了最低點，茂密程度也越來越向好。

　　然而，就在2011年5月初的又一次不知名的試煉，頭髮在2011年5月11日達到掉髮數量最高值100根，在近一個月的層別實驗和自問自答的探討後，終於發現竟然可能是一個新嘗試的台灣農會苦茶油的影響，5月31日停用了苦茶油馬上掉髮數量就降為50根以內的水平。在這些驚人的發現後，我越來越容易關心起飲食來，就像陳俊旭博士在他的書裡分享的食物對健康的重要性。而我在2012年的9月又因為兩次吃了不好的食物立刻隔天頭皮屑和頭髮狂掉，再次體會了食物的重要性。

　　人類是容易健忘的，所以才凸顯筆記的重要性，尤其是閃瞬即逝的新點子。在2011年7月返台的暑假後我帶來了已經有貨的超排方和草排方，而在0月底我剛好又加入了效果很好的汗愈。於是其實這是算首次整合幾乎所有最好條件的時刻了，可當時我還是沒有完全理解原因的，在2011年的7月到8月是頭髮最好的狀態，尤其是看2011年8月15拍下的頭髮實驗3週年的頭髮照片，真是茂密啊。在2010年7月的最好狀態後經過了一年，我終於又找回最好的狀態。不過老天爺還是沒有那麼好心的，在7月11日後，4月21開始的第3瓶落建又用完了。可那時候我還是不知道落建生髮液當時對血液循環的重要性，因為頭髮生長需要良好的血液循環才能帶來充足的養分。我更要在2012年4月9日才回頭檢視實驗筆記才知道落建生髮液說明書上有寫到在停止落建生髮液一個月後掉髮會增加。而這也就是我忽視落建生髮液的原因，但它的重要性其實是我後來在左腳膝蓋受傷後回頭驗證的。

　　下面這個博客就是我在2011年5月8日寫下的，竟然當時對於從2010年7月開始狀況最好後頭髮的走下坡，再掉回禿頭嚴重的狀態，竟然都還不曉得是落建生髮液這個條件的影響。

http://blog.sina.com.cn/s/blog_5a8c16f30100rut9.html

　　而其實我的實驗筆記本早就在2010年4月16日的紀錄就已經寫下落建的效果，可我卻一再地忽視它，直到2年後我早已經確認落建生髮液的功效和原理，在2012年4月9日我翻查筆記本時才再補充記錄下原來2010年的4月我早就看出落建生髮液的效用。然而，後來在當時不知名的其他種種原因卻讓自己又懷疑了起來。不過,已經享受過甜美果實的我,知道只是時間問題,只是某個地方出錯了,而那核心一定是內在,外在只是影響"內因"的暫時性因素。

　　2011年7月11日落建用完後,9月5日才開始頭髮的狂掉,那時候我還是不知道落建貢獻的血液循環效果。這個時候的頭髮掉落數量可見達到40根以上的高峰直到了12月底。在12月27日終於在頭髮又禿到最糟糕的狀態下,又再次在順哥的幫助下買了第4瓶落建5%生髮液。終於,這第2次的全員重要因素全到齊的狀態下。頭髮掉落數量在從12月底開始降落直到最低的2012年4月中最後一次的試煉,在後面詳述一次公司的籃球聯盟賽中摔斷了我僅剩的左腳膝蓋,而再下來的4個月後我才真正確定了血液循環的極致重要。而落建生髮液其中主要成分是Minoxidil,它的藥理作用正是放鬆小動脈的平滑肌造成血管擴張的效果,也就是至少讓頭部血液循環變好。而從我的實驗結果可以看出,禿頭就是頭部血液循環不好,合成頭髮蛋白質所需的養分無法靠血液充足運送至頭頂。而之所以禿頭的人頭部血液循環不好,就是因為禿頭的人習慣常常熬夜,熬夜時人體體內會分泌過多的腎上腺素和去甲腎上腺素(可能肝臟不好的人也是),然後就會使血液流動緩慢以及黏稠度增加,這也就是造成頭部血液循環不好的真因之一。所以,我推測,禿頭的人有非常高的比例是喜歡熬夜的人,在接下來的一節中還有繼續討論血液循環對頭髮生長的功效,而血液循環在禿頭的"內外4因"中也真正佔了一個重要的地位。在我這6年多的實驗後,落建生髮液的功效就是增加頭部血液循環,這也是它當初被發明作為心臟病用藥的基礎,而串起了這些點也才有了最後的血液循環對頭髮重要性的理論基礎。

　　2011年12月30日我的當時心得記錄是如此:

123011

　　理論上落建主要目的是讓頭髮"長"出來,可這一星期來的試驗是:結果頭髮"長"出來也變粗密了,可同時頭髮也"掉的少"了。
所以這個機制 應該是下列幾種可能:
1. 落建同時增強毛囊?

2. 這次落建增加了香蕉，和以前不同。

3. 可7，8月的落建，當時確實也掉的少，且持續到9月都還掉的少。

4. 這周的試驗，落建效果明顯遠大於前幾次的落建，所以食物的補充加落建才能充分使頭髮生長及減少掉落，而前提是要有良好的肝臟。

8. 誤打誤撞發現牛肉、杏鮑菇（幾種菇類）、洋蔥、葵花籽（幾種堅果類）、香蕉、蓮藕、黃瓜、海帶和最後的芋頭確認飲食的重要

　　就我所理解的專業理工科人士除了生物醫學相關的人員外，應該很少關心或者瞭解並感受到飲食對人體健康的重要性，尤其是以前剛到新竹科學園區上班時，像我們這種每天熱在工廠裡一年到頭難見天日的，在以前被台灣傳媒號稱電子新貴的，後來曾經有些被叫三大慘業的一類人們。而就像我老婆一樣愛看娛樂新聞及連續劇的專職家庭主婦，或者一般大眾也應該更少關心與親自體驗到食物對身體健康的明顯重要性。我們現在雖然很容易從電視上、網路上得到一些關於食物對人體影響的知識，然而沒有切身仔細觀察食物即時在幾小時內、在一天內或在幾天內就能對身體變化的明顯反應，就無法更深刻體會到人體生物這個有機體對所有外在環境敏銳的適應與反饋。

　　我開始對食物想嘗試做實驗是從看了大陸養生作家馬躍凌的"溫度決定生老病死"一書，雖然這位作者在後來大陸一段打擊某些偽科學的養生書系列時也一度被列為目標之一。可當初由於這本書也是暢銷書，而且和"求醫不如求己"一書在那時是同一家出版社，在前面已經提過的，我還是在當時剛開始由於自己皮疹的出現且身體疲累微恙而接觸中醫相關書籍時，買下了這本書。起初看了書後，我印象較深刻的是作者主要提倡補血概念、艾草熱灸、背部敲牆、疏通經絡及生吃泥鰍等養生手法。由於生吃泥鰍是比較特別奇怪的方式，而且也沒有清晰合理的理論基礎，因此我並沒有馬上嘗試，而後來也有搜尋得到關於生吃泥鰍反面的訊息，因此慶幸當初沒有亂試。關於補血

方面，她提倡所謂固元膏（就是一種驢皮原料名為阿膠的產品製成，蘇州這裡冬天人們也流行自行製備）以及牛肉還有紅棗和生吃當歸粉能給人體補充較多血量，而疾病的來源之一是人體缺血。這在理論上雖然有點虛無飄渺，尤其是從現代生理學來看，就像是吳清忠先生提過的不可以捐血的概念等，也都是現代生理學所不以為然的。可容或先將這些兩方的理論留待後面探討，目前只先敘述我的主要實驗流程及詳細經過。

一開始我挑了比較簡單可行的固元膏和牛肉以及紅棗、枸杞還有生吃當歸粉因為這些初步看起來都算是天然食物類，稍符合我一直潛意識裡少吃化學藥品的無聊堅持。試了一陣子後，發覺對於我的皮疹和身體狀態並沒有顯著改變的效用，本來目的是想改善我當時已經出現了1～2年的皮疹，但似乎這4種作者推薦的食物並沒有對我身體不良症狀有變好的作用。本來一直掙扎要不要真的嘗試吃生泥鰍，因為想說平時生魚片都吃了，可真是沒有特別的現成料理好的生泥鰍來源加上並沒有如何解釋生吃泥鰍能改善身體疾病的原理機制是什麼，單從理論上來看應該沒啥功效，所以還是作罷。尤其是在作者的網路店買了幾次她自行監製的固元膏吃了一段時間，對於皮疹也是沒有明顯改善，有一陣子似乎還更嚴重，於是後來就停掉了固元膏。紅棗和牛肉對皮膚皮疹也是沒有明顯效用，但由於是天然毫無加工的食品，和固元膏不同，於是就偶爾繼續的食用。紅棗、枸杞泡熱開水基本上是在上班辦公室時作為喝茶的替代品，當解渴及冬天暖身用。

而其中牛肉算是對於頭髮生長的貢獻及後來開始發現食物效果最重要的意外禮物了。2009年11月27日那晚發現右鎖骨小淋巴腫瘤樣後，由於當時正看過了馬躍凌女士的書，本來還只是隨意看過，並還沒有想嘗試書中所提過的方式。而一旦驚覺自己的身體貌似不只是皮疹或者脖子僵硬及容易疲勞而已，現在連腫瘤都來了。前面提過，當初自己發現鎖骨腫瘤一開始並沒有去看醫生照超音波，還不知道是在淋巴結上，所以是先懷疑自己可能有了腫瘤或者癌症。說那一刻什麼感覺都沒有是騙人，可真的也沒什麼太激烈的反應，筆記本記下當夜的心情。由於當時也沒有什麼頭緒應該走哪一條路，所以隔天就開始只能先準備按照剛看過不久的馬躍凌女士書裡較簡易可行的方法先嘗試，於是計劃先多吃固元膏、牛肉及黑米粥，以及加強按摩經絡等方式，並且自那一夜開始暫時改變對小孩的嚴厲方式（可本性難改的沒多久就恢復原狀）。一個月過後的12月底後貌似並沒有什麼變化，一直到了2010年初返台一個月休假後，由於到成大醫院看了之前約在2009年10月左右轉移到脖子的皮疹，皮膚科醫生顯微鏡檢查後確認不是黴菌感染的皮癬，應該是濕疹之類，於是至少安慰是不會傳染的癬而是濕疹。可鎖骨的小腫瘤還在，還是擔心自己已經癌症上身。而當時還不知道其實這個鎖骨淋巴結的發炎腫瘤就是因為脖子後的皮疹所引起（在後來自己的流汗實踐的實驗裡意外獲得的驗證），在蘇州問過幾個新寧診所的新加坡醫生竟然都不做此想，後來真是越來越懷疑醫生的能力。

　　日子在沒有特別的起伏中日復一日，還是只能主要實驗頭髮，以及一些簡單的按摩經絡，還是不夠嚴謹的我認為這鎖骨小腫瘤並沒有特別的變化，但後來知道其實它有微小變化的，也就一直還是那樣一如既往自己個性一樣地懶散的放著。沒有特別的大變化，我就像個派大星一樣的呆呆重覆我機械式的生活，而我那怪咖的一家老小也跟我一樣機械著，所以，還真像吳清忠先生所言，那些是共同的生活習慣而並非遺傳。頭髮的實驗在2010年初還是重點持續在前面提到的廚房的管道式濾水器的研究，當時處在飽和時期的平穩階段，沒有特別的大變化，因為那時候並還沒開始恢復每日頭髮掉落數量的統計，所以其實有微小的變化也難以發覺，只能靠目視，誤差就比較大。但其實那時此刻我的頭髮已經漸漸多了起來，直到了2010年6月15日才初步發現並在我的實驗記錄本記錄下來牛肉可能對頭髮的生長有效用，但當時我還不知道原因也還沒詳細探討研究，只是先記錄下來。但從此後開始慢慢對牛肉注意了起來，從原來為了所謂的補血，到後來反而誤打誤撞是對原本沒期望的頭髮起了作用。但是那個該死的鎖骨淋巴結腫瘤樣和脖子的皮疹還是一直跟隨著我，我卻一再的忽視它們，最後才瞭解還是要靠內在自我的修復，我頹敗的肝臟每天讓我大打哈欠，每天讓我疲累，連最簡單的早睡都做不到，只想求外援、只想不勞而獲，又能在哪裡成就呢？

　　和訊博客2010年7月就已經再次確認牛肉是重要因素之一
http://elvismtlee.blog.hexun.com/54482357_d.html。

　　前面提過，在2010年7月15日我開始重新紀錄起每日的掉髮數量，也由於有這個量化的數據，我才能更敏銳且直觀地把自己肉眼目視的"結果"，以及頭髮掉落數量這個數量化的"結果"，和實驗變數的"原因"放在一起觀察實驗的因果關係。正因為想到這個方式能夠數量化每日頭髮掉落的程度，雖然這個手法有點誤差，但這個數量化的數據確實起了很大的作用，幫助我接下來陸續一連串其它食物對頭髮生長貢獻的發現，以及更後來的所有點的連串起來。沒有踏出這重要的一步或許就沒有接下來的所有一切，也許這一切就停留在那個當時用了廚房管道式淨水器後我以為的我頭髮再生最好的時代，也或許我就放棄了不再堅持。所以誰知道這些所有的一小步是不是都有意義，就像我時常咖啡店裡、shopping mall裡看著來往行人沒有意義的發呆空想；就像我每次空想停留在大腦額葉的Jordan式灌籃，到了我兩腳還是都因為上籃而斷的膝蓋韌帶，我還是沒能如願地Jordan式灌籃。雖然最後結果證明我這個空想是無用的，哪怕我身體最好的時代也只能單手輕扣，哪怕那一年碩士畢業後在平鎮空軍通校受訓時，自己午後在沒有人的籃球場上扣籃，卻沒有經驗白痴式地吊晃在籃框上，瞬間面朝下墜落，數秒鐘滿天星星差點摔死又自己裝沒事爬起來的窘樣。空想很美好，現實很殘酷，但無論如何我們都要蔡康永式地對生活有美好的信心起來，因為只有生命繼續延續才是最重要的！

　　由於在每日頭髮掉落數量的統計資料幫助下，實驗變數對於每日頭髮生長或掉落的程度更容易掌握，因為除了原來的肉眼目視和手掌觸感，又加上了更科學化的每天數字統計。因此，在2010年10月19日我幾乎已經確認牛肉在超排方共同的作用下對頭髮的生長效果更驚人，當然這是在多次的嘗試下與每日掉髮數量統計一起觀察到的結果。而其實，那時候我還不知道，在所有的實驗最後理論上得知的結論，牛肉是頭髮生長的重要蛋白質原料之一，而超排方的作用是來修復製造頭髮蛋白質的工廠，就是你的肝臟。

　　當已經漸漸測試並知道牛肉對頭髮生長的功效後，慢慢就會對每一種食物的嘗試積極且對於食物反映在頭髮的生長掉落狀況敏感起來，老婆偶爾會email給我她在網路上看到對健康有用的資訊。所以後來陸陸續續意外發現了海帶，又在一次吃過蕈菇類火鍋後發現頭髮掉落減少所以發現了杏鮑菇和袖珍菇對頭髮的效果，更後來在試過幾種常見的蕈菇類發現白靈菇（或叫百靈菇）似乎更有效，但是在蘇州的一般市場上不容易買到。在2010年12月底左右確認杏鮑菇的功效，2011年3月1日確認海帶功效。2011年6月20日開始首試洋蔥，那是在當時剛好偶然台灣電視節目廣告上有一檔養生節目裡，來賓提到洋蔥是蔬菜中的皇后，於是在剛好2011年7月7日在超排方一陣缺貨後又開始有貨的幾天馬上和洋蔥一起吃後，對頭髮的生長有了很大的效果。後來才回頭在一本書裡和在網路上查出洋蔥的成分為何影響頭髮，"洋蔥是極少數含有前列腺素A的蔬菜，前列腺素A是一種較強的血管擴張劑，能夠軟化血管，降低血液黏稠度，增加冠狀動脈血流量，促進引起血壓升高的鈉鹽等物質的排泄，因此既能調節血脂，還有降壓和預防血栓形成的作用。更難能可貴的是，洋蔥中含有一種洋蔥精油，不僅可降低膽固醇，改善動脈粥樣硬化，還能升高好膽固醇高密度脂蛋白的含量。"。當然，洋蔥的貢獻可能在於改善另一個重要因素：血液循環。而且，洋蔥還可能對身高增長有效。也在2011年10月17日的紀錄裡記下：

101711

　　今天看John Gribbin寫的一本書"雙螺旋探秘－量子物理學與生命"，終於意外發現頭髮角蛋白中雙硫鍵是主要的鍵結力，所以這就是為何洋蔥在前一陣子我能發現突然增加頭髮變粗，禿頭看起來更向好。今天經過2天3CTO再次發現水的可怕，加上前兩周的再次確認牛肉的重要性。最近這個月收穫頗大。

　　微觀的分子和宏觀的生化現象，就好像晶片製造是微觀分子層級（因為氧化層和頭髮蛋白質纖維一樣只有幾nm），而電路產品設計就是宏觀層面。何者在哪個時段是重要端賴從哪一個方向看，當微觀分子生化已經發展到極致就像半導體的微縮一樣遇到瓶頸。電路設計就像此刻生化宏觀要放更大的心力在其上。

　　Bingo！果然洋蔥含的就是頭髮角質蛋白質的半胱氨酸，今晚剛才試了洋蔥直接塗在頭皮，在塗的時候掉了不少頭髮。

可也推論，是不是CTO裡的硫造成洗完頭髮感覺變粗，而不是CTO濾掉三鹵甲烷？可3CTO比1CTO較好，應該不是硫的作用。可John Gribbin提到燙頭髮也是用藥水就可以破壞雙硫鍵。可光是塗洋蔥就能補充雙硫鍵更好？應該還是食用最有用。而前期也是因為洋蔥吃了變粗。所以礦泉水以前沒大用處是不是就是因為沒硫？不過當時飲食沒有確認，所以等這次3CTO確認回來後，再來試試礦泉水。

發現洋蔥的驚人效果後，幾乎是頭髮生長在上到第三個台階後的另一個補充的新認知，也從那個時候開始我更加會仔細去瞭解食物的成分為何會對頭髮的生長有功效，而不是像以前一樣只是埋頭沒有方向的亂嘗試。而其實當時我還是沒有完全掌握這所有頭髮生長機制的全貌，以至於雖然在2010年7月最好狀況到2010年底和2011年初的低谷，然後在2011年8月15日又第二次恢復到幾乎最好的狀況，卻又在2011年9月後開始往禿頭的低谷奔去，直到了2012年1月底的農曆過年，我才知道，即使缺少了落建讓頭部血液循環變差，就足以讓頭髮完全往低谷，我到這時候也才完全掌握了迄今為止所有頭髮生長掉落的最重要因素，那就是前面以及後來會一再討論的"內外4因"。

我們先來粗略看看，我到目前嘗試過的這些飲食何以對頭髮生長重要以及它的生理機制是如何，還有每一種食物是哪一些成分可能對頭髮的生長起了作用，這些訊息都可以在網路上輕易搜尋得到。

首先看我最先發現的牛肉，牛肉之所以對頭髮的生長有較多的貢獻是因為牛肉含有豐富的蛋白質、鐵和鋅，頭髮也是一種蛋白質，所以牛肉豐富的蛋白質就是頭髮的原料來源。而鋅的作用是可以讓細胞再生並讓皮脂腺牢固在毛囊上，鐵當然是可以補充血液裡的鐵含量，而良好的血液循環更是頭髮生長的重要因素之一，這在我的實驗裡有詳細的描述。而單純就蛋白質的含量來看，牛肉大約是雞肉的1.1倍，豬肉魚肉的1.25倍，雞蛋的1.8倍，而這也就是我在實驗中確實發現雞肉，魚肉和雞蛋並沒有像牛肉對頭髮生長的貢獻那麼明顯。另外，雖然植物性的蛋白質含量如黃豆和黑豆幾乎是牛肉的1.8倍，可是我小試了幾次黃豆和黑豆做成的豆漿並沒有特別對頭髮有明顯影響。而另外我也試過所謂含鐵量高可以補血的葡萄乾，也沒有觀察到對頭髮生長有明顯的效用。所以，綜合來看，推測牛肉除了蛋白質含量較其他肉類高外，紅肉性質的鐵和鋅應該也對頭髮生長有重要貢獻，因為鋅會增加蛋白質的合成因而會增加頭髮生長的速度。這幾個元素並不能單獨起作用，而這也和我最後的總結理論"內外4因"一致，並不是只有單純蛋白質的效用，一定要"內外4因"同時作用的效果是最明顯並且可以維持頭髮的茂密。

接下來比較確認的應該是杏鮑菇，而後試過了幾種市面上常見蕈菇類，香菇並沒有特別明顯，反而後來的袖珍菇、海鮮菇、平菇以及百靈菇都比香菇更有效用。起初以為菇類都差不多，但仔細比較後，成分上還是有少許的不同，而這些不同可能就是對頭髮生長的效用，但無論如何，蕈菇類在這裡應該是充當頭髮生長的原料來源以及維護肝臟功能，並且可能對血液循環改善也有效用，而血液循環正是有利頭髮生長的重要因素之一。杏鮑菇的成分中主要是蛋白質、硫、鋅等對頭髮的生長有作用，而另一方面據說有降血脂的功效可以改善血液循環也有利頭髮生長。

再後來比較確認對頭髮生長有效的食物是海帶，一方面海帶有較多的碘，而碘是身體合成甲狀腺素的主要原料，而甲狀腺素可以讓頭髮有光澤。另一方面海帶對頭髮的幫助是海帶還含有硫、維生素B1和B2，而這些都和洋蔥及超排方的效果類似，應該有相互加乘的作用。

再來又試過了葵花籽、杏仁乾、花生、腰果及開心果等堅果類食物。因為有些資訊上這些堅果類食物是對頭髮生長有幫助的，可在我的嘗試之後，杏仁及葵花籽貌似可以在我已經掌握的這些實驗條件上加上一些好的效果。但由於所以其它因素一旦已經具備，貌似堅果類食物貢獻對頭髮增長的效果就沒有那麼明顯。這是先按我嘗試的實驗時間先後順序，在後面會列出食物對頭髮生長效用的高低順序。葵花籽和杏仁的成分裡大約是蛋白質、維生素B1和B2充當原料的作用，而葵花籽和杏仁成分中另外的亞麻油酸則可以降低膽固醇，這應該同樣可以改善血液循環因而增加頭髮生長。

在2011年底意外發現了香蕉，香蕉含有蛋白質、維生素B1、B2、B6以及鉀離子可以降低高血壓。看來也是和上述食物對頭髮有類似的效果。

2012年4月6日在上海家樂福買了芋頭和鳳梨，回家吃後意外發現隔天對頭髮的效用在已經具有的基礎上有較明顯的更好作用。上網查了芋頭和鳳梨的成分，還真是都有和前述食物類似對頭髮有效的要素。再經過幾次嘗試，看來芋頭的效果更明顯，而鳳梨似乎就沒有看到像芋頭那麼明顯。而再更後來幾次的試驗，芋頭加海帶和黑芝麻是三大聖品。

後來在蘇州的牛肉麵店裡吃了黑木耳後，發現黑木耳似乎也有點效用，不過比芋頭稍遜色了一點，也可能食物對頭髮生長的貢獻效果已經飽和到極限了。因此，目視感受和頭髮掉落數量的差異可能在飲食這個條件本身已經有相互作用。而黑木耳的成分裡主要可能含鐵量高及減少脂肪吸收對肝臟和血液循環有幫助進而增加頭髮生長。

2012年10月3日看了網絡微博或者新聞提到黃瓜可能對頭髮生長有效用，於是嘗試以後還真的稍微有用，於是黃瓜容易入菜，就成了後來幾乎繼牛肉、杏鮑菇、洋蔥和海帶之後第5樣每餐必有的菜之一。然後，再上網一查，發現網上所敘述黃瓜驚人的功效和我的"內外4因"理論非常契合。主要是對特別肝臟有治療作用，並可以提供合成頭髮所需原料。不過，如果和芋頭比較，似乎又稍比芋頭微差，但這兩者都算明顯。然而，由於芋頭日常料理較黃瓜麻煩，所以黃瓜適合每餐做菜，而芋頭通常老婆美玲用來作為蛋糕或者麵包的內餡使用。而到了2012年10月中在一次公司的午餐中不小心多吃了以前不喜歡吃的蓮藕絲，結果下午頭髮掉的比較少且似乎有點向好，再上網路一查，果然真是成分又有維生素B1難怪又是對頭髮又效用。但是蓮藕目前就只試過了一陣子，因為購買來源及料理不太方便。

在這些食物對頭髮生長貢獻的效用裡，牛肉、芋頭、海帶、杏鮑菇、洋蔥和黑芝麻算是第一級6大對頭髮生長明顯效用的食物。接下來香蕉、黑木耳、黃瓜和蓮藕可以歸類為第2級，再來葵花籽、杏仁以及鳳梨可以歸類為第三級。這些歸類是基於我自己6年多來的實驗，數量化的數據只有每日掉髮數量，可能在誤差值以及食物微觀的成分及份量對禿頭者頭髮生長的影響之精確實驗並未進行，這可以作為一個很好的生化實驗題目。

而這其中的維生素B群的效用幾乎佔了較多重要的地位，維生素B群的協同作用可以調整新陳代謝，維護皮膚和肌肉健康（這些都是蛋白質，頭髮也是一種蛋白質），又能促進細胞分裂和生長。維生素B1（又稱硫胺素）據稱能促進皮膚、指甲、毛髮組織的獲氧量，又可改善頭皮屑。所以應該可以促進頭髮生長，避免讓頭髮容易掉落的多頭皮屑狀態。維生素B6可促進人體脂肪代謝，可能對於肝臟有幫助，所以可以改善頭髮生長。而重要的是，富含維生素B6的食物正好有牛肉和香蕉，這也是我現在幾乎每天必吃維持頭髮的食物之一。維生素B12可促進紅血球及蛋白質生成，還可以促進代謝脂肪酸，因此可能在肝臟和血液循環上有貢獻因此可以增進頭髮生長。

　　另外一個在飲食中對頭髮最重要的成分應該是硫，而主要食物來自洋蔥、肉類和蛋類。 硫是自然界中常見的一種非金屬元素，人體中每一個細胞都含有硫，其中毛髮、皮膚和指甲中濃度最高。硫也是蛋白質中三種重要的氨基酸即胱氨酸、半胱氨酸和蛋氨酸的組成部分，還是兩種維生素即維生素B1和生物素的組分。因此，硫和維生素B1對頭髮的生長來說其實有交互作用。

　　從這6年多來的飲食對頭髮生長的實驗結果中，充足的食物攝取是重要條件之一。當然這要搭配"內外4因"理論裡其它3個重要因素，因為這4個因素是一個整體交互作用，不能單獨存在，而且重要程度不相上下。因為飲食還是要進入人體消化後利用，而且是增長型的作用而非傷害，所以歸類在內在的作用。一般禿頭的人往往都是求諸於外，包括7年前的我自己，而幾乎完全不知道飲食對於頭髮的生長竟然佔了1/4重要的因素。所以，就像哲學家的訴求內省的重要性，提供給身體內在細胞應用的飲食其實恰恰是外在頭髮最重要的需要之一。

芋頭的王者來歸

　　2013年從蘇州搬回台灣前試了一陣子芋頭，但由於芋頭在蘇州菜市場中並不容易買得到，所以一開始是有一陣沒一陣地再嘗試了幾次芋頭。直到回到台灣後，芋頭容易買得到，才在後來瞭解芋頭的功力。芋頭是食物對頭髮的效用裡幾乎算排第一名了，幾次芋頭補充較多，頭髮生長的濃密程度就很明顯。但芋頭在台灣也不是到處都有，而且存放及料理也不是那麼簡單，所以要維持餐餐有較多量的芋頭，還是要花費不少心思與努力。但只要內外4因的其他3因齊備，多吃芋頭對於頭髮的生長真的有很明顯強大的效果，這在網路上也可以查到很多關於吃芋頭的好處多多。

9. 海帶細菌敗壞事件的另外重要證實發現再佐證肝臟功能的重要性

幾年下來的實驗裡，唯一最簡單不用花錢、不用花任何力氣的早點睡覺卻一直是最難執行的一個步驟。在很多次的實驗裡，只要睡眠充足，睡覺超過11、12個小時睡到中午，頭髮的生長效果就會向好，而這個背後的原理就是肝臟的修復，肝臟才能有多餘的能力來合成頭髮所需的蛋白質。而充足的睡眠不但只有增加頭髮的生長，在下一章中更可以看見他對皮膚炎的重要性。甚至在第二章中的鼻病也可能和肝臟有相關關係，只是這一部分需要更多的微觀生化證據。

在2012年9月底上海一次台商新天地網站聚會後，老婆買了一位台商媽媽自製的海帶及豆干產品回蘇州，在隔天食用時便發現豆干海帶有點黏稠樣，雖然當時已經都對食物非常小心了，但竟然還是不夠專業和細心，沒有發現那樣的狀況就是蛋白質變質了，當晚就頭皮發癢頭髮掉落多，但當時根本不曉得。直到隔天老婆再拿冰箱裡的豆干出來要吃發現酸敗掉了，老婆直接丟掉，但她竟沒有驚覺到海帶應該也有問題，所以海帶繼續吃，讓我的頭皮發癢及頭髮掉落多。直到過了幾天海帶吃完後吃回正常自己煮的海帶，然後頭皮不再發癢及頭髮掉落正常後，當時只能推測是那個海帶的效果。但由於是第一次遇到這種狀況，因此當下只能懷疑，並沒有更多資料和訊息可以佐證。

直到了2013年年初的第二次海帶事件發生，竟然又是偶然複製出來的情境，根本不可能去刻意做這樣的實驗，一般海帶煮之前都會泡水，老婆在前一晚將海帶泡在水中後沒有煮就放置了經過一整天24小時候才洗完海帶後放下去鹵，這個水還是RO逆滲透的水。竟然歪打正著，帶出另一次幸運獲得的奇蹟，我終於才確認上次2012年9月海帶變質這個兇手，也才能再度確認肝臟功能在頭髮生長的角色非常重要。下面兩段日記就是當天的實況及心得。

011713

　　今日下午狂掉25根的兇手就是海帶，而且整個早上才一共掉比平時少的6根，但竟然下午的下半段變天，難怪4點10分左右紀錄前都沒事，過後頭皮就開始小癢，但沒有抓頭皮，再來4點半以後就掉了15根。晚上也是在9點開始騎腳踏車越來越癢，洗完頭髮後還抓的頭皮屑掉一堆，難怪騎腳踏車前洗頭髮就特別癢，剛好也是晚餐後約2個半小時了。而證據就在騎腳踏車快到晚上10點被我想到，ML昨晚的海帶泡了24小時，而且證據就是中午開始吃新的海帶，晚上也是那一鍋海帶，而且中午來不及煮整鍋海帶，於是只丟了那些泡了一整夜的海帶的幾片到原來昨天剩的雞湯裏。而晚上不但有海帶鹵鍋，還有海帶排骨湯，難怪晚上頭皮那麼癢，還那麼多頭皮屑。**99%**的證據就是這樣了，因為和前幾個月上海帶回來的海帶事件一模一樣，海帶變質後的黏糊狀應該就是其中蛋白質的變質。真是再一次的天助我也，讓我再一次發現這個重要的實驗數據，沒有像我和ML這種固定吃同樣的東西，並且細分到連泡海帶的時間長短都是一個變因，如果我沒有維持整個月都是這樣的菜，維持固定不變的變因，我是無法層別出今天的再一次海帶事件，我也就錯過了這一個這麼重要的證據和一次難得的經驗。再一次驗證達爾文再怎麼強調也不為過之細微變化的重要性。

011713

　　今日的海帶泡24小時事件反而造成下午頭髮掉了25根，整日31根創一個多月來新低。這個事件說明，即使海帶使頭髮增加，但同時變質的海帶卻需要肝臟解毒，因此增加了肝臟負擔，所以肝臟同時只好減少頭髮的蛋白質合成，這一減一加，減得多加的少反而淨頭髮增量為負值，也就是頭髮掉落更多。這還可以從我筆記紀錄下午4點半開始有癢感，及晚上9點有癢感而且還抓癢頭皮屑多，這些都是肝臟解毒劇烈的跡象，且時間點完全契合消化吸收代謝的時間，再加上食物的組合就是如此完全匹配頭髮掉落和頭皮癢的現象。本來懷疑晚上的海帶鹵豬肉鍋，可中午並無豬肉，而且則已經是海帶第二次事件。再者，以前就懷疑每次海帶鍋吃到最後幾天的頭髮總是掉的多應該也是真的海帶變質的影響。

　　這又是一次有如神跡的幸運啟示，讓我後來對於肝臟功能重要性的關注。後來還有幾次類似肝臟因為飲食不良造成的受損，馬上就在類似的狀況頭皮發癢、頭髮掉落增加得到驗證。所以後來乾脆實驗海帶泡水多久的時間才不會細菌太多，造成烹煮食用後頭皮發癢而頭髮大量掉落。實驗結果大約落在6小時以內，就是海帶泡水使其軟化不能超過6小時，而這個水還是已經活性炭過濾後的水、或者RO逆滲透的水，其中還是有細菌。

　　所以，經由睡眠時間增加到10～12個小時可以修復並改善肝臟功能、增加頭髮生長，還有海帶事件引出的不良食物會傷害肝臟並且造成皮膚癢及掉頭髮惡化，再加上前面提過陳俊旭博士的超排方及各項飲食中維生素B群及其他營養素對於肝臟功能的修補和增強，都一再證明良好的肝臟功能是維持頭髮正常生長重要的一環，這也正是肝臟功能是解救禿頭"內外4因"裡重要的一個內因。

10. 左腳膝蓋韌帶撕裂傷5～8個月後再次確認血液循環的重要

　　2012年1月21日農曆過年前一日，就在從2008年8月15日開始的解救禿頭征途到了2010年7月終於尋得最好的時光，卻又接下來在當時不明所以的經歷了頭髮掉落數量的3峰3谷後，在這個征途的3年半後的農曆過年，我才真正瞭解這重要的"內外4因"所帶來的頭髮生長與掉落。遲鈍的我，竟然要經過這麼久的3年半，經過了這3上3下的整整3個輪迴週期才能掌握所有的完整精華，愚笨如我真是羞愧。不過也由於這所有的歷程經過，所有的欣喜失望來回數次，我也才能剛好趁著這樣不經意的機會一再確認我所有的假設與得到所有的驗證。也因此，即便後來遇到再多新的困難點和荊棘，我也從不再擔心與絕望，因為我早已瞭解精髓，所未知的只是需要時間、耐心和細心。當時我齊備了增強內在的超排方、牛肉、杏鮑菇、洋蔥、海帶、葵花籽、以及落建5%生髮液還有去除外在傷害的過濾後自來水，這個最強組合是我3年半的3個輪迴血汗換來的對於解救禿頭極致最好配方。

　　所以，彷彿2012年的新年帶給我的喜氣，到了3、4月後，我沈浸在頭髮漸漸更好的喜悅中，看這篇2012年4月14日的新浪博客，我還在高興這個征途應該就快完結篇了，更何況又是一個美好的春天季節到來。

http://blog.sina.com.cn/s/blog_5a8c16f301012nr5.html

　　我甚至還計劃，那一年的7月頭髮就會茂密像前2次的經過一樣，因為我原來猜想蘇州寒冷的冬天對我肝臟負擔大，夏天到來後肝臟負擔減小，說不定2012年的7月會快就可以在蘇州把這本書寫好付印，還有下一章提到的皮膚炎。可就像孟子寫的要考驗一個人成就的折磨必要性，即便我深覺我已經完全掌握所有解救禿頭方法精髓的信心，可面對下來再突如其來的反噬，那一絲絲驚訝也真是令人完全臆想不到的劇情峰迴路轉。雖然我有信心的底氣勝過那一絲絲的驚訝，但驚訝帶給信心的打擊還是存在的，只是這生物界奇妙的無限排列組合機率也真是在人類的想象力可及之外，尤其那無限密碼DNA所能排列組合出來的可行性之多。就像愛因斯坦說過的："不斷吃驚並且擺脫吃驚的過程本身就是思維進步的過程"。莫非，我也要這麼一路吃驚下去？

　　我真要像張無忌掉入山谷裡才能學得九陽神功嘛？都已經自以為早到光明頂了，卻一再只是光明頂的前哨站。結果寫完上面這篇博客的4天後，公司內同仁自己舉辦的第2屆HJ聯盟HJBA籃球比賽的例行賽晚上，42歲的我拖著比賽快結束5分鐘前已經有異樣的左膝蓋逞強，硬要突破籃下聚集的人群上籃，結果活生生被一群小朋友們擠掉後失去了重心跌下，左腳膝蓋一聲脆響深知不妙，果真立刻接下來的哀嚎，又摔斷了僅剩的左腳好膝蓋。因為右腳膝蓋9年前就是同樣的狀況，在這裡宿舍的室外打籃球韌帶斷了近一半沒開刀，也可能因為僅剩的左腳硬撐幾年打球，加上年紀也大了，所以左腳也這麼就壯烈的報廢了。也好，斷了我以後手癢再想逞強打籃球的機會，也讓我應該不能再有機會盡興的打球了，就無法完成一直以來夢想的Jordan式灌籃了，因為我應該不會想去做手術開刀的。而這麼再一次腳膝蓋的韌帶一斷，我照例沒特別讓醫生打針吃藥啥的，只是弄了石膏板固定。三折肱成良醫，我都已經斷雙膝了，這次也是墊了石膏就沒有任何其他處理。新加坡女醫生訝異我的不吃止痛藥、不拍X光片、和不開刀，而那後來一週內的幾個睡覺夜裡果真痛的腳怎麼擺都睡不著，我一向愛這種無聊的逞強，可一向日子還是這麼過來了。

　　這2012年4月17日膝蓋的驚天一斷，雖然代價頗大，可卻再一次回饋給我最有用的實驗數據，又一次的lucky accident，才又再一次讓我可以確認血液循環對頭髮生長的重要性。正常狀況下我們是不會打斷人們的腳來做這個實驗的，可老天爺還是要跟我開個玩笑用這樣的方式來完美我的實驗和人生。也正是因為往往在人體上的實驗不像我們在半導體晶片上或者在所有科學醫學在動物身上作實驗那麼簡單，也不像我們半導體醫生可以任意在電子晶片上隨意切割、打雷射作記號、進實驗室機台分析化學成分、或者電子顯微鏡任意角度看它可能受傷的地方，還是量測機台上電流、電壓加灌在如同人體血管的電路裡面實時監看電流在電子晶片元件的身體裏流動，然後找出它可能生病的故障點。這些破壞性、不可逆性的實驗分析手法在活體人體上都不可以使用，這也自然限制了在人體裡縱橫自由實驗的可行性，就像上面提到，我也不可能故意去吃酸敗壞掉的海帶來實驗造成頭皮發癢、頭髮掉落增加。所以，這原本僅剩的健康左膝蓋犧牲了它自己照亮了我實驗的前程，沒有人會去設計出斷腳的實驗來觀察血液循環，進而接連起人體血液循環對頭髮生長掉落影響的因果關係性。雖然我的實驗過程並非絕對完美，可搭配最終的宏觀實驗結果卻是完全契合。

　　前面提到由於2012年初以來的完全掌握頭髮實驗的所有精髓，內心已經更坦然面對接下來的所有狀況變化。也因此，雖然在2012年3月26日又沒有了超排方以後頭髮就立刻狂掉，我還是能淡然的去嘗試另外品牌的奶薊子和維生素B群產品，並且同時期又意外地發現了芋頭和鳳梨對頭髮生長的功效。然而，2012年4月17日這個更大的意外，確實是我在那個當下尚未發現的新天地。雖然那個當下剛好伴隨3月26日沒有超排方後的因素，讓頭髮當時的狂掉落可能並不是後來我懷疑的腳傷導致血液循環變差後頭髮掉落。可我在膝蓋受傷後10天的4月27日就又開始吃回了順哥幫我帶回來的超排方、草排方。所以，所有這些近4年來頭髮實驗的3起3伏後得到最好的配方已經在4月27日又齊備了回來，所有實驗條件在4月27日後都是和以前3次頭髮最好狀況的條件一樣，理論上頭髮應該要恢復以前的軌道。但是從圖1-4頭髮掉落的趨勢圖還是可以看見，頭髮的掉落要到了7～8月後才降到另一個較低的水平，而那個時候，正才剛好是我的膝蓋受傷3個月後可以稍微彎曲且正常行走的時候。也因此，所有的實驗條件都幾乎一樣，可實驗結果就是我的頭髮卻還是掉的多且非常稀疏，除了我受傷的膝蓋，我還真找不到另外一個其它的因素了。

　　而當初剛開始膝蓋受傷時根本還不知道是會影響頭髮的掉落的，只是怎發覺突然頭髮又多掉落了起來。中間曾經還懷疑一堆麵粉、沙拉油或其他食材等等，又經過了老婆換來換去的實驗還是每日掉髮很多。直到7月初，腳傷漸漸好了起來，頭髮也慢慢沒掉了那麼多，才懷疑起來可能真是腳傷。後來8月回了一次台灣再回來蘇州後，除了腳傷變好，頭髮沒有其他原因的改變就漸漸好了起來。9月初，腳傷還沒完全恢復，但走路已經幾乎正常，也幾乎可以確認腳傷的影響。

　　新浪博客2012年9月13日紀錄4月18日打籃球受傷後5個月來的頭髮掉落再生長，而此期間，其餘控制變因幾乎不變。
http://blog.sina.com.cn/s/blog_5a8c16f30101axv7.html

　　8月初到9月後還發現一個可能和左腳膝蓋受傷有關的奇怪現象，頭頂區域頭髮在6、7月的變差後及8月的漸漸向好，在頭頂左右區域有明顯的兩邊疏密差異。因此我便懷疑起來是否頭頂的左右區域是會受左右腳血液循環的影響。查過網路上的一些訊息後，左右腦血液是不互相流通的，從Kosch的書裡更可以知道有控制半邊腦的血液來探討意識的實驗，可見頭部半邊的血流確實和左右腦一樣是分開的（當然有胼胝體的聯合）。而我的頭頂上的頭髮在8、9月的觀察上確實是有左右邊疏密的差異，因此左腳膝蓋的受傷影響的血液循環不只是讓頭部循環變差,而且還是左右頭頂有區別。當然,這個實驗需要更仔細的實驗設計以及實驗結果的量測紀錄。不過,從我這幾年下來的經驗以及這次的粗略觀察記錄下還有理論資訊的收集,我是強烈相信我的推測,這就有待日後有機會或者有心人詳細檢驗。我的其中兩日紀錄:

080612

昨天查網路後,今早再照鏡子確認前幾日納悶的從最近頭髮再多起來後,為何左邊進頭頂區塊比右邊稀疏。

092012

可這兩日怎又變成頭頂右側稀疏,且頭頂皮疹處更癢更擴大。左側反而比右側茂密。

網路上查到3條證據證支持為何我自己的身體血液循環很差:

1.餐餐大魚大肉血管易堵:經常吃高油、高鹽、高糖炮製出來的食物,導致血液裡脂肪越來越多。
2.晝夜顛倒打亂血管生物鐘:熬夜時體內會分泌過多的腎上腺素和去甲腎上腺素,使血液流動緩慢,黏稠度增加。
3.運動少血管垃圾多:長期不運動,血管內的垃圾會逐漸累積,形成粥樣硬化斑塊。

所以,我從高中起慢慢晚睡以及18歲大學以後的幾乎每天熬夜,大概經過了20多年到現在還是沒法早睡。2003年後到了蘇州,家人不在那段時間常常外食大魚大肉,尤其是蘇州餐廳的多糖、多油、多辣,還有常常的交際應酬、喝酒、吸二手煙。另外近年來雖然偶爾打打籃球,但幾乎是一曝十寒,更尤其這10年來,由於蘇州較台灣寒冷,10年來整個漫長冬天幾乎都窩在家裡沒運動沒流汗。而其實這漫長冬天的沒流汗也正是我下一章探討的皮疹、皮膚病最重要原因之一。所以,由上面這些理論以及我實際的長久生活經歷下來的符合這理論描述,也因此造成我身體血液黏稠度增加,尤其是頭部血液的循環變差,這也就是相當於血液循環不良,就是造成禿頭的"內外4因"4大因素之一。

　　從9月後伴隨著左腳膝蓋的復原，頭髮的生長漸漸向好，可偶爾不確定是秋天的到來還是外食了不好的東西影響，頭皮在抓癢及頭皮屑掉落下的同時，頭髮也容易掉落很多，可至少是比7月初增加了不少。時間進入秋後的10月後，頭髮的生長掉落幾乎只剩下和飲食的關係了，當然頭髮還沒完全茂密回到2011年8月中的最茂密狀態，這可能是因為左腳膝蓋還沒完全恢復，所以要等到膝蓋完全復原才可以做最後的對比。目前至少在超排方、落建生髮液、飲食以及洗頭髮用礦泉水的"內外4因"都是齊備的。雖然頭髮還沒恢復到以前有記錄的最好狀態，當時在想預計最晚半年後的膝蓋如果完全復原，頭髮的增長應該可以再上一層樓，可畢竟還是空想。無論如何，從落建生髮液幾年的實驗裡，以及這完美實驗外最後一次不經意的膝蓋大受傷，才能幸運地多重驗證了血液循環的重要性。

　　2012年的12月是頭髮3起3落後另一次頭髮生長大前進的起點，剛好腳傷慢慢恢復得更好，加上剛好小孩學期結束放寒假，三餐均有完整的飲食補充，一周之內就有大變化，掉髮數量恢復到13根的低點。頭髮茂密只剩前面中間部分稀疏，這很奇怪的現象一定有某些原因控制，但目前還層別不出來原因在哪裡，看看第一章對比圖就可見在一個月內的大躍進。

　　現在，萬事俱備只欠東風，我的所有解救禿頭實驗在上面幾節的段落裡大約依照著時間先後順序已經詳細描述，雖然我的頭髮還只能維持沒有很禿頭但目前也不算茂密回來，還無法恢復到前2、3年實驗中幾乎算回到稍微茂密的最好時光，因為我的肝臟功能狀況在又過去的這2、3年時光中勢必也衰減了一些。但相信可能只是某些參數因子我又忽略掉了，比如紅棗、枸杞茶等等；也可能我還是沒有每天早睡；或者偶爾還是會吃一些人工食物，偷懶沒有每天好好吃內外4因中以前實驗過所有對頭髮有用的食物。然而，為了在這個時間點將這本著作先完成，在脖子皮膚炎已經攻克的時刻就讓頭髮繼續下去實驗，等待尋找更好的條件，讓頭髮在不會很禿的狀況下能夠真的更茂密回來。比如Andreas Moritz醫生的肝膽排石法可能就是另一個非常有希望恢復我肝臟功能的好方法，因為下一章會提到在2014年7月意外發現膽囊真的超音波發現息肉，所以，Andreas Moritz醫生的肝膽排石法一書裡的理論是很有道理的。相信只要肝臟能夠恢復良好，頭髮茂密自然水到渠成。接下來就先來完整探討這些6、7年下來所有實驗後總結出來的"內外4因"理論的相關體系和所有的實驗數據檢視。

下面一段日記是良哥後來一次電話中聊天的討論心得，將來也可以往這個方向作更微觀的探討。

011113

良哥今天電話來聊到毛囊油脂中的烯類是極性分子所以會被同樣是極性分子的三鹵甲烷帶走，而一般的水帶不走，而油脂中的烯類正好和男性女性或小孩的成分有異。其實這些烯類成分的差異就是基因貢獻，或者是基因貢獻肝臟的表現型不同，會影響油脂中烯類成分？

11. "內外4因"理論 – 肝臟、飲食、血液循環系統及自來水傷害4大因素才是造成禿頭頭髮掉落的根本原因

6、7年下來無數次反反覆覆的實驗，心情跌宕起伏卻也頑強地不願完全放棄下，前面幾段敘述了所有詳細的歷程，我就是這麼一步步走來，非常幸運地在偶然和我慵懶帶上不甘心的無聊堅持的某些必然條件。

從所有的案例和外在現象來看，人類的禿頭當然是首先由於先天基因所造成，所以有些人會禿頭，而且禿頭的人年齡的跨度在現在越來越大，可很多人在同樣的條件下卻不會禿頭。但既然是基因造成禿頭，在生物學上本來就有所謂基因型與表現型的區別，有同樣的基因型並不一定會同樣症狀、同時、同地表現出來，同一個基因型可能會有很多不同的表現型。就像落葉林在冬天掉葉但在春夏葉子卻又長了出來，年年周而復始，在赤道地區有整年樹葉不會掉落的常綠闊葉林。可到了北回歸線區域，就有冬天會掉葉但春夏不掉葉的落葉林，還有冬天也不會掉葉的針葉林。可見環境會影響樹葉的掉落與否，而且是可以反覆掉落後再生長。所以是不是人類也存在有人其實帶著禿頭基因但卻不會掉髮禿頭呢？是的，所以在人類有禿頭基因的表現型

裡，大部分的人老了大約50歲後才會禿頭，有人40歲以後才禿頭，也有人30歲就禿頭了。而到了現代社會越來越年輕化，有些人20多歲就開始禿頭。在生物學的理論裡，基因的表現型隨著環境不同而有變化是合理的。和所謂的過敏症狀一樣，以及和其他遺傳疾病的遺傳理論一樣，既然禿頭基因的表現型可以在不同的年齡層表現出來，在20～50歲這麼大範圍的年齡跨度裡，被激發出禿頭的表現型。那禿頭基因的表現型應該也會在不同的環境裡，有不同的禿頭狀況表現。可見禿頭基因表現型要表現出禿頭這個現象的觸發點一定是可以被定性和定量發現出來的，只是我們目前一般用雄性禿的雄性荷爾蒙旺盛理論實在無法全面合理定性定量解釋，為何禿頭的表現型在不同年齡表現出來？為何只有頭頂會掉光頭髮變禿？為何女人也會掉髮接近禿頭，但又不會像男人那麼禿頭？為何當時我兩個兒子一個9歲一個5歲也會狂掉頭髮？這一切的諸多不同個體、不同狀況都無法從雄性禿的理論來同時完備解釋。可這一切不同個體的狀況卻可以用前面提過我這6、7年來無數次的實驗裡，整合發現了造成有禿頭基因的人會表現出來禿頭的症狀是因為：以"肝臟自保基因"在環境中的"內外4因"下的表現型。而這個"內外4因"理論中4大重要因素，也就是造成人類禿頭基因表現型所表現出來的禿頭這個表現型現象被觸發的4大元兇，這個人類禿頭基因就是"肝臟自保基因"，根本與雄性無關。在第一章已經有了完整數據和圖片，這一章前面也已經敘述這6、7年來完整的實驗歷史過程，後面一小節還有詳細的數據資料和圖片。

　　而由我自己6、7年來的實驗，推測這個禿頭基因即所謂的"肝臟自保基因"，而並非是所謂的雄性禿基因，因為雄性禿基因根本沒有明確的指明這個基因主體在哪裡。而這個"肝臟自保基因"其外在宏觀表現型就是"禿頭"，可其可能的微觀表現型是有兩個，一是在肝臟對合成頭髮的功能變異，容易在環境不良時停止或減少肝臟在頭髮所需蛋白質的代謝合成。二是在頭皮毛囊的油脂成分可能和其他人不同，因此有這類基因的人其毛囊的油脂容易遭受自來水中三鹵甲烷腐蝕，也就容易掉髮。而正常不會掉頭髮即沒有禿頭基因（肝臟自保基因）的人們則沒有這兩種微觀表現型。所以，禿頭基因可能根本不在所謂雄性禿理論的睪固酮相關基因，而其實在"肝臟自我保護"或者"毛囊油脂成分差異"這兩大現象相關的基因上。**這個人類的掉髮基因型主要由兩**

大微觀表現型（宏觀表現型就是頭髮掉）。第一是肝臟功能低下、飲食匱乏、血液循環較差時生理調控減少頭髮蛋白質的合成。第二是頭頂頭髮毛囊油脂成分無法抵抗外來有機物侵蝕。當然這兩大微觀表現型可能都是同一個或一組人體內基因所調控在荷爾蒙、激素或蛋白質的整個循環反饋系統調控，推測比較可能的還是在負責肝臟調控功能的基因裡。而由後來的整體結論可以濃縮為"肝臟自保基因"在"內外4因"人為選擇環境下的宏觀表現型即為禿頭與否。這是對我6、7年的頭髮實驗成果最重要的禿頭掉髮生理機制推測得到的理論，而這個理論支持實驗結果及不違反物理、化學、生物學等基礎理論。

因此，這只能用"內外4因"理論裡的核心肝臟問題來合理全面解釋，因為越來越多人受到現代社會生活形態的傷害，導致肝臟功能漸漸受損，尤其是飲食和便捷的商業熬夜環境。而且，肝臟功能的"漸漸"傷害的緩慢性，才可以匹配禿頭也是"漸漸"發生的外在現象。所以，"內外4因"理論幾乎完全契合所有邏輯驗證，加上我一家男女老少4個人6、7年下來的實驗結果也吻合"內外4因"的理論解釋，頭髮完全可以不僅維持，在最好的時刻還可以幾乎恢復良好，並且隨時可以改變"內外4因"理論裡面的各種變因來控制頭髮生長掉落實驗結果的變化。雖然微觀的生化機制理論還沒有完全得到，然而在宏觀上可以完全控制不同實驗變因，而得到想要的結果現象。也完全合理解釋頭髮生長和掉落的生理原理和機制，完全符合生物醫學的已知原理，而且最後是幾乎100%的機率，讓我一家4口人的頭髮嚴重掉落得到救贖長回來，不是像只有生髮液不高比例含糊其詞的多少人有效，號稱禿頭最有效的食用藥宣稱的9/10可以"改善"或"維持"，而且還要大半年的時間才能看有沒有效用，如果吃了化學性的藥而只能維持在第5～6級的禿頭，那乾嘛花錢又傷身？相反，只要同時將"內外4因"理論中4大因素同時改善，你的頭髮在第2天立刻改善，而且，所有向好的變化，在每一餐的3個小時候立即可以由眼睛、由你自己的手親自接觸感受，這麼精確量化的數據，難道不比雄性禿理論更有說服力和更具科學性？這是我6、7年下來每天的詳細反覆可逆驗證，需要的只是你有毅力的切實執行和敏銳的觀察力。更重要的是，除了落建生髮液的補充頭部血液循環外，沒有其它任何人造化學物質或藥品，也不用你花大錢卻無效用或傷身體。而且對於禿頭很嚴重的人，一開始實驗不用落建生髮液只要齊備內外4因其他所有因素，也可以得到很好的效果。落建生髮液這個部分只要你的肝臟功能足夠好，可以忽視血液循環貢獻的部分，到時候應該可以不用靠外在的落建生髮液來加強血液循環。我現在相信人體生理系統它是一個整體，只要肝臟好了，血液循環一定是同時改善的！

工廠生產線比喻"內外4因"理論

　　從前面段落提過的這6、7年來對於禿頭解救詳細的歷程和結果，我們可以用工廠生產產品的流水線上製造流程來形象地總結比喻人體內外環境對頭髮生長掉落的狀況。

　　造成禿頭的"內外4因"理論中，假設頭髮就是我們工廠最終的生產產品，肝臟是扮演著其中生產機器的角色，而飲食則扮演著生產出"頭髮"這個產品出來所需要的原材料，血液循環則是代表機器要生產出產品的生產流水線上的通道，最後的自來水中三鹵甲烷傷害頭髮則代表生產流水線的通道上或者出廠端對產品的人為意外損壞。有了這個稍微具體形象的比喻，我們來看看人體中"頭髮"這個產品如何受到其外在環境"內外4因"的影響而產出"頭髮"這個最終產品的良莠程度。

　　首先，如果肝臟有問題就代表生產機器的功能有問題，可能是完全壞了，可能是老化了，對產品產出數量或品質的能力太差。生產機器功能的強弱當然會隨著機器本身的新舊程度而有變化，因而影響產品的產出。所以，肝臟也正是隨著人們的年齡增加而越來越老化，因此就像機器的老化產出的產品數量和品質容易異常產生不良，人體肝臟老化當然也就會影響生產的重要產品頭髮的生長，這也剛好符合為何禿頭通常是年紀越大越嚴重。而另一個禿頭的問題是為何男性禿頭的年齡有降低的趨勢，這也可以和肝臟的受損有關係。因為在現代社會飲食和環境的嚴重污染，加上現代社會網路娛樂的發達，越來越多年輕人享樂揮霍熬夜，以至於身體嚴重負擔導致肝臟功能受損的年齡越來越降低，這才是男性禿頭年輕化趨勢的根本主因之一。而用雄性禿理論來解釋老年禿頭和男性禿頭年輕化根本就是互相矛盾無法合理解釋的。就像我自己的肝臟，幾乎在我熬夜10～20年後漸漸功能退化，然而我自己除了感覺疲憊之外，從未去感知到自己這些症狀都是由於肝臟的受損造成，這也就是一般所說"肝臟是沈默的器官"一樣，肝臟沒有神經反饋給你它疼痛的感覺。只有你自己認真去感知才能瞭解，否則肝臟不會告訴你，你也就像我一樣自然的忽略了20年。而在我6、7年的實驗中，我一開始主要是由超排方的這個因素的有無來驗證我實驗過程中肝臟功能的好壞。後來陸陸續續當然還加上睡眠以及飲食的補充證據從另外的角度來驗證肝臟對頭髮生長的重要性。

接下來看飲食這第2個因素，飲食代表頭髮生長的原材料，代表工廠想要生產出產品，如果沒有提供充足的原材料怎麼可能無中生有，產出正常數量和品質的產品出來呢？即便你有強大嶄新的機器，沒有充足良好的原材料從機器的輸入端進入是不可能有最終正常的產品輸出，這是簡單的物質不滅物理定律，正常狀況下是不能違背的。所以，這代表，沒有充足豐富的飲食，頭髮自然無法正常的生長，完整的飲食提供給身體當作生產線的原材料，才能讓肝臟這個頭髮的生產機器中心生產出有好品質及正常數量的頭髮這個產品。而同樣的，在現代社會的生活形態下，很多家庭都是夫妻需要工作的雙薪家庭，整日飲食在外，所有三餐幾乎都沒有充足的完整營養來源。一旦飲食沒有充足的來源補充每日身體及頭髮蛋白質合成所需，即便有良好的肝臟機器，沒有充分完整的原料，那自然而然頭髮這個產品就不會生長的好，這就是造成頭髮生長不良的另一個重要原因之一。這也才能合理解釋比如女人和小孩也會禿頭嚴重掉髮的狀況，而雄性禿理論完全無法合理解釋女性和小孩掉髮的狀況。上面已經提過哪些食物是對於頭髮生長有很好的營養來源貢獻。

第3個重要的血液循環因素，我6、7年下來的實驗幾乎到了最後才完全體會並驗證身體血液循環尤其在頭部的重要性，而這也是為何以工廠的生產流水線比喻來解釋。血液循環就像是工廠生產線的整個生產通道。因為在生產線上，要把產品正常的生產出來，這4大因素是缺一不可的。血液循環不良，代表生產線上的通道有問題，當生產線通道阻塞，或者生產線上傳輸產品的輸送帶有異常，這些生產線通道的問題對於產品能否順利準時產出交貨有重大的關係，這在工廠裡工作的員工最有深刻體會。而在人體這個生理工廠裡，蛋白質的合成機器在肝臟，可頭髮這個產品的產出點在頭皮上，所以要將頭髮這個產品組裝到頭皮上就要把最後要組裝的半成品經過血液循環這個生產線通道運送到頭皮。血液循環一旦被阻塞或者不順暢，尤其在頭部、頸部，代表這些要在頭皮上合成頭髮所需蛋白質的成品或半成品是無法順利及時運送到頭皮，這也就代表頭髮這個產品的生長必然無法正常，也就造成了只有細毛的維持，無法成功長出粗壯的頭髮。而在血液循環的解救上，除了外在加強的落建生髮液上，飲食的維生素C黃酮、洋蔥和其他食物同樣有促進血液循環的作用。所以，前述兩項原因肝臟和飲食同樣會和血液循環這第3個因素有交互作用，飲食不健全不完整、生活形態差、生活環境差，不僅影響肝臟也會影響血液循環。而同時，血液循環的優劣同樣和年紀的老化成反比，這也同時可以解釋除了生產機器肝臟隨著年齡增長變差之外，生產線通道血液循環也是隨著年齡增加而變差的。這兩個重要因素就可以同時合理解釋為何隨著年紀越大禿頭就會越嚴重，而雄性禿理論對年紀越大禿頭就越嚴重的解釋卻是不合理（年紀越大雄性激素應該越少）。

　　最後一個很容易被忽略造成人類禿頭的重要環境因素就是唯一純粹的外因：“自來水中的三鹵甲烷”對頭髮的傷害。這個外因是我所有這6、7年來實驗的最重要的起點，沒有這個起點，所有其他點都無法連接起來，而也就沒有所有後來這樣一切了。我們把這個外因“自來水中的三鹵甲烷”比喻為生產線通道上或者出廠端對產品的外在損害。在工廠裡，即使你把良好無缺的產品生產出來了，但是到了產品出貨端的檢驗區，如果出貨檢驗的人員受訓不良或操作失當，很容易就把產品弄傷或者完全損害，這在工廠裡也是幾乎是每時每刻每天都可能會發生的。所以“自來水中的三鹵甲烷”就是我們自己人為製造對頭髮這個產品的意外傷害，據查人類在西元1800年左右開始在自來水中加氯，原本用意是要殺菌，可卻同時也意外殺了你的頭髮，甚至傷害了你的身體造成癌症。所以，如果原來機器功能正常，產品所需原材料供給來源充足，生產線通道也流暢毫無阻塞，良好品質完整的產品“頭髮”已經順利正常生產出來了，可就在出廠端的檢驗，工作人員卻把它砸毀傷害了，這就像"自來水中三鹵甲烷"對頭髮的傷害，而更精確來說是"自來水中三鹵甲烷"這類有機化學物質對頭髮毛囊油脂的腐蝕。我的兩個兒子在2007～2008年重新回到蘇州生活後的嚴重掉髮就是幾乎完全屬於這一類，因為正常9歲和5歲的小男孩，肝臟和血液循環幾乎都是功能良好的，即便飲食原料稍微不充足完整，頭髮生長的影響應該不大。而後來的實驗數據也確實符合這個理論的推斷，一旦"自來水中的三鹵甲烷"經由活性炭過濾大半後，或者使用礦泉水洗頭髮，他們的頭皮毛囊就不再受傷害而頭髮也就茂密了回來。而另一個旁證證據是，他們在台灣並沒有掉髮嚴重，而這正是因為台灣"自來水中的三鹵甲烷"濃度大約只有蘇州的一半。所以這再次證明"內外4因"理論的合理而顯示雄性禿掉髮理論的不合理，因為小男孩的雄性荷爾蒙在這個年紀應該還沒有太多。

　　而更重要的是，所有這環境"內外4因"構成的生產線比喻，我們可以看出來，這"內外4因"4大主因是相互作用，並不是單獨存在而孤立不互相影響的，就像生產線要生產出品質良好的產品則以上4大因素缺一不可一樣。這也就是為何雄性禿理論的不合理性，這也就是為何所謂雄性禿理論的兩大號稱對抗禿頭最有用的武器，單獨禿頭食用藥，單獨生髮液的塗抹，有的人有時候對頭髮的生長防禿有效，有時候卻無效，而對有些人是卻是完全無效。這正是因為無論禿頭食用藥或者落建生髮液都只是這個生產線上影響產品產出的因素之一而已，像落建生髮液只是改善血液循環，沒有把完整的產品生產線兼顧好是無法得到正常完整無缺的產品的。而我這6、7年來我一家4口，包含男女老少的實驗也正是這個"內外4因"理論的寫照，完全契合4大因素要完整兼顧，缺一不可。所以，一般常見所謂的解救禿頭的偏方也好，現代醫學理論的藥物治療也好，都是因為沒有完整兼顧到這"內外4因" 4大主因而才會造成結果起伏不定，無法完全掌握多個輸入變因同時對頭髮生長掉落的正確影響。

　　另外，很多女性常常怪罪頭髮掉落來自於洗髮精，可經由我6、7年的實驗也曾經換過不同洗髮精作嘗試，包括和我老婆的實驗，發現一般市面買的洗髮精並沒有明顯對頭髮的掉落有很大影響，包括日本或德國進口的。反而確認飲食和自來水才是最大的兩個因素，後來實驗的控制程序已經純化到，尤其是往往吃到了不好的食物，當天或隔天頭皮就異常發癢和掉頭皮屑。所以很多時候你不曉得你的午餐、晚餐就是你晚上洗頭髮或者隔天頭皮癢然後造成掉髮嚴重的根源。而更尤其在現金大陸的自來水中三鹵甲烷濃度極高地雙重殘害之下，毛囊和頭皮被這致癌化學有機物的侵蝕下，頭皮不發癢，頭髮不掉落才真是奇怪的身體，當然這也跟每個女性本身的基因有關。所以其實洗頭髮確實會造成掉頭髮，但這是因為自來水而不是因為洗髮精，所以洗髮精是常常被誤會了。

　　飲食營養不全，蛋白質不夠補充頭髮生長所需，所以髮根就細，就容易掉髮。飲食或環境如果再損傷肝臟，不僅原料不足，製造頭髮的工廠肝臟更沒有多餘力氣合成頭髮蛋白質，所以髮根就更細。到此髮絲已經如樹幹變細，如果再加上自來水的三鹵甲烷腐蝕毛囊，就像破壞樹根一樣。細的樹幹加上被破壞的樹根，頭髮的大樹豈有不崩塌之理？

禿頭受環境"內外4因"理論影響的旁證

　　而禿頭基因的表現型禿頭這個現象為何都是頭頂頭髮掉落，但兩側和後邊的頭髮都幾乎不會掉落，這在雄性禿理論也無法合理解釋，但從"內外4因"理論中幾個因素的交互作用就可以輕易解釋，這正是因為頭頂部的血管正好就像手腳趾端最容易冰冷是因為末梢血液本來循環就容易不良，這是符合物理原理，也符合生理原理，也就像糖尿病病人會有所謂末梢血液循環不良而下肢壞死的狀況。而頭頂正是頭部的最頂端末梢，自然也會有比頭兩側和後邊頭髮更差的血液循環。當然，這在詳細的理論驗證上不容易，可是可以將王唯工教授的血液循環共振理論一起來看的話，頭部頂端血液循環較容易不良應該是合理。另一方面因為人體一天有2/3左右時間是直立的，血液循環到身體最頂端的頭頂負載本來就較大。而這個旁證也可以由我這6年來的實驗發現，只要睡覺起來的早晨一定是頭髮生長最好的3大時刻之一，尤其是睡眠充足且晚上較早上床的狀態。而正是因為人體在睡眠時是身體整個平躺，頭頂這時已經不是人體的最高點了，血液循環到達頭頂的困難程度遠小於身體直立時，也就是在平躺時整個血液循環系統不用抵抗重力位能而負載最小。因此，血液循環更容易到達頭頂端，也就能夠為頭頂部的頭髮帶來充足的原料以便合成頭髮，這在下面敘述突發奇想的每天24小時都不讓頭部直立的實驗是否可以改善頭頂部位的禿頭，由於自己還要上班，無法切實執行這樣的實驗。而頭髮生長的另外兩大時刻就是午餐和晚餐的3小時後，當然前提也是午餐、晚餐的飲食對頭髮所需的營養越充足越完整，則頭髮的生長也就越茂密。而從我6年的實驗裡此時段的頭髮掉落數量也是最少的，實驗數據和理論推測可以匹配，只是我的頭髮統計數量並未分時到每一個小時，這是觀察經驗。

　　肝臟功能強弱、飲食營養來源、血液循環的良莠以及自來水中三鹵甲烷類的傷害。這4大因素可以重覆定性定量的實驗頭髮掉落再生長，在現行的實驗中都可以可逆試驗，除了所謂頭髮毛囊絕對的壞死除外，但所謂"頭髮毛囊壞死"這個論點還值得論證。而其實很多的醫生所謂的皮膚濕疹、過敏、發炎、日光皮炎或者乾癬（牛皮癬）也都是所謂表現型的差異，只是人類還沒有整合發現，其實這些有相關關係的疾病症狀其共同關係就是"肝臟"這個重要器官的受損。用俗話或者所謂自然療法的術語來說就是身體排毒系統的影響，除了肝臟受損是主因外，還有伴隨是一年到頭的不流汗，間接造成體內代謝廢物即所謂毒素不從皮膚排除反而惡性循環地對肝臟、腎臟造成更大的負擔。而另一個相關的證據就是女性肝癌的相對較少，且禿頭也相對較少，而這些共同的原因之一就是女性有週期性的月經幫助身體排泄廢物，也間接減少了肝臟、腎臟的負擔。這在梅襄陽醫生的論點中也是一再出現而且相當重要的。當然現代工業化後的飲食環境污染以及高度城市化後夜生活形態的改變，都是是造成肝臟傷害的最大兇手。

　　另外在西方醫學史裡記錄，西元1800年左右人類開始使用氯消毒的自來水，所以由禿頭基因表現型在環境的"內外4因"4大因素裏可以旁證推演，西元1800年後的禿頭表現型一定是大量增加，而且是從開始使用自來水的地方先增加。在我從2008年8月15日那一道曙光的發現禿頭真兇實驗之初，一直以為只有自來水是唯一兇手。可一段的時間過後，發現我的頭髮增加只能達到一定的程度便飽和，即停止了頭髮密度繼續再增加的現象。然後我查找在西元1800年以前古代中西方的畫像裡還是有不少禿頭的人像，這表示在自來水開始使用前人類早就有禿頭基因型的存在，而且禿頭的表現型也時常可見，但從可獲得的一些數據來看，禿頭人數是越來越多，如果能有完整從西元1800年開始的禿頭人數的數據，那一定可以看出禿頭人數和自來水的這個相關關係。我兩個兒子的狂掉頭髮在當時使用過濾水後即刻恢復，而我自己的禿頭在當時幾近光頭的髮型看來有很大程度的改善，所以在那個當下確認自來水確實是造成禿頭的元兇之一，在前面已經提過。當時我懷疑是不是因為我太晚發現自來水的傷害，所以在當時我的毛囊都已經壞死，所以即便我減少了自來水的傷害，也無法再讓我的頭髮長回來。可後來的實驗卻又讓我燃起信心，在前面提到，後來再驗證了肝臟和飲食營養來源以及最後確認的血液循環3大內在因素。

　　還有，會禿頭從邏輯上來說絕對不會只和基因有關，否則為何同樣禿頭，如果只是基因造成，為何表現型在年齡的分布可以從20幾歲開始到40、50幾歲開始才會掉頭髮？所以，如果從開始掉頭髮的年齡的分布來推測，其實更重要的原因是肝臟功能的越來越退化，這就可以解釋為何禿頭的年齡層分布如此大，而且禿頭年齡越來越下降，因為人工化學飲食及環境污染，加上現代網路生活的便利化、娛樂化，熬夜的人口越來越多，且年齡越來越下降，也就造成肝功能越來越容易受損。因此，禿頭的年齡也就越來越下降。而且從頭髮是慢慢掉落的趨勢而不是瞬間掉光來看，也正符合肝臟功能的降低也是日積月累的緩慢。而肝臟功能一但降低，就沒有多餘的能力來合成頭髮所需的蛋白質。這和我這幾年來的實驗是可以一致驗證，尤其是正確食物的補充和護肝超排方的服用，都屢次驗證。而且，在實驗裡一旦食物補充正確，落建生髮液的效果才會馬上顯現出來，當食物營養補充不足時，落建生髮液噴再多也沒有用。經過多次的交互驗證實驗，這幾個因素缺一不可，彼此間是有交互作用，這樣多因素交互作用的禿頭症狀本身也正是造成禿頭難解的原因。

　　我在2012年初的春節開始在大陸新浪微博上的"方舟子韓寒微博代筆大戰"一系列的新聞後，尤其中的一些文章描述韓寒父親肝炎的症狀，才知道所謂肝炎的患者是很容易全身發癢，這才讓我恍然大悟又得到更有用的資訊。

也因此才更確信肝臟、飲食、血液系統綜合的環境"內外4因"理論就是禿頭掉髮的真正根因，也更旁證瞭解我自己一家人的掉髮、我的皮疹、我的容易頭皮癢、我的容易打哈欠等等，都是因為我長年累月的熬夜晚睡造成的肝臟功能低下。在幾年前的健康檢查就已經知道我自己某些肝功能指數異常，但一直沒去在意，也一直沒有改掉晚睡的壞習慣，現在推測肝臟細胞壞死的已經不少，尤其在2012年底，由於冬天不流汗，脖子皮疹向較壞的狀態。又像有人描述肝病的症狀之一是晚上睡眠品質很差，容易抽筋等。我的現象也大致符合，2012年秋冬以來就是睡眠品質越來越差，導致身體疲累，肝臟又反過來更差，然後睡眠品質再更差，這樣的惡性循環正反饋就是身體崩塌的典型模型，我只好甘心早睡來試驗是否能夠挽回肝臟。當然，這很容易陷入心理學所謂"可得性偏差"或者"錨定效應"。但是我的這些症狀符合率實在太多，加上我自己6、7年的實驗結果和自己40多年來的生活經歷。少數因素的符合可能容易落入"可得性偏差"或"錨定效應"，但幾乎全部因素的符合也就接近是事實了。不過理論終究是理論，能在實際的實驗裡能夠再現重覆檢驗最重要，也可以反過頭來修正理論。

　　還有在我同時伴隨的實驗裡，很多一般人以為的人體皮膚過敏、濕疹、乾癬等很多皮膚病症，其實也是一種自我保護機制。人體吃了壞油或有害食物，直接將有害成分物質在皮膚表皮排泄出，這是人體設計最有效快速的方式，以免到了消化及循環系統後對人體本身的傷害更大。所以在下一章我後來皮膚皮疹的實驗裡，根本不必用任何藥物，只要大量的流汗、充足的睡眠，人體的生理系統自動會將其清除，但重點當然是不能持續的給人體加入壞的食物和環境，不然人體每個器官的負載處理能力是有極限的。而大多數一般人包括以前的我自己都不知道這些概念。醫院、醫生、藥廠為了生意賺錢所需，一方面可能他們本身不知道，另一方面為了賺錢，更不可能推廣這麼簡單又不用花任何一毛錢，而且重點是不會再更進一步傷害自己身體的最佳自然治療方式。任何現代醫學對皮膚病的治療不是塗抹類固醇或腎上腺皮質醇等，就是吃藥。我自己和家人都已經嘗試過無數次，在台灣、在大陸看過無數的醫生，都是相似的治療方法，這些方式都只是治標，暫時將皮膚上的反應看似抹平了症狀，可實際上，傷害原並沒有完全清除，原因也更不知道。你更可能被蒙蔽欺騙了以為沒事了，恰恰相反，長此以往，不但持續有害食物進入人體，傷害消化系統、循環系統等器官，如果再加上長期服藥來消除因為吃了不好東西的症狀，更會造成肝臟、腎臟同時也受到嚴重的雙重傷害。

　　由我兩個兒子掉髮然後解救回來的實驗也可以再旁證肝臟對頭髮作用的重要性。因為小孩肝臟未受損嚴重，所以當時即使他們的飲食沒有很充足的牛肉、洋蔥、芋頭等，但只要肝臟功能正常健全，少數的營養來源還足以提供合成頭髮所需蛋白質的正常產出，不像40多歲的我肝臟功能低下，就需要更大量的營養來源才可以產生相同數量的頭髮所需蛋白質。這時候未過濾自來水中三鹵甲烷類有機物侵蝕他們頭髮的速率尚可以由好的肝臟來補償回來維持，能夠正常補充被自來水的三鹵甲烷這個外在環境因素所損失的頭髮。所以，我兩個兒子不至於像我一樣幾乎全禿，他們只是頭髮明顯日漸稀薄。然而，含三鹵甲烷的自來水侵蝕頭髮造成掉髮速率還是大過於他們每日頭髮的生長，所以才會看早到頭髮越來越少，但和成年男性比，掉髮比較快達到飽和。

　　一旦將自來水中的三鹵甲烷濃度經由活性炭過濾後，由於他們的肝臟功能健全，只要去除了或者減少了自來水中三鹵甲烷的濃度，他們的頭髮立刻停止嚴重掉落，且在兩三天後馬上就恢復了向好。可對我自己的頭髮即便減少或去除了自來水中的三鹵甲烷，我的頭髮增長明顯遠低於兩個兒子。因此，由我和我兩個兒子這樣的實驗結果可以同時發現，自來水中三鹵甲烷的傷害嚴重性以及肝臟功能健全對頭髮生長的重要性。

　　再加上小孩的掉髮也幾乎是由頭頂開始嚴重，也可以旁證，不是頭頂毛囊油脂較容易受有機物侵蝕就是自來水在頭頂的停留時間較久，或者是同樣類似末梢血液循環較差，又或是這幾個效應共同造成。所以所謂睪固酮造成掉髮雄性禿的理論也不適用在5歲和9歲的小男孩身上，但我的理論和實驗結果卻可以完美解釋且重覆再現性可逆實驗。

　　禿頭人的基因型主要有兩個微觀表現型，一是頭髮毛囊油脂容易被自來水中三鹵甲烷侵蝕造成毛囊萎縮而掉髮。另一個微觀表現型是禿頭人的肝功能低下時，肝臟自動停止減少頭髮的蛋白質合成能力只用來合成生命所需蛋白質。所以同樣的每天受到惡化含三鹵甲烷自來水侵蝕，大多數人並沒有掉髮，那表示這樣大多數人的基因表現型是頭皮毛囊不會受到自來水中有機化合物的侵蝕。而這樣的結果差異就好像一般常識中討論的，喝酒容易臉紅與不會臉紅的人差異，到底哪一種基因的表現型對人體較好？

　　如果就保護人體自身的角度來看，頭髮受到自來水的三鹵甲烷侵蝕頭皮毛囊而掉髮，以及臉因喝酒而臉紅，都是算人體提醒自己身體正受到不正常的傷害，所以在外表作出反應警告自己。這樣就進化的自然選擇來說是避免身體遭受更多的傷害，比那些受到自來水三鹵甲烷侵蝕完全不會掉頭髮，及喝酒都不會臉紅的人更容易提醒自己。而那些身體完全沒有反應的人就好像溫水煮青蛙一樣，最後等到煮熟了才會有感覺。

　　我看見新聞上很多台灣的明星到大陸發展，常駐大陸後，陸陸續續有些皮膚的症狀，包括五月天阿信和林志玲的皮膚，周杰倫的掉髮等。這恰恰和我10年前來到蘇州後的狀況類似。我也是從頭皮癢開始，再來就是台灣醫生所謂的日光皮炎，再來就是皮膚炎，抹藥撫平一處後，在冬天在身體狀況差時，另一處又重現了，這些就是我在第4章會詳細提到的一系列經歷。大陸的自來水中致癌的三鹵甲烷類濃度大約是台灣的2倍，大陸飲食環境差在近年已經不是特別的新聞了，地溝油在我剛來的10年前一定更差，三聚氰胺、蘇丹紅、塑化劑（台灣先搓破）和速生雞等等10年前根本沒有人揭發。所以用最簡單的類推，自來水效應在大陸禿頭的速度是台灣的2倍，如果再乘上食物和環境也是差2倍好了，每天自來水和食物環境的傷害就可以簡單算4倍。這也就是為何從台灣到大陸生活後，聽見很多人的身體狀況急速下降。這絕非危言聳聽也不是可得性偏差，更不是要妖魔化大陸，因為這些報導在近年來網路上大陸本身新聞到處都是，包括在下面的章節裡探討癌症的問題，這些結論是截取我6、7年來的實驗結果和周遭所見所聞。

　　原本可以很簡單的治療方式，停止食用有害物質，遠離有害環境，並且只要大量運動流汗，補充足夠的睡眠和優良的飲食就可以根治的症狀。尤其是這些症狀，身為萬物之靈的人類，在生物演化最精密的人體裡早就透過你自己身體的狀況警告你自己。可結果因這現代醫療的刻意或不刻意的疏失，以及現代媒體訊息常識性無知或為了盈利的誤導。大多數人卻是以這錯

誤的方式而無辜被誤導，或不明所以的治療方式越治越糟。就因為這是一個
漫長細微的變化無法理解察覺，也就更讓人忽略，更讓醫療體系有心人士得
以渾水摸魚、不負責任的以賺錢為最高目的而不是以救人為最高目的。當然
就像在心理學上Kahneman所提到的，這還有人類自我的忽視，或者說偷懶
的選擇性失明。

　　就是因為這些疾病症狀的成因是多變數、細微而且緩慢的3大特性，以
至於太難獲得人類自我可視的宏觀上可以科學化再現性的清晰完整觀察，又
能記錄直觀的治療解答方式。因此，讓現代醫療體系有藉口可以對這一類疾
病尤其是慢性病或慢性病症狀，不負責任的只是隨意給出一個疾病的病名或
者只是一個症狀名稱，但卻不用給出可以根治這疾病、症狀的治療方法。

人類禿頭與樹木落葉類比旁證

　　當肝臟功能長期低下時，就像樹木到了冬天為了節省能源一樣開始落
葉，當肝臟功能無法提供原來的能力給全身時，他當然會關閉或減少一些資
源尤其是用來合成不是維持生命必須所需的蛋白質。由於頭髮對人類來說並
非維持生命所必需的緊急迫切構造，雖然它有些許保護頭部功能，所以聰明
的人體自動把你長期功能低下的肝臟現有的資源用來合成比較重要的蛋白
質。而且，這樣的頭髮掉落是緩慢長期不容易察覺出來的，因為剛開始你的
資本很雄厚，數萬根、數十萬根的頭髮裡，每天掉200～300根你也察覺不
出來，因為你每天可能還會長100根回來，但每天淨減少還是有100～200
根。所以假設淨減少1萬根頭髮要100天3個月，淨減少10萬根就要1000天將
近3年。就像你有10萬元存款，每天減少100元沒什麼感受，要花3年每天
100元才會把10萬元花完。這就是為何禿頭掉髮一開始根本無法容易察覺，
於是就無法容易找出根本原因。要不是我這6、7年來無數次的綜合實驗層
別，花費不少成本與心力根本無法總結造成禿頭的"內外4因"4大根本原因，
這個謎底可能還要再沈睡千百年。而要找出禿頭的根本原因，如果只光著眼
在分子層面中，那無疑緣木求魚、事倍功半，惟有先從宏觀層面先抓住方向

再往下剖析分子層次，這樣才不至於一開始就大海撈針。所以，這個例子更強化了後面"宏觀微觀因果表"的重要性，也更強化要解開不同的問題需要有不同的分類，分類不同先從宏觀還是微觀的層次開始就顯得非常重要，開始是從宏觀還是微觀的方向，一旦錯了效果就非常差，甚至方向錯誤，完全無法達到目的。

物種	基因型	表現型		注釋
		優良生存環境	不良生存環境	
人類	掉髮基因	不掉頭髮	**掉頭髮**	只有在不良的生存環境下人類的掉髮基因或者樹木的落葉林基因才會顯性的表現出來，這屬于條件式顯性基因
	非掉髮基因	不掉頭髮	不掉頭髮	
樹木	落葉林基因	不落葉	**落葉**	
	非落葉林基因	不落葉	不落葉	

圖3-3 人類禿頭與樹木落葉的類比

　　人類的掉髮和樹木的落葉都是在不良的生活環境下為了生存下來，機體的自我保護狀態適應環境的變化，自我維持在惡劣的不良生存環境下個體生存所需的最低能量要求，因此關閉了頭髮的生長或者樹葉的生長，而把能量提撥到生存所需，因為頭髮和樹葉都是在惡劣生存環境下可以先拋棄的部分而不影響生存。圖3-3簡單表列人類和樹木這兩種類比。因此，這種條件式表現型可以說是更完美的一種進化，就像喝酒容易臉紅，吃了壞油的人皮膚容易過敏等等，這些表現型都是提醒個體遇到了不好的生存環境（比如喝酒的酒精，吃壞油的不好油脂都是傷害身體），因此個體用更明顯的信號反應出來讓個體知道遇到了壞的環境，個體正受到環境的傷害，所以個體就不會再繼續接觸壞的環境輸入到個體內部，遠離了壞的環境，個體內部也就因此不會再積蓄更多的壞元素，因此可以保持個體的生存下去，以利繁衍。

　　而相對的，沒有這種敏感反應的個體，就像溫水煮青蛙，直到身體已經沒有辦法挽救的地步來不及了。所以現在才有那麼多小兒急性白血病（血癌）甚至年輕孕婦流產案例越來越多，尤其在近年的大陸。這些都是有礙生存，但更多的是個體的無知或者社會及政府的責任。

　　所以，人類在飲食營養匱乏，血管血流無法將養分順利充足送至頭髮，加上肝臟功能低下（像落葉樹的冬天），所以人體將肝臟僅剩能合成蛋白質的力氣分給其它身體更重要的維持生命所需，因此只好先把頭髮合成蛋白質的能力撤回。再加上頭部在身體的最頂端，"頭頂"的頭髮養分更不容易到達（末梢血管循環差效應，就像人類在冬天手腳冰冷－血管收縮－以減少熱量散失概念類似）。

　　這麼簡單的類比形象，一定有人也想像描述過，可是在實際的人體生理系統上，對於頭髮掉落造成禿頭，卻從沒有人這麼認真仔細的去實踐實驗，並能操縱所有變因，反覆可逆實驗。這和Huxley唱嘆的"How stupid not to think about that"何其相似？植物和動物生理系統在宏觀上看似不同，可卻在微觀上分子層級裡還不都是DNA、RNA？人體和植物一樣，能自我適應及調整所面臨的環境和生態狀況，頭髮的掉落就是一例。

　　就像在"生命的季節"一書裡提到（p101），兩棲類青蛙和昆蟲也有在冬天時為了保護自己免於霜凍死亡的生理系統自動保護行為，如美洲林蛙的肝臟將糖原轉化為葡萄糖，再透過血液循環到每個細胞，使細胞水分的雜質濃度升高，因此就可以降低水分的凝固點，所以可以避免因在寒冷的環境下，細胞內外水分結冰，造成細胞體積增大細胞破裂而死亡。另外在植物上，"生命的季節"(p99)有一段可以類比頭髮掉落，植物在冬天霜凍（因為水分凝結，就像血液循環不好），加上日照短（光合作用時間短，就像飲食缺乏營養），造成樹木落葉阻斷光合作用耗能（就像頭髮掉落是因為肝臟功能低下，所以無多餘力氣合成頭髮蛋白質），因為樹木將糖類、氨基酸、氮磷鉀等營養物質撤回樹枝樹幹和樹根，此時因為樹葉已經掉落（就像人體肝臟合成蛋白質的力氣撤回給其他合成維持生命更重要的蛋白質所需）。所以，大自然的動植物俯拾皆是的例子旁證了演化同源的合理性，也旁證了禿頭掉髮是來自於人體的肝臟是為了自我保護身體不得不的行為表現。當然年紀也是另一個變因，年紀越大肝臟功能老化及受損機率越大，有掉髮基因的人在年紀越大時肝臟更沒有多餘的能力來合成頭髮，也就造成禿頭的人越多。

有掉髮的基因的人就是透過掉髮來自我保護，讓肝臟在功能低下的時候，先將合成蛋白質的能力用到生命所必需的地方，這就是上面一再提到的"肝臟自保基因"。當然這種掉髮不是一個正常的好狀態，而算是一種警告，警告人類自己的生理功能已經有一部分的傷害。這套用生物界最喜歡套用的進化論來解釋，就是擁有這樣的基因反而更適合生存，因為身體會反饋環境傷害的訊息給個體，在環境傷害使個體致死之前先趕快用頭髮的掉落、皮膚的過敏、喝酒容易臉紅等表面可見的現象當訊息，警告個體趕快離開這個環境，或者趕快改善自己的生活形態，不至於造成個體因為環境而死亡。

就像鳥類的羽毛、哺乳動物的體毛，在冬天到來會增厚羽毛或皮毛來減少熱量散失，把在冬天進食不易得珍貴熱量用在生命所必需，也就是"內外4因"理論中肝臟將力氣先用於合成生命所必需維持下去的蛋白質。

禿頭髮型界線平行地面水平面現象旁證

2014年4月16日下午我在桃園公司開主管會的一個當下，剛好也是幾近禿頭的同事Michael坐我旁邊，我在看著前面白板時算是在他的後面，突然心血來潮觀察他的頭髮，等他回過頭來用著他的Notebook同時，我剛好是看著他的側面，突然間從側面的角度我發覺到他頭髮稀疏和茂密的界線很清楚的是平行地面，而這個時候由於他是坐著並非直立站著，所以頭有稍微仰起，因此那圈界線和在坐著時是水平於地面，可是直立站著時與地面的角度一定是不一樣。所以，只有在坐著時，剛好完美匹配在這個界線水平面上的頭皮是血液循環最差的地區，因此頭髮生長最困難，所以人體就先拋棄這一塊頭髮的生長。而剛好在一般的人類活動中，這樣的姿勢是一天當中最長時間，尤其是整天坐在辦公室的人們。而後來回到宿舍自己觀察我的側面也幾乎是一樣的水平線。所以這絕對不是隨機出現的區域，尤其是從很多禿頭的人背後看頭後側那奇怪的凹型界線，這一定有理化原理機制在內。更尤其如果有禿頭更嚴重的人，掉髮連頭的兩側及後面也都掉光，這在雄性禿理論裡更不能合理解釋。而在這個平行於地面水平面的旁證加上"內外4因"理論更可以合理解釋，只要"內外4因"狀況差，肝臟自保基因就控制人體由頭頂平行地面水平面的球狀面開始停止頭髮生長漸漸往下，隨著"內外4因"狀況越差，這個停止頭髮生長的平行地面水平界線就漸漸往下。

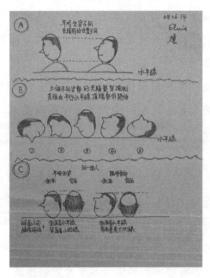

圖3-4 禿頭髮型界線切面圖推論

圖3-4是各種姿勢可能的禿頭區域，叫以看見，隨著和地面水平面的角度不同，頭髮頂端的水平切面不同，而很多的禿頭人的禿頭界線就正好是圖中B區中間包含的3種角度，而這3種角度正好是人類除了睡覺之外的時間中最長的姿勢了。球型曲面很有趣，很多數學不同理論，當平行地面時，禿頭球面看起來是平行地面，可當頭上台或低下時，這個界面的線就成為凹型，就是我們常在禿頭人背後看見的樣子，如圖中的C區圖示。而另外更可以旁證，上班族整天長時間坐辦公室的人更容易禿頭，而整天熬夜坐著玩遊戲的人也是，所有長時間維持這樣的姿勢，也就長時間造成頂端部位血液循環不良，因此頭髮生長不好才會造成該區域沒有頭髮。更有特別的一點觀察和推測，有禿頭基因的人，如果習慣仰頭，則會前額頭髮先掉，如果習慣低頭則是頭頂頭髮先掉，這正是因為不同姿勢造成頭部成為頂端的區域不同，而頂

端的區域末端血液循環較差，才會使該區域的頭髮先掉，這就可以用同一個簡單物理理論來解釋不同人禿頭的髮型模樣。

我在當天晚上上床入睡前剛好又靈機一動想到，那是不是如果我們每天直立的站著，那頭髮稀疏和茂密區域的界線和整天坐著一定不一樣。甚至可以設計實驗，如果讓一個有禿頭基因的人整天頭側著，或者整天頭低著生活，再加上前面提到的惡化方式加速，那麼，是不是他禿頭的地方就會在頭部側邊或者頭部後面，因為這個時候，在這分別的姿勢下，那些區域是在人體頭部的最頂端，也就是在那個姿勢下血液循環頭部的末端。也就是頭部頂端禿頭區域是和姿勢有關。這個實驗如果真的能夠實現，那就完完全全實證我的理論。

從隔天的4月17日回台南的高鐵上，我突然想到可以嘗試在一天中儘量低頭或仰頭的姿勢，可以來實驗看看頭髮是不是會更好。雖然這一天我已經因為持續的兩個星期每天餐餐幾乎都有美玲準備好的超級配方食物，而讓頭髮已經稍有向好，可這樣的實驗或許可以再快更上一層樓，不過剛開始脖子真的很容易酸。後來實驗了幾天並沒有立即效果，加上平時還是要上班，這個實驗應該要更長久的時間，但相信一定是合理的推論。

12. 一般解釋禿頭理論的證偽

現代醫學界對於人類禿頭的正式解釋只給了一個雄性禿理論，主要是認為人類的禿頭大部分是在男性。網路上查到的訊息是在1942年由Hamilton首次提出雄性激素（睪固酮）對於人類禿頭發生的重要性，而詳細的論點是發現所謂雄性睪固酮攻擊毛囊的理論，這一雄性禿理論是目前唯一"科學"驗證合理的理論，而其中的"柔x – Propecia"（成分主要是Finasteride）口服藥和"落建生髮液 – Rogaine"（成分主要是Minoxidil）外用塗抹是現在唯二"科學"驗證合理的用藥，且這兩種用藥原來都不是專門為了治療所謂雄性禿所開發生產的，也是"Happy Accident"。柔x原來是治療前列腺疾病預防攝護腺肥大的，其據稱對禿頭的頭髮生長有效的原理是抑制雄性荷爾蒙對毛囊的攻擊。落建生髮液的主要成分原來是在1970年代為了治療高血壓的一種末端血管擴張效果的鉀離子通道開放劑，有一說法其對頭髮生長有效的原理是改善頭部血液循環，因為Minoxidil並沒有抑制雄性荷爾蒙的作用。禿頭用藥的副作用據稱會抑制男性荷爾蒙，報導2%的人可能會乳房腫痛及睪丸疼痛並且降低性慾，網路上還有新聞報導一群使用者因為其副作用要在美國提起告訴。落建生髮液的副作用則是容易讓皮膚過敏及其它地方毛髮增多。而正是因為落建原來在治療高血壓時意外發現原本不樂見的毛髮增多副作用，於是廠商反而靈機一動改變配方後由內服改外用在頭頂塗抹，意外成為全世界禿頭人士最受歡迎的外用藥。而其實，據報導有很多的使用人士只是長出細毛，只要停用後，細毛又會掉光。而其實，這些現象都在我上述的實驗裡描述過了。從落建生髮液功能在生理學上的原理來看，正是Minoxidil成分的末端血管擴張劑的效用在我上述的"內外4因"中血液循環這一個因素，而且，落建的效果只是增加血液循環本身的動能之一而已並非全部。像我在2012年4月後左腳膝蓋受傷的3季裡，即便每天塗抹落建生髮液，飲食也算充足，又沒有自來水三鹵甲烷的傷害，頭髮的增長還是只有一些。所以，徒有落建本身的功用對禿頭頭髮再生長的功用基本上非常有限，這也就是很多使用者的共同心聲。而且也可以證偽，雄性禿理論解救中的其中一員大將落建生髮液功能是有限的，也可以推測雄性禿理論的不合理。

　　另外禿頭用藥則是完全人為地改變原先萬能的自然界給你的身體內部荷爾蒙平衡，生物的演化應該不會這麼沒有智慧的需要人類干預自己內部身體的荷爾蒙平衡才能保有頭髮的不掉落。這樣的理論套用生物醫學界最愛的進化論根本是一點都不合理。反而，"肝臟自保基因"在"內外4因"環境中的理論不但在理論的觀點闡述上完全可以用進化論合理解釋，在我6、7年的實驗中也已經完全反覆驗證實際狀況而不是空有理論。除了落建生髮液的使用是為了補償我肝臟功能的低下，以及可能原來差勁的血液循環之外，落建塗抹在頭頂只是用來加強血液循環以便補充能夠到達頭頂的養分。其它完全都是天然毫無副作用的方式。不像雄性禿理論不但理論有問題，恢復禿頭還要靠人造化學的用藥來損害自己的身體，往往是典型的未蒙其利先受其害。而更悲哀的是，在這個雄性禿理論下偶然發現且被廣泛使用宣稱的那些服用了藥還沒有解救禿頭的人更是賠了夫人又折兵。

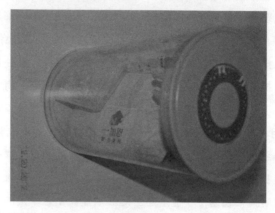

圖3-5 躺了9年幸好都未服用的波x卡（和柔x成分相似的藥）

　　我在2005年10月20日也曾經為了當時開始隱約出現在手臂上的皮疹發癢，一次回台灣的假期裡去看了在台南市開元路上有名的皮膚科醫生，這就是下一章我後來反反覆覆皮膚炎的濫觴，也正是我頭髮掉落的元兇之一，即受損的肝臟，更可以再旁證，我在2003年3月到了蘇州後，2年半的光景下，我的肝臟受損已經早就已經透過皮膚長疹子顯現來告訴我、提醒我了，而我卻遲鈍茫然未視地要在後來的3～4年後才能後知後覺。不過萬幸的是，我後來終於瞭解這肝臟同時對我禿頭和皮膚炎重要的影響，在下一章我同樣實驗了4、5年，拋棄了原來反反覆覆塗抹藥物卻此抑彼發無法根治，最後和我解救頭髮的過程一起發現只靠流汗法就解救了皮膚炎。那次我順便問了那個醫生我的日漸稀疏頭髮的症狀，就是那位搞笑的名醫什麼測驗都沒做就目測判斷我是雄性禿了，這就是醫生們的專業"常識"，醫生那一天開了一堆皮膚塗抹的藥和吃的藥，還有另一種與柔x成分相似的內服用藥"波x卡"，不過幸好我堅持沒有吃下它們，也才有後來的全部這一切和這本書。看看這一直躺了9年多的它從誕生到現在的窩，還有那一天藥品的清單，當時本來躊躇等著是否在哪一天的良辰吉時要吃掉它們，我一貫還是慵懶慵懶地放著放著，忘記丟掉它們就一直留到現在，可以拿來當傳家寶讓子子孫孫引以為戒了。

女性與小孩嚴重掉髮如何用雄性禿理論解釋的證偽

　　另外，雄性禿理論如何來解釋女性嚴重掉髮及禿頭呢？如何來解釋日漸增多青少年的禿頭呢？尤其是像我兩個不到10歲兒子的當年嚴重掉髮？如果雄性禿理論的微觀機制是以雄性荷爾蒙中睪固酮攻擊毛囊導致掉髮，那如何解釋老男人、中年男人、男性青少年、小男孩和女人等這麼多不同類特質會掉髮的人都有高濃度的雄性荷爾蒙中睪固酮攻擊毛囊導致掉髮？如何解釋這麼多年齡層和性別適用這個理論的機制呢？這個雄性禿睪固酮攻擊毛囊而導致掉髮的機制，並無法全部解釋這些廣大不同階層和性別的人群。

　　以我老婆的例子來看，掉髮也算非常嚴重，靠前額頭頂在狀況差時是幾乎快全禿的，說明女性也會禿頭。而且偶爾也會看見不少其它女性嚴重掉髮，所以更可以證明禿頭不一定是雄性，因此不能只稱為雄性禿。由於我的岳父也在中老年禿頭，所以推測我老婆有遺傳到他爸爸的掉髮基因，而這個基因不應該用不清楚不確定的機制說是睪固酮攻擊毛囊，如果是，為何女性也有禿頭？除非女性的睪固酮水平也高。另一方面，如果是睪固酮攻擊毛囊為何只有頭頂的毛囊被攻擊？頭髮兩側和後面的毛囊為何不會被睪固酮攻擊？是因為頭頂的睪固酮濃度高？頭髮兩側和後面的睪固酮濃度為何就不高？頭頂和兩側及後面的頭髮並沒有多遠的距離，睪固酮濃度就差異到能夠造成掉髮有或無這麼大的變化？如果這麼推斷似乎不合乎物理和生理現象，頭頂高算身體循環的末端，正常來推理應該是頭頂的濃度最低。因此，上述睪固酮能在不同年齡不同性別都有高濃度，而且睪固酮只攻擊那麼多不同年齡、不同性別頭頂的毛囊就更不太合理。

　　所以其實這一切還是要回到肝臟功能的角度來看，基因遺傳當然也是重要的一環，而且也扮演一定的角色。可這系統性的微觀機制應該是，禿頭遺傳的基因造成擁有禿頭這樣基因的人一旦肝臟功能低下，他們的基因會讓頭髮的合成功能降到最低，讓肝臟先去合成其他對身體更重要的蛋白質，這個基因就是"肝臟自保基因"。所以這才可以解釋為何女生也會禿頭，因為肝臟才是不分性別、不分年齡都可能受到傷害，才可以合理解釋前面的所有疑問，而睪固酮在女性上尤其在女性的頭頂上不應該有高濃度。但女生為何比男生不容易全禿，這其中的一個可能原因是因為女生有週期月經，這個過程排泄廢物每個月降低肝功能的負擔。這就是前面提過台灣梅襄陽醫生在演說裡一再提及的一個旁證，而更可以和後面章節我對於皮膚病的另一個實驗解救。女性、小孩也會嚴重掉髮禿頭其根本的原因就是肝臟受損，而肝臟受損更同時會造成很多皮膚病的症狀，而禿頭和皮膚病症狀就是透過肝臟受損這個角色而有了相關關係，我一家4個人在蘇州10年也就我的老婆沒有明顯的皮膚炎症狀，這又符合梅襄陽醫生的推論，在後面有更詳細的探討。

另一方面，這可以再從肝癌患者統計上的數據來旁證，肝癌的病患的數量是男性遠大過女性，這又進一步支持"內外4因"理論中肝臟對頭髮生長掉落的重要性。所以，男性禿頭較多而且女性也會禿頭是因為男性肝臟受損較女性多，並不是因為男性的雄性荷爾蒙造成禿頭，這又是一次的搞錯因果關係。男性禿頭多的根本原因之一在於肝臟，並非雄性荷爾蒙，也更進一步和我6、7年下來的無數次重覆實驗數據和結果完美匹配。而這些，雄性禿理論都做不到，並且在幾個方面是自相矛盾無法合理解釋的。網路上有很多不同地方的統計數據證明男性的肝臟容易比女性受損傷，我在2012年4月11日記下隨意搜尋所得訊息支持我的推測：

041112

Bingo...

我的推測是對的，不是雄性禿，是男性肝臟比較差！

男性乙肝病人患肝癌幾率是女性4至8倍
http://news.sina.com.cn/h/2010-01-06/164319412830.shtml

香港乙肝患者超過50萬 罹患肝癌男女比例為6比1
http://news.sina.com.cn/c/2010-05-17/151017523316s.shtml

後來華爾街日報2012年10月22日報導美國男性3千5百萬，女性2～3百萬有掉髮危機
http://t.cn/zln0WkZ

　　另外我的兩個兒子由於我和老婆都有掉髮基因，也就可能再加強效應下，他們兩個人的頭髮才會分別在9歲和5歲的年紀，就這麼容易在蘇州自來水中高濃度的致癌三鹵甲烷的侵蝕下，頭髮掉落嚴重。所以，如果只有考慮自來水中三鹵甲烷對我兩個兒子的傷害，這個造成他們兩個人掉髮的基因應該是表現在頭髮的某個位置很容易遭受自來水中二鹵甲烷的腐蝕，而並不是和雄性禿理論所謂睪酮所攻擊毛囊。如果是雄性禿理論的話，一方面在10歲以下年紀小根本雄性荷爾蒙量很少，並且雄性禿理論不會讓他們兩個人在只減少或去除自來水中的三鹵甲烷濃度就可以將頭髮解救回來。而且，更重要的是，這是可以重覆可逆驗證的。只要過濾自來水中有機物的活性炭使用久了，頭髮掉落就變嚴重，換上了新的濾芯，頭髮就馬上解救回來。這很明顯的因果關係說明，頭髮的掉落是和自來水中三鹵甲烷的濃度成正比，這是經過這6、7年來反覆無數次的驗證。在蘇州高濃度的自來水中三鹵甲烷下，隨時都可以重覆實驗可逆驗證。甚至在實驗室裡可以調配三鹵甲烷不同濃度對不同人、不同部位毛囊油脂的反應關係，甚至毛囊油脂的成份分析，這些應該是很好的一個發表論文的大題目。

　　由我兩個小孩當時的嚴重掉髮也可以推測肝臟的作用，因為小孩肝臟理論上未受損嚴重，所以即使雖然飲食沒有很充足的牛肉、洋蔥等營養成分，但肝臟功能還足以提供合成頭髮所需蛋白質。這時候，未過濾的自來水侵蝕頭髮造成頭髮的掉落尚可以由好的肝臟來補充頭髮的生長而不至於禿頭，但含三鹵甲烷的自來水侵蝕頭髮造成掉髮速率還是大過於每日頭髮的生長，所以才會看見頭髮越來越少。但和成年男性比，掉髮比較快達到飽和後，有掉髮基因的小孩雖然頭髮較少，但還不至於頭頂全禿。再加上小孩的掉髮也幾乎是由頭頂開始嚴重，也可以旁證，不是頭頂毛囊油脂較容易受有機物侵蝕，就是自來水在頭頂的停留時間較久，或者也可能是這兩個效應共同造成，所以雄性禿的理論不適用在5歲和9歲的小男孩身上。

　　另外古人無含三鹵甲烷的自來水，卻也是會禿頭，這就純粹是肝臟功能低下及飲食不良還有血液循環差另外3大因素來解釋。因為文獻紀錄自來水消毒是在1800年左右從西方開始，在當時肯定是沒有照相術的，而查閱歷史圖畫及歷史敘述來看，1800年前不管在東西方圖畫還是歷史紀錄，還是有禿頭人士的紀錄。但因為少了造成禿頭4大因素之一的自來水三鹵甲烷的毒害，1800年前的東西方禿頭數目一定是相對少於現在，除非當時的環境造成肝臟功能更低下，比如營養補充的高度不足。而這個數據可以伴隨當時女性禿頭的紀錄來看，如果沒有自來水三鹵甲烷的因素，女性更不容易禿頭。而這個不容易禿頭，除了基因，更重要的是肝臟功能的因素，而不是一般誤解的因為女性少禿頭，而男性多禿頭，而由這個表面的現象來得到結論是男性的雄性荷爾蒙激素造成禿頭。

雄性禿理論的其他疑點證偽

　　而另一個雄性禿理論不能解釋的只有頭頂或前額會掉髮，而頭部兩側及頭部後面幾乎都不會掉髮，雄性禿理論在這方面有一種說法是"頭頂部位毛囊基因和頭部兩側或後面不同"的這樣論調也是特別奇怪，基因型應該不會在人體每個細胞中有不同，更何況是在頭的部位不同，毛囊的基因就不同更是奇怪。但"內外4因"理論可以解釋的就是，這是因為身體血液循環的關係。頭頂的血液循環最差就如同手腳在冬天容易冰冷的末梢血液循環差的現象一樣，這可以由我的實驗中用落建生髮液和維生素C黃酮補充好，則身體的血液循環變好就能長出頭髮可以解釋。同時再加上補充牛肉、洋蔥等食物後，頭頂頭髮也能快速長出再次佐證，血液循環的對頭頂才會禿頭的原因作出完美解釋。再輔以肝臟功能的健全，這3大原因都全部指向完整解釋頭頂才會禿頭，而且實驗數據及結果都能重覆再現完美解釋。但光靠雄性睪固酮攻擊頭皮毛囊的理由並無法完整解釋，而且實驗結果也是因人而異。再加上自來水攻擊頭皮毛囊油脂的部分也更可以解釋，洗頭髮時在頭頂上自來水中三鹵甲烷單位面積停留機率和時間應該會大於頭側及後部，因為頭頂是平面，一般人站立時間直立較久，但這個水中三鹵甲烷的因素還要和前面3大內因素交互配合觀察。但無論如何，這"內外4因"4大因素是完整解釋男性女性禿頭的完美原因，更重要的是它可以完全經得起任何的科學重覆實驗，和掉髮再重生、再掉髮的完美科學性檢驗。

後來我再發現一條更有用的訊息，在雄性禿理論中用來治療禿頭的唯一美國FDA合法核准的內用藥"柔x – Propecia"，其原理是抑制毛囊細胞中5α-還原酶以避免形成會攻擊毛囊的DHT（雙氫睪固酮）。然而，這一切可能是一個誤會，而且可能是是誤解了因果關係。因為，5α-還原酶原來也存在於"肝臟"還有"毛囊"，所以這可能根本就是相關關係。其原因可能是，柔x的作用抑制了5α-還原酶的同時也減少了肝臟的合成功能負載，因為5α-還原酶也是一種蛋白質，而應該也是由肝臟合成。所以，柔x的抑制5α-還原酶其作用可能減少肝臟本身的負擔，所以，肝臟就有多餘的功能來合成頭髮，這樣，不但可以同時解釋頭髮之所以增加，也可以解釋為何與雄性荷爾蒙無關的女性也會掉髮，雄性荷爾蒙不高的小男孩和老年人也會掉頭髮，因為這些都是和肝臟功能或者自來水中的三鹵甲烷濃度呈因果關係，卻和雄性荷爾蒙無因果關係。

另一方面，禿頭用藥本身就是一種藥物，要經由肝臟代謝，所以本身會消耗一部分肝臟的功能，這也就是為何同樣服用禿頭用藥，有些人有效，但有些人卻沒效。同樣，肝臟功能若很差，這些號稱使頭髮生長的藥一點效用都沒有，因為減少和增加肝臟負擔互相抵消更沒剩多少。看看柔x的官網網站上的斗大標題"用柔x的人10個有9個能改善或者維持他們的頭髮"，請注意是"或維持"。

所以這可能純粹是先找到一個明顯的線索，因為大部分禿頭都是男性，然後再推測應該和雄性荷爾蒙睪固酮強相關，因而再推測減少雄性荷爾蒙睪固酮就可能可以治療禿頭，剛好治前列腺炎就是減少睪固酮（從以前經驗，不要太有性衝動就比較不會有前列腺炎），所以這一切都是邏輯推理恰好的相關性而已，這些都是在Kahneman的書裡重復提及的人類大腦系統1

和系統2的問題所造成美麗的錯誤而已，根本不是解救禿頭的正確方法，也就是為何禿頭嚴重掉髮的人還是這麼多。以科學邏輯來檢驗，如果雄性禿真的是因為睪固酮濃度高攻擊毛囊，那應該是過了少年時期後年齡越輕睪固酮越多，也就是越年輕越容易禿頭才是，怎們反而事實上是年紀越大越容易禿頭。如果和年紀越大越容易禿頭的邏輯相符合，則應該是和肝臟有關才對，年紀越大肝臟功能越低下，所以才越容易禿頭。正因為禿頭是因為肝臟減少頭髮蛋白質的合成才是真正重要的原因之一，只要能夠去除"內外4因"的不良因子，頭髮生長出來是既快又容易。

網站上柔x（Propecia）使用數據：

http://www.hairway.org/show.aspx?id=292&cid=46

柔x（Propecia）官網：

http://www.propecia.com/finasteride/propecia/consumer/index.jsp

另外對於雄性禿理論的一些疑點是：DHT為何要攻擊毛囊？確切機制是什麼？生物化學流程？完全猜測得來的？因為要推導出是"雄性"相關的特徵造成禿頭，所以只能從睪固酮下手？理論上DHT是越年輕越多才對啊？有雄性禿的理論反而解釋說是年紀越大DHT累積越多？5α-還原酶會累積？DHT會累積？如果用老年人累積多，那不就是代表年輕人累積少，所以不會禿頭，這不是又互相矛盾？另外DHT攻擊毛囊，摧毀毛囊，是毛囊細胞立刻死掉，還是慢慢死掉？應該毛囊慢慢死掉否則禿頭為何都是慢慢禿？若是，則代表DHT攻擊毛囊是很緩慢？而且DHT攻擊毛囊摧毀毛囊每個人的速度還不一樣，這樣合理嗎？若真是DHT攻擊毛囊，為何頭頂最多DHT？理論上不是頭頂算末梢血液循環更差，DHT應該更少，就算頭頂多好了，其它的頭髮也都有DHT，為何兩側後面頭髮不掉落？而且雄性禿理論所謂"禿髮的部位大都在前額，頭頂及後頭枕部上方，這些部位毛囊基因特殊不一樣。"。怎麼可能在頭的小部位的區域範圍內基因就會不一樣？這實在太不合理。再則，如果這個理論合理，那麼毛囊基因的不同的界限在頭部的哪裡？是這個毛囊和旁邊那個毛囊基因就不一樣？基因不同的細胞部位在頭皮上有漸進性的梯度變化嗎？那不會禿頭的人，他頭上任何地方部位的毛囊基因都和那些會禿頭的人其頭部兩側和後面的毛囊基因一樣，都不會受到DHT攻擊？那些不會禿頭的人，DHT不會攻擊他們的毛囊嗎？他們的毛囊受到DHT攻擊為什麼不會萎縮？不會禿頭基因的毛囊成分是微觀上哪一些不同，所以受到DHT攻擊不會萎縮？如果雄性禿理論都一樣，為何柔x用藥不建議婦女和小孩使用？這麼多疑點，似乎雄性禿理論無法全部同時完整合理解釋。

　　以上這麼多雄性禿DHT攻擊毛囊理論的疑點怎麼都沒有人質疑？相反，用"內外4因"以肝臟為中心的系統理論就可以完整合理解釋這一切，主要是內在和外在兩大方面，"內在"的頭髮"生長"與"外在"的頭髮"傷害"，外在傷害就是自來水中的三鹵甲烷，內在生長又包含3個主要成分 – "肝臟"所統領的"飲食營養成分"和"身體血液循環"3大因素。所以與其說是雄性禿基因倒不如說是"肝臟自保基因"。因為，就是肝臟為了自保才先把頭髮掉落減輕肝臟自己的負擔，就像落葉林基因在冬天要落葉，可天氣一溫暖葉子就長出來了。

　　而且禿頭用藥的所謂抑制5α-還原酶避免禿頭的雄性禿理論，完全人為外加的單方向對身體荷爾蒙內分泌平衡的破壞，根本是捨本逐末。只為了把頭髮生長出來，竟然去破壞掉身體本來的內分泌平衡，更何況，這種人為外在化學性地干涉自然的人體平衡還不一定百分之百對頭髮的生長有效。這完全只是單方向的認為禿頭是男性專有，所以將原因指向雄性荷爾蒙造成禿頭，再從微觀的分子生化實驗找數據來配合，這種容易尋找的相關性關係和真正的疾病的因果關係完全不同，而最後邏輯上及理論上又不能完全說通為何女人小孩一樣會狂掉頭髮，且為何不是年輕力壯雄性荷爾蒙激素更多更容易禿頭？根本沒有完全合理解釋頭髮生長和掉落背後的生理機制。除掉了雄性荷爾蒙的DHT攻擊毛囊造成禿頭理論，難道頭髮的生長掉落就沒有其他生理機制可以更合理解釋？只有所謂雄性禿理論的雄性荷爾蒙睪固酮因素單獨影響？雄性禿理論如何和這些原本的頭髮生長掉落原理搭配起來解釋？光是以這個檢驗科學的證偽性就可以判斷雄性禿理論的不合理之處很多。如果雄性禿理論真的合理，禿頭用藥服用和落建生髮液真的如宣稱"用的人10個有9個能改善或者維持他們的頭髮"，那現實世界上禿頭的人應該越來越少，可事實上是禿頭的人卻越來越多。如果真的有效就不會還有那麼多原因不明，也不會如網站上在宣稱療效時還只能寫上"維持"，如此邏輯，則不用禿頭用藥也能"維持"。我們要的真正答案是"改善"，就是讓頭髮長出來，除掉"維持"，柔x的"改善"比率是多少？不會89%都是"維持"，而"改善"只有1%吧？

另外，有一種說法"要有精壯的胸腹肌，男性荷爾蒙絕對不能少。"，所以，從這個邏輯上來看，胖的男人就不會禿頭嗎？這顯然又是一個混亂相互抵觸的相關結果。還有其它與雄性荷爾蒙相關的雄性特徵，也不一定是禿頭的人其雄性特徵就較明顯，因此，由此簡單的推斷，禿頭和雄性荷爾蒙絕非簡單的因果關係，最多來看，它們可能也僅有簡單的相關關係。

13. 禿頭與其他症狀的相關性

禿頭既然是由"肝臟自保基因"在"內外4因"的人為或環境選擇下之表現型，那麼，與肝臟有關的疾病症狀，勢必也會和禿頭這個症狀有多少相關關係，因為其共同的關聯樞紐就在於肝臟。下一章的皮膚炎就是肝臟受損的重要症狀之一，我是後來2012那一年在新浪微博的方韓大戰中，才意外地知道很多肝炎病人皮膚容易發癢，也因此由這一點加上我的實驗成果，整合起我自己的禿頭和皮膚炎與肝臟強相關的一切理論。

肝臟功能損傷後，代謝能力差，造成皮膚協助代謝廢物造成的皮膚炎，也會造成有皮膚炎地方的頭皮皮膚毛囊被封閉或受損，頭髮因此無法長出。圖3-6可見我頭頂頭皮近10年皮膚炎此狀況。這也可能和自來水水中三鹵甲烷有關，因當時來蘇州不久後就開始頭皮發癢，持續了將近10年後，我才真正瞭解。下一章的皮膚炎有更詳細的描述。

且頭髮就是長在頭皮的毛囊上，其實就是和皮膚炎的相關性更強烈，因為其主要的共同因素都指向肝臟功能。肝臟是人體最大且最重要的器官，也因此，伴隨肝臟相關的疾病也就必然和皮膚炎及禿頭可以有千絲萬縷的關聯了。網路上我發現一段和我自己這40多年來的生理狀況與禿頭的關聯非常相似，在這裡提出並且做些探討。

　　容易禿頭的人一般都容易皮膚癢，尤其頭皮，這就是和肝炎患者類似的的皮膚時刻癢，我是後來才知道肝炎患者有這個症狀。而我自己並沒有B、C性肝炎，但皮膚從有記憶以來似乎就容易發癢，這回想起來其實就是每一次的肝臟受損反應，可我以前從來不知道。再加上後來在我的兩個兒子身上也一再得到類似的結果驗證。因此，當肝臟長期受損後功能越來越低下，就會造成所謂的容易疲倦勞累、容易發怒、焦慮、內分泌失調、坐立難安以及睡眠障礙，長久不得解後就陷入惡性循環，就是圖5-1的迴圈，也就很容易導致心理上長期壓抑後走上抑鬱傾向。在我前面描述我的鼻病，其實就是類似肝臟受損的情況，我也才從國中時期就容易坐立難安。包括我的兩個兒子也是，這廣泛來說是體質問題，而被現代醫學稱之為"過敏"。可其實，這一切就是第五章再充分討論的問題，用專業術語簡單來說，一切都是"肝臟自保基因"在"內外4因"的人為或環境選擇下的表現型。

　　因此，禿頭的人常有抑鬱、焦慮、內分泌失調或乾癬皮膚炎等慢性疾病症狀，這並不是禿頭是這些症狀的原因，而是它們只有相關關係而並沒有因果關係。其共同原因正就是被損壞的肝臟，所以，抑鬱、焦慮是因為肝功能低下造成的惡性循環。內分泌失調及被歸類為自體免疫性疾病的乾癬皮膚炎，內分泌功能紊亂其實就可能又和肝臟功能有關，肝臟差、代謝差、容易有皮膚炎、腎上腺皮質素消耗多，所以體內內分泌不平衡。而自體免疫性疾病的乾癬皮膚炎會造成嗜酸性白血球過多，導致血液濃稠，有一說還有脾臟切除肝功能不良者也是，因此血液循環不良、血管栓塞，因此，又反過頭來造成合成頭髮養分無法輸送至頭頂。因此，肝臟和血液循環其實是互相影響，不必是獨立變化造成禿頭。因此，所有這些複雜的人體生理反應，相對禿頭和其他慢性疾病症狀，雄性禿理論四處碰壁、互相矛盾且無法完整合理解釋。相反，"肝臟自保基因"為中心伴隨"內外4因"的理論可以完整且沒有矛盾的解釋這一切，而且還有我的多年實驗驗成果驗證。

　　圖3-6就是我10年前到蘇州來時，剛開始只覺得頭皮非常癢，再怎麼洗頭從來無法解癢，最後才知道，那是從我來蘇州後，主要就是飲食及自來水中的三鹵甲烷傷害肝臟及皮膚毛囊油脂，而我一直都不知道，以為就是一般的皮膚癢，日積月累後終於造成3～4年後就禿頭。再下一張圖3-7是2008年

8月16日開始頭髮實驗以及2013年2月時頭髮已經較好時的比較，雖然頭髮已經恢復不少，但頭頂的皮膚炎處在這近5年後還是沒有改善，因為我的脖子上的皮膚炎一直還沒完全消除，它們都和我的肝臟損傷存在連繫。這個頭頂皮膚炎幾乎就存在了10多年，而我要到最後才把與禿頭和肝臟的關係串連在一塊，還有下一章我一家三口皮膚炎的解救。

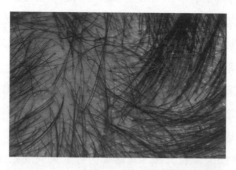

圖3-6 近10年頭頂皮膚炎造成頭髮稀疏

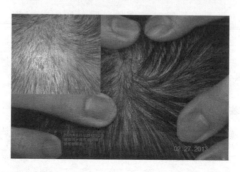

圖3-7 實驗5年間頭頂皮膚炎處比較圖（圖4-1-2部分截圖）

氣溫高低與頭髮生長

從前面的植物落葉林比喻頭髮掉落，其實頭髮生長也與氣溫高低相關，從2、3年的暑假茂密數據也可看出，另一個旁證則是肝臟在夏天溫暖氣候負擔低，則有餘力合成頭髮。甚至在我下一章解救皮膚炎的每一次"高溫悶熱流汗法"下，就會發現頭髮的生長有明顯的效果。還有白人禿頭基因也是"肝臟自保基因"的演化也和氣溫有關。在第五章總論中有更多討論。

　　從我最後的實驗結果推論，所有在所謂的雄性禿理論基礎上所做的治療使用對有些人時好時壞，而對有些人完全沒有用處的這些現象，根本就只是因為季節冷暖變化的差異造成頭髮自然生長的變化，或者剛好只是搭配了食物營養補充充足、肝臟功能的改善或者血液循環的變好。這完全就是Taleb一再強調的"運氣"，而這也就是其中一個原因，為何雄性禿理論無法完全解決所有人的禿頭問題，也無法完整合理解釋所有人的禿頭嚴重掉髮現象，因為雄性禿理論並不是真正的根本原因。也就是說，如果在雄性禿理論的指導下，一個藥廠針對禿頭實驗的用藥剛好在夏天或者在溫暖的地區作實驗，那當然就可以得到更多的頭髮生長。相反，如果是在冬天或者一年到頭寒冷的地區作實驗，那自然得不到頭髮生長的好數據。我不確定這些號稱拯救雄性禿有用的藥品試驗的實驗設計是不是已經考慮這些因素，但從我6、7年實驗數據觀察結果得到的結論，可以明顯看出氣溫冷暖對於頭髮生長的影響，而且在"肝臟自保基因"與"內外4因"的理論裡也可以合理解釋。這在後面的章節裡有進一步討論。

　　而在2012年底的冬天，由於已經掌握幾乎所有因素，因此氣溫低使肝臟代謝負擔大的因素已經可以由於食物營養充足補償回來一些。因此，頭髮茂密度比2011、2010年底的冬天好很多。

14. 6、7年頭髮實驗中蘇州與台灣自來水數據資料及其他重點資訊

　　前面已經完整描寫我6、7年來頭髮實驗的詳細過程經歷，但也許可能敘事太多反而枝節繁雜忽略了有用的實驗工程步驟及資訊，在這段小節裡再濃縮重點，並將更多的數據、資料、圖片及重要資訊一起放在這裡。包含"內外4因"中4大因素的各項詳細資訊總結，以及實驗過程中的其它步驟和數

據，後面章節裡有更多的探討和結論。先再把整個頭髮實驗中我當時手抄的
重要大事記年表show出來在圖3-8.

圖3-8 頭髮實驗重要事記年表

頭髮實驗的觀察時間及變化明顯程度

頭髮生長實驗中，觀察頭髮成果的時間有長有短，短則幾小時，長則
至幾個月都有可能。在這裡，將時間變數長短的重點，從時間短到時間長的
因素劃分來看。

首先，用一般家裡含三鹵甲烷自來水洗頭髮是立即性的侵蝕毛囊的油
脂（$t = 0$ hr），所以頭髮馬上就瘋狂掉落，只要洗完頭髮，不止頭皮發癢，
洗頭髮時和洗完頭髮後擦乾、吹乾頭髮甚至梳頭髮時的掉髮數量都會很多。
只要用上活性炭過濾後的自來水或者市售桶裝飲用水來洗頭髮，頭髮的毛囊
油脂就不會被侵蝕，然後頭髮就會減少掉落而且頭皮也不會發癢。在洗完頭
髮，馬上就發現頭皮不癢而且掉髮減少，這也就意味著，頭髮淨值是增加，
最慢隔天或過兩天就看見效果。但是如果沒有"內外4因"完全齊備，去除自來
水中三鹵甲烷對頭髮毛囊的傷害，只能是減少掉髮，恢復到一定程度後就會

飽和，因為頭髮生長並沒有增加，頭髮只是減少掉落，沒有其它內在三大因素同時補充就會減少頭髮淨增加的效果。

　　接下來是反應第二快且反應比較明顯的飲食營養補充。只要每一餐吃下前面或後面提到對於合成頭髮所需養分的食物，經過食道、胃和小腸吸收後，肝臟合成再由血液循環到頭頂約需3～4個小時（t＝3～4 hrs），這和生理學上的說法一致，餐餐食用後立刻見效，請仔細目視和手觸觀察，如果加上掉髮數量的統計就可以更看出食物的影響。但前提是不能吃又辣、又油膩或者腐敗的食物，也不能熬夜、勞累、喝酒等，因為會損害肝臟、消耗掉肝臟功能，因此掉髮數量多過於補充頭髮長出來的數量，則結果淨頭髮增量還是減少，因此頭髮會越來越稀疏。只要吃了不好的食物，一吃後也是3～4個小時甚至更快就頭皮癢、瘋狂掉髮，我的多次海帶、苦茶油、蝦仁和豬腳等經驗驗證，得不償失。不管是吃了好或壞食物後頭髮的增多或減少，都大約是在餐後3～4個小時後，尤其晚上6、7點吃完晚餐，10點多到11點洗頭髮時，注意觀察並且專心感受，你就會發現頭髮掉髮減少且有明顯的增加。所以，只要營養成份齊備，每餐餐後的3～4小時注意觀察就有變化，還有早晨起床也是頭髮生長明顯的另一個時間點。

　　第三個因素肝臟功能的加強，這個反映時間及明顯度需要更加仔細觀察感受。肝臟功能加強我主要實驗過2種方式，一是睡眠充足，另一個是市售維生素營養品的補充。睡眠充足需要經過一個晚上（t＝9～12 hrs），只要晚上10～11點上床睡覺，最好到早上10點半後，起床後照鏡子，手拿另一面鏡子反射照頭頂，請仔細目視和手觸觀察，馬上感受到人體的生命力，這一部分我將之歸類為肝臟功能的加強，因為肝臟在睡眠時負載理論上最小，也就可以恢復能力，有更多餘力用於合成頭髮生長所需蛋白質。在市售維生素方面，則是嘗試前面提過台灣陳俊旭博士書裡介紹的超排方，也曾嘗試陳博士提過的奶薊子（美國幾個品牌）加上維生素B群，可是效果貌似沒有超排方明顯。當然，這些實驗沒有嚴謹的科學量測，最多就是頭髮掉落數量的統計。維生素營養品對肝臟功能的加強導致頭髮掉落減少的效果也大約是1～2天的時間（t＝24～48 hrs）可以看到變化。

最後時間最長且變化程度較難以掌握的是最後一個因素血液循環。血液循環則時間較不固定，目前嘗試過的有3大因子：維生素C黃酮、落建生髮液及2012年4月左腳韌帶受傷肌肉萎縮。除了落建生髮液大約也在1～2天（t＝24～48　hrs）可見功效外，維生素C黃酮的效果似乎較輕微，身體物理性受傷造成的血液循環問題則需要更長的時間觀察，我的腳傷大約要在3～4個月（t＝3000～4000　hrs）後才恢復，也才使頭髮的生長漸漸回到正常軌道。但和第一個外因一樣，這"內外4因"中的4大因素都要完全齊備，對頭髮的生長效果最好，而且不能再有任何反向傷害的因素，否則就像消費大於收入，流出多於流入，整個淨值還是減少。

每日頭髮實驗掉落頭髮收集

從2010年7月重新開始的持續每個工作日收集在上下午共約8小時內的頭髮掉落數量，也是這個頭髮實驗非常重要並得以成功的一大部分原因之一。也由於有了這個數量化的數據，才能連同下面洗頭髮用水水質成份分析的兩大比較算科學工程化、數量化數據，呈現出這個實驗稍能偏向科學或工程學的方法一些。如果沒有這兩大數量化數據，這些內容也都僅僅只剩照片和敘述文字，我的文字駕馭能力恐怕再看幾萬本書，再過幾十年的生活也不一定能如達爾文一樣，僅僅在一本書裡用唯一的一張圖表撐起一本曠世巨著。

每日掉髮數量主要是以圖3-9的3M隱形膠帶粘住髮根部位，主要材料都是手邊方便獲得為主，由於這種隱形膠帶的黏度對黏頭髮以及大小、操作性等來說正好，對於記錄日期及收集到透明塑膠密食袋裡匯整，可以直接觀察也是配合恰到好處。一般膠帶的靜電力過大及黏性太高，可能對於頭髮的收集不是那麼方便。將隱形膠帶一段內折一小部分對黏住後，就可以貼在電腦螢幕邊上，隨時撕貼很方便，圖上就是貼快滿一整圈螢幕的邊上。黏住髮根一小段的部分即可，若無法判定是否髮根時，如果不是特別要觀察髮根也無所謂。

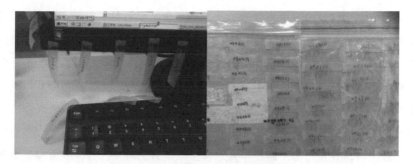

圖3-9 每日白天頭髮統計數量方式

　　撥頭髮約只要單手撥每一小時1～2次就可以，撥的地方主要在傳統掉髮區，即頭頂至前額一大片，頭兩側及後部的頭髮不用撥。一邊左手單手撥，另一手可以拿個小鏡子觀察撥弄區域。在3個整年收集實驗中，頭髮掉落的數量，基本不會和撥的次數和時間呈簡單的線性正比，也就是說，只要你的狀況好，比如"內外4因"都齊備改善，不管撥弄頭髮幾次和幾分鐘，頭髮就是掉的很少，而只要狀況差，隨意一撥就會狂掉。這簡單可以想像類比，不會禿頭的人，隨便手如何撥弄，頭髮一定不會像禿頭的人那樣掉髮嚴重。透過這個簡單的實驗數據收集，你將會第一次體會到人體作為生物的奧妙，也更可以感嘆那些不起眼的洗頭髮用自來水、肝臟、食物、血液循環和你的生活作息，這些身體裡生理的物理、化學及生物反應，竟然就這麼活生生的呈現在眼前你可以看見的頭髮掉落之間告訴你。當然，更令人需要注意的是後面章節裡提到那些你看不見、感受不到，可卻對你的身體影響最大的微小或無形的原因或者結果裡。還有這本書快寫完前，在下一章看到的更令人再次深覺人體高級神跡的三個月內"高溫悶熱流汗法"一天天褪去我脖子皮疹痕跡的進程。

　　在收集頭髮的過程中，另外兩個非數量化量測可以當作參考和頭髮掉落數量對比，一個是眼睛目視、一個是用手抓觸，這兩個感官量測和數量化的頭髮掉落數目可以很好的對比，只要頭髮掉多了，一、兩天內，目視和手觸立刻可以感受到變差。相反的，只要每日頭髮掉的少，目視和手觸就會向好。而這個目視和手觸量測的好壞，相對每日白天8小時頭髮掉落的臨界數量就大約是20根，這就是第一章的那個趨勢圖可以看見，20根約低於我這3年所有統計數據的平均值26根。而這個8小時掉落20根頭髮的取樣，在我的實驗裡，也就大約是在一般認為的每天掉髮100根是正常的臨界點。雖然一天24小時，如果8小時掉20根，並不代表24小時就是掉60根，因為要假設睡覺8小時不會撥頭髮，這也不是說那整天頭髮就是16小時掉40根。在我的實驗裡，洗頭髮加上擦乾頭髮，再加上塗抹落建生髮液的時侯，和白天8小時掉20根一起總共加起來，頭髮不會淨減少狀況好的時候一整天頭髮掉落總數量約就是在100根左右。而只有在白天8小時手撥弄掉髮數量維持在20根以內，才會保持每日頭髮淨數量不會減少，也就是頭髮目視和手觸才不會越來越稀疏。這個過程當然可能存在相當的量測誤差，但由於這是目前在我能掌握下最方便的模式了，而且頭髮掉落數量的誤差並不會導致宏觀目視和手觸頭髮結果的太大差異。

　　在2013年年初的心得日記還在統計掉髮數量，並且推測數量變化所受到的因素是哪些影響

010313

　　今日只有掉9根，繼2012年3月22日7根以來最低，當時應該比較稀疏，所以掉的少合理，今日掉的少，但是頭前中間偏左部分相對以前最好的7～8月看起來還是稀疏（也可能左腳造成循環沒有全恢復－左邊稍更稀疏）。所以看來還是和皮疹一樣，受到肝臟影響大。因此，規律是夏天才可能茂密。現在只是掉的少，但是頭髮無法合成出來多長出來，因為肝臟沒有多餘能力。只能用來提供身體在寒冷的冬天所需。所以看圖，沒有一次冬天茂密，但掉的少則看狀況，可能和當時頭髮總數少，所以掉的少，頭髮總數多，如果其他方面也配合好，則也可能掉的少。所以，掉得多一定稀疏，掉的少則不一定茂密。所以，7，8月才會茂密，12月一定稀疏，尤其前兩年還有未知因素，2012年最後一次12月則萬物齊備，所以較往年不稀疏，但也無法茂密。只能等待2013年的7月到來。並保持其它因素良好。但2012年的

7月本應茂密，但由於**4**月腳傷，所以反而更差，違反前兩年規律，只要**2013**年**7**月茂密，那就是**BINGO**了！

"內外4因"之外因 – 洗頭髮用水的訊息總結及補充

　　頭髮會不會掉的嚴重，和你用手去撥弄它或者和你每天都洗幾次頭髮都沒有關係。但這個前提的重點是，除了肝臟、飲食和血液循環重要外，洗頭髮要用沒有三鹵甲烷有機物的水，就是不能直接用家裡沒有過濾的自來水。所以，很多新聞上、網路上的說法，洗頭髮次數會增加掉髮嚴重，這是因為用家裡自來水中的三鹵甲烷造成嚴重掉髮，而不是因為與洗頭髮的次數多寡有關。當然洗頭髮次數多一定會掉髮多，這只是因為洗頭髮的機械拉力造成，不是洗頭髮本身，而且並不是簡單的線性正比。只要用沒有三鹵甲烷的水洗頭髮，頭髮的掉落是會在合理的範圍，就不曾掉髮嚴重，造成頭髮越來越稀疏。

　　前面的章節提到，在我解救禿頭實驗的驚奇又恢復平淡的一年後，我才在和良哥的討論中發現了另一種管道式淨水器的功效，也才能夠有後來的一切。也正是和良哥的討論應該是活性炭過濾器過濾了自來水中有機物，才讓我的頭髮有變好的跡象，而且，原來第一次使用的蓮蓬頭式活性炭濾芯的體積相比管道式淨水器的濾芯來說太小，以至於改用了管道式淨水器後，頭髮改善的程度更好了一些。當時對於自來水中的三鹵甲烷如何對頭髮的影響還是很模糊。而在那個當下，剛好手邊有可得的資源，我才想到對自來水中的有機物做一次科學性的量測以做比較。由於委託別人順帶量測，因此，在量測的實驗設計上並無法任意開展太多，於是只能選擇比較重要的組合先做量測。

　　這裡再將第一章中表1-1放到這裡方便對照說明。

洗頭髮所用水源化學成份分析

實驗條件	* 蘇州自來水 未過濾樣品A	蘇州自來水 已過濾樣品B	蘇州自來水 已過濾樣品C	市售礦泉水 樣品D	蘇州自來水 未過濾樣品E	台灣自來水 未過濾樣品F	台灣自來水 已過濾樣品G
實驗主要設備	大陸蘇州 自來水原水	4級CTO 活性炭過濾	5級RO 逆滲透過濾	農夫山泉 4L包裝	大陸蘇州 自來水原水	台灣台南 自來水原水	2級CTO 活性炭過濾
實驗時間	2009年8月28日	2009年8月28日	2010年6月11日	2010年6月11日	2010年9月12日	2010年9月12日	2010年9月12日
Trichloromethane　　（三氯甲烷\氯仿）	7.44	0	0	0	6.99	29.06	8.93
Methane Bromodichloro（二氯一溴甲烷）	8.77	8.77	0	0	18.02	8.76	0
Methane Dibromochloro（二溴一氯甲烷）	10.17	10.18	0	0	28.53	0	0
Ethylbenzene　　　　（乙基苯）	10.93	0	0	0	0	0	0
P-xylene　　　　　　（對二甲苯）	0	0	0	0	0	0	0
Methane Tribromo　　（三溴甲烷\溴仿）	11.31	0	0	0	30.64	0	0
TTHMs　總三鹵甲烷濃度	48.62	18.95	0	0	84.18	37.82	8.93

濃度：ug/L
分析儀器：Agilent GC-MS 質譜儀
* 含乙基苯

表3-1 洗頭髮用水中三鹵甲烷濃度比較表（同表1-1）

第一次的微觀量測中，家裡（當時在蘇州工業園區）未過濾的自來水原水在2009年8月約含總三鹵甲烷（TTHMs – Total TriHaloMethanes）濃度為37.69ug/L，此外還含有另一有機物乙基苯約11ug/L（表3-1中第一行）。三鹵甲烷及乙基苯已經被確定是致癌物。一旦同時取樣的自來水經過活性炭淨水器過濾後，自來水中總三鹵甲烷濃度立刻減少為原來未過濾水濃度的近二分之一（表3-1中第二行）。從那時候開始，我就已經確認自來水中的有機物就是對頭髮的傷害的重要因素。

第二次量測主要針對另外兩種用來洗頭髮用水的實驗樣品。一種是我的廚房飲用水，是一套廚房水槽下5級RO逆滲透飲水機，另一種是市售桶裝礦泉水。第二次量測約是在第一次量測後的一年左右，兩種實驗用水的總三鹵甲烷量測值均為0，所以看來這兩種水源拿來洗頭髮會比單獨活性炭的過濾效果更好。不過以我一家人的實驗結果，對於並非禿頭嚴重的人來說，3級塊棒狀活性炭CTO的串接用來平時的洗頭髮就已經不會造成頭髮越來越稀疏，但重點是2個人每天使用，最多只能用約一個星期就需要更換濾芯，因為活性炭濾芯過濾三鹵甲烷的吸附能力會達到極限後飽和，也就是一個星期後過濾能力就變差。

第三次量測主要針對台灣自來水中TTHMs濃度，並且跟當時蘇州的自來水做一對比。時間在2010年9月，是第一次量測的一整年後了。這一次量測，同樣得到類似的結果，過濾後的自來水中TTHMs濃度約是未過濾自來水的四分之一，而且此次2級塊棒狀活性炭CTO的串接就已經達到效果。而且，在同時間的大陸蘇州的未過濾自來水中TTHMs約為台灣台南的未過濾自來水的2.2倍。當然，一年間隔裡2次不同時間蘇州未過濾自來水原水中的TTHMs量測結果也有差異。不過，就單獨經過塊狀活性炭過濾後的自來水與未過濾的自來水來看，不管是在蘇州還是在台南，只要經過了2級以上塊狀活性炭過濾的自來水，其水中致癌物TTHMs的總濃度都至少有3〜4倍的減少。所以，從我的數據來看，如果簡單只單獨考慮三鹵甲烷類對頭髮傷害的線性比例類比，沒有過濾的自來水比過濾後的自來水會讓你快3〜4倍禿頭。而在同時期的蘇州未過濾自來水又會比台南過濾後的自來水讓你約快10倍的速度禿頭。

　　再另外假設如果蘇州的自來水中TTHMs濃度約是台灣自來水的2倍，同時假設我在蘇州前3年飲食揮霍造成的肝臟損害也約是我在台灣飲食的2倍，並假設沒有其它的參與因素變化，而這兩個因素是互相獨立而且對頭髮的掉落是線性的正比，那麼我在蘇州如果3年就禿頭，在前面的假設狀況下，理論上我在台灣要4倍的時間也就是過了12年後才會禿頭。

　　這個洗頭髮用水的有機物成份分析是這本書唯一靠科學儀器量測的數據，除了量測誤差的小問題存在外，都與我的宏觀頭髮實驗結果完全契合，也可以從"內外4因"理論裡合理解釋。

　　從得到這些水質量測數據開始，以及後來無數的頭髮、皮膚炎實驗過程，我就會對這些新聞或訊息特別關心。恰好北京在2013年1月開頭有個北京飲用水的網絡熱門話題，有一位水質研究員夫婦大談已經20年不喝自來水。後來北京自來水官方自曝其自來水中"三氯甲烷"有19ug/L，而國際標準為60ug/L。請注意，他是指三"氯"甲烷而不是總三"鹵"甲烷，以蘇州自來水2次的量測紀錄如果"三氯甲烷"有19ug/L，則總三鹵甲烷濃度保守也有將近40ug/L。在沒有煮沸的條件下洗頭髮對很多人都會造成頭髮嚴重掉落了，更何況是喝入人體？所以，不光是對於洗頭髮的自來水用水需要過濾，後來家裡所有的用水，包括洗澡、洗手和洗菜等都至少經過一級的活性炭過濾才能使用。

2013年1月新浪微博：

中新網北京1月7日電 (記者 尹力)日前，一則"北京一對夫婦已20年不喝自來水"的新聞引發了網友熱議，不少北京民眾因此"談水色變"。北京市自來水集團發言人梁麗7日表示，該集團供應的自來水是安全的水，民眾可放心飲用。

http://www.chinanews.com/jk/2013/01-07/4466903.shtml

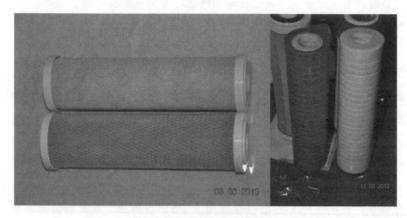

圖3-10 自來水過濾幾週後濾芯和新濾芯的比較

　　先看看圖3-10中，蘇州自來水過濾幾週後濾芯上的髒污，還有右側回到台灣也是，這就是你每天吃喝、洗臉和洗澡的水，沒有過濾掉的話，它就會一點一滴累積在你身上，可你卻看不見，這還不是使用量最大的時候，而且是已經晾乾了以後看起來沒有那麼噁心。（圖上面為活性炭濾芯使用前的白色，圖下方為使用過約4～8週濾芯。原版彩圖才能看出差異。）

　　對於禿頭人常見的頭髮細毛，以及我後來確認頭髮的掉落受自來水中三鹵甲烷濃度影響很大，原本化學概念不好，大一普化還被當掉的我，學起了達爾文種子會不會漂流過洋到新大陸的簡單實驗。我原本以為自來水中有機物長時間會將頭髮直接侵蝕成細毛，於是，就簡單的將我和兒子不同部位的頭髮，分別在過濾和未過濾的自來水中沖洗，想要觀察是否發現變化，得到原來我自己的預測：未過濾的自來水會將頭髮直接侵蝕成細毛。圖3-11就是這樣簡單的步驟。可一段時間後，宏觀的目視並沒有發現差別，可能微觀上會有，但這對肉眼目視的宏觀頭髮變細影響不大。我後來才知道，宏觀、微觀上的化學原理來看，有機物腐蝕的是油脂類，並不是蛋白質類。其實，這在從小到大的工藝課或修腳踏車時我就知道了，我們常拿有機溶劑來去除那煩惱的油漬，可後來深陷實驗中的我、從來念書都不深思熟慮的我，還是油脂、蛋白質傻傻分不清楚。

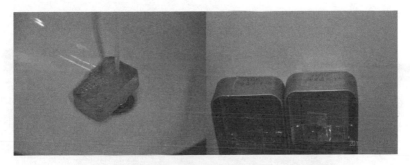

圖3-11 自來水沖刷實驗檢驗三鹵甲烷侵蝕頭髮或毛囊

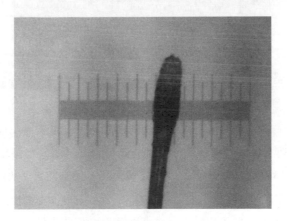

圖3-12 自來水沖刷實驗檢驗三鹵甲烷侵蝕髮根油脂

　　而其實有這個傻試驗也好，讓我死心並見證我推測到和頭髮有關的另一個地方，那就是髮根的毛囊殘餘油脂，可要做這個實驗就要加點微觀了，宏觀上肉眼只能看出它約略的橢圓狀，所以我只好買了微觀尺，還有固定倍率的放大器，將上述實驗改成針對掉落頭髮髮根的油脂來看。家裡實驗只能得到粗略的趨勢，所以可以推測，三鹵甲烷是侵蝕毛囊的油脂造成掉髮嚴重，而當然，禿頭的人，頭頂的油脂和其它部位的油脂成份可能有差異，也和其它不會禿頭的人油脂有差異。而這一部分，可能又回過頭來和肝臟有關。而且，所謂雄性禿理論的雄性荷爾蒙，其實都是和這些油脂有相關關係，所以被誤判為雄性荷爾蒙是禿頭主因。而油脂成份的差異可能和膽囊、肝臟相關，因此，還是回到"肝臟自保基因"才是禿頭基因而並非雄性禿理論的雄性荷爾蒙攻擊毛囊。

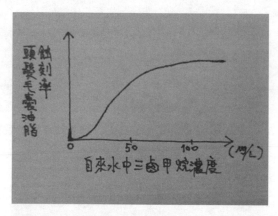

圖3-13 自來水中三鹵甲烷對毛囊油脂蝕刻率（預估油脂厚度降低斜率）

當然最好的狀況是，在高科技儀器的加持下，能夠將三鹵甲烷濃度高低對頭髮掉落數量變化做一個X-Y圖，這恐怕就不是家裡浴室能夠做的實驗，但這可能可以投一篇好論文了。比如像圖3-13刻意為之的作圖這樣，如果真能驗證如圖3-13推測，那麼就又多了一個微觀證據支持我的推論。

在頭髮掉落的收集統計過程後來還發現一個非常特別的現象，可以延伸出得到對於頭髮生長、掉落另外有用的訊息，但由於其他微觀證據欠缺，一開始只是猜想推測。在後來頭髮實驗方法穩定的模式後，發現頭髮掉落後頭髮本身的類型主要還可以分為四大類：粗毛、細毛、尖細和根細。粗毛和細毛是指整根頭髮幾乎一致為較粗或較細，可另外發現有不少掉落的頭髮在發根是較粗，但到了頂端卻呈現出越來越細的針尖樣，這一類頭髮稱為"尖細"。而另外和尖細相反的是，還有比較少量的是整根頭髮都較粗，可在發根底部卻呈現較細的一小段，這類最稀有的狀態稱為"根細"。其4大類分類圖請參照下圖3-14。

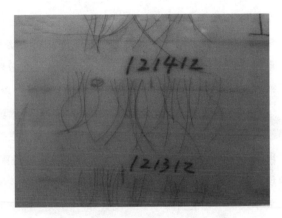

圖3-14 頭髮分粗細尖細根細四種

　　原來一直在思考尖細如何造成，而且只要頭皮發癢，頭髮掉得多的時候，都是細毛或尖細兩種形態的頭髮掉落佔多數。整個細毛容易理解，原本推測尖細是毛囊在某個時刻弱化。在2013年3月11日當晚讓老婆幫我看沒有掉落的頭髮"尖細"種類分布在哪一部分，當時我根本還不知道尖細的頭髮就是頭髮長出來後從沒有被修剪過的，在老婆的經驗告知下我才恍然大悟，改變了我原來的推測。果然高手在民間、三人行必有我師，所有的知識不一定都在書本、媒體上可以得到，相反的，討論間、生活上或者冥想中，處處都是學問。所以，對於掉落頭髮呈現這4大類形態，接下來修正後的推測是，尖細代表比較新長沒有被定期剪發過的頭髮，細毛表示當處的毛囊有問題，因此，在整個合成頭髮的系統上衰弱時，尖細和細毛的毛囊本身就是體質較弱的毛囊，也就是頭髮的掉落會從這些毛囊開始。所以這些掉落頭髮不是隨機的話，那代表毛囊本身有強弱之分，比較弱化的毛囊，在肝臟負擔大或者在三鹵甲烷濃度高時就會很容易較少合成頭髮，因此，使得當時間段生長的頭髮變細，而比較強健的毛囊則比較不會被這兩個因素影響，所以掉落的通常是粗毛。弱化的毛囊很容易產生細毛、尖細這兩種掉髮，整根細毛代表是這個毛囊從頭到尾都弱化；尖細則代表毛囊在一小段時間弱化後馬上恢復正常，代表這個毛囊的頭髮容易掉落後再新增長；而根細出現機率很少，表示這類毛囊很強壯，偶爾才會有根細；粗毛亦是強壯的毛囊隨機掉落。當狀況很好的時候，幾乎很少細毛及尖細，都是粗毛，這代表粗毛掉落純粹是機率，在頭髮合成系統強化時，那些衰弱的毛囊都不會掉細毛及尖細。這只是由結果及實驗過程中的現象來反向推測，目前並還沒有其他微觀證據支持，不過在實驗後來的幾年裡，這些宏觀的結果是一再的重覆性顯現。

曾經在某一年我在蘇州買了一本雜誌裡面的德國品牌淨水器廣告，上面就有一張圖早已經明確告訴大家，沒有過濾的自來水是會造成禿頭的，有些網站上的訊息也是支持這個說法，可是有多少人知道真正的嚴重性呢？2008年我第一次發現除氯蓮蓬頭對我當時光頭頭髮生長的功效後，興高采烈的在網路上發文，很多人都不相信自來水會造成禿頭。所以，經驗上不管微博或者部落格一般文章甚至書本的內容篇幅都是有限，能揭示訊息使人信服的功能也不足。

"內外4因"之內因第一及第二：肝臟與飲食的訊息總結及補充

"內外4因"中關於肝臟和飲食的實驗結果和生理理論是可以有科學因果性地完全匹配，如果食物包含前述幾項完整充足，當早餐、午餐或晚餐後的3～4個小時左右，則頭髮的生長最明顯，而且掉落數量的多寡也會在這個時段明顯反應出來，只要三餐營養不充足，最晚在晚上10點、11點洗頭髮就可以看見頭髮大量掉落，在前面已經詳細描述。這和生理學上，吃進的食物必須經過消化分解後，通過腸道吸收再經由血液循環回到肝臟再合成頭髮所需要的蛋白質，最後再經由血液送至頭頂的整個時間過程差不多。所以，只要方法對了，根本不用隔天，只要仔細觀察，你萬能的身體自然幫你把頭髮生長出來。而且，你能體會到身體分分秒秒隨著你所處的環境變換適應的樂曲。多年前，半導體電子工程師的我這類人根本無法體會生物界的美妙，直到我為了解救自己的身體才發掘體會了這麼多。

　　肝臟與飲食就像生產機器和生產原料的關係，而頭髮就是生產出來的產品。所以，將兩大因素先在這裡合起來看，前面整個實驗經歷過程均已詳述，這裡再整合比較前面忽略掉或者需要強調的部分。所有這些飲食的營養成份以及為何它們會對於肝臟或者頭髮的生長有助益在網路上都可以找到相關訊息，就不在這裡敍述，只把重點和網路上沒有的部分在這裡陳述列出來。

　　肝臟及飲食的幾大證據驗證－超排方、皮膚發炎、疲累、牛肉、洋蔥、杏鮑菇、海帶、香蕉、葵花籽、腰果和杏仁果、芋頭、黃瓜、蓮藕及黑芝麻。

　　最有效的食物排序－芋頭、海帶、牛肉、洋蔥、杏鮑菇、黑木耳、黑芝麻、蓮藕、葵花籽（腰果或杏仁果）、香蕉、黃瓜。

　　陳俊旭博士書中我實驗後對頭髮生長有貢獻的超排方（推測改善肝臟功能）及維生素C黃酮（推測黃酮類改善血液循環）的台灣網站：

http://www.wecare.com.tw

　　2012年12月以來的早餐也是加入和午餐一樣的菜熬的粥，其效果也大約是讓整個早上掉髮更少，也大約是3小時候效果更好。以前早餐比較隨便，所以通常只在午餐後的下午3點和晚上後的晚上10點左右效果最好。

　　在實驗後期，對於食物變化的敏感越來越清楚，以前不知名的頭髮掉落原因現在都可以層別出來是食物的關係，泡水放太久的海帶、蝦仁，食材不好的蝦仁、牛肉、豬腳和苦茶油等，都是在我實驗末期，每天三餐飲食越來越固定後，掌握清楚所有的變因與結果關係變化的發現。固定三餐飲食與頭髮掉落數量統計的兩大利器，最後不但讓頭髮比以前的實驗結果更茂密，並且加強了頭髮實驗過程及成果朝更科學化的方向前進。圖3-15就是在2013年初曾經最完整的飲食，幾乎實驗過比較有效的食材都在裡面，然而準備這麼完整飲食不是一件簡單的事，所以如果家庭裡夫妻都要上班工作，需要有很大的毅力和耐心才可能餐餐有這麼完整補充給頭髮營養的飲食。

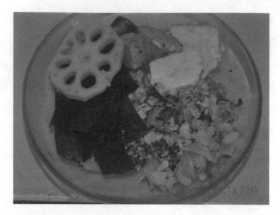

圖3-15 補救頭髮生長完美三餐組合

"內外4因"之內因第三：血液循環的訊息總結及補充

由很多教科書上頭皮血管分佈圖可以看出頭部微血管對頭髮生長的重要性，因此血液循環對頭髮生長的重要性在某些網路上也曾看過討論，但總是沒有人將其整合起來和"內外4因"其它三種因素一起看。血液循環雖然相當重要，然而單獨血液循環的向好，不足以讓頭髮有更好的生長。"內外4因"4大因素彼此是有相互作用，因此，齊備了"內外4因"4大因素，你的頭髮馬上就會停止掉落並且很快的長了出來。

我的實驗中血液循環的4大證據驗證－維生素C黃酮、落建生髮液、洋蔥及左腳韌帶受傷後8個月。

嘗試陳俊旭博士提到的維生素C黃酮是原來為了緩解當初自己以為的皮膚炎所謂的過敏症狀，然而，它對於我的當時皮膚炎沒什麼明顯立即的效果，反而倒是發現了對於頭髮生長似乎有些許的貢獻。原來我以為是維生素C的作用，可後來換成其它一般的維生素C卻就沒有效用，後來一查網上資訊，才發現應該是維生素類黃酮的效果，而且其原理應該是使血液循環改善。這也第一次讓我對於血液循環可以改善頭髮生長有了第一瞥，但那時候並沒有特別注重這一點。

　　直到前面提過的落建生髮液的1～2年試驗後，我才漸漸確認身體血液循環對頭髮生長有一定的影響，可當時還是沒有特別認為影響的程度很大，因為網路上對於落建生髮液中的Minoxidil成份對於頭髮生長的原理並未有絕對定論。有些敘述中明明知道Minoxidil是血管擴張效果，可用它來治療禿頭掉髮的確切機制卻都是說不清楚，這樣看來豈不是瞎試？而最後，我在洋蔥對頭髮生長貢獻的發現，及最後2012年4月左腳膝蓋韌帶再一次驚天一斷後對頭髮生長的影響，才能完完全全確認身體血液循環對於頭髮生長重要性，也才會將血液循環納入"內外4因"中的一大要因。

　　落建生髮液在其使用說明書上是註明有些人會有皮膚發癢的過敏反應，可以我幾年來的試驗，頭皮發癢其實就是皮膚炎的前兆，也就其實是食物對肝臟傷害的原因大一些。我後來的實驗，即便在蘇州寒冷乾燥的冬天，只要食物好及睡眠充足，塗抹落建生髮液根本不會頭皮癢，頂多偶會有頭皮緊繃感。相反的，只要吃了不好的食物，即便剛洗完頭頭皮沒有塗抹任何落建生髮液，頭皮也是很癢而且頭皮屑很多。因此，頭皮癢根本原因不是塗抹落建生髮液而是吃了不好的食物或在有毒的環境。

　　另外，落建生髮液在促進頭部血液循環是不是必須的這個問題，在我過去的實驗裡停用落建生髮液確實會使頭髮再掉落增加，但在當時的實驗時我的肝臟功能還算很差，而且飲食還未像目前這麼齊備。所以，如果當肝臟功能恢復良好，並且食物補充營養也完整時，是不是身體的血液循環自身會恢復到更好的平衡，而就不需要使用落建生髮液來外加促進頭部血液循環？這個假設並還沒有實際實驗驗證過，可以等待以後頭髮恢復更好的穩定後納入實驗嘗試。

　　至於洋蔥和懷疑左腳韌帶受傷兩者對血液循環的影響並沒有很完整的層別實驗，如果要得到確定的結論可能還需要更多的實驗。

頭髮實驗過濾器設備及水質量測原始數據

　　圖3-16就是這本書得以誕生的最重要起源－2008年8月15日當日記下的除氯蓮蓬頭。放大圖可以看出上面的貼紙停格在那一天。內部構造是一層棉質白布包覆著活性炭，自來水就由圓柱體內外，透過側面環狀活性炭來吸附過濾掉自來水中的三鹵甲烷大分子，而小分子的水可以通過。

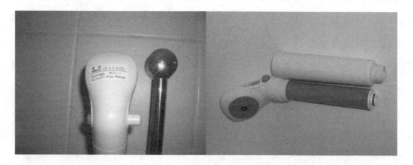

圖3-16 歷史性的一刻－第一次用的除氯蓮蓬頭及內部構造

　　圖3-17是第一次使用的除氯蓮蓬頭與後來新發現的一般廚房用管道式淨水器用活性炭濾芯體積的對比。粗略估計，體積約有5～10倍差異。圖上面是第一次使用的圖3-16除氯蓮蓬頭濾芯。

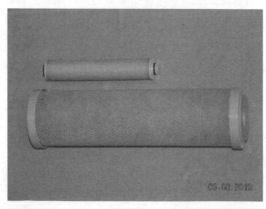

圖3-17 除氯蓮蓬頭濾芯（上）和後來改良的管道式淨水器濾芯體積對比

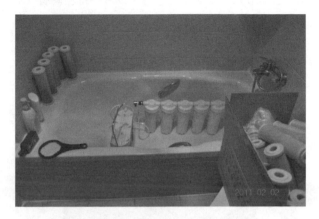

圖3-18 浴室洗頭髮實驗設備

　　圖3-18就是我自己設計組合製作的浴室浴缸內專門洗頭髮用自來水過濾器，實驗中最多的級數是8級塊棒狀活性炭CTO串接，實際上對防止頭髮掉落的效果大約在多於3級塊棒狀活性炭CTO串接後程度就差不多。然而有一點要注意，雖然沒有足夠資源量測活性炭濾芯過濾自來水隨著時間變化每日的水中三鹵甲烷濃度，不過依據幾年來的實驗，嚴重掉髮者，在蘇州至少每日需要換一個新的濾芯，最多不能超過三天，串接至少3級，每天換掉入水口的那一級，其它順序往後遞補，最新的一級在出水口。

　　圖3-19則也是自行設計組裝的另一間浴室裝置，可以手動切換選擇，分別通過用來洗頭髮和洗澡的過濾器。其中洗澡部分是2級塊棒狀活性炭CTO，洗頭髮部分是4級塊棒狀活性炭CTO，洗頭髮主要給小孩和老婆用，後來我的洗頭髮用水主要是市售礦泉水。除了浴室洗澡、洗頭髮之外，所有洗手和洗菜的水槽下後來都裝有1～2級的管道式過濾器。目前家中除了馬桶用水沒有之外，其餘均有活性炭過濾自來水。只要長時間使用過濾的自來水，一旦未過濾的自來水使用了一小段時間，空氣中的三鹵甲烷類氣味就很容易聞得出來，而且令人身體不適。這和下面章節提到對於食物的敏感度也很類似，一旦家裡健康的食物吃久了，只要吃到外面餐廳不好的飲食，很容

易就可以發現，並且在皮膚或頭頂上發癢，或者在排便時有很臭的味道，這種過程也是來來回回驗證過很多次了。

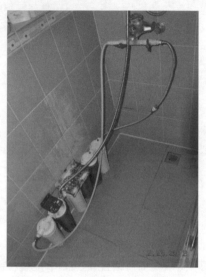

圖3-19 可切換式洗澡及洗頭髮自來水過濾

　　由於活性炭濾芯採買須大量才便宜，加上幾次採買廠商的濾芯品質不佳，因此，在每次洗頭髮單價差異不大的狀況下，2012年初開始一直用市售礦泉水來做為洗頭髮的實驗。2010年的量測結果就知道礦泉水中的TTHMs應該為0，以前也曾經斷斷續續幾次使用過礦泉水洗頭髮，然而由於在當時的實驗並尚未完全掌握"內外4因"的完整訊息，也就對礦泉水洗頭髮的實際功效存疑，並還懷疑是否活性炭過濾後的自來水甚至有"增益"頭髮生長的額外功能，比如活性炭中殘存的"硫"。直到2012年這大半年的使用，目前稍可確認礦泉水洗頭髮應該不會造成對頭髮的傷害。但是，用市售桶裝礦泉水有一個缺點是加熱不方便，不像過濾自來水可以直接控制冷暖。在冬天時，礦泉水要加熱就要倒至水鍋到瓦斯爐加熱後，再自行調配成溫水，這樣來回耗時麻煩。我後來採取的方式是直接讓桶裝礦泉水放在一個更大的桶子中隔水加熱幾分鐘，這時加熱的熱水可以直接從水龍頭放出而不用過濾，因為只是用來加熱礦泉水桶，這樣的方式省去了礦泉水倒來倒去來回加熱的步驟。但注意手部在洗頭髮前要保持乾燥，不要去碰到未過濾的自來水。至於有人說將自來水靜置一段時間或燒開後，其中的三鹵甲烷濃度可以降低，這部分我並沒有試驗過，但理論上應該是一個可行且省錢的方式，有機會可以來試試，或者直接在實驗室裡做試驗量測不同條件的三鹵甲烷值也是一個方式。圖3-21就是蘇州浴室內每日洗頭髮實驗室的礦泉水材料及空瓶堆積。

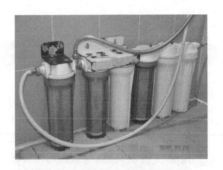

圖3-20 比較好用的過濾水瓶

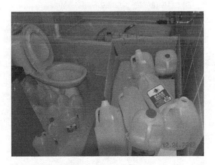

圖3-21 "實驗室"礦泉水實驗耗材堆積

　　最後附上當時水質量測的原始資料，主要都已經整合在表1-1和表3-1上了。這裡是列出當時最原始的科學數據，即自來水水中懷疑致癌物及懷疑使頭髮掉落的三鹵甲烷多次實際量測值。

原始數據
第一次量測數據
Sample 1（樣本1）：082809
家裡自來水原水data:

Internal Standards   R.T.   QIon Response   Conc Units   Dev(Min)

  Target Compounds

  1) Trichloromethane   （三氯甲烷，氯仿） 7.44

  2) Methane bromodichloro（二氯一溴甲烷） 8.77

  3) Methane dibromochloro（二溴一氯甲烷） 10.17

  4) Ethylbenzene   （乙基苯）   10.93

  5) P-xylene   （對二甲苯）   0.00

  6) Methane tribromo   （三溴甲烷，溴仿）11.31

Sample 2（樣本2）：082809
家裡自來水原水過濾後data:（經4級塊棒式活性炭CTO）

Internal Standards   R.T.   QIon Response Conc Units Dev(Min)

  Target Compounds

  1) Trichloromethane   （三氯甲烷，氯仿） 0.00

  2) Methane bromodichloro（二氯一溴甲烷） 8.77

  3) Methane dibromochloro（二溴一氯甲烷） 10.18

  4) Ethylbenzene   （乙基苯）   0.00

  5) P-xylene   （對二甲苯）   0.00

  6) Methane tribromo   （三溴甲烷，溴仿） 0.00

第二次量測數據

Sample 3（樣本3）: 061110

家裡自來水原水過濾後data:（經5級逆滲透，其中1級pp棉，2級塊棒活性炭
CTO-091210更正為顆粒活性炭）

Internal Standards		R.T.	QIon	Response	Conc	Units	Dev(Min)
Target Compounds					Qvalue		
1) Trichloromethane	（三氯甲烷，氯仿）	0.00					
2) Methane bromodichloro	（二氯一溴甲烷）	0.00					
3) Methane dibromochloro	（二溴一氯甲烷）	0.00					
4) Ethylbenzene	（乙基苯）	0.00					
5) P-xylene	（對二甲苯）	0.00					
6) Methane tribromo	（三溴甲烷，溴仿）	0.00					

Sample 4（樣本4）: 061110

超市購買農夫山泉4L礦泉水data:

Internal Standards		R.T.	QIon	Response	Conc	Units	Dev(Min)
Target Compounds					Qvalue		
1) Trichloromethane	（三氯甲烷，氯仿）	0.00					
2) Methane bromodichloro	（二氯一溴甲烷）	0.00					
3) Methane dibromochloro	（二溴一氯甲烷）	0.00					
4) Ethylbenzene	（乙基苯）	0.00					
5) P-xylene	（對二甲苯）	0.00					
6) Methane tribromo	（三溴甲烷，溴仿）	0.00					

第三次量測數據

台灣自來水與2級塊棒式活性炭CTO過濾水（均為保特瓶裝回大陸後量測）

及大陸自來水中有機物比較

Sample0 為蘇州自來水原水

Sample1 為台灣自來水原水

Sample2 為台灣自來水經2級塊棒式活性炭CTO過濾水

主要物質為氯仿，比大陸自來水還要高，sample 2 比sample 1要乾淨一些：

Sample 0（樣本0）：091210

蘇州自來水未過濾data：

Internal Standards	R.T.	QIon	Response	Conc	Units	Dev(Min)
Target Compounds				Qvalue		
1) Trichloromethane（三氯甲烷，氯仿）	6.99					
2) Methane bromodichloro（二氯一溴甲烷）	18.02					
3) Methane dibromochloro（二溴一氯甲烷）	28.53					
4) Ethylbenzene（乙基苯）	0.00					
5) P-xylene（對二甲苯）	0.00					
6) Methane tribromo（三溴甲烷，溴仿）	30.64					

Sample 1（樣本1）：091210

台灣自來水未過濾data：

Internal Standards	R.T.	QIon	Response	Conc	Units	Dev(Min)
Target Compounds				Qvalue		
1) Trichloromethane（三氯甲烷，氯仿）	29.06					
2) Methane bromodichloro（二氯一溴甲烷）	8.76					
3) Methane dibromochloro（二溴一氯甲烷）	0.00					
4) Ethylbenzene（乙基苯）	0.00					
5) P-xylene（對二甲苯）	0.00					
6) Methane tribromo（三溴甲烷，溴仿）	0.00					

Sample 2（樣本2）：091210

台灣自來水已過濾data:

Internal Standards	R.T. QIon Response Conc Units Dev(Min)

Target Compounds		Qvalue
1) Trichloromethane	（三氯甲烷，氯仿）	8.93
2) Methane bromodichloro	（二氯一溴甲烷）	0.00
3) Methane dibromochloro	（二溴一氯甲烷）	0.00
4) Ethylbenzene	（乙基苯）	0.00
5) P-xylene	（對二甲苯）	0.00
6) Methane tribromo	（三溴甲烷，溴仿）	0.00

第四章 皮膚炎（濕疹、乾癬或銀屑病及日光皮疹）如何由對類固醇等藥的害怕到堅持流汗早睡法無藥而除

1. 蘇州2～3年就得來了醫生亂命名的日光皮疹

蘇州生活10年下來的經驗加上前一章頭髮解救6個年頭的實驗結果，伴隨這一章談我對付皮膚炎而戰勝它們也約莫4、5年的心得。所謂的日光過敏或日光皮疹之類的皮膚炎絕對是生物醫學界的大謊言或大蒙昧之一。這類的病名通常是醫生找不到或者不知道所謂皮膚炎及皮膚過敏的原因，所以只好給一個不會講話不會辯駁的虛擬對象"日光"安上一個造成皮膚炎或皮膚過敏兇手的罪名，這樣對醫生對病人來說都是雙贏的局面。因為用日光過敏或日光皮疹病名的方式，一方面醫生可以顯現出他們的專業及免去無知的罪名，另一方面病人可以得到花了錢過後有專業人士給一個讓其安心的結論，即便醫生往往只給你病名而不是病因。這大半原因當然是因為病人常常也自我描述，好像是照了夏天的大太陽後，皮膚發炎抓癢的現象更嚴重，包括2005年那一年的我自己。這就像在前面關於解救頭髮的章節裡，有很多人認為是洗髮精造成掉髮和頭皮發癢的觀念一樣，其實兇手往往是自來水和食物，可一般人卻只想到洗髮精，因為自來水和食物從來沒有人在常見的媒體新聞上強調過會和頭髮的掉落及頭皮發癢有關係。當然，太陽光或者洗髮精可能是一個催化劑，然而他們絕不是傷害你身體的根本兇手。這就像我們半導體工廠裡的笑話，能力差的工程師或主管無法解決的問題就常常賴給不知名的環境因素一樣，賴給空氣、賴給水、賴給環境是最安全的明哲保身方式，因為它們不會反駁你，而這些招式在那些石化腦袋的主管面前竟然還行得通也是非常奇怪了。就生物界的最高指導原則演化論來解釋，只要不是極度曝曬日光的曬傷及皮膚癌，人類動物演化了千年萬年還會對日光過敏？這不矛盾到了

極點？所以古人會不會日光過敏？而且日光過敏背後的生理學機制到底原理是什麼？孤陋寡聞的我自己真是還沒有看過真正的日光過敏原理解釋，至少我的醫生們沒告訴過我。後面可以看見，在2013年10月的台灣食用油摻雜銅葉綠素才是所謂日光過敏、日光皮疹的真正元凶，和類似洗髮精影響掉髮論調一樣，其實元凶是自來水。所有這些似是而非的論點都是因為我們還沒找到真正的因果關係，因而簡化一些莫名奇妙的結果。

　　發現我皮膚炎的萌芽不得不提到2005年10月那一次我回台灣的假期裡，那約莫是到蘇州生活的兩年半後了，在前面第三章提到的，在台南10月還有大太陽的炎熱裡，我因為左手肘上初冒出來的小疹子去看了台南市開元路上的皮膚科名醫，順便問了我的禿頭狀況，想要從醫生口裡得到"專業"的證實，而就像上一章提到的，他很專業的目測就給了我結果。2005年10月20日的藥單和禿頭的波x卡我還留著（圖4-2）。那是第一次領略到什麼叫日光皮疹，後來我才知道，找接下來所有身體皮膚上皮疹的都來自於這次比較有印象的開端，所以從那時候開始算，皮膚炎已經跟隨我近10年。當然還有前面提到的，我更早前在蘇州觀前街理髮店裡洗頭髮時怎麼抓也不停息的頭皮癢，這頭皮癢也算是初次的一個警告，但它比較不單純是肝臟的反應，還有前面提到自來水中致癌物三鹵甲烷的毒害，以及包括當年米蘇州後亂吃外食大魚大肉油膩所造成的肝臟損傷。可9年前的我什麼都不知道，只能默默接受醫生給我安的這個疾病的名稱，並且塗抹了那些他給我的西藥，將其實是初發的皮膚炎靠著現代醫學發明的藥物類固醇等壓抑了回去。直到後來幾年的皮疹、皮膚炎陸陸續續出現，醫生不是說濕疹就是乾癬或牛皮癬（我後來才知道，不是黴菌的那種癬，而是所謂的自體免疫疾病）等的命名，而我自己也都不知道將它們和2005年10月這一次的初發聯繫在一起。直到了我在解救禿頭的過程中，發現我一家人在蘇州身體健康全面的起起伏伏，6～7年後才確認這一切都只是因為我生活在蘇州的環境和我的生活習性，以至於加速我崩壞的肝臟所導致。頹圮的肝臟才是我這一切皮膚炎的真因元兇，也是上一章完整敘述導致我禿頭的重要因素之一。雖然這一切來的有點晚且犧牲不少代價的不容易，然而蘇州10年的所得所失，讓我在往後的日子裡，對於自己一家人身體健康的掌握有了更泰然且更正確的心情。

　　從現在回頭去檢視2005年10月的那一次身體警告我，大約是在2003年3月我到蘇州的2年半後，我的身體狀況在2年半蘇州生涯裡，從自以為的體育健將的強壯，快速變化為即將頹倒的大廈。在上一章解救禿頭的過程裡有不少描述同一時期的生活經歷。主要在蘇州工業園區還是一個工廠林立的環境，除了當年飲食黑幕還未被像現在多元的媒體曝光之外，環境污染也是一樣到處存在可卻被抑藏著，即便現在還是到處施工凌亂，時常烏煙瘴氣，可屢屢的投訴也幾乎毫無用處。這是現代中國高速發展的悲哀，也是渺小的居民難以與大環境對抗的無奈。我的當時還有後來不止的皮膚炎、皮疹其實都主要起因於此，當然還有我自己因循這個環境不得不妥協的生活形態及生活習慣。比如空氣時常的污染就宅在家中不出戶外運動，比如我有時需要外食可卻幾乎沒有較健康的選擇，還有最重要的我經年累月數十年的熬夜晚睡。就是它們傷害了我的肝臟，也就必然導致皮膚炎和皮疹的到來，當然還有上一章提到的禿頭掉頭髮。而更完整來看，它們都因為肝臟而連接起來了相關關係，一旦當每個症狀的相關關係被建立了，就更複雜的迷惑著人們，以至於我們都找不到真正疾病的原始，而往往只能窺見其相關關係的一角。比如因為肝臟這個連接器，有人就可以下個結論－皮膚炎會造成禿頭。然而，這當然是錯誤的，皮膚炎和禿頭只是有相關，是因為肝臟這個因素把它們關聯起來。而真正的解答是，肝臟損害是造成禿頭和皮膚炎最重要的原因之一。下面章節有更多的討論。

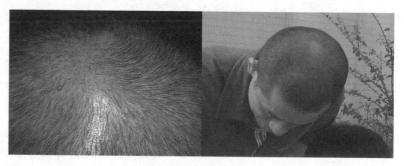

圖4-1-1 頭頂從2003年到蘇州後的皮疹竟然維持了10年

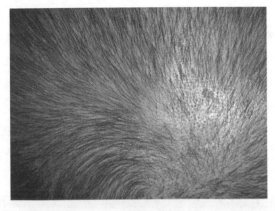

圖4-1-2 頭頂的皮疹凸起使頭髮更稀疏（2008年8月照）

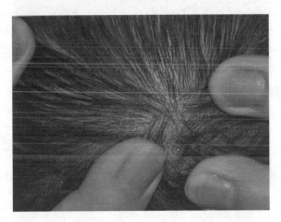

圖4-1-3 頭頂的皮疹凸起2013年6月還在

　　圖4-1-1和4-1-2中央稍紅腫凸起處（電子版彩圖才清楚）就是2008年8月開始頭髮實驗所拍的在我頭頂維持10多年的皮疹，它應該從我2003年到蘇州後開始在蘇州市區觀前街剪頭髮、洗頭髮時就存在，我當時一無所知的每次讓他們用力的洗頭髮抓癢仍然不止癢的狀況。一直以為那是和我一貫吃辣容易頭皮癢的"體質"一樣，一旦習以為常了，竟然覺得頭皮發癢是"正常狀態"了，一直到後來我才知道頭皮癢就是"異常"。它不僅僅是和肝臟有關，還有更重要上一章提過的自來水中三鹵甲烷的傷害。雖然到了蘇州5年半後的

2008年8月我開始頭髮實驗後，從那時候開始，只要在正常狀況下，每天的頭皮已經幾乎不癢，而只要吃了不好的東西就開始癢，然而這個皮疹還是伴隨著其它皮疹跟隨我到了蘇州10年後回到2014年的台灣繼續。直到2014年底的最後一刻我將脖子右後方皮疹完全根除後，頭頂上這一抹鬼魅還是繼續存在，只是比最差狀況時好了一點。看來他似乎是最頑強的敵人，也難怪他最早出現，離2003年開始頭頂頭皮中心發癢那一點萌芽正好整整11年。雖然一個問題花了11年還沒解決聽起來蠢爆了，但如果這個代價是能夠讓生命多延續幾年甚至幾十年，那就這麼繼續蠢下去也更好了。而且，在後面我的脖子皮疹完全消除後，更有信心接下來和頭頂這個皮疹單獨作戰了。

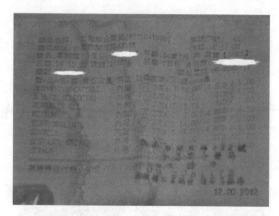

圖4-2-1 首次被診斷的所謂日光皮疹用藥－2005年10月20日

看我在2011年4月的日記裏還傻傻的分不清楚，那就是我近10年來的皮疹凸起：

040511

頭頂的濕疹隆起處似乎有軟骨組織小凸起這幾天在弄牆壁，想靠牆壁壓平時，才又想起很多類似的地方都有這種軟骨凸起。和以前年輕時，手腕因為跌倒或骨折後在手腕彎曲時中間部分也會有小軟骨凸起，以前都嘗試要壓回反而很痛。現在再看，反而都不痛而且凸起早就都消失了。而後腦勺的中間小凸起好像和手腕類似也是很久，忘了是不是撞擊後所留，是會壓痛，可痛感沒有特別強烈。頭頂兩處和頭後腦勺一處，目前3處有類似的軟骨凸起頭頂兩處應該是沒有撞擊過才對，只有後來很癢抓了幾年的記憶。

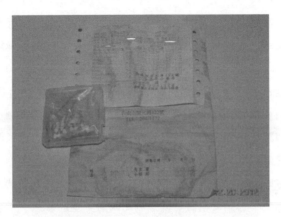

圖4 2 2 日光皮疹用藥和當日的禿頭常用似"柔x"內服藥"波x卡"

　　圖4-2-1是這一切皮膚炎被首次命名為"日光皮疹"（或"日光皮炎"）後漸漸浮現更多皮膚問題的開頭記錄，可我從那個時刻開始還是一無所知。2005年10月20日當天的藥單，波x卡不是台灣健保給付藥品，需要另外自費購買，所以不在藥單之內。看看多麼神奇，看日光皮疹及禿頭醫生後竟然還要內服的三種藥，外用藥膏我嘗試用完了他們，可在未來的日子裡還是一直復發，幸好我一向不喜歡吃藥，所以內服用藥完全沒碰。

2.　蘇州4～5年生活飲食放縱後的皮膚炎皮疹此抑彼發

　　我的日常心得及實驗筆記簿裡有記錄的第二次皮膚炎、皮疹的萌發大約在2008年初，那距離2005年底已經又再過去了2年多，可2008年初以及後來的幾年，我根本從來沒將它們聯繫起相關性，也就更不可能知道，環境和食物及生活形態、習慣漸漸毀壞我的肝臟，然後造成這一切。即便我在寫這一段內容的2012年12月當下，我翻看我的筆記本紀錄3年前的2009年11月27日，我第一次發現右鎖骨淋巴結的腫瘤樣，當下驚訝以為是癌症終於上身了。那是在當時不到一個月前的2009年11月5日我記錄下，從2008年4月左右開始陸陸續續此抑彼發的皮膚炎、皮疹等，已經從曾經先發後來擦藥好了的小腿、腹部、手肘和屁股後邊，不知不覺一年多後轉移陣地到我的脖子右後方皮疹，所以這個淋巴結腫瘤樣就是當時脖子皮疹約2～3個月後引起的發炎，也就是在當下我也隱約感覺到腫瘤樣大小似乎會隨著皮疹的好壞變化。到2012年12月的現在3年過去了，雖然我已經多次觀察到皮疹狀況和腫瘤樣大小有相關，也知道瞭解救方法並且實驗過了曾經改善了脖子皮疹和腫瘤樣大小，甚至在2011年夏天單獨用流汗法解決了屁股兩邊的皮疹，可這脖子皮疹伴隨的這個腫瘤樣還是到了2012年的冬天，又因為我的腳傷無法運動以及諸多的理由，它們又稍微更恢復到比以前更差的狀態。嘆息我們自己的懶散與諸多藉口，雖然當時我已經有信心解決掉它，可用腳傷8個月無法運動流汗的藉口，加上泡腳流汗的操作費時又麻煩，我竟然還允許這右鎖骨淋巴結腫瘤樣和脖子的皮疹一直存在，甚至後來還持續了快2年。人類的劣根性是有多大？即使我知道不見棺材不流淚，即便我知道真正的解藥，可我還是有僥倖的心，可我還是沒把解決它們放在第一位，我還有那麼多藉口和理由，我還是無法像Taleb描想那樣的決然離塵。

　　我的筆記本記錄，圖4-3，2008年4月22日，我曾自我感覺良好、引以為傲無數年校隊資格體育優等生的身體終於露出潰堤前的再一步信息，但是當時的我還是懵懂無知地不自覺，竟認為那是皮膚癬或濕疹類的皮膚病。雖然那一年之前伴隨著幾乎禿頭後自我了斷的近似光頭下的枯槁面容，我像一般人一樣仍然沒有把它們兩者的關係聯繫起來，更沒有想到2年多前的那一次被醫生診斷的所謂日光皮疹是開端。這第二次身體反饋在皮膚上給我的訊息一開始是從左腳小腿外側萌發，和2005年10月第一次初發的那時手前臂上的狀況一樣，都是幾天開始的抓癢起了一些小丘疹作為開端。當時的我，根本還以為又是一般的皮膚癢，又或者是和早前皮膚科醫生所說的日光皮疹一樣，沒去在意它們，不知道這是飲食環境、還有生活習慣傷害的我肝臟所引起。很快的再幾天過去後,它們不但沒有消失,反而越抓癢以後皮疹範圍還越來越大,直到一個極限約3公分直徑大小的面積後停止擴大。然後,它們又遠距離擴大跳躍到了別處,在當時又發展到了我的屁股左後,也是到了一定範圍約直徑2、3公分左右後停止再擴大。當時,是我前面提到在理解自己已經接近禿頭,加上知道長期熬夜與白天辦公室整天蟄伏於電腦前容易疲累的身體,鎮日疲累樣一直以為自己快猝死的感覺。所以在看了"求醫不如求己"和"人體使用手冊"兩書後,主要心力放在中醫及穴道養生的研讀和實踐上。因此,在筆記本裡記錄了些當初對於這些皮疹和所謂穴道的相關性,並且後來實際實驗了一段時間的敲膽經及按摩穴位的方式,期待能夠對於自己的皮疹和身體勞累有些效用。期間,常常發現幾處按揉穴位的容易疼痛,而其現象也確實並非正常的狀態或者意外碰撞所導致的疼痛,然而穴位經絡的學說雖無法至今科學證明或證實,但在這幾年的期間,我自己確實也在實驗的過程中有不同的體會,在後面的章節裡還會提到。

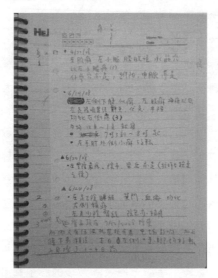

圖4-3 實驗筆記2008年4月22日首次記錄皮膚炎皮疹

　　在經絡穴位的按摩裏，對那些皮疹們並沒有任何的改善，因為我現在才知道，我當時沒有除去那些持續對我身體的傷害因子或者不良的生活習慣，比如晚睡、比如整日勞累不休息、比如整年不運動流汗、比如在蘇州時常的外食，又怎能祈求身體經過經絡穴位的簡單按摩就能解救？即便我到現在還是相信王唯工教授的經絡共振理論是合理的，然而我一段時間的實際操作實驗後，雖然在按摩或者推拿經絡穴位的當下稍能夠使身體舒緩，但是其實際真能對身體疾病的效用應該有限。或者應該說，經絡穴位的按摩即便有效的話，它們每一次的效用程度也不大，所以可能要持續長時間的累積才會對身體有大效用。而這從另一方面來說，如果自己有毅力能夠長時間堅持經絡穴位的簡單按摩，那其實就代表他自己對身體的健康很照顧，也就意味著他不會有不良的生活習慣，那他的身體應該就保持的很好，也就反過頭來他只要很少的按摩就可以維持他的健康。不過這些都只是疾病原始的一個方面，慢性疾病一定是多方面的原因所造成，而多方面原因就代表多個變因同時可能有相互作用，因此也就更不容易為人類的直覺或知識簡單地發覺。所以，在這幾年的解救我一家人諸多身體疾病的心得下，後面的章節裡會討論到如何來更有效率的發掘造成疾病的多變因元兇。

　　接下來，除了左腳小腿和左側屁股後之外，我的腹部靠肚臍眼左側的一小塊竟然也開始發癢，慢慢地，每天在抓癢中漸漸擴大範圍，直到4、5公分直徑約略的面積。當時的我心不在焉，也約莫是在煩惱兩個兒子不明原因頭髮掉落嚴重的同一時期，而且還沒有開始我的禿頭解救大計，我還是不明所以也不知道如何處理。於是，習慣性的去看了蘇州園區的新加坡醫生，也還是慣例地拿了塗抹的西藥，雖然我心裡排斥西藥的潛意識還有，但在無頭緒沒有任何其它可得訊息的當下只能這麼硬塗了。擦過了藥，過幾天就撫平了，但留下了類固醇用藥典型的皮膚皺摺。圖4-4就是當時腹部擦藥變好後留下的瘢痕，表面上原來的皮疹不見了，可實際上只是那個地點被暫時壓抑而已，馬上小腿、、大腿、手肘、屁股和最後的脖子都出現了。一開始的狀態就是圖4-4右圖的疹子狀，和原來醫生所說的手部日光皮疹一樣，所以一般人都很容易相信那種說法，因為它們看起來就真的像"疹子"，可後來就會發展成所謂的"乾癬"或"牛皮癬"等比較像脫皮屑的"癬"狀。由於當時電腦曾經摔壞，腹部皮疹糟糕的樣子圖片已經找不到。前面提過的，我對西藥一直以來的莫名其妙的沒有好感，總覺它是毒藥，也不知是不是年少的我看了些文學作品，或者還是其他原因如何帶給我這一印像。我對於這類固醇等的藥迅速而強大能力抹平我皮疹的功效感到害怕，而其實更讓人害怕的是，這邊剛讓藥抹平了，一段時間，皮疹又慢慢跟著抓癢從另外一個或者甚至幾個地方冒了出來。曾經有這些經歷的人也一定可以深刻體會我這一段描述，或者現在回頭來看網路上新聞上也到處是這樣的描寫。然而我卻要在多年後親自一家人受罪折磨而後的實驗才能瞭解，最最重要的是，只要不讓肝臟再受更多的荼毒，它們真的可以只靠早睡和流汗就完全解救。這些實際的整個我一家人解救皮膚炎的過程在這一章會完整描述，而一些生理上的理論可以參考陳俊旭博士的"過敏其實可以根治"一書及陳博士其他著作，還有網路上梅襄陽醫生對於肝臟受損的一段演講摘錄。接下來下一節會提到的我的兩個兒子的皮膚炎解救過程也是類似的驚訝連連，感嘆人體的萬能及蘇州環境飲食等之惡的無奈，當然還有最重要那些我自己該死的生活習慣。

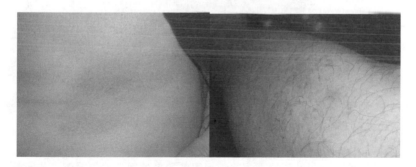

圖4-4 左圖腹部擦藥後瘢痕殘留及右圖小腿外側剛有皮疹發生時

我的皮疹在從左腳小腿、左側屁股以及左腹被類固醇等藥壓抑後，才沒有幾天的好光景一過，它們竟然又此起彼落地到處在我身上奏起了交響曲。到了約8個月後的2009年2月13日，我的心得筆記本記下我的身體曾經出現過的大大小小皮屑樣皮疹一共有10處，如圖4-5，曾經單一最大的面積就在腹部，後來腹部被強效西藥壓抑後，最大的面積跑到了脖子上，最小約為眼角內側不到一小米粒大小的面積。在那個時刻的我，頭髮解救雖然露出曙光過了半年，雖然小孩子的頭髮停止了掉落，可對於這皮膚炎在當下真是毫無頭緒，還是只能以為我能在經絡穴位的共同點發現什麼，所以才會畫了這張圖4-5。可後來短時間的經絡按摩，或者即便後來嘗試的阿膠、精油、甚至生薑猛擦等少數中藥相關的簡單方式，也實在都無法解救那時候的皮疹。只好在斷斷續續，時好時壞的狀況下，偶爾不甘願狠心擦抹了那驚人功效卻令人擔憂的醫生所開立皮膚藥。

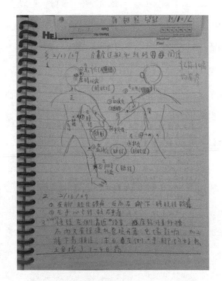

圖4-5 實驗筆記紀錄2009年2月13日皮疹心得

2009年8月4日我記錄下開始使用解救頭髮的第二段重要關卡的起點，開始使用管道式淨水器來洗頭髮做實驗，同一天我記錄到："昨日薑再塗右脖子痱子團似癢"，看上圖4-6的筆記本截圖。看看這多麼無知和多麼遲鈍的我自己怎能傻到這個程度？都已經經歷了幾次的皮疹發癢來回了，我還在沒有知覺警惕的認為它們是痱子？人類的愚蠢與急病亂投醫也莫過於像我當時如此，而我們如今可以上火星的年代裡，還在世界上的角落中存在多少同我當時的愚蠢？

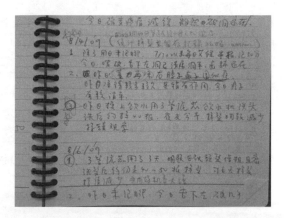

圖4-6 實驗筆記紀錄2009年8月4日首次紀錄脖子右後方皮疹

　　2009年的9月4日，我記錄下皮疹在藥物的攻掠下終於只剩屁股後面兩側了，我只記錄了一小行字，以為勝利在望，而後來才知道，那其實是夏天的流汗幫助我排泄掉了些廢物。這段一行字的上面還記錄著我仍喝著百事汽水，那可是後來才知道其中很難代謝的果糖可能會讓我的肝臟加速成脂肪肝的"聖物"，而汽水以及可樂還有含糖飲料是我從小到大近30多年的必備品，也正是我肝臟提早頹廢的重要元兇之一。不一會，果然秋天漸漸步入尾聲的入冬，我以為靠著妙藥神丹塗抹的勝利在望只高興了一陣子不到。屁股左側的皮疹雖然向好了，可寒冷的冬天一來，加上還是沒有改變的飲食及沒有運動流汗還有晚睡等不良生活習慣。那些靠藥物壓抑回去的皮膚炎、皮疹只奄息了一小段時光，我甚至根本沒意識瞭解到它們隨著冬天的到了跑到了脖子，還有回到了屁股兩側後面更加囂張了回來。一開始還是一直還認為脖子一樣的皮疹是痱子，沒去想那是和之前的腹部、小腿、屁股一樣的皮疹，我甚至開始嘗試起了偏方，先用生薑片塗抹按摩，不但刺激紅腫，反而又越來越擴大。接著又嘗試了花椒泡米酒擦拭，和用生薑片的效果一樣，也是無效又紅腫。接著屁股左側在稍好一陣子後還是同樣又回到原來狀況，甚至後來變成了左右兩邊都有，同樣也試用了生薑和花椒都沒用。仍然懷抱僥倖心態地等到了脖子及屁股兩側惡化到了和原來以前其他地方類似的抓癢及皮屑掉落後，我才漸漸瞭解，它們是同一國的惡魔，然而那個當下，我依舊愚昧又愚蠢的只是那麼賴著。圖4-7紀錄著2009年11月底當時脖子上最慘的狀況，以及後來才發現的右側鎖骨淋巴結腫瘤樣。當然，在那個時刻，離2008年8月15日我的頭髮解救大計已經經過了一年多一點，貌似我的主要精神在頭髮上，其它事情就這麼一貫懶散地得過且過。可我雖然靠著神丹妙藥壓抑的一次次爆發皮疹，卻又邊擦邊害怕，於是漸漸的還是想放棄了那些神丹妙藥。反正後來脖子可以靠衣領遮住，屁股一般也不會裸露在外，於是，我還是至少能夠堅持住放棄神丹妙藥的快速有效，雖然，我還是依舊如故不變的壞習慣。

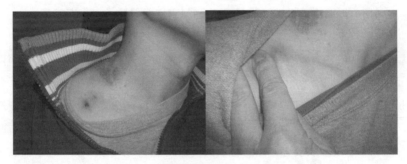

圖4-7 2009年11月25日還沒發現淋巴結腫瘤及發現20天後

　　最後的一段期間，從2009年8月發現的脖子皮疹開始萌芽，到了2009年底左右以後，大概皮疹就固定在脖子和屁股兩側了。2009年11月27日，我的實驗筆記本記下我自己生涯那時38年以來，自認為自己真正面對所謂生死關頭的第一次。那一天晚上洗頭髮還是洗澡時，突然不小心摸到右肩鎖骨處竟然有一個不小的腫瘤，那天夜裡真是刻骨銘心的轉轉難眠，寫下了心情，以為自己這個腫瘤離癌症應該很近了，因為一開始不知道是在淋巴結上，而且自己身體狀況越來越差，前面提過常常有類似勞累猝死的感覺。那個當下真是不算害怕面臨死亡，只是擔心當時我那年幼的兩個小孩和美麗的老婆。可後來，我才知道這個腫瘤樣其實和我早發生脖子後的皮疹強相關。而且5年後的現在2014年，它們竟然還在，人性啊，不爭氣的我自己，怎麼連早睡都這麼難，連堅持運動流汗都這麼多藉口？當時還是愚蠢的不是如何是好，甚至一剛開始還以為是痱子，其實它們更早在2005年醫生說的日光皮疹就是它們的祖先了，還有其實更早的2003年到蘇州即開始的頭頂突起皮疹。可是我完全沒想到類似的症狀它們從2008年4月開始的一年多後，我雖然幾次靠藥物抹平了幾個地方的皮疹，以為至少可以稍微喘口氣，然而它們竟然很快地重新整兵再攻而擴展到了脖子右後方，而且進入12月的寒冬後面積越來越大。更在一年半後就造成我右邊鎖骨邊上腫瘤樣，我在當下一開始不知道是淋巴結腫大，是後來在診所照了超音波才知道的。那一晚的紀錄使自己認為癌症來襲了，下才會有圖4-8是那一晚的遺書類自述，以為見到棺材會流淚，就會奮發向上改邪歸正，但是只有五分鐘熱度，一旦知道了不是絕症，就又故態復萌，甚至，很多人即便絕症在身還是可以放浪形骸，所以那些心理學的問題是再怎麼時時刻刻強調也不為過的。

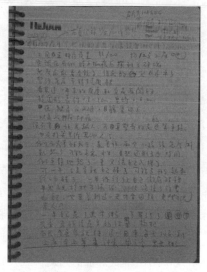

圖4-8 2009年11月27日首次發現右鎖骨淋巴腫瘤樣日記

　　那一晚後第一次體會到所謂面臨生死關頭的感覺，也才會在後來稍稍改善了每天凌晨後晚睡的習慣，可還是要到了更後來的5年後的現在，才似乎真正能夠確實不再那麼晚睡。發現淋巴結腫瘤樣後的隔兩天吃起了阿膠製品，還有牛肉和黑米粥等，以及泡腳。那是前面提過當時期看了本馬躍凌養生暢銷書"溫度決定生老病死"後的嘗試，雖然後來她被歸類為偽神醫，而我採用她某些方式的實驗對我的皮疹也幾乎無效，甚至阿膠產品可能還讓皮疹更差。可我塞翁失馬地得到一個對我在上一章提過的，牛肉對我的頭髮生長極其有效的一個意外貢獻，還有後面會提到的背部壓撞經絡穴位對身體疲勞的改善。所以優勝劣敗、善惡對錯在這個時刻真是模糊了界限。我就是從牛肉開始觀察到了食物對我的頭髮生長的重要性，才能有後來解救頭髮的完整經歷，那時距離我2008年8月開始的頭髮實驗也過了一年多，已經開始使用了管道式淨水器。

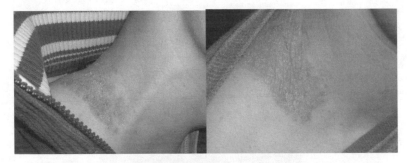

圖4-9 發現淋巴結腫瘤樣吃阿膠前和停止吃阿膠後稍微向好

　　也不知道我的心臟夠強還是父親的早逝讓我們一家三兄妹心智早熟、早獨立、看開了很多事，那段日子也很平靜的過去，然後直到我還是去看過醫生後，雖然沒有什麼手術或者檢查，最多就照了超音波，醫生的推測稍稍緩解我的最壞想法。不過，以當時我漸漸不太相信醫生們說法的心態下，雖然醫生在沒有開刀的前提下給出不是癌症的猜測，我其實還是最後等到我重覆的實驗發現這鎖骨淋巴腫瘤樣和脖子皮疹有相關後，我才算真正稍更安心得到它應該不是癌症的結論。可這個不是癌症的結論反而沒有帶來好處，讓我又更肆無忌憚的繼續沒有早睡、沒有積極的去處理我的皮疹，也繼續的發懶耗著，結果當然就是4、5年又過去了，它們還也是一樣的賴在我身上。可又從另外一個方向來看，如果我當時那麼積極的去吃柔x藥想要處理禿頭；

如果我那麼積極的去看醫生每次都是擦藥處理我的皮膚炎；如果我那麼積極的聽醫生的話去開刀治療我的鼻病，那後來這一切都不會再有。所以，事後諸葛的來說，是不是發懶、是不是消極、是不是不聽所謂的專業人員的話，有時候也可能有那麼一點點意想不到的用處，像我的這些疾病的過程？是的，這後來我在Taleb的"反脆弱"一書裡終於找到知音，為所謂的"拖延症"這個也是一種病名平反。

　　那是當時發現右肩鎖骨腫瘤樣後不久的2010年1月到來，我難得回到台灣連續住了一個月的假期，這是所謂台商在大陸住滿5年的"坐月子"假期，我在2005年因和艦案被限制出境，後來和兩個董事長一起在新竹最後一批出庭，也因此當時在台灣待超過了一個月，我猜後來又是公司裡最先一個放第二次"坐月子"假的了。那一個月，發生了我上一章提到的買了陳俊旭博士的書，也才後來有解救頭髮的所有連接。那個月我還到了台南成大醫院看了皮膚科醫生，主要就是為了這一章提到當時我脖子和屁股兩側的皮疹，成大的設備和醫生果然稍微更專業一點，我問了醫生是不是黴菌類的癬，那位女醫生立刻刮了片皮屑放到玻片上後往顯微鏡一看，不到一分鐘馬上回答我不是癬。不過，她也說錯了，她認為我那些皮疹是濕疹，但其實以我的推測應該比較屬於一般普遍的乾癬"症狀"。但無論如何，不管是乾癬還是濕疹的命名都不重要，它們只是一個"名稱"，因為醫生的處理方式都是一樣，而且，結果也都是一樣的無法根治。而其實最重要的是，要怎麼讓它們完全消失並且永遠不再復發，這才是這一章最重要的目的。當時還有一個主要目的，就是我的右鎖骨腫瘤樣的問題，那位醫生按壓後猜不是惡性的，因為她說是軟的腫瘤樣，但她說和我脖子皮疹沒有相關就是錯誤的了，因為我確實觀察觸摸到它的大小隨著皮疹狀況有變化。至少，她的不是惡性腫瘤的猜測讓我稍解擔憂，但這真的不一定是件好事，就像許達夫醫生的感謝老天他得了癌症。這個右鎖骨腫瘤樣後來在我回到蘇州後另一次超音波的掃描後確認是淋巴結腫大，那個超音波醫生雖然也猜測不是惡性腫瘤，但也是錯誤的認為它和我脖子的皮疹無關，還有包括後來的新加坡醫生也都是認為與脖子皮疹無關，後來更有一段有趣的插曲是蘇州中醫院的老中醫說他對這個皮疹和腫瘤樣不熟，讓我去掛他們醫院裡的皮膚科，還是一樣類似的結論。可從時間點看來，這個淋巴結腫瘤樣是在脖子皮疹出現後2～3個月發現，而從我4、5年來與他朝夕相處，我可以確認他們是有相關性的。還有後來發現的我左側的攝護腺那一顆也是小腫瘤樣也是類似的情形了。

　　所以要記住，即便你的身體有了腫瘤樣，看過醫生後一定不能盡信醫生的說法，我在蘇州看的新加坡醫生、大陸醫生、還有在台灣看的醫生，都不認為我的右鎖骨淋巴結腫瘤樣和我的脖子皮疹有關係。這一方面可能他們出於只有簡單的目診、觸診或即便只有超音波都不敢輕易下結論。更重要的另外方面是，你的身體長久的緩慢變化只有你自己最瞭解，醫生沒有24小時跟隨在你身邊觀察你的身體，因此他們沒有辦法獲得全面的資訊，也就很難得到正確的結論。大多數人一發現任何囊腫或者腫瘤樣就聽從醫生建議切除，這包括2004年初左右、無知的我自己對待我的小兒子左眉毛邊的一個腫瘤樣，也正是當時他們剛來蘇州不久後，其實，如果是現在的我自己，他可以免去這一刀，也就可以不用留下那個疤痕。那一定是當時蘇州的水或食物害了他，也間接是那是我這位無知的父親害了他。有95%的可能性，那也只是和我的右鎖骨淋巴腫瘤樣一樣，那純粹只是身體抗議你給他不良的食物和環境的發炎反應。可當年那些台南成大醫院的醫生給了我兒子眉毛的小腫瘤樣一個簡單的病名"皮樣囊腫"，然後，就切除了它，標準程序做了切片後認為是良性。然後就結束了這一切，只剩他一輩子左眉毛邊的傷疤。我查了無數網路沒有得到有用的訊息關於所謂的"皮樣囊腫"，包括問了我那位學醫的哥哥和老婆的醫生表哥。從這些無數醫生口中，我學習到，大凡只要不知名的腫瘤樣都是囊腫，只要他們沒有足夠的訊息知道這個囊腫的起因，那麼就是直接切除做切片。然後，就沒有了然後。不是惡性腫瘤，就高興回家，如果是惡性腫瘤，就是許達夫醫生書裡寫的那些。然後，你的疾病原始還是未知；然後，你的生活繼續；然後，直到下一個引爆點的出現。當然，可能我簡化了這些問題和結果，只是要希望，天底下不要再有這些和我10年前一樣的蠢事發生，再有這麼多無知、無辜、被蒙蔽的受害小孩和父母。這一次小兒子的"皮樣囊腫"也隱含他和他哥哥後來的皮膚炎，可我真是後知後覺的直到多年後才能把它們連接在一起。再一次感嘆，人類像我一樣的愚蠢是要再無知蒙昧多少個千百年？

　　這次的成大醫院皮膚科醫生給了我開的藥是韓國製造的藥，當時看來沒有像蘇州新加坡醫生在此前治療我的小腿、手肘和腹部等的皮疹用藥那麼濃烈。然而，它們還是被這萬能的藥神奇地很快就抹平了，我依然在一面贊嘆中、一面憂心中的2010年3月4日紀錄下這成大醫生給的另一個神丹妙藥治療下脖子和屁股皮疹的向好，以為是更好的神丹。而同時期，我在前一章解救頭髮中提到其實就是這個時候看完了陳俊旭博士的書，而且此前在試了幾個月的馬躍凌的阿膠、紅棗、牛肉和泡腳等手法對於皮疹也沒有功效後，只好求助回成大皮膚科醫生所謂的正統"西藥"。在這個2010年4月12日開始，我嘗試起陳俊旭博士的"過敏其實可以根治"一書裡的幾個方法，我原來的目的是要去除我脖子和屁股的皮疹。因為，雖然成大醫生給的藥迅速抹平了它們，可就像這一章一再強調的，真正作案的兇手沒有抓到，表面傷口的抹平只是掩耳盜鈴。這脖子和屁股的皮疹在神丹藥物不在的日子裡終於還是又再出現了，我當然注意到藥品上標明或者常識裡知道的這個藥不能一直擦抹的，所以，我只好停了它，我只好再嘗試起陳俊旭博士書裡這一些方法。然而，陳俊旭博士的方式，單獨超排方和草排方等護肝的維生素以及深海魚油和維生素C黃酮還有苦茶油等服用健康食品方式並沒有對我的皮疹有立即顯著的功效，然而我卻因此意外地發現了上一章提過的解救我頭髮的另一道曙光，讓其中的超排方和維生素C黃酮意外地產生對頭髮的功用。而其實後來回過頭才知道，我沒有嘗試的另一個所謂沖洗熱水澡後包裹棉被的流汗排毒法才真正是對皮膚炎或皮疹最有效的方法，我雖然因此意外的獲得禿頭解救之道，但也因為忌憚著自來水中的三鹵甲烷加上他的棉被悶汗排毒法操作太麻煩而錯過了解救皮疹的那一刻，不過幸好後來我還是能偶然地發現相似的流汗法解救，回到正確的道路上來。

　　時光走到了2010年的暑假7、8月，那距離我近30年鼻病所謂的"鼻竇炎"的解救後已經又過了2、3年，我的禿頭解救也開始了2年。在誤打誤撞陳俊旭博士的超排方等營養補充的作用下，我發現了禿頭再生的另一扇重要的窗，於是在2010年7月那時頭髮相對以前幾乎全禿時的極度茂密，我的脖子和屁股的皮疹卻又悄悄地回來。雖然，這樣的2、3年下來，我對於人體自我復原能力的神奇越來越感興趣，也對所謂常識上醫學專業人員給的說法越來

越會懷疑，想我30年的鼻病都能解救，還有什麼困難不能解？也就對我自己
的實驗結果越來越有信心，也在後來的每一天內心中隱隱約約告訴自己，一
定可以戰勝它們，只是要有耐心等待線索和結局的到來。然而，伴隨著其實
我那時不明所以，完全幸運碰巧得到的頭髮茂密後，卻又因為不知道真正的
控制變因，所以失去其中原來有用的幾個因素後又陷入了回到較差的狀態，
我的脖子和屁股的皮疹也在同時間因為暑假過後秋天的到來，加上不再依靠
那強效卻可怕的藥物，漸漸地步入悲慘卻在當時又令人不知所措的境地。看
看圖4-10這脖子從2010年9月開始的步入慘況，在頭髮得而復失的悲哀又加
上脖子屁股皮疹的加劇，即便豁達如我，如果不是這麼一以貫之什麼都無所
謂的賴著；如果不是這麼怪咖地不管別人的說法；如果不是臉皮這麼厚沒有
自己名下的任何房子而一直在老婆家住著習得的賴皮，恐怕被這麼一打擊後
就投降了。幸好我還有30年鼻病解救後的戰勝功績；幸好我解救鼻病後就幾
乎沒有再任何冰冷；也幸好鼻病就只有冰冷的單一變因，使我能夠保持這個
戰功，不像影響頭髮的變因很多以及皮膚炎也是有至少兩個變因。也幸好鼻
病只有單一因子，我自己也能夠忍受不碰任何冰涼，鼻病實驗的成功繼續維
持，也才對於頭髮和皮膚炎的作戰才會還有不放棄的理由。所以我不知是哪
一根筋又或是那一部分的腦區皮質發暈，就這麼維持可怕的皮疹現狀不怕死
地繼續且戰且走吧。所以到底是無知可怕還是有知更傷害？這個還是要往後
看才有答案。

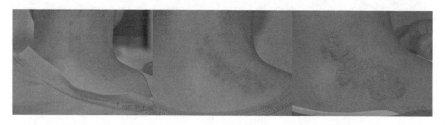

圖4-10 2010年9月到12月3個月脖子皮疹可怕的變化

3. 兩個兒子如何靠換學校改變環境和飲食就避免皮膚炎

　　在同一個時期裡，先從我的脖子和屁股上的皮疹跳到我的兩個兒子和這一章一樣主題也是皮膚炎的案例身上。2010年9月新一學期的開學，為了節省點學費，嘗試著讓小兒子也一起從園區的新加坡國際學校轉學到大兒子曾經念過半年的蘇州昆山台商學校。那是一個從家裏開高速公路也要40分鐘才會到學校的不算近的地方，一方面沒有其他符合我要求學校的更好選擇，只好稍微遷就我也很在意的交通安全問題，讓兩個兒子和老婆每天暴露在一個半小時的危機高速公路中，更尤其寒冷和下雨或大霧的冬天。那是因為一學期兩個人的校車費用實在不合理的貴，雖然公司有些補助，但由於國際學校的學費更貴，在嘗試可能念一年後就回到國際學校的計劃下，就決定每天讓老婆開車送小孩上下學。也幸好有這個決定的開頭，才會又接下來能夠遇到了問題後有很大的自由度嘗試做實驗的機會。

　　當時才剛開學後的一個多月，兩個兒子的手指背部就開始抓癢，老大HS尤其嚴重。因為HS當時的身體較胖，遠因是從小剛出生醫生發現似乎有一邊輕微腎臟發炎，但後來一直沒有特別症狀也就沒去在意它，只是記在心上。近因當然就是後來又回到蘇州後，我們一家人時常的外食又辣又油的餐廳，HS主餐的食量又特別大，但他並不常吃零食。這兩大原因是後來HS的皮膚炎及過敏症狀比YJ嚴重多的主要因素。後來兩個人的手指漸漸抓到如圖4-11在2010年10月31日拍下的類似濕疹樣皮疹，這和我的皮疹有些像卻又沒有那麼多皮屑。由於當時我的頭髮實驗已經經過了2年，加上鼻病在我自己和老大HS身上的驗證後完全痊癒，雖然那時候我的頭髮長出來後又不知原因地再一次掉了回去，然而2、3年下來的心得，對於身體健康各方面已經多放了心思在上面，而且對於一些生活環境現象和身體狀況的對應也稍更有警覺性。於是，在當下立刻猜測是新學校的飲食或者環境造成他們兩個人的手部皮疹。在和老婆商量下便先從最簡單可行的方式下手，每天中午吃老婆自己準備的午餐。這真是再一次的奇跡證實我自己的推測，雖然那距離我在

2008年8月15日那一刻對我頭髮奇跡感嘆的程度稍減，我的兩個兒子在吃了
自己帶的午餐，幾乎不到一周後，手指的皮疹馬上停止了惡化漸漸向好。從
我近30年的鼻病不藥而癒和頭髮實驗兩年多後，我對於自己一家人身體健康
方面的觀察和診斷越來越有心得，我並不訝異於這個變化，只是沒想到連學
校的飲食都這麼差。然而，一般人還是不願意去相信，學校的午餐這麼容易
造成皮膚炎或者說皮膚過敏，這當然和我兩個兒子的體質也就是基因狀況有
關，我們分享給幾個熟識的家長告訴他們學校的飲食有問題，可幾乎全部人
都只是認為我一家人太敏感，難道敏感不是一件好事？也許。加上自己帶飯
當午餐是個麻煩事，於是所有人還是依然照舊學校的午餐。而從那次實驗
後，他們的午餐就是我老婆每天自己準備了，而且手指的皮疹就沒有再發生
過，直到另一次更奇怪的狀況出現。

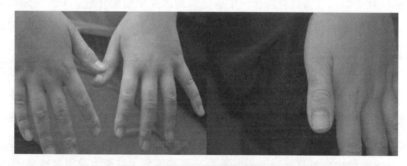

圖4-11 在新學校2個月後中指及拇指背部皮疹（左圖HS右圖YJ）

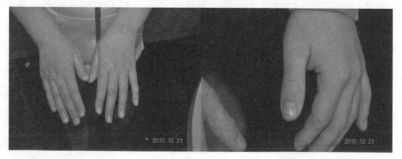

圖4-12 自己帶午餐一個多月後皮疹消失照片（HS右手還有一些）

　　下面這段文字是我2010年12月8日當時的心得紀錄以及圖4-12是自己帶午餐後一個多月手指皮疹向好的圖。

120810

HS and YJ在學校飲食1~2個月手指就長濕疹，而且是進入冬天的時候，YJ又是第一次到台商學校。只改回由ML每天帶便當，一周內症狀立刻減輕，YJ的幾乎消失，HS還留痕跡。

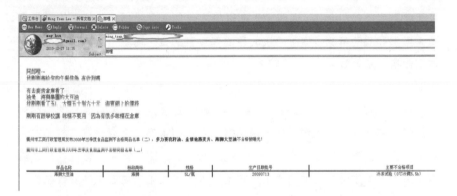

圖4-13 2010年12月27日發現新學校食用油不合格的證據

　　在2010年12月27日就在拍了圖4-12的向好狀況一周後，老婆的email又發揮2008年8月那一封email解救我一家人身體健康重要角色般的另一封email，再次從旁驗證我的推測，也更旁證了陳俊旭博士提倡食用油的重要性，更從2013年及2014年連續兩年台灣食用油大危機爆發後再度驗證學校飲食的大問題。老婆由於每日開車接送上下學並且準備午餐，所以每日待在學校家長會辦公室時間長，也算家長會的一份子，有一天跟隨家長會人員至廚房監督學生飲食相關問題，順便記下一個食用油的品牌，回來後上網一查，才發現真的是個有問題的廠商提供的。下面文字就是當日我的心得及圖4-13為當時老婆的email關於網上的公告截圖。我再一次的實驗檢驗並得到正確結果的驗證還有旁證的證據，對於自己的推測更增加了一份戰果。然而，再一次跟其他家長分享這個經驗和訊息，隨便一問學校中不少學生也有類似我兒子們的皮膚問題，可得到最多的回答是我家小孩太敏感了，這就像溫水煮青蛙的話題一樣。很多媽媽勤奮於網路八卦明星無聊消息或者哪裡美食、哪裡風花雪月氛圍，可卻懶惰於為兒女們準備一個簡單的每一餐來避免他們吃下不好食物，當然，我可能還是太簡化了問題。在後面的章節還會來探討這些問題。

122710

今天收到老婆的email，兩個兒子在學校才一個多月手指就長疹子的謎底揭曉，果然和我的猜測一樣，學校的用油是便宜的貨，而且還上了網站上衢州市不合格產品名單。

我們看到了無數的家長對所謂小孩的皮膚還有鼻子過敏憂心忡忡卻束手無策，和多年前的我們一樣，尋遍醫生及書報還有各大網站找尋救贖的訊息，可得到的都是千篇一律的"專家"建議的方式，而且嘗試過後往往只是治標不治本，如果只是一再的尋求藥物硬壓抑，最後落到更嚴重的肝腎損害或者兒童的糖尿病，也可能都不知道源頭來自於哪裡。其實，所有這一切所謂皮膚過敏或者眼睛、鼻子過敏，都來自你的飲食和環境對肝臟的傷害。所有的鼻子過敏，都只是前面章節提過的寒冷的飲食和環境。只要你真正去除掉這些因素，萬能的身體不用任何藥物，很快地就還你原來正常的面目。可往往，無辜或者無知的人們忽視它們，不願意為了更重要的身體健康而放棄其他次要的成績或者功課，更或懶得為小孩的健康準備優質的飲食。我的兩個兒子的皮膚炎得而袪除的1、2年實驗，是我這些年來解救我一家人身體健康的另一個成功的戰役，也是令我能夠越來越對自己對戰勝所謂的疾病更有自信。當然還有後來越來越駕輕就熟的一家人每一年會遇到好幾次的流行感冒。

懷疑建築工地污染的另一次實驗

　　兩個兒子從開始自己帶午餐就停止手上皮膚炎的日子在新學校平淡過去了第一學期後，每日早起還要長時間的車程著實讓人難熬，尤其對我們來說寒冷的蘇州冬天。就在那一年農曆過完年，新的學期才開始不到一個月，大兒子HS的臉上和手上就又開始出現了疹子，見圖4-14，這次只有HS有長疹子而小兒子YJ卻沒有，而且，這次的疹子形態稍有不同，貌似比上次更嚴重，手上是顆粒狀較多而且還長到了臉頰顴骨兩側。而其實這個症狀，又和我的皮疹的起始狀況很類似，但後來的症狀卻又沒有皮屑樣，因此又不太像乾癬症狀。前面提過，HS由於在當時的前1、2年我們在蘇州時常外食油辣，他吃的很多，YJ幾乎都吃很少，可能是當時餐廳的壞油戕害了HS的肝、腎臟。因此，HS在此前蘇州國際學校手上就曾經有類似的輕微皮疹，由於當時只是時好時壞的狀況讓我們沒有特別在意，而且也還沒有像那麼多經驗，因循苟且的認為是所謂廣泛的過敏。而這一次新的手部和臉上顆粒皮疹樣，在新學校的上學期已經自己帶午餐解決了學校午餐導致HS和YJ手指皮疹有經驗後，下學期還是繼續自行帶午餐的狀況下，HS偶爾會吃及少量的學校特別餐不應該造成比上次更嚴重的皮疹，而且這次YJ並沒有皮疹。剛好這時候在2011年的3月11日，日本發生驚人的311大地震造成電廠輻射外洩，當時新聞報導有輻射塵可能飄至蘇州，於是我當機立斷讓他們幾天不上學，而又再一次奇蹟驗證，我記得當時似乎請了3、4天假，於是我觀察到在家時HS的皮疹好像稍微偏好，而其實HS以前在國際學校約3年級時就已經有類似的狀況，只是無知的我當時根本沒放心思觀察。

　　不得已還是要上學的情況下，我讓HS完全不要碰學校食物的情況下皮疹並沒有改善，於是至此只能懷疑是學校的環境污染造成了，因為連他們喝的水也都是自己帶去。也曾經懷疑學校當時為了校慶曾經的牆面粉刷油漆或水泥漆及維修，可似乎HS又沒有特別靠近那一範圍，再請老婆再注意觀察學校的環境及過濾了諸多因素後，高度懷疑就在學校操場邊上的一大羣新公寓樓盤當時的拆除施工設施應該是最大主因，因為只有建築廢棄物材料可能包含大量傷害肝臟的有機物，而這也是那時候我已經頭髮實驗2年半後多次的心得。於是，時間來到當時春假的4月初，經過了春假幾日的在家休息後，轉況又向好，一旦到了學校又開始變差。再加上日本大地震後的輻射污染陰影揮之不去，我和老婆決定再次做實驗驗證，也不管學校的課業了，只要臉部的皮疹出現嚴重，就立刻幾天不去學校在家休息，只要休息幾天立刻完全痊癒，如圖4-15，只有6天的差異，皮疹幾乎完全消失，並且驗證了好幾次。

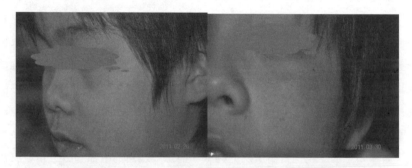

圖4-14 疑似學校旁建築工地污染造成臉部皮疹嚴重

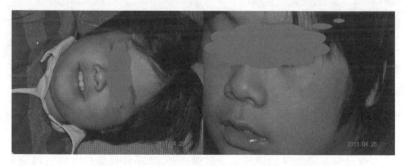

圖4-15 臉部皮疹在家休養6日後即痊癒

　　這個簡單的實驗說明污染源真的只能在學校了，因為期間的飲食未變，家裡環境也未變，而且還有前幾次的實驗結果，更加確認HS這第2次的皮疹是因為學校的環境。只是在層別學校的所有環境，加上那片新蓋公寓大樓剛好在拆除施工腳架的時間點正好符合，再加上建築材料廢棄物才有污染性的推測，因此，最後的結論那就是造成HS第2次皮疹的主因。當然有家長認為是花粉過敏之類的問題，可是我傾向不同意這種看法，因為我們家裏的公司宿舍中庭也是不少的樹木花朵，和學校的環境相差不大，況且花粉過敏比較少會有這麼漸進且嚴重的皮疹。再者，經由2、3年來自己越來越多對於身體健康的實驗體會，外在人為化學的污染源才是真正讓身體受傷的重要主因之一，自然界大多數天然物質不應該如此。往往常識上、輿論上的所謂專家學者們總是因為這樣的原因太多、太複雜不容易鑒別，於是才會創造出一堆玄之又玄可卻沒有實際幫助的疾病的"名稱"。最後到了這本書寫成之際，我走了另一條實際實驗的道路解救我一家人的鼻病、我的禿頭、我一家人的皮膚炎和每一年每一次次的感冒後，我更加深刻體認到很多"常識"和"專家"的誤謬。

那對我老婆來說難熬的一年終於過去，最後那段實驗的時光裡，小兒子YJ很高興的常常不用去上學，功課不用寫，考試不用考，兩個人的成績都算是全班最後一名，換成別的爸媽早暈了，國中全校第一名畢業的我也沒有什麼成就，更何況國小成績？HS老師很怪異我們這兩個爸媽的瘋狂，YJ老師是和我們類似的怪咖所以對我們一家來說很速配。接下來的暑假HS和YJ在台灣2個月都沒有任何皮疹，即便後來回到了原來的蘇州國際學校，HS偶爾還有以前在這裡也曾出現的少數皮疹時期，但是經過台商學校一年的實驗成果訓練，再次驗證只要在家裡的長假，皮疹就自然消失。後來的國際學校這2年下來，即便兩個人都是在學校午餐，偶爾HS稍有皮疹出現，只要不要吃幾樣太油膩的菜似乎就不會再有皮疹。看來即便國際學校的飲食仍有些問題，不過由於每天帶午餐給他們對老婆和小孩來說還是麻煩事，在諸多的妥協下，我只能接受那時最佳的抉擇。但至少到後來，連HS的皮疹都幾乎未再出現，甚至，連2012年底的這一個入冬以來，他們幾年實驗下來感冒不吃藥的狀況練就了這一年還沒有像樣的感冒症狀出現。接下來，再回到如何解救我自己身上那些皮疹的話題。

4.　不用任何藥物的流汗法解救了我所有的皮疹

　　由圖4-10最右圖看來從2010年12月底寒冷的冬天到來，我的脖子和屁股兩側皮疹就進入最悲慘的狀況，圖4-10可以看見，在沒有藥物的壓抑下，又在沒有夏天的流汗時，我依然同樣生活的環境和形態，在3個月的變化下它們生長的迅速和可怕。我每次看到海綿寶寶卡通那一集海棉寶寶癢癢的時候就想見我這皮疹擴展的快速，當然早確定它們不是會傳染的那種黴菌皮膚癬，否則全家不會就只有我有，而其實當時的一年前它們早在腹部或身體其他地方出現只是被我用藥物暫時掩蓋了它們，它們從來沒離開過。雖然冬天蘇州的寒冷和平時的上班讓我有很多的藉口不運動，而且加上蘇州炎熱的夏天家人要吹冷氣，我幾乎是整年到頭沒有流汗的機會，而要到後來才知道這也是我皮疹的一大兇手。幸好只剩籃球還能激起動力的我自己，在公司年度例行的籃球比賽和後來的籃球聯盟賽裏，雖然我已經斷了的右腳膝蓋韌帶，部門的隊伍貌似沒有我參加就缺少了防守的主力，於是我不好意思每次推拖加上自己也還手癢想打球的情況下，在那段我脖子皮疹嚴重的時期裡，每一次寒冷天裡打完比賽狂流汗的那一天，我總是發現脖子的皮疹稍有向好。那隱隱約約帶給我後來的一條暗示，其作用不亞於頭髮實驗裡的那些不起眼的線索。這當然還包括早睡，這也當然在陳俊旭博士的書裡曾經提過是腎上腺皮質醇的效用。在生理學上和在專業上我可以相信陳俊旭博士所揭示和強調的，可我以為靠他推薦的那些營養品應該可以解救我的皮疹，那時我以為就是和他所謂的過敏症狀一樣，或者說這些醫學專有名詞命名叫"自體免疫疾病"，但是後來發現那些營養品不夠效力強大到馬上能夠解救我多年的頑疾。然而，我的情感上還是有那麼一點點僥倖、一點點取巧，當然還有很多藉口的懶散。

　　2010年底到2011年初蘇州的寒冬照例漸漸地過去，我的脖子和屁股兩邊的皮疹擴大到極限後便維持那樣令人觀之可怖的程度，也就是新聞上描述的那樣，也幸好我的皮疹都是長在衣服尚可遮住的地方，否則，我似乎只能再求助既萬能又邪惡已經用過的藥或者放任其他人異樣的眼光。我已經領教了一陣子那神丹藥膏對這可怖皮疹的功效，可我實在害怕這種強大的功效。這當然包含前面提到的我的兩個兒子的皮疹，尤其是老大HS時常掛在臉上的皮疹，而幸好他比較不在意這一部分別人的眼光，加上那很像外國人皮膚紅潤的假象。而也更萬幸的由於這一點，我懶散藉口在眾人認為毫無好處的所有缺點面前，彷彿媲美Tableb的黑天鵝出現，讓我可以得到後來救贖的實驗成果，再一次將我生命裏第3種重要的慢性疾病皮膚炎攻克。

只用流汗法的暑期2個月就去除了屁股上住了2年的皮膚炎皮疹

　　我的脖子和屁股的皮疹在我已經嘗試了幾個現代醫學所培養出來專業的皮膚科醫生治療無效後，也實驗過了生薑塗抹和花椒泡米酒擦拭的偏方們更是無用且貌似更嚴重，又看過了描述皮膚病的無數網路資訊和買了幾本相關書籍，也似乎都是大同小異沒有明確的方向，我只好一貫地讓它們賴著，就像我曾經對待我的鼻病和禿頭那樣。就這麼半年又過去，直到了2011年的7月暑假。那是上一段我剛剛完成我兩個兒子到新學校的皮疹實驗一整年後的戰勝日，正好那一年暑假開始老婆帶著兩個兒子回台南，為了和難得從美國回台的她姐姐及她兩個兒子的聚會，所以她們在台灣待了幾乎一個多月。就恰恰是這樣的天時地利人和，加上我越來越有心得的實驗精神和日益增加的觀察判斷力，當然還有Taleb說的重要的運氣，接下來的成果也就似乎水到渠成了。在老婆和小孩在蘇州的日子裡，炎熱的蘇州夏天只好遷就著她們吹冷氣，我從小家裡是沒有冷氣只有電風扇，也就沒有吹冷氣的習慣。平時在公司上班的夏天裡，或者應該說是一年到頭的公司辦公室裡，正常狀況下是不可能流汗的，後來知道這其實就是孕育我的皮疹主因之一。趁著這幾年下來難得一次我一個人在蘇州的日子裡，我早已經沒有了幾年前交際應酬的習慣，所以，我做起了另一個重要的實驗。

　　由於前面提到曾經打籃球後發現皮疹稍微的變好，我猜測流汗可能有助於我的皮疹向好。所以，在老婆和小孩不在家的日子裡，我斷絕了跟冷氣的任何關係，加上此時離攻克近30年鼻病後約3年下來，我早就幾乎都不碰任何冰冷食物，況且我從小就沒有吹冷氣的習慣，再由於我曾經學校運動員本色的經常流汗，打完球後汗流的大汗淋灘才是爽快，只是當時的年輕不懂事的常常流汗後狂灌冷飲是一種大傷，尤其對有鼻病的我。也時常糾正老婆小孩夏天吹冷氣不流汗的壞習慣，可礙於家庭和睦只能盡量配合她們。所以，從2011年7月開始她們不在蘇州的日子裡，我下了班後就不再吹冷氣，而且還刻意準備流汗。即便我那是頂樓的樓中樓，在蘇州夏天整日曝曬後的頂樓，一下班進入屋內必然立刻汗如雨滴。我享受著汗流浹背的快感，一個晚上時常濕透了衣服一定要換上另一件，睡覺時更是準備毛巾隨時擦汗。在那樣曝曬整日頂樓後的房間裡，對一般人來說剛開始躺到床上去是最難熬的，沒有習慣流汗的人估計五分鐘就投降了，根本不可能入睡。一方面我心意已決，另一方面體育輔系的我習慣流汗、知悉流汗的感覺，其實靜下心來只要持續把汗一次次抹乾，只要不是日光直射的中午，預計半個小時的身體自我調整適應了室內氣溫，其實汗液就不會像剛進入室內睡覺的那樣大量，也就容易入睡了。當然不止那麼簡單，蘇州仲夏的悶熱也不同一般，常常睡到一半還是可能會被熱醒，但也是一樣把汗持續擦乾，基本上足夠的睡眠還是有的。這些舉動和實驗過程，在很多人看來是瘋狂而且是白癡式的自虐，可似乎我常常喜歡這種方式，但不是那種特別極端且真正對身心有害的方式。在這裡要先再一次強調一下，高強度的流汗一定要適時補充足夠的水分，否則很容易脫水，當你流汗到口乾舌燥覺得有點煩悶感覺時就是應該快喝水。這個時間很短，而且和你流汗的速度和數量成比例，一定要特別注意水分的補充。而這種感覺後來在2014年我才透過小兒子YJ一次的感冒發燒知道也和發燒的想吐感覺一樣，因為就是無法散熱，當時將YJ身體用濕毛巾擦過後馬上就不會想吐，所以，當汗腺無法排熱、排除廢物，你的身體只好不透過腦而反射性地幫你嘔吐來排熱、排除廢物，所有的人體生理機制都是有道理的。

　　可能有人會覺得奇怪，為何不用運動流汗的方式呢？當然能夠維持適當有恆心持續的適度運動能夠流汗是最好的，而之所以採取稍微極端自虐的高強度流汗法就是因為刻意為了做實驗。加上前面的敘述，很多理由沒辦法維持每天的運動流汗，並且上班族的運動時間也不太可能每日花很多時間持續流汗。一旦下班後再運動長時間，再加上自己一個人要料理晚餐，平日整個忙完便又要晚睡，而晚睡又導致肝臟受損，因此得不償失。而且，在寒冷的冬天，下班後的運動時間要更長，才能流出夠多的汗。更由於我的皮疹算是嚴重了，自然要嘗試更多的流汗，除了也偶爾打籃球外，只能再強化流汗的烈度。由於冬天的不易流汗，所以更要把握夏天的到來，進行更多的自然流汗時間。

　　其實在接近夏天的時光到來，皮疹就似乎沒有更嚴重，然而由於上班及下班還是沒有流汗，因此，皮疹只是維持不變差，變好速度很慢。而一進入下班回家每日高強度的流汗法後，皮疹迅速的向好。才開始實驗幾天，就發現果真和原來之前打完球觀察到的效果一樣，因此，接下來我就已經和解救鼻病以及頭髮的過程一樣，有信心繼續接下來的實驗。期間當然在飲食方面雖然大部分都是自己所煮的簡單個人餐，也偶爾還是外食，但不外乎簡單的牛排或Pizza等非高油膩、強辣度食物。因此，在沒有外在持續的高污染源進入前提下，加上高強度的流汗法排泄代謝廢物，自然很快地讓皮疹面積減小，而且完全沒有以前用藥似的典型類固醇效果皮膚瘢痕殘留。見圖4-16的神奇效果，這和當時頭髮實驗的神奇現象也有異曲同工之妙。只是這時候的我，已經漸漸知道那實驗結果不是偶然。對比圖4-16-2左邊約在當年最差時期2011年3月2日有拍下的照片，和右邊當時最好的時期2011年8月15日。不僅僅是脖子上的皮疹幾乎痊癒，屁股上的皮疹再後來則是完全消失，不留一絲痕跡，完全沒有以前腹部或小腿擦抹類固醇好後的痕跡。而這一段時期就是純粹流汗法，完全沒有任何其它藥物或者特別食品，蘇州及大陸長三角一代的氣候在正常溫度下可以流汗的時間就約從6、7月開始。就僅僅是老婆、小孩不在的一個多月利用高強度流汗的實驗方法，完全不用其他因子，不用任何道具，竟然遠比那些台灣醫生、新加坡醫生和大陸醫生前幾年給我的任何藥物、任何治療方式都還要更天然，完全沒有任何副作用，也更比任何偏方有效，完全不用花錢。就這麼簡簡單單的方式，竟然戰勝了一堆收我錢的專家，而且更重要的是沒有任何對身體的副作用傷害。

圖4-16-1 僅靠流汗法讓屁股皮疹近1年後幾乎完全痊癒

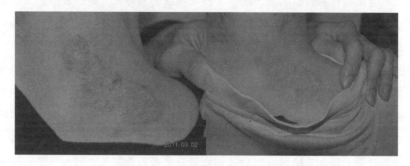

圖4-16-2 僅靠流汗法讓脖子皮疹5個月後幾乎痊癒

　　這一刻的到來，我更加對自己的實驗有了信心，因為這幾年接連攻克的所有我一家人身體上的慢性奇症怪狀，讓我的成功經驗值倍增無數，再也不輕信任何所謂的專業，甚至相信起了大陸毛主席的"實踐是檢驗真理的唯一道路"口號。而其實這簡單的高強度流汗法當然就是有人所謂模糊概念統稱的"排毒"法，而生理學上也是有所依據的身體排泄代謝廢物的主要方式之一，在陳俊旭博士的書裡就有提到流汗法的排毒，只是那個方式相對自然的純流汗比較麻煩，加上一般家裏沖熱水澡在前面提過會受自來水中致癌物三鹵甲烷類毒害，所以我沒有嘗試。但原理上就是排泄掉身體代謝的廢物，減少肝臟的負擔，重點就是靠皮膚大面積的快速流汗，是排除代謝廢物最有效且最小負擔的好方式，這樣自然可以減輕肝臟的負擔。而當然更重要的是基因問題，這些可能都和我的秃頭、我的鼻病的基因有相關關係，而甚至，這個共同關係－"基因"會不會就是在肝臟的表現？而"基因"是不是只有遺傳？還是其實還有病毒的共生？後面再來談談這些問題。

得而復失後再一年輪回等待下一年的陽光

　　這一路走到這裡，前面提到，我的頭髮也在2011年8月三週年實驗的這個時刻又回到了最佳狀態，可不但是老天爺在頭髮上開我的玩笑，讓它們又不知名地第二度得而復失，漸漸在蘇州進入秋冬後又掉了回去，甚至到了2012年4月僅剩的左腳膝蓋韌帶驚天一斷。我的皮疹也在2011年8月底最好的時光後，由於暑假結束老婆、小孩的回來，伴隨在蘇州時節的迅速入秋進冬無法自然流汗，又由於這些那些理山，無法天天下班後運動流汗，我脖子卜未竟事業的革命就這麼中斷了，當然還有伴隨它的那個右鎖骨淋巴腫瘤樣還一直健存。脖子上的皮疹，漸漸又越來越惡化地長了回來。可非常慶幸的，屁股卜的皮疹就從來再也沒惡化，甚至後來完全向好就再也沒出現過了。而且，脖子上的皮疹也沒有回到原來的面積那麼大，到了最嚴重的2011年末過渡到2012年初的冬天，都約只有原來面積的2/3。所以，我只能又再萬般無奈地妥協下用回老招的空等待，然後便又繼續阿Q式的自慰。當然，我已經有那麼多次成功的戰役了，當然是有信心再等待最美好時光的到來。

　　到此刻已經有了那麼多次的經驗，接下來的主題就是等待了，等待蘇州可以自然流汗的季節到來，我就可以整兵待發，消滅那難纏的敵人。當然，萬惡源頭之一也是我那一再妥協和不願意就只最重視身體健康而放棄其他的貪戀，然後每天早睡晚起。等待2012年暑期的到來，又是老婆小孩回到台南過暑假，回到國際學校唸書的一年來兩個兒子已經幾乎沒有皮疹了，而我的皮疹卻還在抗戰，可見我病之深。像解救喬頭實驗一樣考驗我，第二次同樣戰役的來臨我早胸有成竹要面對同樣的敵人，甚至更弱小一點，因為前一年我已經殺了它1/3。我想，以本大帥這幾年來對待疾病的戰無不勝，這苟延殘喘的蝦兵蟹將應該不消一個月就可以滅了吧？在圖4-17中2011及2012連續兩年的夏天都是最好，到隔年年初冬天卻又都回到最差。尤其是

2012年8月的夏天，是包括後來這幾年還沒完全攻克它們前的最好的狀況，幾乎都已經快要完全自然抹平掉那可怖的皮疹。

　　然而，還是像解救禿頭實驗那樣上天要考驗我，或者是孟子的格言，也或許，是我太輕敵了，果然"滿招損謙受益"。我面對同一個對象更少的敵人，本以為勝券在握的態勢，可想不到同樣一個多月的第二次攻伐，竟然還是未能將比原來更弱的敵人一舉殲滅，反而是我又歇兵棄甲了。又在老婆小孩從台灣回到蘇州後，竟然同樣的戲碼再次出現，我真OOXX的無臉見海東父老，那脖子上的皮疹居然還在，而且又甚至比前一年的冬天還要更差。當然跟前面提到的頭髮實驗一樣，這2012年4月中左膝蓋的受傷導致整年無法運動又讓我多了一個理由等待，可還真害怕那一邊的右鎖骨淋巴結腫瘤樣是不是還有時間讓我等待下去而不會變成惡性腫瘤。我還是要在寫著這一段的時刻繼續等待2013年暑期的到來嗎？留給2013年自然流汗的到來。或者，我的腳什麼時候可以運動了？

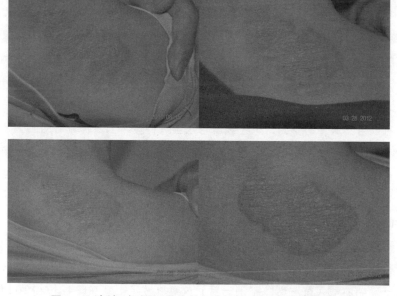

圖4-17 連續2年得而復失後5個月脖子皮疹可怕的變化

　　結果在快到2013年中，由於蘇州的生活環境越來越惡化，而且宿舍邊上的韓國三星液晶面板工廠已經快完工生產。我只好決定告別正好生活10年的蘇州，全家搬回台灣。原本以為在2013年6月回到台灣的盛夏我就可以很快滅絕脖子上的皮疹，可人生這一齣戲有時候就是這麼想要吊你的胃口。也原來以為我這一本大著能夠在2012年，或者後來認為我在2013年6月離開蘇州前就可以完成，事實證明我一向天真無邪地樂觀到了40多歲還是想返老還童，但是到了2014年5月快來的這一刻，我還在為脖子皮疹奮鬥，我還是認為勝利的號角快要響起，我仍然一貫地18歲似天真在做白日夢。2013年6月回到台灣後，雖然因為一個人住在桃園觀音的公司宿舍流汗機會比較多了，然而白天上班辦公室吹冷氣還是沒有流汗，再加上還是沒有早睡晚起，下班後的流汗還是補償不了晚睡傷害肝臟的消耗，還是那個老掉牙的理論，我到底有多麼的"擺爛"？

　　時序漸漸進入2014年5月，在4月底的一陣狂流汗還有不小心又買了新的朝鮮薊錠和人蔘茶的加持下，似乎脖子皮疹快速向好再一次露出曙光，而且頭髮也似乎明顯向好一些。我還要繼續再做一次夢，今年，我一定要擺平這可惡的脖子皮疹。4月底這一次又是不知不覺或者後知後覺，明明在近2年前有一次經驗了，竟然還是忘記，又回去對照了實驗記錄才確認以前早有過經驗。我又是偶然在家樂福買了人蔘茶在公司泡來喝才又發現人蔘對脖子皮疹的功效，所以回顧實驗數據和實驗結果也是再怎麼強調都不為過的。也是和當時描述一樣，很奇怪的在內圈先好，而一旦週末在家沒喝，馬上又向差，單獨流汗法還需要更多的時間，而且一定要早睡晚起更多的睡眠。下面是當時我的微博和日記：

100712微博

　　<u>李思-啟蒙之思</u>：原看了許達夫醫生的"感謝老天我活了下來"後，在**AMAZON**買高麗蔘條根的，後來不會切便放著。又看有粉狀沖泡包的人蔘茶，先買了喝。原先沒任何期望的，然奇蹟似地皮疹在**9**月後天不熱沒流

汗，也沒早睡，可皮疹卻越來越好。再看書中184頁才確認真對皮膚生長和膠原合成有功效的。神啊！又是誤打誤撞！

100812

　　近日人蔘類的對皮疹的明顯向好應該是許達夫醫生書裡寫的"人蔘苷元"對皮膚生長和膠原合成的修補作用，所以可以看見和流汗法的作用不同，流汗法是從外圍修補讓皮疹從外緣面積慢慢變小，這從2011年8月和今年2012年7，8月可以看出來。而這周的皮疹向好竟然是從內圈兩處小圓面積向好，外圍反而變差，而且剛好旁證最近沒流汗，且最近沒睡好才會造成外緣向差。而且像最近頭髮掉得多，像今天，像昨晚沒睡好3點半起來尿後幾乎就沒睡好，但皮疹又沒有特別癢（可能是人蔘補充腎上腺皮質？還是人蔘修補所以不癢？因為腎上腺皮質就是睡得好的話應該會外圍會較平整），表示肝臟也沒特別好，同時皮疹外緣邊緣向差也可以作證肝臟的差。還有如果睡得好外緣就較平整，睡不好睡得少外緣就較凸起。

101712

　　最近的沒睡好讓脖子皮疹嚴重，雖然人蔘補回來一些，但趕不及沒睡好的傷害，沒睡好皮疹往邊上擴散，但人蔘的復原內部兩小塊並無變差。最近長久以來的右手異樣，昨壓牆後，今日背後肩胛骨突出輕碰牆即痛，剛才查了肝臟的位置，原來就在那裡，離脖子皮疹處，離鎖骨腫瘤，離後肩胛骨痛，離已經一陣子的右手異痛感，都很近，難怪都是右手，書上寫，肝臟大部分在右手邊，難怪，看來真可能是肝臟有大腫瘤了？

珍惜夏天的自然流汗時間終於戰勝所有多年皮疹

　　漫長一整年365天裡，在蘇州能夠自然流汗較多的時間也估計就3、4個月，一定要好好把握這段時間。尤其對平時白天都要上班的人來說，即使在夏天能夠流汗的時間裡，扣除上班時間8小時，再扣除睡覺的8小時，這

3、4個月時間又只剩1/3。況且，對於白天的上班族在非夏天時間，如果要流汗的話，只能是下班後，吃完晚飯都已經將近7、8點，如果要洗碗和處理小孩事務，那麼可能更要幾乎9點候才有運動流汗的時間。更麻煩的是，在冬天溫度低的幾個月裡，要運動到流汗就需要更長的時間，所以，幾乎至少要1個小時的時間來運動。這時候都已經接近10點多了，洗澡刷牙後，快一點的話可以11點上床，如果還要吃個宵夜那就一定是11點半或12點才能上床睡了。而要真正入睡，可能都是12點半將近1點了。這時候，在冬天的晚睡會讓肝臟代謝負擔再增加，幾乎抵消掉你流汗所協助肝臟排除代謝廢物的那一部分收穫。所以，在非自然流汗的日子裡，除非你可以同時保持早睡並且有充足的睡眠，否則，流汗法協助排除代謝廢物的優點很容易被蠶食掉。這就是為何對於上班族來說，要格外珍惜夏天可以自然流汗的時光，因為夏天可以自然流汗的時間真的不算長，尤其是在像蘇州這個維度的冬天也不算短的地區。

我的這4年實驗過程裡就是獲得這座寶貴的經驗，所以在2011年的暑假裡，我靠自然流汗法就去除了屁股兩側的皮膚炎。可脖子的皮膚炎，在3年暑假裡都功虧一簣。而在2012年末到2013年初的冬天裡，我購買了可以在室內騎腳踏車的設備，即便我在腳傷後已經有了更多的運動，但是就是由於前面所提的狀況，平日下班後只要晚上運動，就幾乎要將近11點半12點才能上床，所以脖子的皮膚炎改善程度就是幾乎停滯，與夏天的改善進程相差很大。尤其在7、8月的盛夏，只要持續連晚上睡覺都流汗，幾乎兩個月就快可以殲滅脖子上的皮膚炎。可前兩年的夏天我沒有好好把握，再加上2012年夏天過後的初秋仍然是在左腳膝蓋受傷後無法運動，所以還是錯過了。

我在2013年5月13日的日記還是天真地以為就快戰勝它，可最後在6月回到台灣後還是又偷懶懈怠，就像任何一場有名的戰役一樣，功虧一簣後還是需要再次整兵再起。這個敵人是如此地頑強，加上影響的變數變化多端，如同孫悟空大戰的各類神怪，齊天大聖要到哪裡再尋？更何況還有三藏師父偶爾的緊箍咒，也無怪乎所謂的"乾癬"這樣的敵人凡人們千古難勝。

今天在昨晚bike輕易就流大汗的情況下，加上晚上10點45分即上床，雖然入睡已經約12點了，但今天早上脖子皮膚炎的狀況已經好不少。據此條件進入下去，應該在7月份前就已經可以攻克全部脖子的皮膚炎了。

在台灣一般約4、5月開始就可以自然就汗了，由於2013年6月底才回台灣，所以還是少了近2個月自然流汗的時間。再加上回到台灣剛到新的地方上班，流汗法雖然還是有執行，但由於還是太晚睡沒有好好修復肝臟，再加上新公司宿舍不像在蘇州宿舍頂樓那麼熱，以至於回來台灣這第一年的暑假竟然是3年內的夏天裡最差。圖4-18可見2013年8月夏天到2014年2月冬天都是很差。

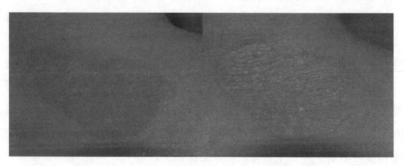

圖4-18 在2013年台灣的夏天反而是3年中最差

2014年在台灣的進入5月後，我就加緊珍惜自然流汗的時光，再加上人蔘茶的加持，漸漸有了好起色。可是這個脖子皮疹強敵實在太厲害，屢攻不下，即便幾乎每天都有流汗，但到了6月底7月初還是只有一小點成果，並沒有很大進展。當然另一個可能的原因是我的睡眠還是不夠好，因為這是兩難，要在睡覺時流汗就不容易睡得很晚或容易入睡，因此可能肝臟修補狀況並不好。到了7月初，我實在擔心按照這樣的進度下，要在今年的夏天結束前完全殲滅脖子皮疹這個最強大的敵人恐怕有很高的難度了。我是不是又要懷疑起了自己，還是天真的太過樂觀。

　　我在5月底和6月底照慣例睡前輾轉難眠又分別有了心得，一直發現上床睡覺剛躺下那一刻皮疹撫平效果很快，還有認為皮疹本身其實可能就是肝臟自保基因為了保護身體排泄出的代謝廢物。下面是兩段日記記錄：

052414

　　睡覺和流汗是兩大攻克皮膚炎利器，尤其睡覺剛躺上床和流汗後的幾分鐘最明顯。所以，睡覺時肝臟的自我修補真是最厲害的時間可能真是有道理，而不是證實偏差的心理作用而已。

062914日記

　　乾癬的皮屑掉落其實也可能是肝臟自保基因的表現，由於長期不流汗，肝臟功能又無法代謝太多廢物，於是只好透過人體抓癢讓皮屑掉落，甚至出血來排除代謝廢物，所以往往只要抓到皮屑掉落破皮流血後就不會再癢，而隔夜睡覺起來後皮膚皮屑就少也恢復較好破皮癒合。所以如果在皮屑上分析成分，說不定可以得到和汗液一樣有代謝的廢物物質，如此就可以微觀上證明這個推論，才可以符合所謂"乾癬"整個症狀在人體身體上的真正生理意義。否則，實在很難解釋這麼高度精密的人體為何要產生乾癬？所謂的乾癬是自體免疫攻擊自己的細胞的理論又太牽強，而且無法在宏觀微觀上完整合理解釋整個因果關係，重要的是，和個人的生活史及所有症狀的相關的特質上無法完美解釋。

　　就在我懷疑自己是否太樂觀，就在我邊懷疑自己2014年這一年夏天結束前能不能完全殲滅脖子皮疹大敵的7月初時，6年前8月15日那一刻的天外飛來一筆的幸運是不是在這個我一心想在今年殲滅脖子皮疹而完成這一本書的這一刻再現來幫助我，我又要再一次相信神跡，還是其實只要相信我的好朋友Steve Jobs的理論，所有點終將連在一起。
https://www.facebook.com/elvismtlee/posts/320665768083200
　　上面連接是我在Facebook記下6月28日我開了一台老車從桃園回台南沿路走濱海公路總共開了6小時，再2週後我又開另一台老車回台南但這次走了2/3的高速公路花了4個多小時。這兩次密集的夏日午後長時間車內沒開冷氣從桃園移動回台南，讓我發現只要這個狀況，連續兩次回到台南的晚上脖子皮疹都特別平整，以前偶爾也發生過，我在發現這兩次連續規律的現象那個當下還一直沒想透原因是什麼。我甚至一度懷疑最後那兩次重覆的現象6月28日當天在台中清水買VW　Golf　2代鋁圈時，在等老板拆鋁圈那當下在7-11吃下的兩瓶人蔘飲、堅果、香蕉是主要原因，所以我後來直接到家樂福買了一堆那個牌子的人蔘飲，甚至一天最多喝了5、6瓶來做實驗，可似乎並沒有重現那幾次的效果。就在我還在一直思考這些問題，還在嘗試每天4、5瓶的人蔘飲的日子裡，再一次值得紀念的7月17日近中午部門主管聚餐前我去洗車後發生的這一切，再加上幸運我下午回到宿舍後突如其來的洗衣服，我終於把曾經出現過好幾次的這些點連接起來，再也不放過它們了。那一天在Facebook留下的日記：

https://www.facebook.com/elvismtlee/posts/326905897459187
071714日記
－ － － － － － －
What a Wonderful World.
https://www.youtube.com/watch?v=E2VCwBzGdPM
令人懷念的New York Blue Note
http://www.bluenote.net/newyork/index.shtml
－ － － － － － －
中午後想法
每次車子內高溫流汗後再到冷氣房後脖子皮疹摸起來的感覺都特別平整
開老車回台南2次都是如此
近中午開去新坡加油站洗車
才一下子10多分鐘後回辦公室後也是如此
可見可能高溫加日光曝曬效果更好？？？
當然今天早上在宿舍有留一些汗，但也沒有很多

傍晚再一次的驗證終於豁然開朗

－ － － － － － －

下午早回宿舍，太陽還沒下山

先做了幾下運動流汗後

流汗衣服濕了想用手洗晚上還要穿

突然發現脖子皮疹也有點像中午那樣開車高溫曝曬後就更平整的感覺

才發現浴室的除濕機也有高溫

所以更證實高溫曝曬流汗效果更好不是虛幻

突然想起來原理就是高溫流汗可以流出更多油脂

所以鼻子頭容易油亮

而流出更多不好的油脂更可以解救肝臟

甚至皮疹本身就是油脂排泄物，這在此前已經有心得

一旦留出更多油脂的汗

皮疹真是立刻馬上就縮平

壞油脂守恆定律

真是偉大的人體

真的不是幻覺

紀念這一刻

希望最後一哩路儘快到來

What a Wonderful World.

https://www.facebook.com/elvismtlee/posts/327217914094652

071814日記

－ － － － － － －

BINGO。。。。。。

今天中午再度實驗高溫車體流汗法。。。

果然約總時間**20**分鐘左右的熱烤

不管是下午在觀音

還是現在在台南

脖子皮疹都是一片平整
果然和前2次正午後觀音開車回台南狀況一樣
難怪以前也偶爾有出現類似平整樣
一直覺得很奇怪
終於豁然開朗新發現
諾貝爾獎又要記上一筆我的貢獻了。。。
Have a Goooooood Night.......

　　後來的一周內，每天接連幾次再試了中午到便利商店外、宿舍外的車內熱烤法，還有晚上回宿舍浴室內關門開除濕機烘熱到35、36度邊洗衣服或原地跑步，完全都可以再複製成果，才證實以前皮疹被撫平的形態是真實存在，只是自己錯過了，但只要心還在，這些點終於被我串聯起來了！這個熱烤流汗法比原來的流汗法更自虐，但效果更好，因為高溫可以加速更多油脂隨流汗一起，更加速有毒代謝物的排出，應該就是梅襄陽醫生所謂的脂溶性毒素，但一定要記得要更快更多補充水分。而且高溫車體內的悶熱很容易有危險，還是要小心，並且記得窗戶要微開，真的有不舒服的感覺就要趕快離開車內，最好是有人陪同在車外監看，避免緊急熱衰竭或中暑危險發生。當時在想其實應該我同時發現的浴室內悶熱在36、37度C左右類似三溫暖的方法最簡便也隨時可操作，就想著接下來要試用電暖爐在浴室內加熱。所以可能其實原來有人研究的三溫暖對於人體健康的某些功效真是有道理的。

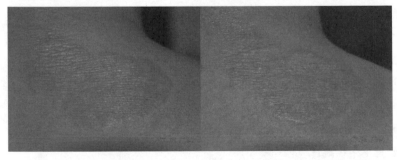

圖4-19 幸運重啓發現高溫悶熱流汗法加速完成殲滅脖子皮疹

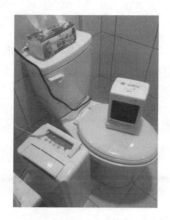

圖4-20-1 浴室模擬45度C高溫悶熱流汗法

　　在剛開始每日觀察中，只要天天可以熱烤法半小時多一點，其實效果在一周內即有驚人變化，由於一開始沒有每天拍照，看看圖4-19在19天內拍照的差異。由於車內高溫熱烤流汗法只有在夏天正午時刻太陽照射後溫度才可以最有效，但並不能保證每天中午都有大太陽，所以本來一直在想要找個游泳池有類似三溫暖設備的地方以便沒有大太陽的時間也能有高溫流汗。之前在台南就已經稍微嘗試了將烤箱放在廁所內，但效果不好，雖然烤箱溫度可以很高，但因為烤箱沒有風扇無法將暖氣吹出。後來想到電暖器應該有效，一開始買了一個大台的葉片式電暖器，但葉片式效果還是不好，一方面溫度無法很高，另一方面再次證明沒有風扇持續吹出高溫空氣是無法很快達到小空間高溫的環境。於是趕快在網路上再找到以前用過最簡單的陶瓷式可吹風的電暖器。很幸運的找到一款可調溫度及風力的電暖器，於是幾乎可以完美再現模擬車內的高溫熱烤流汗法，圖4-20-1將電暖器放在馬桶蓋的高度下，加上除溼機一起開啟，在1～1.5公尺距離的頭部溫度用溫度計量測剛好就約略在45度C左右模擬正午大太陽下車內高溫車室內的溫度。圖4-20-2就是這兩個環境相近溫度的實驗條件下溫度計的溫度量測。

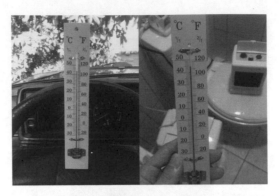

圖4-20-2 浴室電暖器模擬車室內太陽曝曬約45度C高溫環境

　　雖然我在7月中後發現的最終極武器高溫熱烤流汗法一下子如圖4-19脖子皮疹在幾天內就有了很好的進展，但由於進入8月後能自然流汗的時間也不太多了，在還沒有購入電暖器在浴室內模擬高溫熱烤法前，一天也只有中午的大太陽車內能有最方便的自然免費高溫熱烤法，而且還不一定能保證每天都有大太陽。再加上岳父岳母剛好在7月底也從美國回到台灣常住，可能在台南家做高溫熱烤流汗法不太方便，我就下定決心要好好閉關不回家留在宿舍嚴格執行每天高溫熱烤流汗法將皮疹完全殲滅為止。在圖4-21這個完美的電暖器購入後，我終於可以不用管是否有正午的大太陽才能提供的天然高溫熱烤流汗法，後來只要時間許可，每天都會在中午及晚上吃飯前各執行一次約1～1.5小時的高溫熱烤流汗法。期間當然不是一直在流汗，只要悶熱到快有不適感了，就要趕快出去降溫，時間約在10～20分鐘一次高溫熱烤流汗，然後出去休息補充水分下，再進去，約經歷2～3次。如果是在車內高溫熱烤法，溫度不夠高時，可以稍微做些動作協助加快流汗。如果在浴室內的高溫熱烤流汗法，則要搭配原地跑步或者半蹲，才能讓流汗效果更快更好，一定要注意重點是要流汗。後來還嘗試直接稍微調低電暖器溫度和風力，用右手拿著電暖器靠近脖子皮疹模擬熱灸流汗，這樣的效果似乎也不錯。所以，所謂的艾草熱灸，或者陳俊旭博士書中的沖熱水後裹棉被流汗法，甚至運動，都一樣也是殊途同歸，流汗才是最重要的，而且高溫的流汗效果更好。

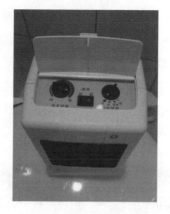

圖4-21 可控溫度及風力可手拿模擬熱灸小巧電暖器

　　在高溫熱烤流汗法高效成果下，接近8月底後僅剩的皮疹樣已經不太像乾癬的症狀，如圖4-22中脖子皮疹上方所示，就像回復原來出所謂日光皮疹小丘疹開始抓癢形成乾癬的逆向歷程，這時候已經不太會抓癢，表示身體的生理狀況在這個時候由於高溫熱烤流汗法的協助排除代謝廢物，身體已經不用靠抓癢和破皮流血來幫助排除代謝廢物了，所以就不用抓癢破皮流血，也不用形成類似所謂乾癬的皮屑了。

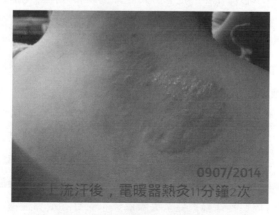

圖4-22 日光皮疹其實是所謂的乾癬前身

　　另外，在這個時候我才發現，前面提到2013年6月回到台灣後，這個暑假過後脖子皮疹是這5年中夏天最差，除了前面提到的一些原因，可能最重要的是當初在蘇州的2、3年宿舍流汗法由於在頂樓所以溫度更高，也就是和後來發現的高溫熱烤流汗法一致，只有更高溫環境下的流汗法（最高身體周邊環境溫度在45～50度C），對於這種皮疹的去除才能更有效率和效用。當然後來的高溫熱烤流汗法似乎比在蘇州宿舍頂樓更高一點，所以才可以在3個月內有高效的成果。

　　高溫熱烤流汗法雖然不是很難，但也絕非一件簡單的差事。即便怪咖很少下定決心而決定閉關如我，這近3個月還是有想偷懶的時刻。首先高溫立即大量流汗，加上頭部溫度升高容易有暈眩感。當高溫環境中快速大量流汗，幾分鐘內血管擴張，頭部可能缺氧缺水，容易造成中暑，一開始體力不好或者不習慣的人，此時要趕快離開密閉空間降溫休息幾分鐘，也同時要趕快補充水分和電解質。每天要有恆心經歷2次加上緩和休息後近2個小時這樣的考驗，如果不是下定決心的實驗，以前的經驗在承平時期一定會想要偷懶。後來高溫熱烤慢跑流汗後，加上稍微將電暖器溫度和風力調低，手持電暖器接近脖子皮疹處直接模擬熱灸10分鐘，效果似乎更不錯，但此時要注意電暖器溫度和距離避免燙傷，新手、不常流汗、不常運動、以及對於溫度不敏感的人一定要小心操作，一定要有人從旁協助和監控避免危險。這個時候最好搭配半蹲姿勢才能加快流汗，否則單純只有電暖器熱灸可能會烤乾而沒有流汗。

　　在最後的路途中2014年9月12日又跑出一個程咬金，公司歲修宿舍停電近3天，讓我晚上無法在宿舍浴室進行電暖器熱烤流汗法，因而實驗改變進程，2、3天內回復較差狀態。我實在有點灰心，擔心在寒冷的天氣來臨後，我又要破功，一個多月的離開家人閉關要白費了，而且是否還要再等下一個夏天來臨才能完全殲滅脖子皮疹？雖然已經把所有功法都已經掌握。然而，"山窮水復疑無路、柳暗花明又一村"，我在狀況變差的狀態下，又要趕行程想在最短時間寒冷來臨前完全去除皮疹，只好在電力恢復後，嘗試了白天晚上更進一步的兩次30～35分鐘的電暖器熱灸，想不到效果更好更快，甚至比車上熱烤效果還要好，再次證明高溫熱烤流汗法的功效，所以後來由於接近9月底太陽已經沒那麼炎熱，乾脆就捨棄中午的車上高溫熱烤流汗法，直接中午也是兩次2000秒浴室電暖器熱灸法。無論如何，很快速的恢復到向好的狀態，又是多年以來一再出現的幸運的發現，也因此又再燃起很快就要完全殲滅它們的信心。第一章圖1-9系列就是最後幾乎每一天的變化照片，當下一邊有信心，一邊卻又擔心天冷的反噬，一直很想揠苗助長，但終究還是要日出日落的天然規律，每天安心睡覺等待人體自己回到正常的狀態。

　　最後時序進入了10月，在擔心天冷後功虧一簣的憂慮下，我只好又變態起來，持續慢慢延長電暖器熱灸法的時間，甚至在最尖峰狀態下，一天中午晚上各2次一共4次加起來1萬多秒的電暖器熱灸法的高強度流汗。在一次次越來越向好的每日進展中，雖然我一再每日在漸漸向好中過度樂觀，一直錯估完全消滅他們的未來勝利紀念日，但終究在最後天暖口了越來越少的10月底11月初，將最後的脖子皮疹凸起完全抹平。在又不知道是否另一個神蹟的巧合，原本以為入秋就可以完成我的大著，反而這頑強的皮疹一直交戰著我到了10月底，進入了11月初，終於完全消滅平整了所有的皮疹，只剩一小顆1mm的水泡燙傷。反而，又是幸運的讓我將這一本著作能夠不經意地拖延到能夠刻意的和達爾文的"物種原始"出版日，趕上155年後的11月24日首發我的"疾病原始"。

　　這段艱苦的5年面對皮膚皮疹的抗戰，終於在那一夜發現右肩鎖骨淋巴結腫瘤樣的淒涼夜晚到了現在稍有安慰的階段結局，雖然右肩鎖骨淋巴結腫瘤樣還在，但至少已經變小。現階段更重要的任務是如何保持避免和以前一樣的寒冷冬天後惡化回去，但這一次和前5年已經不同，我已經完全瞭解原來流汗法的更精髓更有效的特點是高溫流汗法，所以，只要在這一個2014年末的冬天來臨開始繼續保持週期性的經常高溫流汗，只要不再繼續外在殘害自己的身體，相信這皮疹不會再有機會重生。

　　最後實驗過程中發現一個有趣的現象，證實大腦控制體溫的中樞地位之重要，電暖器吹靠近頭部，流汗立刻馬上頃刻如雨下，而越遠離頭部越不易流汗，尤其在天氣越來越冷後，周圍溫度不容易升高，沒有吹頭部，根本不容易流汗。直接熱灸皮疹才有用，還是只要熱烘頭部欺騙大腦在高溫環境下流汗就有用，這兩者的貢獻度需要再設計嚴謹的實驗來層別，我到最後是兩者皆執行，所以是看到兩者的共同效果。

　　還有，到了電暖器熱灸流汗法熱灸皮疹部位，一定要脫衣服直接靠近皮疹處，由於皮疹處皮膚不會流汗，所以要時時用另一手撥汗液來塗抹皮疹部位，以防止乾烤皮膚瞬間溫度升高造成燙傷。還有發現，我的額頭前掉髮很多，本來百思不得其解，後來才發現我用來擦汗的毛巾會沾到過濾後的自來水，雖然有過濾，但只有一道活性炭濾芯，還是容易造成掉髮。

　　最後另外還發現，隨著皮疹面積越來越小，右肩鎖骨淋巴結腫瘤樣並沒有如預期變化很小，並且消失，看來和睡眠也有相關，甚至和頸動脈硬化及頭部、頂皮疹還是相關。因為本來在入秋之前，頸部血管硬化在某一兩週似乎變好，可一旦進入10月初開始冷了，頸部硬化反而又變差回來。而且，由於一天執行兩次電暖器熱灸法耗時無法早睡，因此，右肩鎖骨淋巴結腫瘤樣並沒有隨皮疹變化很大，但還是有稍微偏小。因此，推測，右肩鎖骨腫瘤樣與皮疹相關性約20%，與頸部硬化及頭頂皮疹相關性約80%，而其實他們都是肝臟系統總體相關，只是先後順序。所以，頸部皮疹靠高溫熱灸流汗法消除後，接下來就是血液循環更不好的頭頸部更難克服，因為右肩頸皮疹部還在頸部之下所以相對容易去除。

　　前幾年流汗法剛開始去除屁股皮疹後也是有瘢痕，只是比藥物瘢痕更容易平復，而且瘢痕是自然的皮膚紋路樣，不像藥物會有一層偏薄的薄膜感。而這一次脖子皮疹的完全消除，在2014年11月初的此刻，瘢痕還是存在，但至少也是一樣和擦藥的瘢痕不同，沒有凹陷的薄膜感，將要持續紀錄觀察瘢痕消失的時間。

　　因為流汗時間太長，加上我東摸西摸的個性，導致我這段熱灸實驗都太晚睡，幾乎都1點才上床，而且我本來躺在床上就容易想東想西、思考，又常常因為大量流汗後有一陣子很容易睡覺抽筋，加上口渴嘴饞，只好喝茶、和運動飲料，因此有時候更不容易入睡。如果睡覺有早睡且睡得更好、更久，只要深度熟睡超過10個小時以上，效果更快，我的脖子皮疹應該就不用將近3個月才會好。　當然，面對這個最後3個月的閉關高強度高溫流汗實驗，又是物理守恆，不可能沒有代價，時間、無聊、不能做其他事、沒有和家人相處、流汗要多喝水、都是喝瓶裝水、腎臟可能傷害、痛風關節炎等等可能的代價。但也可能這個高溫流汗法畢竟主要還是物理反應，除了水分在身體內可能有牽涉到化學反應之外，所以，這個代價應該還是至少比吃藥擦藥來得更小一點。

　　由電暖器熱灸法2000秒每天4次，可已很明顯大量流汗後，皮疹面積及厚度有立刻的縮小變好，可以推測身體代謝廢物（尤其重金屬、油脂，因為要靠高溫流汗）已經經由高溫流汗排出，因此就不用依靠原來身體下令由皮疹抓癢，甚至破皮流血方式來排除代謝廢物。由每天4次的更高強度高溫熱灸法剛好可以發現這個明顯的現象，更可以由實際的人體實驗來證明原來的推測"乾癬及皮疹就是排除代謝廢物"是合理的。所以可以由下列簡單公示來描述：

身體代謝廢物總量函數 = f（肝臟功能‧攝入毒物、流汗功能）＝流汗速度x流汗時間＝乾癬（日光皮疹等皮膚炎）面積大小x皮疹厚度

　　由電暖器熱灸法記得要維持熱烤乾癬及周邊部位要有汗水塗抹，才不會乾烤燙傷，由於水的比熱較高，升溫不會太快，而且重點是要流汗，所以要一手拿電暖器另一手邊烤邊塗抹身體周圍的汗液到熱烤的區域。還有，浴室空間不能太大，而且門要關上，否則溫度上不去，不容易流汗，尤其在天冷時候，溫度更不容易升高，更不容易流汗，冬天可能還需要更大功率另一台電暖器來增加環境溫度，模擬夏天。還記得一定要補充水份和電解質，尤其晚上如果流大汗後不補充電解質，則睡覺時很容易抽筋，補充電解質可以選擇香蕉、加鹽檸檬水或市售運動飲料，但運動飲料不能選擇含有果糖糖漿或代糖，否則反而再增加肝臟負擔，減去部分流汗功效。體力不好的人一定要循序漸進，慢慢將時間拉長，避免中暑窒息危險，包含對熱不敏感的糖尿病類症狀者尤須更小心。還有，後來熱灸法後我還是開冷氣設定在28度睡覺，否則不容易入睡反而無法讓肝臟休息，因為已經有一天4次2000秒高強度的電暖器熱灸流汗法，睡眠充足這時候比睡覺時的流汗還重要了。

　　其實所謂的日光皮疹（日光皮炎）就是所謂的"乾癬"剛開始的樣子，可以說是他的小時候，都在同一個位置上，可就只是因為形成的時間先後，以及外表的稍微不同，現代醫學就給了他們兩個不同的"病名"。而其實，從我的實驗可以看出來，所謂的"乾癬"是可以再恢復到所謂的"日光皮疹"外表的，完全沒有癬屑樣。所以，這個所謂的"日光皮疹"和"乾癬"都是誤謬。

電暖器熱灸25～35分鐘就是要內心默念1500～2000次，白天和晚上各2次25～35分鐘，一開始首先要開電暖器暖房，然後原地跑步熱身流汗，接著開始一邊半蹲、一邊大流汗、一邊手拿著不很重但也不輕的電暖器，右手單手舉高拿著稍微向後靠近脖子右側，不到500秒一定會手酸。昔時的荒縱享樂、應酬、喝酒、二手煙、不健康的食物、熬夜等等，從來不用內心默念像哄小孩難熬的1500～2000下的數秒，內心一秒一秒的默唸著，曾幾何時，如何能想像人生中的將來是要度秒如年，昔時的年少輕狂哪怕是2000分鐘盡情享樂也不在意時間的流逝，這就是代價。所以，所謂的"病來如山倒、病去如抽絲"，其實還是描述得非常貼切。

在實驗的過程中還發現，剛流汗完後皮疹處皮膚是較紅顏色而且比較突起，應該是由於高溫血管擴張，而一旦洗完澡吹風或吹冷氣吹乾後，皮疹處皮膚馬上變成較白而且平整。一開始以前一直不太明白，這是後來高溫熱烤流汗法發現實施後，每一次實驗得到的結論。而且經過高溫熱烤流汗法後，等待休息好，再到冷氣環境中，皮疹的撫平效果更好。

另外，脖子皮疹為何就在那個位置而不在其他位置？由同時我的右側脖子血管硬化脆化聲響處就恰好在皮疹邊緣一端，而皮疹大面積相對另一端又正好和我的右肩胛骨後來長期的隱隱痠痛無力投籃球有了相關關係起來。而這皮疹、血管硬化、肩胛骨痠痛、三大症狀就應該同時指向一個共同的兇手，那就是血液循環不良，所以皮疹才會在這裡出現，而不是在別的地方出現，而血液循環不好，有很大機率都是一切病痛的來源，中醫裡所謂的痛則不通應該有很多有道理的經驗案例。當然，這血液循環不好就是和肝臟也有高度相關，所以也和禿頭一樣，血液循環與肝臟都扮演重要的角色。

在2014年最後台灣的"夏天"這個好朋友援兵的強力到來，還有最終最幸運依靠我這一年收藏一堆沒冷氣的老車發現高溫熱烤法流汗加速排泄壞油脂，以及我最後拋家棄子3個月的閉關，嚴格幾乎每天2次車內或最後浴室高溫熱烤、熱灸流汗法，否則這個2014年的夏天我真的又要再次功虧一簣。我終於在這些大自然最有力的援軍協助下，完完全全自然地依靠人體最天然的自我療癒和自我防備，殲滅了在脖子上圍攻我多年最頑強的"怪敵"對手，那應該正也是困擾我好朋友達爾文多年的"怪病"，或者還有Steve　Jobs，也大概就是和他一些傳記裡描述的一樣，他需要水療法加流汗法。然而，一百多年前的達爾文並沒有像我這麼幸運，雖然他無與倫比的成就，可是他和他的醫生還是不夠聰明，竟然還讓他一邊水療法一邊可以抽煙，但無論如何至少他遠離塵囂沒有再讓肝臟更惡化而能活了73歲，可見"肝臟自保基因"理論是正確的。因為"肝臟自保基因"讓皮膚炎出現在你的皮膚上，你就會不想外出，就會乖乖遠離塵囂，就會乖乖閉關，就會忍住貪慾食慾避免毒害，因而就可以保住你的肝臟以至於你的生命。

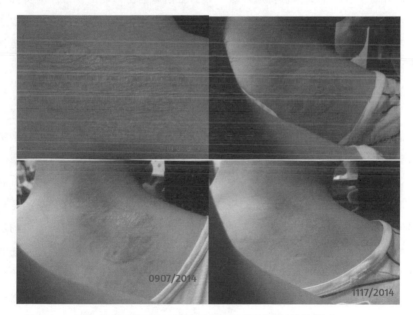

圖4-23 流汗法三進三出終殲滅脖子皮膚炎敵人

　　現代醫學面對類似所謂的乾癬皮膚炎等症狀，就是只會從要發明或找到什麼特效藥能夠馬上抹平他們，可卻完全沒有去思考如何不靠藥物來慢慢消除他們，沒有找到或發現像我這樣的實驗，一步一步慢慢地讓他們一點一滴靠人體的自我療癒力加上物理性加快協助代謝廢物排除，完全自然的方式，完全不用靠任何一滴藥物，就完完全全去除了困擾我多年的皮膚炎。圖4-23就是這完美的成果，第一章圖1-8有所有歷程的照片，比對2014年4月還在的慘況。

　　我的能夠攻克殲滅脖子皮膚炎敵人，除了夏天流汗法以及最終的高溫悶熱烘烤流汗法是最大的武器之外，我在近年來減少外食、降低應酬次數和盡量早睡（由凌晨1、2點改善到晚上11、12點）修補肝臟等這幾個動作，都是讓我能夠避免毒害物質的再進入身體，並且減低肝臟的負擔，因而減少肝臟的受傷。避免接受毒害及減少肝臟負擔這兩大輔助手段才是流汗法能夠完全成功殲滅所有皮膚炎的共同因素。因此，立刻離開毒害的環境，並且修補你的肝臟，只要能夠再堅持流汗法，你身上所有醫生命名的慢性皮膚炎都將自然而然被你自己強大的人體力量所驅逐殆盡。簡單的再說一次，那些皮膚炎不過是你聰明的身體幫助你自己透過皮膚排泄有害物質，而那正是因為你自己不但攝入毒害太多，同時，你的肝臟功能負擔太大已經氣力放盡，只好透過皮膚求救。

　　而且由這幾年我的皮膚炎現象最後都變成所謂的乾癬症狀就維持在一定的最大面積後停止再增大，一開始發展都是類似小丘疹抓癢開始，就是當年醫生說的日光皮疹現象開始，抓幾天癢後就變成圖4-4右圖小腿的丘疹團聚現象。在從一粒粒小丘疹的抓癢開始到丘疹團聚成紅色凸起皮疹樣時，只要不是立即很用力地抓癢破皮，在這個階段都還不會有任何所謂後來的乾癬症狀典型的皮屑樣掉落及破皮流血。接著再進一步幾天的抓癢後，團聚的皮疹就慢慢變成皮屑樣，然後很容易就抓破皮流血，但是到了這個階段，通常就是皮疹面積極大化後就不會再增加面積。似乎這整個從小丘疹抓癢開始的過程就是為了最後皮屑每天的掉落和抓癢破皮流血，所以這整個過程和書中某些植物傳播配子的流程是不是很類似，最後所謂的乾癬皮屑和破皮流血都是有目的的，就是為了協助排除代謝廢物，因為在這個時候，在整個身體無論是肝臟功能不足或者是攝入汙染太多，皮疹皮屑和破皮抓癢流血都是整個人體系統下命令協助肝臟，以輔助原本沒有能力無法代謝的多餘負載。這就可以和前面提到禿頭一樣的"肝臟自保基因"關聯起來，有這種皮疹的人就是因為"肝臟自保基因"的表現，在第5章有詳細的探討。所以前面提過，這類皮疹所謂乾癬的皮屑，可能經過成份分析後和汗液都一樣是人體代謝的廢物而已。這也很像後來我發現兒子YJ感冒發燒沒有流汗時有時候會想吐，一旦嘗試讓他流汗後，馬上就不想吐了，也很像不好食物吃壞肚子的上吐下瀉，都是為了協助人體排除原來不是屬於應該進入身體的正常食物或者排除廢物維持人體生理系統的正常恆定。還有我越來越敏感的在外飲食吃了不好的油脂馬上喉嚨癢及咳嗽。所以其實這些不同的狀況其實道理都是殊途同歸，就是和達爾文揭示物種原始都是來自那一條RNA一樣。

　　當然，你可以繼續和我一開始一樣，依賴強力的特效藥1、2天就可以馬上消弭這一大片皮疹於無形，看起來既快速又簡簡單單毫不拖泥帶水，那就會嘲笑我後來花了整整4、5年漫長而迷茫的實驗和等待，才尋得自然靠人體自己擊潰它們的緩慢和麻煩。然而，還是物理守恆定律，還是代價，靠強力特效藥短時間快速1、2天就看不見皮疹的代價就是肝臟、腎臟受損，更何況還完全不明白為何你的身上會有皮疹、皮膚炎的狀況下。而我靠自然人體自己尋得恢復之道，在摸索嘗試後總共地花了4、5年的長時間，當然這條道路的代價就是麻煩、難熬的等待和嘗試，可獲得的是身體的救贖和新生。等到我完全掌握這些因果關係和原理，其實只要堅持一至幾個月，尤其最後發現的高溫流汗法，相信任何所謂的不明皮疹、皮膚炎都將被你強大完美的人體自己完全攻克。

流汗法其它注意事項

　　流汗法最主要必須注意的地方是不能有虛脫中暑感覺，就是要隨時補充足夠的水分，尤其是高溫熱烤流汗法。再來更需要有一點意志力控制的忍耐能力，常人都喜歡捨難就易，都喜歡速成能讓自己得到享受的不勞而獲，所以強力速效藥一抹即盡除任何皮膚症狀是每個人一開始最喜歡的方式，包含我自己。然而大自然不會這麼好心的憐憫你，也不會仁慈地無條件施捨給你，更不會違反物理定律地出現在你眼前，否則就沒有那看起來不帶任何情感而殘忍的物競天擇。流汗到了大汗淋漓的剛開始一定程度後，會感覺難受及口乾舌燥，這時候一定要補充水分，並且趕緊將汗擦乾。只要度過了臨界點那一些些不適輕微難受，過後就是海闊天空，就像很多人說的成功就在於最後的那一道坎要越過。只要你能在流汗法這麼簡單的地方成功了，就可以體會別人說的那些格言。尤其在炎熱夏天的流汗法和高溫熱烤流汗法更要注意避免中暑感覺的脫水及痱子的發生，避免脫水就是要適時補充水分及電解質，而且一次的流汗歷程也要因個人的耐受能力斟酌時間長短。而避免長痱子就是要一直將皮膚用濕布擦乾淨，而且在流汗過程要時常將濕布用清水沖洗乾淨，因為流出來的汗水中有代謝的廢物，那就是引起痱子的主因之一。我的實驗中，只要皮膚乾淨，發生痱子的機會較少或者長痱子的程度也會較輕微。

在炎熱夏天睡覺的自然流汗法也類似，剛入睡時的大汗淋漓會有一小段難熬期，大約在30至60分鐘內，當你的皮膚適應了室內溫度後，自然而然就不會像剛開始的大量流汗，這時候你才可以真正體會何謂"心靜自然涼"。如果在一開始嘗試時不太能忍受，可以先用電風扇輔助讓空氣流通，但儘量不要直接往身體吹，可以吹靠近身體的周圍，增加體溫散熱的速率，就會稍有涼快感。而且這和吹冷氣的方式是截然不同，電風扇由於沒有壓縮機直接降低室內溫度很多，所以就不會對人體表皮體溫下降太多，導致不流汗，可是冷氣會。這間或在某些人看來有一點點自虐，開了冷氣睡得多爽多舒服。當然，在後來我每天高強度的2次高溫熱烤流汗法執行時，為了能夠入睡，我還是開冷氣將溫度設在28度C協助入睡，以防止整夜沒睡反而侵蝕掉流汗的成果。然而，從後面的理論探討，涼的舒服入睡一定就有其它的代價，就是你的皮膚不會幫你排汗來減輕其它代謝器官的負擔，這就是守恆，這就是代價。在後面的章節裡有繼續的探討。

5. 飲食和環境及生活習慣才是真正的皮膚炎兇手

　　我兩個兒子當時在新學校的皮膚炎，如果沒有被我們細心的實驗層別出來是學校飲食和後來學校環境的關係所引起，如果沒發覺是學校的問題，而是一再去看醫生且一再擦藥後，一定是會反反復復好了又變壞。那麼，長此以往，就變了醫生口中所謂的過敏無法根治的論調一樣，我們還是被一個模糊的"過敏"概念綁架著，只能推給"遺傳"這個兇手，可卻束手無策地所謂無法根治，只能一直有症狀出現就擦藥來緩解。如果這樣一直擦藥或吃藥下去，最終結果就應該是肝臟壞死或腎臟壞死而得到所謂尿毒症洗腎一輩子的下場，包括我自己多年來的各處皮疹。而原來這麼簡單的，只要不吃學校的毒午餐，只要避開了不去學校接觸有毒物質的環境，根本不用任何專家的診斷和接受本身即是有毒物品的皮膚藥物塗抹治療，身體它就會自然修復所受到的短暫傷害，然後只要不再接觸這些有害食物和有害環境，身體就完全不會再受到傷害，也就自然而然的回復健康，也難怪古代孟母要三遷。這根本沒有所謂的無法根治和原因不明的模糊地帶，所謂的模糊的病名，模糊的疾病原因，都是因為專家們不知道答案更不知道疾病形成的過程，然後又不能謙虛承認現代醫學某些程度的無知，只好繼續用這些模糊的概念蒙昧大眾，也導致本來就屬於非醫療專業的弱勢民眾只能聽信這些所謂的專家給予錯誤的"常規"治療方式。

　　可是即便我們跟其他家長分享我一家人的實際實驗成果，並建議他們避開學校的有害食物及環境，可大多數人還是無法接受這些說法，更無法像我們夫妻這麼堅持每天自己帶起午餐，並且讓孩子有身體損傷反應就1、2星期不上學不考試，最後學期末就轉學。這就像明明知道身體不好是因為吃了毒藥，而每天還要吃解藥解毒，可大多數人寧可浪費金錢和傷害身體的吃解藥來彌補，可就是不願意停下吃毒藥的習慣和環境，因為總有這些那些不得已的理由。原本可以輕易不用花錢、不用再受任何傷害，就可以完全根除那些毒物和環境造成對身體的疾病，可大多數人偏偏無知或者偏執地選擇最糟糕的方式，繼續在惡化環境裡吸收毒物，並在同時靠另一種毒物解毒來維持表面上平和的日常生活。所以說，這一大部分是可以歸類成心理學層面的觀念和信仰的問題。長此以往，身體搞壞了，無從鑒別和判斷到底是什麼原因傷害了身體導致了疾病，而這也往往幾乎就是所有慢性病的進程。當然我自己也是一樣仍然有很多這些那些的藉口，並沒有完全好好對待我自己和一家人的身體健康，但至少我大方向上還是在可見的疾病症狀下會放棄很多次要的事物，而是以身體健康的考量為首先的抉擇因素，來衡量整個家庭生活的前進方向，至少我還有些怪咖角色無所謂的堅持。

當時我的日記記錄相關訊息：

100112

今早頭皮屑狂多，又是昨晚尋夢園吃烤肉後果，中午前洗完頭髮後吃完飯後還是癢，還是掉不少頭皮屑，本來以為這都是落建塗抹後的結晶物，可看來洗完頭髮還是有頭皮屑，這推測不是落建的結晶物，而是皮膚或廢物本身。肝臟又排不掉，這和上週四上海的海帶吃完後效果一樣，不過這次比那次輕微一點。當然可能秋冬是個影響因子，但不是主宰。否則為何平日頭皮都不癢也沒有頭皮屑。這幾年下來除氯過後的水洗頭即便在冬天用落建也不會頭皮癢的。所以只要沒有其他特別條件，頭皮癢一定是飲食有問題。

030613

2013年2月初的農曆年後頭髮狂掉，差點又擊潰我的信心。那竟然是一批原來品牌吃過沒事的海帶，可新一批貨卻讓我在過年後的兩周內，頭皮發癢，頭髮掉落嚴重，頭頂那近10年一小圈的皮疹也跟著嚴重起來，有點小腫而且皮屑極多。只好再排除法實驗，才真的找到元兇又是海帶，又是海帶變質傷害了肝臟，所以造成頭皮癢，皮疹嚴重。所以，下一章談到的的趨吉避凶不但對頭髮，對皮膚炎來說也是非常重要的。

從我自己和兩個兒子也是5、6年多來的皮膚炎拯救生涯裡，從我自己皮疹最初的無知只能依賴現代醫學專家的常規治療，就是擦藥或吃藥，然而卻始終無效又復發並且每個醫生說法莫衷一是，於是讓我既稍擔憂我的病情且又對醫生的專業能力越來越質疑。到了後來，只好靠自己在一路實際上無數幸運的資訊伴隨下，大膽嘗試無害的各種實驗，慢慢的瞭解到，蘇州這10年生活以來，所有我這一家人所謂過敏或者皮膚炎等慢性疾病的來源，主要都是因為飲食、環境及生活習慣三大因素的共同作用。這個結論不但已經經過了5、6年多來無數次的正反向重覆驗證，都已經完全去除了原本形成的疾病，並且完全是自然、天然的方式毫無副作用。在理論上也可以從網路上或書本和其他媒體上，截取有用的訊息及理論或者案例來從旁佐證。下面幾段相關資訊來輔以補充我的實驗成果。

　　首先，網路上有一位醫生的報告中提到很重要的人體排毒6大管道：

a. 食物由胃腸消化吸收後，經門脈循環至肝臟，然後主要在肝臟進行代謝解毒，最後經膽汁合作排泄到糞便。

b. 食物殘渣及細菌毒素等直接由胃腸經糞便排出。

c. 由血液循環將廢物及毒素經腎臟後由尿液排出。

d. 經人體表面大面積的皮膚流汗，由汗水將廢物及毒素排出。

e. 經由肺部以呼吸方式將廢物排出。

f. 在細胞層面將廢物排出。

　　我及兩個兒子的皮膚炎就是因為上面的第a及第d項，而我的老婆是我一家4口中唯一幾乎很少像我們三個男性有皮膚炎的人，再來最輕微的是小兒子。另外一個網路上論點提到"流汗所排出的人體重金屬，化學殘存等有毒物質是小便排出量的十倍"，這更可以佐證我的幾年下來的流汗法不但是實驗上真的有效，在生理學上的理論應該也是合理的。而我老婆之所以沒有皮膚炎又可以再用網路上廣泛流傳台灣梅襄陽醫師的說法，女性因為有月經排出身體毒素，所以這可以完全解釋我老婆這10年來幾乎沒有像我們其他3個人一樣較嚴重的皮疹。而且，不但是可以解釋我一家人的皮膚炎實驗成果和結論，更可以解釋前面提到的解救禿頭的實驗成果。下面從網路上節錄最重要的相關兩段要點。

梅襄陽醫生的健康講座
影響健康的四大因素：脂肪、黏液、毒素、壓力。

我跟各位講，看到小孩子長東西，就馬上做兩點推論：
1. 肝臟本來就幫我們人體過濾油脂的，然後從大便拉掉，對不對？
但現在就是你們家長給他們吃了過多的脂溶性毒素，肝臟來不及過濾了。

2. 或是肝臟已經壞掉了，

所以只好從皮膚作替代性的排除，否則油脂會進一步帶到腎臟破壞腎臟功能。

所以現在你們有沒有看報紙，有小孩8個月小小年紀就得到肝癌。

油脂會堵塞毛囊，男子年紀輕輕 20幾歲就開始洗頭掉頭髮，開始要迎接禿頂時代。

有些太太會問，那我和我的先生都吃一樣的東西，為什麼只有我的先生會掉頭髮，而我不會？

那讓我們來探討男生和女生的生理結構有什麼不同，女生是不是每個月都有一次月經啊，女孩子每個月會藉由月經將脂溶性毒素排除體外，所以當然只有你們的先生會掉頭髮。

而男孩的脂溶性無法由下面排除出去，就是所謂的雄性禿。而我們只看到洗頭掉頭髮，有沒有看到心臟血管開始在堵了？腦血管在堵了？這樣就知道了吧，為什麼現代人有這麼多的心臟病和腦中風。

　　梅襄陽醫師提到皮疹和油脂有關，是因為肝臟受損只好由皮膚排除。當然不一定是肝臟真的受損嚴重，也可能是基因的表現型左右，當肝臟負荷太大就由皮膚分擔一部分負載。我自己兩個兒子的實驗也大部分是如此，但我的實驗有一點不太一樣，就是動物油脂並不影響皮疹，反而是在學校的飲食容易產生皮疹，推測是學校的食用油很差。因此，梅襄陽醫師所提的動物性油脂有毒素的數據很可能是因為那一部分的油脂容易受污染，所以真正的原因還是污染源本身而並非是動物性油脂本身。身體食用入太多脂溶性毒素損害肝臟，而這個脂溶性毒素可能是來自於人造化學合成的，這在下面提到的台灣2013年被踢爆的食用油銅葉綠素事件可以再得到一個佐證，就是很多所謂日光皮炎的元兇。甚至我們在家裡的飲食動物性油脂也不少，但只要在家裏飲食，小孩的皮膚炎問題馬上就消失。另外，禿頭在這裡也不是直接因為油脂堵塞毛囊，而是因為肝臟受到脂溶性毒素損害，再由前一章的提到的"肝臟自保基因"在內外4因環境下的表現型才是禿頭的真正原因。當然，在皮膚的流汗法尤其高溫流汗法實驗的過程中發現，高溫流汗法後常常會感覺頭髮茂密及變粗的效果更好，依據梅襄陽醫師的理論，推測就是高溫流汗同時逼出頭皮更多的壞油脂。

　　因此，我一家4口的案例，可以再有4個數據證實梅襄陽醫生的理論是合理的。我一家4口在蘇州的10年生涯裡，只有我老婆幾乎沒有皮膚炎皮疹，她幾乎都只是初發一點點皮發癢後，睡覺休息馬上就沒事了。雖然她的頭髮也很稀疏，顯示出她的肝臟功能也不好，但也是在水和食物改善後馬上就茂密回來。她的身體在幾年前也忙累壞了，加上吃了幾年不少止痛藥，頭痛、頭暈、嘔吐、腰酸背痛等病症也不少，因此，她的肝臟功能應該也不佳。不過畢竟她的熬夜不像我的生涯那麼長久，因此，肝臟功能應該在我之上，也就不會像我一樣的幾乎全禿頭。

雖然在網路上或者書本及其他媒體上有不少有用的資訊可以引用輔證我的實驗結果和理論，但也有大多數都是提到太多無用的理論與偏方或者繁複不易執行的步驟，而且幾乎都只是文字簡單描寫，根本沒有詳細的細節或者過程與成果的展示。就像我為了解救我的皮疹買過的書，也大多數的重點都是一樣，和我看過的皮膚科醫生的說法毫無差別，可以想像一定是我以前幾年下來嘗試的經驗一樣就是無效。其中還有一本台灣醫生的乾癬書籍更都只是獨門秘方的代號，雖然有很多病例前後的圖片對照，可還是要依賴他的藥物，根本沒有其它更詳細的操作。相對陳俊旭博士的書裡，就把他的超排方和草排方成分完全寫出來就是讓人比較相信。而且最重要的是，那些乾癬書裡有些案例看來只是改善，並沒有像我一家人的案例，是完全痊癒，沒有留下任何痕跡。只要去除了污染源和污染環境，然後早睡和大量的流汗，只要不是黴菌性或其他的感染。你的皮膚炎和皮疹自然消弭於無形，根本一點外力都不用借助，而且痊癒後任何一點瘢痕都沒有。

台灣2013年食用油銅葉綠素事件再次證實6年來的實驗

2013年10月，我已經從蘇州回來台灣近4個月，台灣近年繼塑化劑後另一大食品安全問題食用油添加銅葉綠素事件爆發，幸好我有特別關心新聞，在10月19日看到一則網路新聞報導，才終於解開我實驗多年心得的理論基礎："究竟銅葉綠素是什麼？台北榮總毒物科醫師楊振昌表示，說穿了就是一種人工提煉的化合物，先從植物中提煉出葉綠素，再添加銅來抗菌、穩定品質，大量曝露，葉綠素可能導致人體光敏感反應，一曬太陽就起紅疹等；而銅主要則傷害肝臟。"。原來我兒子從大陸到台灣近幾年的皮膚炎都是肇因於此，也才會只要一段時間在家裏飲食就幾乎不會再發。而我幾乎10年前被醫生診斷說的日光皮疹也正是與此有關，罪魁禍首都來自於不好的油脂，這在陳俊旭博士的書裡也一再強調。下面一段就是我當時日記：

101913

兇手就是他

就是這個

學校用爛油

所以照光後就癢

光是次要原因

又傷害肝臟 所以更加重皮膚反應

以下是網路截取重點和網址鏈接：

究竟銅葉綠素是什麼？台北榮總毒物科醫師楊振昌表示，說穿了就是一種人工提煉的化合物，先從植物中提煉出葉綠素，再添加銅來抗菌、穩定品質，大量曝露，葉綠素可能導致人體光敏感反應，一曬太陽就起紅疹等；而銅主要則傷害肝臟。

原文網址：色素劣油！銅葉綠素罌便提煉　毒物專家批：大統是詐欺！ | 生活新聞 | NOWnews 今日新聞網

http://www.nownews.com/2013/10/18/327-2997201.htm

　　所以，所謂日光皮炎或者皮膚過敏等空泛的疾病名詞，都是唬人的把戲或說不出病因，只是要合理化醫療收費後必須有所診斷結果的說辭，心理學上就提到，"給出一個空泛的結論"總比"沒有結論"會使人更滿意。從生物界最愛引用的進化論來看，人類的皮膚就是用來保護人體的，正常狀況下怎麼可能受到點陽光照射就會有皮疹，那生物進化億萬年的自然選擇不是太瞎了嗎？我和兩個兒子根本就沒有多曬太陽，宅男的我們三個甚至還比別人少曬得多。當然，可能有很多好醫生我無緣遇到，但我看過了好多個醫生真的對於我的皮膚炎一點用處都沒有。醫生都只是將學校所學完成後，接下來就是臨床的經驗決勝負了，然而，醫生不可能完全知道你的所有生活歷史。因此，如果我們忽略了環境飲食這個重要的內外在因素，而只探討生理學上人體的理想狀況下的生理系統運作，就好像在解工程數學問題時忽略了重要的邊界條件（空間變化）及初始條件（時間變化），而只想求理想狀況下的解答，那這個答案絕對是無法彌合在這樣的時間、環境及飲食下的正確生理狀況的解。尤其是如果這個人體是長時間被環境飲食所傷害，但醫生卻完全忽略或不知道這一塊才是最重要的因素，那看了醫生得到誤診的方向反而把你的身體往更危險的另一個懸崖推入。比如你的所謂濕疹、乾癬、日光皮炎等皮膚炎，原本只要你停止飲食，停止在不良的環境就可以完全復原，可你卻聽信醫生擦了無數次藥，周而復始的復發沒有根治，這樣到頭來你的皮膚不但沒有治療康復，反而肝臟或腎臟受損，導致腎臟衰竭，淪為洗腎一輩子（天下雜誌2011/12報導，台灣洗腎密度全世界最高，就是因為用藥泛濫為最大的可能原因）。而我後來的覺悟，只看了幾次皮膚科醫生的傳統常規治療後的擦藥，並沒有完全根治反而是復發後，我毅然的停止再遵循常規的醫生而謀求自己的實驗驗證，反倒真正讓我的身體甚至一家人得救。我尋求專業治療無效後，擱置這些症狀甚至5、6年，先不要跳下誤診那端懸崖，先保住我自己身體不再惡化的本錢，然後再來追尋真正可以解救的良方。許達夫醫生的"誤醫誤診"書中也有很多精彩的案例。這10年蘇州的試煉，雖然先是掉落疾病的滿坑滿谷，但只要後來是走到正確的方向都是值得的。

　　我在大陸常看見有句毛澤東的名言"實踐是檢驗真理的唯一道路"，這句話非常適合小改成"實驗是檢驗真理的唯一道路"，而確實在科學上，尤其在物理學上，再高深莫測的理論、華麗幻美的數學公式也都還要實驗來重複檢驗和證明理論的完全正確。所以我5、6年來的流汗實驗，解救了我納悶10年從頭頂到全身的奇怪皮膚炎，正好驗證了我的早睡修復肝臟和流汗理論能完全解救皮膚炎，甚至，達爾文和Steve Jobs也都有這種奇怪的皮膚炎。而下面老婆ML在當時的email又再次發揮如同解救禿頭一樣的那臨門一腳。這個汗液的分析，更旁證我的實驗結果和理論。再次契合Taleb的那句話"從問題到書本"，我從實驗結果到尋找理論解釋，找旁證線索驗證，重覆5、6年來多次反覆實驗，完美多方位驗證我的實驗與理論的配合。

又是老婆email提供的好資訊
http://hospital.kingnet.com.tw/essay/essay.html?pid=31632

　　當然，我第一次最有深刻印象在陳俊旭博士的書上讀到的自體免疫類疾病理論，是可以解釋這些皮膚炎或關節炎等症狀。但這個自體免疫理論卻又如海市蜃樓般的空泛，他的疾病名稱炫麗地讓人以為我們既然知道了他的名稱就可以拯救這個疾病。後來我再尋找的大多數自體免疫類疾病的解釋說明，都只能就症狀來描述，頂多再給予某些藥物緩解症狀，可多數的資訊顯示是無法根治所謂的自體免疫類疾病。而自體免疫理論的所謂自己的免疫細胞來攻擊自己身體的細胞更是奇怪的解釋。對於疾病症狀的原始和如何治療根治，並都無法給出確切有效的道路方向，包括我原先開始採用的陳俊旭博士書裡介紹的某些補充營養品療法也沒有辦法解救我的皮膚炎。因此，自體免疫疾病的理論還是只是另一種給出了一個疾病的病名名稱而已，他還是沒有辦法給出完整的疾病原始和疾病根治的方法。即便這個自體免疫疾病理論有沾到解救這些疾病的一些邊緣，最後還是靠自己這多年的重覆實驗和歸納，還有一連串幸運，完美地無需任何藥物，解救了原本無解的皮膚炎。

皮膚炎和右肩鎖骨淋巴結腫瘤樣相關性及右側頸部血管硬化相關

　　我的右肩鎖骨腫瘤樣在2009年底後就一直會隨著脖子皮疹狀況而些微變大或變小，這只有我自己的手部觸診最明顯，而在2014年6月底我在台南市市立醫院遇到的家醫科年輕好醫生王醫師也是這麼說，還在當時一直鼓吹我不要浪費錢做超音波量測那個腫瘤樣大小，因為超音波的量測誤差不小。幸好我堅持要留紀錄才有圖4-24最近期的右肩鎖骨淋巴結腫瘤樣的超音波圖，大小還在1.2x0.6公分。因為脖子皮疹還沒有向好，所以還有這樣的大小也不足為奇，而且和我的手觸感受與幾年前也差不了太多。
　　圖4-24圖表顯示腫瘤樣大小對皮疹嚴重程度即皮疹大小的面積做一個趨勢圖，可以說明淋巴結腫瘤樣確實和皮疹嚴重程度有正相關性，可是幾乎所

有的醫生都不這麼認為。7月25日實際量測脖子皮疹最長處8.4公分，最寬處5.5公分。圖4-24還包含淋巴結腫瘤樣幾次超音波大小圖。

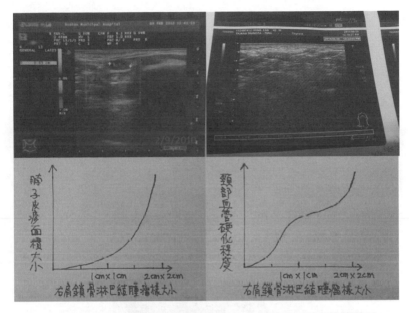

圖4-24 右肩鎖骨腫瘤樣超音波圖及皮疹面積和2種症狀趨勢圖

　　脖子上的皮疹乾癬除了和右肩鎖骨淋巴結腫瘤樣有相關性之外，有很大的可能性與我頸部右後側血管硬化也有相關性。因為靠近脖子皮疹乾癬處正好是皮疹最左側邊緣的地方，應該就是頸動脈血管，用手按壓即有清脆的硬管聲響，而左側卻沒有。另外近幾年自己在頭部轉動時，頸部兩側血管自己體感即有清脆的彎折聲響，而且在冬天更明顯。還有幾年來一直不解為何投籃球的時候右側手臂一直痠痛無力，而最後才想到這個位置又正好是皮疹面積的最右側邊緣。而且在後來的11月過後我的脖子皮疹完全消除後，右肩膀果然真的就沒有那麼痠痛感，而且手觸右肩鎖骨淋巴結腫瘤樣也真的稍微變小，雖然沒有像左側攝護腺旁的那個腫瘤樣變小程度那麼大，還有左手腕內側的小突瘤也變平了，反正至少有很多的改善跡象。還有熱烤流汗實驗的過程中一度脖子血管硬化轉動的聲響變小，可是到了進入秋天稍微寒冷後又變回了稍大聲，這也一定是和右肩膀鎖骨淋巴結腫瘤樣沒有如我推測般地完全消失有相關性，右肩膀鎖骨淋巴結腫瘤樣除了強相關於脖子皮疹外，也一定和頸部血管硬化有高度的相關關係。

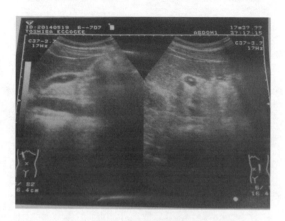

圖4-25 在2014年5月意外發現膽囊息肉或結石的超音波圖

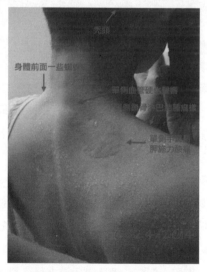

圖4-26 皮疹位置與其他相關症狀位置相符

　　這一切的根本原因還是在肝臟膽囊系統的惡化，造成心血管疾病，在2014年5月底為了要照右肩鎖骨淋巴結腫瘤樣的超音波，結果高雄小診所醫生硬是不願意，只好不經意照了肝臟和膽囊的超音波。結果卻意外發現我的膽囊有醫生所謂的"息肉"，而我認為這就是Andreas Moritz所說的膽囊結石更合理，所以才會和我的肝臟功能低下結合在一起。這勢必接下來要按照Andreas Moritz的建議肝膽排石法才能更快解救，包括我的禿頭狀態也是，目前並無法恢復到前面實驗最好狀態也可能是肝臟更差了。否則，以我近年即便用陳俊旭博士的超排方和一些維生素B群及朝鮮薊相關方式並沒有改善我的肝臟系統太多，當然另一方面是因為我也沒有更好的休息。有機會要開始來嘗試肝膽排石法，它其實也和陳俊旭博士的清水斷食法類似。圖4-25即是當時又意外發現的膽囊息肉超音波圖。圖4-26即為脖子皮疹和其他慢性疾病症狀相對位置關係照片。

其他常見新聞媒體上專家解答截取有用的訊息

　　下面這一段是少見時事上對乾癬的症狀描述較合理的新聞，但對於起因和治療則是老生常談的方向錯誤，只是因循常態醫生專業給予的訓練，可他們也自己無數次證明是無法根治。我這10年蘇州生涯就是在這章裡提過的，完全和它描述的一樣就是從頭頂那一點開始，10年過去了，它還健在。同樣一個症狀，從不同方向來解釋就天差地遠，這一個醫生的解釋是"冬天較冷、乾燥、且缺乏陽光紫外線照射，易使皮膚免疫力下降，導致頭皮皮疹更加惡化"。可當年我那個醫生給我的解釋是叫"日光皮炎"，就是太陽光曬太多造成。況且，這一段裡醫生完全沒有根治的解藥只有萬能的類固醇，只能恐嚇"乾癬是頑疾，不容易治癒，病患通常得一輩子與屑共存"。然而，事實上是，只要堅持兩個月的狂流汗，我就把屁股兩邊上的所謂乾癬皮疹完全無藥而癒，並且一點痕跡都沒有。脖子上的皮疹，連續3年的暑假都功虧一簣，可能是比屁股上更頑疾，或者脖子的血液流通更不好。或者，其實只要每天堅持運動流汗，早就不會有所謂的日光皮炎或乾癬出現，這是一直沒有嘗試過的，但至少最後我還是靠人體自己消滅了脖子上的皮疹。更重要的一點是，不能熬夜，並且遠離所有損害身體的食物，尤其是對肝臟的損害。這些不要誤會是黴菌的癬屑，不會傳染，這是肝功能低下的醫生會歸類為濕疹或者乾癬（或叫牛皮癬及銀屑病），2008年我在成大醫院皮膚科醫師顯微鏡下判斷不是黴菌類造成所謂一般的癬。下面這兩則新聞報導就是和我的皮膚炎產生經過的歷程一樣。

是癬不是屑！頭皮屑「洗」不好　當心是乾癬 2011年12月22日 11:27
http://www.nownews.com/2011/12/22/11668-2769024.htm

乾癬與濕疹症狀易混淆　平均三年才確診 2012年10月24日 23:20
http://www.nownews.com/2012/10/24/11696-2866371.htm

　　另外，下面這幾則新聞報導反而隱含很多很重要的訊息，可一般人往往沒有認知到這個重要性，比如外食或購買不好的食物等等，所以身體皮膚等慢性病都是由這些看不見的地方慢慢傷害了肝臟而不自知，肝臟就是這麼壞掉的。最後，2014年9月初及11月連續兩次台灣餿水油、地溝油及工業油等假油食品安全事件，很多學校也又都中了，所以前面的推論都是合理的。

驚嚇！「廢油」流出混食用油 數量尚無法估計
http://news.ltn.com.tw/news/society/breakingnews/1097698

XX又淪陷 餿水油生產15.6噸食品銷全台
http://news.ltn.com.tw/news/life/breakingnews/1098403

趙天麟：廢油流入食品業絕不只XX
http://news.ltn.com.tw/news/politics/breakingnews/1114209

飲食西化！脂肪肝盛行率約3成
http://www.daai.tv/daai-web/news/content.php?id=50997

黑心巧克力流入市面　醫師：恐引發食物中毒及肝病變
http://www.nownews.com/2011/12/13/327-2766165.htm#ixzz1gSwZeZQj

新浪微博

【老奶奶花生米檢出強致癌物】國家質檢總局日前在官網通報，蕪湖"徐昆"西瓜子糖精鈉不合格，杭州 "鴻英"炒貨老奶奶花生米黃曲霉毒素B1嚴重超標，而黃曲霉毒素B1是一種最危險的致癌物。專家稱在食物中不但含有黃曲霉毒素超標緻癌風險，而且過量的可直接致人死亡。
http://t.cn/zjRkQJf 今天16:13 來自新浪微博

　　另外，在皮膚炎和關節炎的相關性上，我在2012年12月開始注意到這個現象，後來一直到2014年回來台灣後還是偶爾發生，不過都不會再不知所措了。下面是當時日記和相關新聞資訊。

122412

　　看來，我兩周左右的右手食指上兩關節和一周左右的左手拇指底關節到現在還稍痛，也可能是下面所提到的關節炎。而可能就是自體免疫的類風濕性關節炎，而且，可能和上周鼻子左側內部及外側兩遍的水泡有關，可能病毒感染讓抵抗力更低下。或者，更激發白血球所以白體免疫過強。

乾癬錯認灰指甲？延誤治療時機
http://www.uho.com.tw/hotnews.asp?aid=22855
在乾癬性指甲的臨床統計中也發現，52%的病患有疼痛的症狀，26%的乾癬性指甲病患合併有關節炎現象，除了沒辦法撿硬幣、開易開罐、綁鞋帶和扣釦子外，因長期關節炎導致關節變形會影響日常生活，甚至連拿筷子吃飯都有困難。

http://health.sina.com.cn/d/2012-12-27/074665127.shtml
指甲變化。美國天普大學醫學院的約翰·里昂稱，指甲易撕裂是典型的甲狀腺機能減退症，經常被人忽略；缺乏維生素D是另外一個可能的原因；指甲出現凹痕可能是牛皮癬的前兆；指甲床發白是貧血的信號。

　　下面這段在大陸好大夫網站以前節錄的一段關於乾癬（在大陸叫銀屑病或牛皮癬）的描述相當符合症狀的詳細形容。但其中的原理和治療方式則是不太合理或不正確。當時我的日記描述這一段的心得：

032411

"很多患者冬季仍然復發加重,夏季緩解或自然消退但久病者季節規律性消失"

這一句話本身就暗示和肝臟的代謝功能一樣隨著季節變化而強弱。

"尋常性銀屑病最多見損害可發生於全身各處但以頭皮腰骶部肘膝及四肢伸側為多見常對稱分布"

我的皮膚炎就是從頭頂開始，再來左腹、左小腿側、左右手肘、左右手肘關節頂、右側眼瞼內側、屁股兩側頂端及最後的脖子右後側。並伴隨右鎖骨淋巴結腫瘤樣，前後將近5年。

http://www.haodf.com/jibing/yinxibing.htm
當前位置：好大夫在線 > 疾病 > 銀屑病 > 介紹
銀屑病介紹

下面這個新聞是另一種典型對於乾癬皮膚炎的誤解。

「胎勾」病？乾癬患者受歧視，單親媽帶孩租屋竟被趕。乾癬明明不會傳染，病患卻因不斷脫屑、掉皮的外觀，飽受歧視。
記者陳鈞凱／台北報導 陳鈞凱 2012年9月6日 15:56
http://www.nownews.com/2012/09/06/327-2852002_1.htm

下面最近這個新聞提到25歲就會有乾癬，也是類似的歷程，可見現代飲食環境到底有多差了。

當兵好危「癬」！壓力誘發 25歲成乾癬發病最高峰
http://www.nownews.com/n/2014/05/05/1219520

第五章
從解救鼻病、禿頭和皮膚炎過程中發現自然演化給身體的巧妙安排

　　幾年前看新聞知道當年算跟我有話聊的一個高中同學在國外當傭兵，2012年10月8日心血來潮想查他的近況新聞才知道，我那位非常優秀的第一位清大電機系高材生去當法國傭兵，可愛白皙的高中同班同學吳昱甫，2007年底不小心和弟兄們在地中海外遊時發生意外而永遠回不來了。天才的聽說應該是台灣計算機界小有名氣的他，這是他為了華人法國擁兵設的網站：

http://www.ffl.info

　　想想真是令人唏噓，想我當年1989年畢業嘉中3年15班的同學兄弟們人才濟濟，全班似乎差不多有近1/4～1/3可以考上醫學系或牙醫系，那時的我只愛成天白日夢，剛上高一入學成績應該是班上第4名，所以是4號，期間還似乎考過班上第一名，但高二、高三後整天愛做夢的個性已經無法再靠小聰明，平時考試成績就越來越差，幾乎落在中間偏後。可最後的大學聯考，一樣地跑到學校宿舍閉關3個月，竟然發揮了我一貫考試型選手的最後衝刺，如同我擅長的800公尺賽跑，還能成為應該是我們班當年最後一個可以有資格念牙醫系的人，可我最後還是放棄了也算不少人夢想的牙醫系，終究選擇了台南的成大電機系，也從此與這個城市斷不開聯繫，還在這裏娶了我的老婆ML，也才能有這本書。我們班算永遠的第一名廖偉志考上台大醫學系後來是台大醫院醫生，那可應該是我們當年嘉中第一名畢業，沒有台灣的那一年大學聯考前10名也至少應該有前30名。也是很巧2012年8月回台看新聞訪問他，好像和他的同事或老師們成了被告，可能因為開刀開到一位法官的手術醫療糾紛。如果當年我不愛做夢，而是延續國中全校第一名畢業的優等生一直到了高中然後再到大學；如果高中當年我倔強地堅持要學吳昱甫當年

的電腦神童一樣，叫辛苦單獨賺錢的媽媽要讓我買下那昂貴的386、486電腦或者APPLE II還是III，我後來是不是可以像他般的電腦天才，可能我是另一個李開復；如果我當年沒有念成大電機而念了更適合我的成大建築，我是不是就是又一個蓋101大樓的李祖原；如果1998年退伍前我沒有因為這些那些理由嫌麻煩而把聯發科的面試通知丟在龍潭陸總部排長室櫃子裡，那我是不是早在聯發科賺大錢退休了；如果當年我不念成大電機去念了中山牙醫或者更用功考上了醫學系當了醫生，我是不是現在也成了被告？可笑的是我牙醫或醫生都沒當成，可真還因為當年的"和艦案"成了被告，被限制出境了一個多月；我當不成醫生也沒去念牙醫系，倒去當起了整天解剖晶片的半導體醫生。可現實殘酷的社會裡沒有如果，就如同人生軌跡裡每一刻、每一處的轉捩點無法回頭更改，所以我是現在的我，如果沒有這一切經歷的我，就沒有現在的我，也就沒有這本書，就沒有人來解救你們的禿頭、鼻病、皮膚炎還有腫瘤或癌症。

　　如果當時我能靜下心來和我的高中同學一樣認真念書，後來在台灣當了醫生，也許我的頭髮不會很快地像在蘇州一樣40歲不到就禿了，也許會在台灣慢慢50歲以後才開始一點一點的禿頭；如果就這麼一直在台灣或者美國，而沒有來到蘇州讓身體狀況的快速惡化，也許我的皮膚炎、皮疹不會這麼快出現，也是像一般人一樣持續我原來晚睡的壞習慣，慢慢地讓肝臟更一點一滴的惡化來到了50～60歲，然後我還是像大多數人一樣，遵循現代醫學所給予的指導方式來對付我後來的禿頭、我後來的皮疹、和我30多年來的鼻病，然後我就這麼過了一生的到了60歲；也許我後來發現的這一切都不會發生；也許就像方舟子說過、李約瑟說過或者是愛因斯坦說過的"不要驚訝科學為何沒有誕生在中國，因為科學的會發生本身就讓人驚訝"；也許所有的發現在當下錯過了就不一定會再發現。或者是最愛林慧萍的那一張專輯裏"走過一生一世的山水，才瞭解錯過的永遠最美"。那張專輯真是令人難忘的附了一小瓶香水在CD盒上，還有那一首最愛的："如果一切靠緣份，何必痴心愛著一個人"。如果一切靠緣份，我們是不是都會走在原來的道路上；如果一切靠緣份，我的這本書能不能完成；如果一切不靠緣份，為什麼會有那麼多偉大的發明和發現；如果一切不靠緣份，還會有現代的人類和科學？而文學裡、詩詞裡或者歌裡的緣份，正是達爾文、Lyell、Taleb、數學、物理、化學和生物學偉大書本裡的"機率"。也許還有也許，如果還有如果…。

1.　感謝蘇州極致的生活條件試煉讓我獲得疾病後重生的泰然

蘇州10年一晃眼就在和小兒子YJ出生後一起長大的時光裡同步地過去，人們總是要等到回頭看看自己走過的人生那一刻才能有另一番體悟，尤其是年華急速老去的中年人，就像大兒子HS那天說的，他總是要等學校的校外活動Camping回來一段時間後才有那個當下所沒有的興奮感，人生何嘗不是如此？未曾教過他這些，14歲的他就有此體悟，果然不負我遺傳給他的DNA，也果然老成地如他日常所表現。在後來我真正靜下心來自己自願認真讀過書後的日子裡，我常常在HS和YJ身上看見我和老婆DNA複製痕跡所表現的驚奇力量，也包括所見聞的友人經驗。HS組合我的頭部及身體胃柴，可卻是ML的體型，YJ組合ML的頭部和身高而卻是我的體型。人類都可以由細微不可見的分子億萬年演變幻化為人體，並且這麼精確定位他們DNA密碼所賦予的細胞生長形狀和位置，那麼，30年鼻病的消除，近乎禿頭後頭髮的失而復得自然重新生長出來，以及5、6年皮膚炎的抹去，又何難之有呢？

感謝蘇州萬惡的自來水充當前哨兵來快速呈現我可以看得見的破壞，讓我的兩個兒子意外得到了原本不可能想到、也不可能實際在人體上去執行的科學工程實驗所該具備的極致惡化條件實驗。所以才能在觀察後發現，他們的症狀不符合所有正常的生理醫學理論和所謂"雄性禿"理論，分別讓他們的頭髮在9歲和5歲就狂掉。也才讓我有機會和有動力去發掘讓我的兩個兒子頭髮狂掉的真因。因為我自己當時的禿頭早就和大多數人所知道的"常識"一樣，自認為是沒救而早掙扎了幾下就放棄。而為了解救兩個兒子，才有可能盡量不放棄在這一連串幸運的驚奇下6、7年來的實驗，也順便解救了我自己禿頭的重生。所以這間接也可以再次驗證達爾文的理論：生命和DNA為了生存綿沿延續，而能夠呈現出不管是哪一種生物都有的，父愛和母愛為了下一代甚至可以犧牲自己的偉大。當然，我不覺得我自己可能會那麼偉大，因為這可以從我的不孝推論得到我不可能那麼偉大。成年後無數次過家門而不入，放任母親獨自一人度過了這20～30年，我還有什麼臉面沾染孝順的邊，即便我常常用別人說的"生命會找到他自己的出口"來聊表安慰自己。

我生命40多載以來造成的禿頭，或者所謂的鼻竇炎、鼻病以及我的皮膚炎等疾病症狀，放在現代醫學的台灣、大陸或者全世界裡，就是禿頭沒救；鼻竇炎要開刀才"有可能"根治；皮膚炎、皮膚過敏只能擦藥然後一陣子復發後再擦藥。從我中學懂事以後這30年多年來的醫學，對我的主要3項疾病的治療幾乎沒啥進展，可我如果一直就這麼接受那樣的治療，一直照著醫生說的做，我可能早就真的沒救了，也或許過不了40歲的生日。可我終究竟然不靠醫生、不用吃任何一顆藥，在蘇州10年後半段諸多的嘗試和親自實踐，後來回到台灣後繼續未完成的最後一擊，終能解救我40多年人生以來的所謂的3大慢性疾病。慶幸我能夠在人生冥冥中的安排我踏上蘇州這10年的惡化環境實驗；慶幸我靈魂裡住的那個達爾文呼喚我到這裡來；慶幸我看過無數醫生後沒有盡信他們的話；慶幸我老婆給了我解開這許多謎團開端的那封email；慶幸我看過這許許多多有用沒用的書；慶幸我一直這麼懶散著；慶幸我一直這麼愛做白日夢；慶幸我一直這麼厚臉皮賴著怪咖不管別人的眼光；慶幸網路的發明讓我無垠地搜尋想要的證據...。沒有這些幸運，我得不到現在一家人所有大小種類疾病的解救，也就沒有這本書。就彷彿若沒有達爾文幸運地為了解悶閱讀了馬爾薩斯的"人口論"一書，還有Lyell的"地質學原理"，就沒有"物種原始"的橫空出世。若不是一開始我讀了"求醫不如求己"進而再讀"人體使用手冊"，然後實踐了整年不吃喝冰冷食物並且冬天嚴格保暖後解救我30年的鼻竇炎，就沒有接下來這一切。

在這本書裏，方法、材料、數量及時間等，都已經歸納整合量化呈現出來，而且是再現性的可逆反應，套句2014年台灣的流行體，這不算科學的話那還有什麼是科學？只是我個人的車庫實驗，只有很少的微觀證據，而有些微觀的數據也無法在目前的科技輕易的獲得，但宏觀的因果再現性確實是這麼展開而且經過我的多次驗證。當年達爾文也還沒有後來孟德爾和Watson&Crick的遺傳定律及DNA，可卻完全不減他"物種原始"的偉大。這些實驗間或無法進行生物醫學的雙盲試驗，當然，很多實驗設計可以再精細設計的更好，我的一貫不求甚解、大而化之的個性也或許無法勝此重任，我往往是看一瞥山頂美景便或回頭，也藉口還沒有資源及時間可以進行更多更有效的實驗，但我的經驗結果告訴我，所有推測這些結論及理論，應該還是契合這蘇州10年後半段加上回到台灣後6、7年來的3大實驗成果。

　　存在即合理，選擇是一定要的，哪怕一直不改變的賴在現狀，它本身就是一種選擇，但生物性的本能不會讓你永遠賴著不選擇。重要的是要相信你自己的選擇，哪怕你一直在換方向的選擇，終極重要的是相信自己的選擇並且選擇正確的道路。首先是相信，再來才是正確，當你不相信自己，正確也無從產生。就像我當初若選擇了聯發科，可能我賺大錢退休了，但這本著作就無從而生，而現在我也可能抱著一大堆錢過勞早死；或者如果我選擇了不來蘇州，我可能沒抱著錢，也是過勞早死；又如果我沒有選擇看了吳清忠的書，也沒有在2008年8月15日選擇試用了那個活性炭棒蓮蓬頭洗我光頭將禿的頭髮，這裏寫的也許永遠不會產生。所以選擇是踏出第一步的重中之重。很多聰明的人、不聰明的人都不想相信自己，不想自己選擇，都只想期待、依賴一位明君的出現幫他們做出"正確的"選擇。而弔詭的是，如果你不相信自己，你怎會相信你自己選擇的明君所告訴你的選擇是正確的呢？大部分這樣的人都是不習慣獨立思考，不習慣為自己負責任的人，即便他很聰明智商很高。他們以為選擇的行為交給了明君，之後所有責任就是明君的，即使後來錯誤了那也是明君的責任，他只是不想擔負這個"責任"的名義。但他忽略的是，名義上錯誤的責任是給了那位他相信的明君，他自己沒有得到任何選擇錯誤的名聲，但實際上如果選擇錯了，受到的實質傷害還是他自己本身，而不是在那個明君身上。所以這樣要別人幫忙選擇的觀念和行為也是可以類比成那些"重表象、輕實際"，以及喜歡賭自己總是能遇見明君的性格特質。通常很多這樣的人是因為不夠獨立，不喜歡擔負"責任"的名聲。也許由於父親的早逝，我從高中短暫離家後就習慣了一個人處理日常生活，一直到了大學，不想讓單獨賺錢養家的母親負擔太大，除了每學期學費貸款，我儘量打各種形式的工來負擔自己的額外支出，因此也許就養成了獨立的習慣，也就習慣成了自然。重要的是要相信自己，然後相信自己的選擇，最後盡所能的搜索證據來判斷，相信自己選擇後的方向正確性，只要他們不是傷害你的身體，那任何方式嘗試的選擇線索，都是值得繼續觀察這些選擇後的實驗反應，並且細心體會後加以判斷。

2. 肝臟自保基因才是真正的禿頭基因

　　對於人類的慢性疾病來說，它更像是一種基因在人為或自然環境選擇下的表現型。同一個人類基因，在同樣環境的自然或人為選擇下，表現出同樣的基因表現型－這就是人類慢性疾病的"症狀"。可非常驚人的，對待基因的表現型－就是基因在特定環境中表現出來的型態即為疾病的"症狀"，其方向的不同，造成了截然不同的疾病"症狀"最後的"演化成果"，到了疾病"症狀"出現時，是因為你讓身體處在讓疾病"症狀"出現的那個環境裏，造成疾病"症狀"這個表現型，一旦改變到健康的環境，人體基因自然幫你演化回到健康"症狀"的表現型，而非有疾病"症狀"這個表現型。疾病"症狀"的這種基因表現型其實可以反復回到另外一個正常的健康"症狀"表現型，只要在健康的環境選擇之下。這在達爾文的"物種原始"一書裡有很多關於演化的描述，就像野豬被人類馴服成家豬是因為人類這個人為環境的選擇，也就是在人類選擇的環境下，變成了家豬，一旦縱歸山林，也就是環境改變，改變成自然的選擇，家豬也許就會再演化成其它的表現型。或者就像狼類被人類選擇馴服成狗，回不去狼身，就像身體細胞被身體污染的環境選擇成癌細胞，一旦污染環境不變，突破了一個臨界點後，癌細胞也回不去了。

　　圖5-1～圖5-3濃縮解釋了我6、7年下來所有實驗成果的心得結論，也是總結前面4章歷程提煉後的重要理論。圖上有4個不同的疾病階段進程，鼻病、禿頭和皮膚炎這3個所謂的"病名"都可以歸類為慢性疾病的"疾病症狀"階段，而它們最終也都可以因為環境選擇的不同而演化成為不同的"疾病結果"階段。這相當於在上述所謂不同的人為或者環境選擇下，走入負回授（negative feedback）後的穩定狀態或正回授（positive feedback）後的

最終崩潰迴圈裏。在這3張圖中可以看見，這些"疾病症狀"並非如"疾病原始"是起點和"疾病結果"是終途，"疾病症狀"只是疾病演化過程的中間點階段。"疾病症狀"和"疾病結果"階段都來自於所有的起點即"疾病原始"，也會因為對待"疾病處理過程"階段的不同而讓這些"疾病症狀"導致最終不同的"疾病結果"。而其中最重要的"疾病處理過程"階段即為對待"疾病症狀"的環境選擇，這個環境選擇就像達爾文的人為選擇或者自然選擇，不同的選擇會導引被選擇的個體走向不同的演化道路，我們的慢性疾病的"疾病症狀"也正是這麼一個被我們自己人為選擇的"對象"，我們的人為選擇不同環境，就是在"疾病處理過程"階段不同，則"疾病症狀"這個"對象"自然往不同方向去演化。所以，所有你感受到的慢性疾病的"疾病症狀"階段都不是起點也不是終點，他只是一個中間狀態，只要你願意選擇正確的那個"疾病處理過程"階段的人為環境選擇，那麼你所有慢性疾病的最後終途"疾病結果"自然會有善終，否則，另一個毀滅方向終點的"疾病結果"只是時間早晚問題。

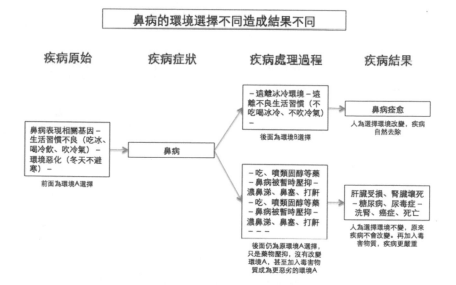

圖5-1 鼻病發展從原始到結果流程圖

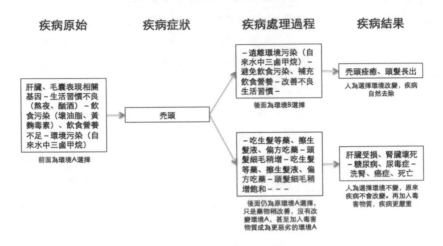

圖5-2 禿頭發展從原始到結果流程圖

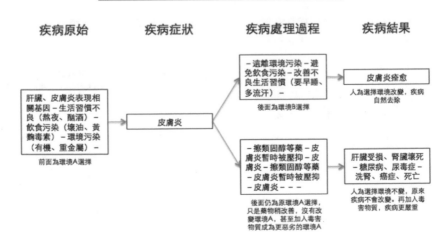

圖5-3 皮膚炎發展從原始到結果流程圖

　　由第3章已經從我的實驗結果做了一些推論，禿頭基因並非是目前主流醫學所謂的"雄性禿基因"，禿頭基因不一定在頭上，否則就落入下醫的"頭痛醫頭，腳痛醫腳"。而從我6、7年實驗結果得到的結論，禿頭基因應該是"肝臟自保基因"，其根源來自於肝臟而並非在頭上。而**"禿頭"這個疾病症狀正是"肝臟自保基因"在"內外4因"惡劣環境選擇下的表現型**。而且，這個禿頭基因被自然選擇下來的原因更非如方舟子博士文章所說的是因為禿頭的男性外表可以被看成比較成熟感穩重感，而能得到更多女性青睞，所以這個禿頭基因以達爾文所說的"性選擇"方式被自然選擇保留了下來。同樣這樣的邏輯還可以從另一個角度來解讀，這個邏輯只是從"外表"來推論，禿頭和不禿頭的外表所受到的異性青睞與否，在理論上和實際上並未在不同文化而有差異。如果以前的女性喜歡禿頭而讓禿頭基因被選擇而保留下來，那麼現在的女性也應該都喜歡禿頭，那麼禿頭不論在以前或現在都應該被人為是一種優點而大書特書，甚至在有文字的數千年下來都應該是如此記載。但事實上卻不是如此，我們看到歷史的記載以及現代的人類，大多數異性是不喜歡男性禿頭的，否則就不會有這麼多的禿頭人士的煩惱，以及圍繞禿頭這個"疾病"所產生的龐大商機。所以，用禿頭外表的這個特徵來類比達爾文"物種原始"裡所提動物的"性選擇"一樣，是靠某些外表特徵來獲得選擇的力量是不太合理的。反而，禿頭基因是一種"肝臟自保基因"而被自然選擇保留下來的推論，不但在我的6、7年實驗結果下來完全合理驗證，並且在生理學理論上的檢驗也沒有矛盾之處，而最重要的就是在前面章節所看到我曾經的禿頭完全在這個推論和多年實驗結果的基礎下，頭髮在實驗的過程中幾乎可以算成長了不少回來。

　　而禿頭基因是"肝臟自保基因"的這個結論之所以能夠受到自然選擇的青睞而保留下來正是因為，有"肝臟自保基因"的人壽命會活得比較長久，因此可以留下比較多後代，而數量多的後代更保證禿頭基因可以一代傳一代的被保留下來。而至於為什麼有"肝臟自保基因"的人壽命會比較長，這正是因為前面也曾經提過的，有"肝臟自保基因"的人，一旦在外在環境不好時，他的肝臟會自動降低本身的負載，首先就是先把對身體生命維持最不重要的頭髮蛋白質的合成先暫時停止。這時候肝臟本身的負荷降低，也就是降低肝臟做功的功率，在物理學能量守恆理論上，功率降低則其使用壽命必然提高。同時，這個頭髮暫停生長的外表信號，更可以反過頭來提醒人類自己正遭受到不良環境的傷害，因此，可以預先防範或者盡快逃離所處環境，所以趨吉避凶下更可以延長這類人的生命。相反的，不會禿頭沒有"肝臟自保基因"的人，在同樣的不良環境下，肝臟仍然超負載的工作，肝臟不但要用來分解環境及飲食的毒素，還要正常來生產不是維持生命所必須的頭髮，肝臟長期超負載大功率工作，則在能量守恆定律下其壽命自然就降低。且沒有禿頭這個症狀表現外在訊號的提示，告知當前所處環境的惡劣，就像溫水煮青蛙的概念一樣，等到惡劣環境造成整個身體崩潰時，要逃也已經來不及挽救回來。

　　還有一個證據顯示，西方的白人禿頭較多也是禿頭基因即"肝臟自保基因"的一個例證。因為從人類的演化及現在人種的分布歷史來看，白種人就是在高緯度地區分布較多，也就是在溫度較低的區域，及太陽光照較短且不強烈，所以不像靠赤道的人種演化出黑皮膚，在生物學上的解釋才會演化出白皮膚。而正因為如此，在白種人分布最廣的低溫地區的環境下，白種人更需要自然選擇留下"肝臟自保基因"。因為在高緯度的低溫環境下，生物體的代謝負擔大（為了要持續維持正常體溫），所以肝臟必定長期維持在高負載的狀況下，因此為了維持生命生存的最低需要，尤其是如果再加上飲食來源不充足、營養不完備的話，人體只好先選擇對維持生命最不重要的頭髮拋棄，肝臟便會自動暫停或減少頭髮的合成。而且，由於頭頂就是末梢的最頂端，也因此，通常是頭頂的頭髮先停止合成生長。

　　前面也提及的另一個旁證，由於人類歷史以來一直只有男性的禿頭特別嚴重，因此也就一直將禿頭誤會成是男性特有的"疾病"，也才會有現代醫學一直以來的"雄性禿"理論。而其實這個錯誤也正可以旁證禿頭基因是"肝臟自保基因"，因為女性也會有禿頭基因即"肝臟自保基因"的遺傳，所以才會在現代社會裡越來越多女性也會嚴重掉髮，而這個現象卻是典型"雄性禿"理論無法合理解釋的。女性之所以禿頭外表的表現型較少正是因為女性有每個月一次的週期性月經協助排泄代謝廢物，而這個過程的重要性正是分擔肝臟代謝的負載，因此，一般可得的統計數據上女性的肝病人數遠少於男性，也正由於這個特質，即便有禿頭基因即"肝臟自保基因"的女性，其禿頭掉髮的表現型症狀也比男性輕微，這正是我們比較少看見女性嚴重禿頭的現象，也正是禿頭基因被誤會是男性特有的"雄性禿"基因或者是所謂"雄性型掉髮－MPHL"的說法最重要的原因。所以禿頭基因根本就不是"雄性禿"基因，和性別更沒有任何直接的因果關係。

　　這個禿頭基因即"肝臟自保基因"的推論更可以從我6、7年實驗裡的幾個重點再來旁證，其中有3年的冬天時頭髮均較稀疏，而4年的夏天裡頭髮均是最茂密的時候，除了2012年的夏天因為4月的腳傷沒有像其他夏天那麼茂密，大部分的整年度裡頭髮的狀況幾乎均是夏天好、冬天差，這就和前面推論白種人的禿頭基因即"肝臟自保基因"一定比較多的概念一樣。夏天時天氣炎熱，人體不用特別產生熱量維持體溫，因此身體內相對的代謝負擔小，加上會自然流汗協助排泄廢物，因此肝臟的負載自然減輕，肝臟就有餘力來合成頭髮所需蛋白質，所以即便有禿頭基因，夏天的頭髮也因此茂密了起來，這更可以和第4章的皮膚炎在夏天流汗也改善很多有同樣的"肝臟自保基因"表現的影子。相反，在蘇州的冬天裡相對寒冷，也就造成有禿頭基因的人，肝臟沒有餘力合成頭髮所需蛋白質。所以這一切所謂的禿頭基因其實都是和肝臟的工作能力強相關，這才可以完美合理解釋任何與頭髮生長掉落相關的所有現象，而其他的理論都無法如此全面完整合理解釋。這也是我6、7年的禿頭再生頭髮實驗裡所發現的"內外4因"所指向的共同理論，其中3大內因均和肝臟功能強相關，而唯一的外因主要侵蝕毛囊油脂應該也是和肝臟有間接的相關關係。因此，"內外4因"算一個整體的環境選擇禿頭基因即"肝臟自保基因"所造成禿頭症狀這個表現型，去除了"內外4因"不良的環境回到正常的環境，禿頭基因即"肝臟自保基因"自然不會表現出"禿頭"症狀這個表現型，而是會自然的把頭髮給生長出來。

　　至於近代人類禿頭的表現型越來越多，除了因為有"肝臟自保基因"的人可以生存較久、獲得較多後代之外，主要還是在越來越現代化的生活環境及工業生產產品快速且容易全世界流通，造成人為選擇地加入更惡劣有害物質到生活環境當中，比如空氣污染、水源污染、食物中化學合成品添加物、熬夜和工作壓力等，都會讓肝臟的負荷壓力越來越大。於是造成有禿頭基因即"肝臟自保基因"的人越來越容易表現出來，這也就是禿頭的現象甚至有越來越年輕化的趨勢，這正是因為肝臟越來越容易在現代高度工業化、城市化的環境社會中提早受損更嚴重，因此"肝臟自保基因"需要表現的更早或者更賣力（就是頭髮掉的多一點）才能保護他的個體在這個越來越惡劣的環境下能夠生存下去，而這就是達爾文"物種原始"一書裡重要的一章"奮力生存－Struggle for Existence"。禿頭就是這麼簡單的道理，僅僅是因為肝臟為了要保護人類自己所演化出來的表現型，所以這個基因其實就是"肝臟自保基因"，就在肝臟相關之處而並非性別相關的基因。這在150多年前的達爾文早已經揭示告訴我們，可我們還是一再地像赫胥黎一樣的喟嘆"怎麼這麼愚蠢的沒有想到這麼簡單"？我們人類還要再多少次愚蠢地來面對所有的慢性疾病？

禿頭基因即是"肝臟自保基因"，就像前面說過落葉林基因型和非落葉林基因型不同，而"肝臟自保基因"的最終表現型之一則是禿頭掉頭髮，就像落葉林的表現型就是掉樹葉。而雄性禿理論所謂5α-還原酶催化睪固酮轉化成DHT，然後攻擊毛囊的這個現象其實可能只是整個禿頭表現型過程的中間產物或者中間原因，並非最根本的原因，而且和禿頭只是相關關係，並非真正的因果關係。所以我們要找禿頭基因應該從和肝臟自我保護機制有關的基因而並非和頭皮有關的基因，也更不會是所謂雄性禿理論中和性別有關的基因，這樣才不會落入頭痛醫頭的庸醫境界。而另外，這個"肝臟自保基因"在"內外4因"人為選擇惡劣環境下的表現型即為禿頭的理論完全可以用演化論來簡單的解釋，並且有實驗數據驗證符合，如果一旦有更多的人可以重復實驗再現檢驗，那就幾乎可以完美解釋禿頭真正的根本原因。而另外再從所謂的符合"Occam's Razor－奧卡姆剃刀"原則來看，這個"內外4因"理論用來解釋禿頭不但合乎演化論，而且可以比"雄性禿理論"更完整簡單解釋形成禿頭、皮膚炎或其它肝臟相關慢性疾病的根本原因，也更符合"Occam's Razor－奧卡姆剃刀"原則。

另外，包括喝酒較容易臉紅的人，其實也可能就是有"肝臟自保基因"的人，我自己就是一個例子。綜合我的禿頭、皮膚炎、容易皮膚發癢及喝酒容易臉紅等表現型，這些證據都指向"肝臟自保基因"可以同時合理解釋這些所有症狀集合在一個人身上的原因。而即便像方舟子博士一篇部落格文章在生理化學微觀上解釋喝酒容易臉紅原因，這其實還一樣是一種相關關係而已，或是整個因果關係反應的其中一個過程，並非喝酒容易臉紅的因果關係。喝酒容易臉紅還是要由"肝臟自保基因"來解釋，喝酒容易臉紅正是警告人體不要再喝酒了，因為那會嚴重傷害你的肝臟，這樣的人就不容易喝酒過量而死，進化的選擇壓力就可以保留這樣的基因。圖5-4將禿頭實驗過程中最重要的"內外4因"的詳細重點資訊整合在一張表，禿頭正是因為沒有好好維持這個"內外4因"環境選擇下的"肝臟自保基因"表現型。

禿頭的肝臟自保基因在內外4因下的環境選擇

內外4因		細項因素	特性	程序或用法	注意事項
內因	肝臟	季節氣候環境	影響代謝速率，因而影響肝臟負載溫度高低	移居溫帶或經常運動流汗	高溫熱烤或熱灸流汗更好
		超排方	朝鮮薊和維生素B群修補肝臟功能	每日3顆超排方	陳俊旭博士配方
		睡眠	使肝臟休息得到自我修補	晚上10點睡至早上10點最好	
	飲食（依照重要程度排序，至少同時攝取前5項效果才明顯）	牛肉	蛋白質	三餐	
		芋頭	複合醣，維生素B群	三餐	
		海帶	蛋白質，維生素B群	三餐，烹煮甲殼度泡麵超過20分鐘，煮後不能冷藏超過3天	鉛鋦會消耗肝醣使頭皮異常發癢
		杏鮑菇	蛋白質，維生素B群	三餐	
		洋蔥	硫化物促進血液循環	三餐	
		葵花籽，榛果	鐵良油脂	一天1~2次零食	
		香蕉	蛋白質，維生素B群	一天1~2根	
		蓮藕	蛋白質，維生素B群	三餐	
		黑芝麻	蛋白質，維生素B群	三餐	
		黑木耳	蛋白質，維生素B群	三餐	
		黃瓜	蛋白質，維生素B群	三餐	
	血液循環	身體受傷	全身血液循環不良	避免身體血液循環受傷	
		落建生髮液	血管擴張劑效果，擴大改善頭部血液循環	一天一次，晚上洗完頭髮擦乾	
		維生素C黃酮	改善血器循環	一天1~3公克	單維生素C無用
外因	洗頭髮用水	礦泉水	無三鹵甲烷有機物侵蝕毛囊油脂	市售稍裝瓶裝礦泉水	最佳
		過濾自來水	過濾三鹵甲烷使三鹵甲烷濃度低	管道式活性碳淨水器	塊狀碳棒式佳

圖5-4 造成禿頭的肝臟自保基因在內外4因下的環境選擇總表

"肝臟自保基因"的低溫環境選擇影響禿頭掉髮的再討論

　　下面幾段當時日記。記錄下我推測溫度對於頭髮生長掉落的影響。

　　頭髮如果要能夠茂密回來，不僅僅是每日的頭髮要掉得少，更重要的是要能讓頭髮每天都能生長出來，這就是"內外4因"缺一不可，外因洗頭髮用水的改善只是減少掉髮，而3大內因就是要讓頭髮能生長出來。就像最近兩周雖然白天整天很多天的掉髮都是在20根以內，更有10根以內，15根以內的也好幾天，可是頭髮只有稍微茂密，頭頂雖然向好，但頭前靠中央還是很稀疏。就算這兩天開始騎室內腳踏車流了2～3天汗，以至於這兩天落建時掉髮很少，上次不到10根，今日也只有15根以內，可頭前還是稀疏。可見雖然食物有補充充足，頭髮沒有像以前冬天稀疏，但由於天冷，一是因為血管收縮頭部血液循環還是不夠好，另一重點是天冷肝臟負載仍大，所以即便原料補充良好，但生產機器肝臟和生產管道血液循環效率不高，也就無法造出更多的頭髮。因此頭髮預計天暖時只要維持食物補充足夠，頭前茂密指日可待，並能驗證我的"肝臟自保基因"在"內外4因"人為選擇環境下的表現型即為禿頭與否的關鍵理論完美正確。

030813

　　果然，在農曆過年後的2月底3月初，天氣漸漸溫暖起來後，頭前的頭髮開始茂密了起來。但頭頂卻因為過年前後的海帶事件，在前兩天才鑒別出來是海帶影響，造成頭頂皮疹處發癢腫大近兩周，所以看來頭頂較稀疏。所以是不是又可以推論，頭前頭髮的增減是由血液循環主宰較多，而頭頂頭髮的增減則由肝臟主宰增減較多。所以，再更大膽的推測，由前額開始禿頭的人是因為血液循環不好，而由頭頂開始禿頭的人卻是因為肝臟功能較不好。但這"內外4因"4大因素一定是交互影響，只是會有些許的分化，造成禿頭從2個距離不太遠的地方開始，但時間久了，如果沒有在"內外4因"中改善，肝臟為了保護人體，頭前和頭頂這兩個地方的頭髮終究都會掉光。（這段在後來2014年最後在第3章提出的頭部日常姿勢的頂部血液循環才應該是真因）

011513

　　傳統的雄性禿理論方式來治療禿頭的時好時壞狀況，就是因為碰巧和氣候相關，可一般的實驗根本沒有把氣候溫度的高低對頭髮生長掉落影響當成一個因素來考慮。我們從網路上可得的資訊來看禿頭人數在世界上分布和寒帶、熱帶的關係，果然西方人最多，亞洲最少。全球3億人禿頭，約佔總人口的1/25。捷克禿頭率全球第一42.79%，前10名均為白種人國家，均在37%以上，可見我以前的推測是正確的，當時根本還沒見到這數據。排名前10名均在高緯度的白種人國家，排名10名外的國家均比10名內的國家緯度還要低。這個日本所做的統計是個佐證證據。香港台灣和上海均在25%以下。

http://t.szzse.com/thread-13228-1-1.html

　　網路上查不到中國各省禿頭人數比率，不然更可以看見溫度的影響，因為中國幅員大，從寒帶到熱帶。網路上有一個多數說法，所謂季節性掉髮是夏天比較嚴重，其理由竟是夏天溫度高毛孔擴張導致掉髮，這真是瞎理論。我又在網路上搜尋找關鍵字"禿頭、肝臟、肝臟自保基因"、"禿頭、各省"或"禿頭、美國、州"等，都沒有找到所要的答案。

　　另外我自己家人身上的一個旁證，我老婆的爸爸有1/4西班牙血統，我的父親墓碑上寫"隴西成紀"就是現在的大陸甘肅省天水市，兩個地方的緯度剛好都約在35～36度，算是中高緯度了，也可以旁證為何我及老婆會有"肝臟自保基因"而且，我的兩個小孩更在很早的年紀在更惡劣的環境下就提早表現出來這個"肝臟自保基因"的表現型，就是分別在9歲、5歲就因為用蘇州自來水直接洗頭髮後嚴重掉髮，而用活性炭過濾後的自來水就停止了嚴重掉髮。還有前面提過我們一家三口在蘇州多年的皮膚炎。

"肝臟自保基因"也甚至就是皮膚炎疾病表現型的基因型

　　"肝臟自保基因"在乾癬等皮膚炎疾病中也是由於低溫環境下或者吃了不好的食物後，並且平時都不運動流汗，為了保護肝臟免於因為工作負載過大受到太大傷害，在肝臟承受高負載工作壓力的同時，趕緊透過皮膚協助排泄掉一些代謝廢物。所以，冬天的乾癬等皮膚炎更嚴重，就是和前面提到"肝臟自保基因"在低溫下禿頭掉髮的理論一樣，"肝臟自保基因"也是這個皮膚炎相關疾病表現型的基因型。而在吃了太多外食不好的飲食和壞油後的皮膚炎，也就是讓肝臟的解毒負載加大，人體只好再透過皮膚趕快協助肝臟，就像我的海帶實驗讓我頭皮極度發癢、頭髮瘋狂掉落一樣。所以"肝臟自保基因"理論不但可以解釋禿頭掉髮，更可以同時合理解釋乾癬和許多皮膚病，在前面第4章已經詳細介紹我的皮膚炎解救過程。

　　下面這兩個例子也就是溫度和食物影響皮膚炎的普遍現象新聞，都可以用"肝臟自保基因"來合理解釋，包括我在2013年初的右手食指也開始有輕微的關節炎現象，尤其在起床的那一刻，彎曲的疼痛感最大，但過年後隨著氣溫升高，疼痛稍有緩解。甚至到了2014年後，手指關節炎現象更常發生。

2013年台灣MSN新聞：冬季乾癬患者增3成
http://news.msn.com.tw/news2993698.aspx

2013 年8月 Smart智富月刊 180 期： 頭昏腦鈍、全身懶洋洋、腹部肥胖。夏日忌口，3步戒斷「糖中毒」
http://smart.businessweekly.com.tw/Magazine/detail.aspx?id=51231

「糖中毒」一詞，是由日本首席抗老化醫學權威白澤卓二醫師所提出的。他表示， 長期糖分攝取過量的人，不只會愛吃甜，還會因此出現嗜鹹、嗜辣等重口味的傾向，因而導致比一般人罹患更多的疾病，身體還會加速地老化。。。

　　但另一種更常見的，是被食品製造商大量使用的人工果糖，亦即「高果糖玉米糖漿」。每100公克熱量是400卡，甜度高達150 分高，消化吸收度也很慢，而且只被肝臟代謝。當人工果糖到達肝臟時，肝細胞幾乎會停止一切工作，只專門在代謝人工果糖。

　　由於人工果糖製作最便宜、容易解潮，且一點用量就有較高甜度，所以最常被作為食品加工的甜味劑，尤其是所有的軟性飲料都使用人工果糖作為甜味劑。而如果過度攝取人工果糖，會造成許多副作用，如腹瀉、脂肪肝及三酸甘油酯、腹部肥胖等。

　　林口長庚醫院臨床毒物科主任林杰樑表示，現在的食品中，大多加有人工果糖，或所謂的精緻糖。因為這些糖一時無法代謝排出體外，便堆積在肝臟、肌肉，進而轉變成脂肪累積，而造成肥胖問題。

資料來源：林口長庚醫院臨床毒物科主任林杰樑

2013年8月21日看到這篇文章，貼此資料時林醫師已經去世，人生苦短，還有多少應該被揭發的不良食品和更多應該普及不廣為人知的常識在無聲無息地殘害著人們？

3. 趨吉避凶遠離傷害源是重中之重

　　由實驗過程中珍貴的幾次海帶事件經驗看來，即使有良好的飲食補充，但光是海帶的稍微變質就耗掉了肝臟的大半功能，反而淨值是使頭髮增加量減少，也就是掉髮更多。所以，要讓身體走向健康的方向，除了正向的食衣住行各方面的擇優決定之外，更重要的另一個方向是遠離所有對身體的傷害源。就像你不管賺再多的錢，如果你同時還是賭博花天酒地亂花錢，那麼賺再多的錢也趕不及你的揮霍，支出長期大於收入，終究是會破產的。所以身體健康也是一樣，不但在各方面要擇優趨吉，更重要的是要同時避凶離吉，就像所謂的孟母三遷故事一樣。

　　下面在2013年2、3月的日記記錄了我了解到遠離傷害源的重要性。但其實當時還不太確定頭皮的發癢其實就是皮膚炎的問題，即前面提過一般所謂的乾癬。

022413

　　海帶事件、蝦子事件、還有近期疑似牛肉事件和更早的苦茶油事件等，都一再顯示即便所有對於頭髮生長有益的"內外4因"4大因素都準備齊全了，可是一旦其中摻入了一點不好的食物，都會對肝臟造成損傷，這時候你的頭髮反而就會掉落嚴重，而常常這時候頭髮掉落的多寡會伴隨著頭皮發癢的程度。所以，只要有頭皮發癢，幾乎就是可以旁證你吃了不好的食物。這時候，只能靠你自己做實驗來改變不同的食物組合，以便找出是那一個食物造成對你的肝臟傷害。以我這幾年實驗看來，油脂和蛋白質（海帶、蝦子及牛肉）兩大類是日常可見食物裡造成對肝臟傷害的主要因素。

022513

　　還有黴菌對肝臟的傷害，陳俊旭博士的書中強調黴菌對肝臟傷害極大，還說不是黴菌搬家就是你搬家，這類比花生的黃麴毒素是肝臟的超級毒害物，還有酒精對肝臟的傷害一樣，看來都是歸類為黴菌類對肝臟有強大的損傷。我在今天為了貼住落地窗和窗戶時靠近黴菌不少的門窗，頭皮就開始發癢。而且我的脖子皮疹一直未消，除了我沒早睡外，屋內霉味時常存在可能也是一大因素之一。對於黴菌對肝臟的傷害我只有這兩種實驗經歷。這個推測可能需要更嚴謹的實驗來多方驗證。

022613

　　昨天和今天的麥德龍買的鹵豬腳事件又是上天給的禮物，只要頭皮發癢，頭髮沒有原因的狂掉，那就是飲食出了問題。昨天37根，今日超50根，昨天小癢小掉，今日大癢就大掉。上週五45根應該是延續上周的上海牛肉或蓮藕黃瓜。

022713

　　如果沒有吃辣椒以及其他的疾病，只要頭皮發癢就是飲食有問題，我已經驗證了好多次，最後包括一般大賣場的牛肉和豬腳這次試驗，都可能造成頭皮發癢。寒冷乾燥不是主因，因為我即便在蘇州寒冷的一、二月，又冷又乾燥，還抹了落建生髮液頭皮的緊繃感，但頭皮就是幾乎不會癢，反而同樣的狀況下，苦茶油、海帶、牛肉和豬腳等事件都讓頭皮極度發癢，抓癢掉頭皮屑。所以飲食才是真正最大頭皮發癢造成頭髮掉落的真因，而微觀機制來看就是肝臟受損無力合成頭髮，而且這剛好可以解釋，即便所有食物營養素齊備，掉髮還是很多，代表有充足的原料輸入肝臟也沒有用，因為肝臟這個生產頭髮的機器同時被毒素傷害，生產力功能受損，即使有原料輸入，也無法繼續補充頭髮所需蛋白質材料，所以頭髮只好多掉落一些來彌補肝臟受傷損失的能力。這也就是為何要趨吉避凶，因為沒有避開對肝臟的損傷，那所有好的輸入根本無用武之地的浪費掉了。這不僅僅是對待肝臟，對待我們的人生何嘗不是如此？

昨晚丟掉那鍋海帶和牛肉重新煮,昨晚餐今早餐都是新,今日早上稍向好,下午繼續觀察。目前下午兩點撥了幾次看來不錯,才掉3根,頭皮也幾乎不癢。

現在我的身體的探測壞食品能力幾乎比SGS的量測更為敏感和快速,吃完東西3~9小時內必然可以判定好壞,這個生物有機體的靈敏度果真是比人造的電子儀器還高且速度快。

030513

我真要驚奇到生髮、掉髮湯都可以調配了。而且今日開始偏暖,晚上騎了一下腳踏車就流很多汗,脖子皮疹一摸撫平度就很好,真是神奇的人體。

可剛才晚11點半的洛建還是不行,掉了22根左右,莫非少了洵帶還是效果不好,但這是要新鮮的海帶。因為至少從中午Subway後頭皮就幾乎不癢了。這從前幾次經驗裡很顯然是海帶的問題。

030513新浪微博紀錄:午餐Subway加上晚餐刻意去掉不煮那一批海帶的實驗,晚餐後似乎真的拯救了過年後這近兩周悲慘的結果。真是那麼誇張,浸泡了15分鐘的海帶也不行,ML昨天才說這一批海帶特別奇怪,洗的時候就黏糊糊,我才意識到應該就是它了。再看明日實驗結果,如果恢復正常,那就是驚奇的海帶讓我真開眼了。

http://weibo.com/1519130355/zm4Nthx9j

030613

今早辦公室11點20分用力撥了好多下,手觸目視向好,只掉了一根,就是海帶了,真是"水能載舟亦能覆舟"。怎麼連新開的海帶,浸泡15分鐘也有問題,海帶的品質也太差了,可同一家公司,上一批的貨就還好。

除了前面提到的食物是重要的傷害源之外,"內外4因"中自來水也是一個很重要的掉頭髮傷害源。所以一旦不要用沒有過濾的自來水洗頭髮後,自

然頭皮就不再發癢，而且掉頭髮也會減少。前面提到，直接用市售礦泉水來
洗頭髮是比較簡單有用的一個方式。

　　另外，2008或2009年開始，在我的頭髮實驗發現越來越多現象後，我
才驚覺到已經在蘇州5～6年下來的外食不知道已經吃下多少壞油，我和大兒
子的肝臟就是在這樣的外食壞油下漸漸傷害，因為每次外食都是他和我吃的
東西最多。後來在大陸新聞媒體漸漸敢曝光很多的地溝油事件，在更早幾年
沒有人報導時不知道有多少更嚴重的狀況，包括這一、兩年才有的空氣污染
報導。在台灣，甚至所有現代城市裡的汽機車交通工具及工業生產所造成空
氣污染對於肝臟的傷害也非常可觀。也導致我現在外出幾乎是隨時口罩不離
身，一旦空氣太差沒有戴口罩馬上就會有頭暈感，甚至我推測的暈車現象都
是因為車室內空氣污染導致，因為後來只要我搭巴士全程戴活性碳口罩就比
較不會有暈車頭暈感。還有前面提過2013年台灣的食用油銅葉綠素事件，添
加化學物質的壞油，是造成肝臟傷害的重要因素，在陳俊旭博士的書裡也一
再強調。接下來回到台灣後的2014年2次餿水油、假油及工業油脂等事件，
一再驗證我在本書的推測都是正確的方向。2013年這一篇微博，大陸工程院
院士鐘南山說在大陸當時統計資訊每一年約有350噸地溝油回收，那前幾年
有多少啊？

2013年3月新浪微博：
環保董良傑
強致癌物：苯並芘（多環芳烴）、黃曲霉素、重金屬，地溝油都含。
@正和島標準
#兩會聲音#【鐘南山：每年350萬噸地溝油回流餐桌】工程院院士鐘南山代表說，現在每年產生廢
油700萬到1400萬噸，350萬噸地溝油回流餐桌，我們也許吃了還不知道。地溝油含致胃癌物，起
作用有個過程。和三聚氰胺一樣，地溝油主要是監管問題，分段監督存盲點，望以大部制改革實現
統一管理。（新華網）
http://weibo.com/2013536464/zmG5pxfHD

2013年3月新浪微博：
新浪健康

【吃快餐傷肝堪比肝炎】提及洋快餐，人們立即會想到炸雞、油炸薯條等食品。多項研究業已發現，經常吃洋快餐不僅會導致肥胖，還會傷害肝臟，殃及前列腺。一項新研究發現，連續吃快餐一個月，會導致肝臟的多種重要變化，對肝臟的損害酷似肝炎。
http://t.cn/zYQKcar

4. 實驗過程中見證自然演化最神奇的力量

　　如果沒有2003年3月的蘇州之行生活10年，我就不會發現解開這生命之謎中的"疾病原始"；如果沒有神州大地惡劣生活環境的試煉，作為在正常情況下一般實驗室不可能去執行的人體實驗所提供的數據，就無法孕育我揭開謎底的歷程與氛圍，以提供得到答案之"果"，和它的來源之"因"。就像電子半導體製程實驗裏要找到使產品元件功能失效不正常的臨界點，就要刻意將機器生產參數調校到模擬在最差的狀況下生產出來的產品元件，剛好達到故障失效不能正常工作的狀態。這樣在那個時候機器所能到達的極致"臨界點"，才能測試出在正常的產品生產流程裡，我們就可以避免達到那樣的臨界點狀態，使產品會故障失效不能正常工作，也就是要監控整個製造流程不要讓產品元件落入那樣惡劣臨界的生產製造條件和環境，這樣才能確保只要比這個極致惡劣環境好的條件之內所生產的產品都是品質良好的。而冥冥之中，我的蘇州10年就是這麼給我一家人在生活環境有了這個惡化極致條件的"臨界點"，沒有立刻崩潰我們，而是讓我們的身體健康屢屢出現"故障"的特徵，不是刻意也不可能主動去設計的安排，也才能讓我在這10年有機會一層一層的去解開，找到讓我們身體健康故障的"根本原因"。如果沒有這些惡化極致的臨界點生活環境加速身體故障特徵的明顯，我們是不會觀察到身體健康已經被傷害了，也就會不明不白的在更長的時間後才會"故障"，而最後走向崩潰。達爾文的"物種原始"一再強調微小變異累積的重要性。

　　我的科學常識與專業知識從小以來一向很差，這來自於我習慣的不求甚解以及只愛表面解釋的懶散，而且自以為是地愛耍小聰明，當然還有更重要是書讀太少的原因。後來一開始是看了王唯功教授書裏的簡潔一段話，釐清了些我在這幾年尋找解藥的過程中遇到混沌難以說明的複雜因果關係概念，解開我多年來老是無法用簡單話語總結我一直想象、以為的複雜思維，果然學物理的人容易簡潔扼要地切入主題，那就是我們常常以為的因果關係其實只是相關性而不是因果性。就是我們以為這件事和那件事是因果關係，但往往這兩件事只是有片面的"相關"關係，而不是必然先後關聯的全面"因果"關係。而後來看了更多心理學、思維邏輯的書，還有後來的Popper的書，我才真正體會讀書的重要性，也才更瞭解自己的科普知識有多麼匱乏。不過幸好一切都還不太晚，雖然我要到了近40歲才能自己心甘情願靜下來，從浩瀚的書籍和網路中尋找我要的有用答案。孔老夫子四十而不惑的預言性之準確和我的達爾文"物種原始"揭開進化的面紗，在數千年的間隔裡尋得那麼一縷隱約的共鳴。可雖然我幾乎買回來所有亞馬遜中國網站上可得的中文科普書籍佳作，以及一些英文科普書籍，可我還是沒能在其中尋得我要的最核心解答。於是我只好自己在實驗中一步步摸索，並且反復自問自答式地思考，尤其是在我每日將要進入快速動眼期的睡眠之前，那片刻，是思想最容易專注也最容易有所謂的神來一想之感，我的很多頓悟就是在每晚的那個時刻產生，而後常常要趕快將他們記下來。而最終，這所有的核心答案還是要來自於我自己的實驗結果，以及我每晚期待的頓悟時刻，雖然有時候，一起床可能就忘記前一晚的頓悟，可後來，我學會了只記憶下最重要的前一個字，然後編成密碼，一起床趕快記入筆記本或電腦中。而當然，那些書籍還是對於我科普知識的增加有相當的作用，也彌補了我科學無知的過往，而其中一大部分也在這本書上做出了貢獻。

再來強調一次，"肝臟自保基因"在"內外4因"環境選擇下的表現型禿頭理論和植物在冬天"落葉樹"葉子的掉落機制何其相似。在植物上是落葉樹的基因才會掉葉，非落葉樹基因則不會掉葉；人類有禿頭掉髮基因才會掉髮禿頭，沒有禿頭掉髮基因的人就不會掉髮（即便他肝臟不好、飲食不充足、血液循環也不好又受到自來水有機物侵蝕毛囊）。在植物上，冬天霜凍（水分－像人類的血液循環不好），日照短（像人類的飲食缺乏、營養補充不足），落葉樹利用落葉來阻斷光合作用耗能（像人類肝臟功能低下，無多餘力氣合成頭髮蛋白質，所以利用掉髮阻斷減少頭髮的合成，所以頭髮稀疏），然後將糖類、氨基酸、氮、磷和鉀等營養物質撤回樹枝、樹幹和樹根（生命的季節，p99），因為此時樹葉已經掉落。而在人類上，當飲食來源匱乏，血管中血流無法將養分順利充足送至頭髮，加上肝功能低下（像落葉樹的冬天），所以人體將肝臟僅剩能合成蛋白質的力氣分給其它身體更重要的維持生命所需，所以只好先把頭髮合成蛋白質的能力撤回，暫時停止頭髮蛋白質的合成，所以就造成了頭髮的掉落和禿頭。所以"頭頂"上的頭髮養分更不容易到達（末梢血管循環差效應，就像人類在冬天手腳冰冷是因為血管收縮以減少熱量散失的概念類似）。

　　這麼簡單的類比形象，應該一定也有人曾經想象描述過，可在實際的生理系統上，卻從沒有人這麼認真仔細的去實踐實驗，並能操縱所有變因反復可逆實驗，這和Huxuly喟嘆的"How stupid not to think about that"何其類似？植物和動物生理系統，在宏觀上看似不同，卻在微觀上分子層級裏是非常相似。人體和植物一樣，能自我適應及調整所面臨的環境和生態狀況，頭髮的掉落就是一例。也就像兩棲類動物青蛙還有昆蟲類，在冬天時為了保護自己免於霜凍死亡的生理系統自動保護行為，如美洲林蛙的肝臟將糖原轉化為葡萄糖，再透過血液循環到每個細胞，使細胞的水分的雜質濃度升高，因此就可以降低水分的凝固點，可以避免因寒冷的細胞內外水分結冰造成細胞體積增大細胞破裂而死（生命的季節，p101）。同樣的生理機制，有禿頭掉髮的基因的人也是透過頭髮的掉落來自我保護，讓肝臟在功能低下的時候，先將合成蛋白質的能力用到維持生命最低限度地運作所必需的地方。當然這種掉髮不是一個好的正常狀態，恰恰也算是一種警告，更算是一種優點，警告人類自己生理功能已經有一部分受到傷害，能夠及時讓人體再進一步受到更大的傷害之前趕快反應。另外當然年紀也是另一個變因，年紀越大肝臟功能受損機率越大，肝臟功能也越來越弱。而有掉髮基因的人，在年紀越大時肝臟更沒有多餘的能力來合成頭髮，所以禿頭還是主要發生在老年人的身上。

　　所以人類禿頭掉髮的基因型主要有2大類微觀表現型：內因和外因（禿頭的外在宏觀表現型就是頭髮嚴重掉落），首先是"內外4因"裏3個主要內因：肝臟功能低下、飲食匱乏以及血液循環差時，生理調控減少頭髮蛋白質的合成。再來是唯一的外因：頭頂頭髮毛囊油脂成分無法抵抗外來有機物即自來水中的三鹵甲烷類侵蝕。當然這2大微觀表現型可能都是同一個或一組人體內基因所調控，在荷爾蒙激素或蛋白質的整個循環回授反饋控制系統調控，比較可能的還是在負責肝臟調控功能的基因裡，這也就是前面命名為"肝臟自保基因"的緣由。相反，傳統所謂雄性禿基因用雄性荷爾蒙攻擊毛囊的機制有問題，基因的表現型為什麼要透過攻擊毛囊表現出頭髮掉落？如果不是基因突變的話為何要攻擊毛囊？禿頭基因表現出攻擊毛囊造成掉髮有什麼好處？不良的基因如果不是突變早就被自然選擇淘汰掉了，而禿頭基因沒有被淘汰掉為何被自然選擇保留下來？

　　還有大多數人以為的皮膚過敏、濕疹或者皮膚炎等，也是一種自我保護機制，吃了壞油或者食物變質、毒素，直接由皮膚表皮協助排泄出，以免到了消化及循環系統負擔或傷害更大。所以根本不必用任何藥物，只要大量的流汗及充足的睡眠，人體的生理系統自動會將其清除，但重點當然是不能持續的給人體加入壞的食物及環境毒害，不然人體的負載處理能力還是有極限。而一般人不知道這種概念，只能聽信專業人士及醫生的建議，而醫院醫生或藥廠為了生意賺錢所需，一方面可能他們本身為知識所限真的不知道，另一方面是為了賺錢，更不可能推廣這麼簡單又不用花錢，而且重點是不會再更進一步傷害身體的最佳自然治療方式。吃藥往往只是暫時的治標，暫時將疾病的症狀即皮膚上的反應，看似抹平了症狀，皮膚發炎暫時解除了，可實際上，傷害原並沒有完全清除，原因也更不知道。長此以往，不但持續有害食物及環境毒物進入人體，傷害消化系統、循環系統，如果再加上長期服藥來消除因為吃了不好東西的而皮膚過敏、發炎症狀，更會造成肝臟、腎臟同時也受到嚴重的雙重傷害。原本可以很簡單的治療方式，停止食用有害物質及毒素，遠離惡化環境，並且只要大量運動流汗、高溫熱疚流汗以及補充足夠的睡眠和優良的飲食就可以根治的症狀，結果因這現代醫療的刻意或不刻意的疏失，以及現代媒體訊息常識性或蒙昧性的誤導，大多數人卻都是以普遍的常識性錯誤方式，而無辜被誤導或不明所以的治療方式越治越糟。就因為這是一個漫長細微的變化無法輕易被理解被察覺，也就更讓人容易忽略，更讓醫療體系有心人士得以渾水摸魚不負責任地以賺錢為最高目的，而不是以救人為最高目的。就是因為太難獲得全面可以科學化、再現性的清晰、完整又能記錄直觀的治療解答方式，因此，讓現代醫療體系有藉口可以對諸多慢性疾病、慢性症狀不負責任的隨意給出一個病名或一個症狀名，但卻不用給出可以根治的治療方法。按照科學方式就是可以證偽性的方式原則，這些現代醫學、醫療體系慢性病的治療方式已經被多少人無數次的證偽"無法根治"，白話文來說就是"無法治療"，也就是"無效"，自我號稱科學的現代醫學怎麼就可以放任自己的無能卻又不告訴人們實情？就像Taleb在"黑天鵝"一書裡強調的，很多幸運成功的有錢人絕對不會承認他們的致富完全來自於純粹機率高相關的運氣一樣，而不是來自於他們他們自己的努力和能力，就像"存活者效應"的思維探討的一樣，在台灣的現代醫療體系培養下的大多數醫生常然原來都是很優秀的人才，可或許也應該不會承認他們對於慢性疾病的無知和無法作為。

肝臟功能的重要性

　　肝臟對人體的重要性很多專家及書本上都曾經提過，我也是在陳俊旭博士的書裏才第一次看見了較多完整且通俗的描述，也正好是在陳俊旭博士的書裏看見了"頭髮是由肝臟來合成"，也才能讓生物醫學門外漢的我，在頭髮實驗的初始過程中第一次將禿頭可能的原因和肝臟聯繫在了一起，連起了Steve　Jobs說的這生命中重要的2個點，也才能接續後來的所有。但是，所有的專家包括醫生和生物學家還是都過於忽視或者說沒有更正視深入瞭解，肝臟對於頭髮以及皮膚炎甚至其它所有慢性疾病的重要性。雖然他們都知道肝臟是身體最大的器官和身體主要代謝中心的地位，也知道蛋白質的合成來自於肝臟。可是可能由於肝臟實在太沈默，也就是因為沈默到看不出來，加上慢性疾病實在是多變數變因的結果，還有達爾文一再強調的微小緩慢長時間的變化，所以大家都忽略了肝臟對頭髮生長以及皮膚炎的重要性。當然，這一部分還要剛好有充足合成蛋白質的食物來配合，還有血液循環良好把氨基酸、蛋白質等成份帶到頭頂，就是我一再提到的"內外4因"一起的協同作用，肝臟也才真正有用武之地。所以，這些環節一旦缺少了任何一項，那對於頭髮的生長效果就打了折扣。而且還有一個重點是，根本不容易觀察到這幾個重要條件的個別作用，而更重要的是，這幾個主要條件是交互作用、互相影響的，單獨一個因素都無法起到決定性的完全作用。這也就是為何對於大多數處理慢性疾病的人來說，疾病症狀往往起起伏伏，有時候某些方式有用，有時候卻又沒了效果。比如對於禿頭掉髮的人來說，落建生髮液的效用，原理只在增加頭部血流循環，可如果沒有好的肝臟和充足的食物配合，只有流暢的頭部血液循環還是沒用，還有包括季節變換中溫度的高低。因此，為何系統性的宏觀實驗非常重要就是如此，一旦沒有宏觀集合所有因素，那結果變化當然很小，也就更不容易得到正確的結果。當然，另外一個殺手，自來水的外在抵消也是讓頭髮生長的正向發展減少而更不容易觀察到，甚至反而造成頭髮掉落，讓頭髮的總數量淨值減少的一個重要因素。

　　當然，肝臟功能差是皮膚炎等慢性疾病的必要條件而非充分條件。就是說，長期皮膚炎的人肝臟功能一定差，但肝臟功能差的人不一定長期皮膚炎。同理，肝臟功能差也是禿頭掉髮人的必要條件而非充分條件。就是，禿頭的人肝臟功能差一定，但有些肝臟功能差的人卻不一定禿頭。就像有些人的肝臟很差，看起來面黃肌瘦，眼白泛黃常常面容發黑沒有精神，可卻很多這類的人沒有禿頭。可見肝臟差只是必要條件之一並非充分條件，肝臟差，加上"肝臟自保基因"會強制肝臟本身在狀況差時自身減少合成頭髮所需蛋白質，這樣才會禿頭。而且這個基因有很大的可能性也是造成毛囊容易受自來水中三鹵甲烷侵蝕的原因，或者是復合了"肝臟自保基因"控制肝臟在功能低下時減少合成頭髮所需蛋白質，且這個基因控制肝臟的代謝，再間接影響毛囊油脂的分泌不同於一般人的毛囊油脂可以抗自來水三鹵甲烷的侵蝕。又或者，這和整個身體容易有所謂的過敏有關，也是由於肝臟代謝功能的變化，比如皮膚炎。這當然就是要另一個因素加入進來而不是邏輯上簡單的單因素線性關係，而這個重要的因素當然就是所謂的"基因遺傳"。當這個因素再加進來，就可以解釋上面的條件邏輯關係。就是因為基因的差異，而這個基因就是我認為的"肝臟自保基因"，才會同樣的條件下，有人不會禿頭。比如蘇州的自來水差、比如有人肝臟差、有人飲食來源也不完整可卻都不一定會禿頭。

　　這在微觀的數理化層次一定是頭髮蛋白質合成的中心問題，而這個中心問題可以再分為多個下一層次的子問題。就是肝臟、血液循環、飲食來源和自來水傷害等4大子問題。還有旁支問題，比如為何頭頂頭髮禿頭而頭部後面及兩側不會禿。我搜遍了各大網站，找遍了很多書，就是沒見到探討這些問題，都是千篇一律的老掉牙問題，根本都沒有抓住禿頭的問題核心。

　　再從我下面的這篇Blog新浪博客文章可以由Steve Job的頭髮從茂密到全禿，配合他的胰腺癌發展，完全可以推測其實他的禿頭及癌症完全根本的原始都是來自於肝臟早已經長期積累了不少傷害，此期間橫跨近20年，符合前面提過的重點"微小緩慢長時間"的特徵，可他完全不知道他的禿頭掉髮警告他的訊號，更可以推測，所有的禿頭者幾乎都是這樣的歷程。我更猜測，他幾乎終年的長袖帶領的衣服，也應該和達爾文、和我、甚至還有更多的人一樣為了遮蓋脖子或手上的皮膚炎，我的後來5、6年脖子皮膚炎也正是一定要穿有領子的衣服，我的禿頭甚至比他早了幾年。他的脾氣暴躁、他的殫精竭慮於Apple產品的不朽以及他間或出於這種性格給自己太大壓力的結果等等，都是帶領戕害他的肝臟一步步走向慢慢毀壞的境界，然後結束他生命所有的疾病原始。

2012年12月9日 新浪博客：
肝臟對頭髮和皮膚的重要性（僅節錄文字，圖片見鏈接）
http://blog.sina.com.cn/s/blog_5a8c16f30101eqjp.html
Steve Jobs 1955年生，February 24, 1955 – October 5, 2011
2011年 56歲 逝世前5個月 全禿，兩頰凹陷
2010年 55歲 全禿
2007年 52歲 全禿，長袖（癌細胞似乎轉移擴散）
2004年 49歲 全禿，長袖（2003年10月診斷出有胰腺癌）
2001年 46歲 幾近全禿頭，長袖
1999年 44歲 快禿頭，長袖

1998年 43歲 快禿頭，長袖
1995年 40歲 快禿頭，長袖
1992年 37歲 頭髮漸稀
1989年 34歲 頭髮茂密

　　可150年來億億萬萬的人們還是就這麼無知或者倔強地不明不白逝去了，到了今天仍然不能明白或者遵循達爾文早在150年前告訴我們該有的態度。Steve　Jobs從37歲頭髮開始稀疏，走了剛好第20年就到盡頭，如果我來得及更早10年前得到這個完整的成果，說不定就可以救回我的好朋友Steve　Jobs，繼續看到更多的好Apple。就像如果我來得及更早一點長大成熟，也許就可以挽救回我那不顧所有、縱身一跳的我父親。然而同樣類似的症狀，100多年前的達爾文卻是另一個優良的範例，他也禿頭，也有類似的皮膚"怪病"，這應該是他5年的航海生涯營養不良所致，也就是損害了最重要的肝臟，幸好他當時只有27歲。當然，他和Steve　Jobs一定都有"肝臟自保基因"，所以才會禿頭和皮膚炎。而且最重要的是，他在1842年的33歲就從倫敦移居至鄉下Down　House，過著閒雲野鶴、沒有壓力且自然環境的生活，這也就是後來他為何能夠活到72歲，就是圖5-3的正確改變環境，而不像Steve　Jobs選擇了一直在高壓環境不變的那一條道路，所以只活到了56歲，而且後幾年時是痛苦的治療生涯。同樣偉大的人物，道路的選擇不同，卻有截然不同的境遇，人類世界也因此冤枉地少了Steve Jobs再近20年的貢獻。所以，如果以Steve　Jobs這個數據，加上圖5-3的發展過程，假設你開始頭髮稀疏了，然後還是不願意改變你的人為環境選擇，那麼，按照這個壽命預期模型，你只剩下20年的生命。當然，如果你生活環境的所有參數更惡劣的話，那麼不好意思，這個壽命一定更短。然而，如果你追尋達爾文的腳步，選擇改變你的人為環境選擇正確道路，那麼恭喜你，你應該還有30～40年的壽命。走哪一條路的選擇權在你自己的手上，然後，物理、數學或者生物學模型不會不自私的憐憫你，它們只服膺每一條道路的模型背景下各項條件的正確性，這或許也算Dawkins"自私的基因"的另一層含義。你選擇Steve Jobs的道路就是壽命56歲的等級，你選擇了達爾文的道路就是72歲壽命的等級，決定權在你手上，物理、數學或者生物模型只是不帶感情的旁觀者。就像自然選擇沒有用手幫你選，它只是用環境的篩子，被動過濾你自己的變化，而我們正是可以選擇那個篩子大小的自己，可更多的人卻連篩子都不願意選，或者根本不知道這個世界上曾經有那個篩子存在過。

　　禿頭從邏輯上來說，絕對不會只和基因有關，否則為何同樣禿頭，如果只是基因造成，為何禿頭基因的表現型在年齡分布跨度這麼大，可以從10幾、20幾歲開始到40～50幾歲開始才會掉頭髮禿頭。所以，如果從開始掉頭髮的年齡的分布，來推測其實更重要的原因是肝臟功能的越來越退化，這就可以解釋，為何年齡層分布如此大，而且禿頭年齡越來越下降，因為飲食及環境污染造成肝功能越來越容易受損，這還更包括越來越多年輕癌症的病例。因此，禿頭的年齡也就越來越下降，而且從頭髮是慢慢掉落的趨勢而不是瞬間掉光來看，也正符合肝臟功能的降低也是日積月累的緩慢，反而雄性禿理論無法合理解釋如此大年齡跨度觸發禿頭。而肝臟功能一但降低，就沒有多餘的能力來合成頭髮所需的蛋白質，當合成蛋白質的場所功能低下，即使你補充再多的食物來源，頭髮長出的效果也不會太好。這就像生產產品的機器功能如果有問題，生產能力有限，即便原材料大量補充進入機器，機器也無法做出更多的產出。這和我這幾年來的實驗是可以一致驗證，尤其是正確食物的補充和改善肝臟功能營養品的服用，都屢次驗證推測。而且，一旦食物補充正確，以及營養品的服用與睡眠充足的增強肝臟功能，落建生髮液的效果才會馬上顯現出來，以前食物營養補充不正確，落建噴再多改善的頭部血液循環對於頭髮的生長也沒有用。

　　另外可能和肝臟有關的猜想，飲食作為在動脈粥樣硬化的主要原因(現代醫學的偶然發現　p194)，和飲食在禿頭作為主要原因的道理是一樣的，只不過是方向不一樣而已。人體的動脈粥樣硬化是由於"血流中高含量的低密度脂蛋白（膽固醇）LDL"引起的，這句話看起來"血流中高含量的低密度脂蛋白（膽固醇）LDL"是原因，但其實頂多算"間因"，"根因"還是在於肝臟，因為生理學的理論中，"肝臟是控制人的膽固醇水平的機制"。所以，人體的動脈粥樣硬化其根本原因還是來自於肝臟的功能不良，無法控制中間原因"膽固醇水平的高低"。所以，是不是其實影響禿頭的"內外4因"中血液循環也和肝臟有關係？這樣，就可以顯現出為何這些原因都是以肝臟為中心。還有，在"欺騙時間－科學、性與衰老"一書中提到，"雄性激素可能受到生長激素、其他內分泌或者肝臟等的影響"。因此，傳統雄性禿理論的結論，雄性激素攻擊毛囊造成禿頭的機制，應該也可能只是間接原因或間接結果，而並不是根本原因。而根本原因還是在於肝臟，而因為雄性激素受肝臟影響，才會造成誤會雄性激素是造成禿頭的根本原因。其實，整個系統上來看，直接原因還是在於以肝臟功能為中心的人體生理平衡控制失去了最佳狀態。

皮膚瘙癢的生物演化，也必定是來自於肝臟無法瞬間解毒，於是只好在短時間內啓動人類身體的自動回饋機制，趕快使人類自己將皮膚抓癢，讓抓癢的摩擦皮膚熱能，瞬間擴大表皮皮膚微血管流量，將毒素排除速度加快。輕者在皮膚發紅為證據，重者則破皮流血更直接讓毒素靠血液流出，更加快毒素的排出。也才會常常只要破皮流血了，你就不會覺得皮膚癢了，因為這時候毒素已經排除掉。這些證據只要將海帶泡在自來水下超過12個小時再煮來吃，就可以驗證頭皮的超級癢，肝功能不好的人更容易發癢。所以所有的皮膚發癢，必定伴隨肝臟功能以及攝取的食物是否有細菌或毒素。而另一個重要的所謂冬天以為空氣乾燥才會造成皮膚癢，則是被誤會為空氣乾燥是皮膚癢的根本原因，這是錯誤的因果關係推論。這是因為空氣乾燥只是一個副現象，根本原因還是在於肝臟和食物及內外的有毒物質。冬天容易皮膚癢是因為冬天寒冷，肝臟需要更大的負擔來產生能量以提供人體保持常溫所需，所以這時候肝臟負擔大，能解毒的能力就小，加上冬天寒冷不易流汗，皮膚無法輔助排除代謝廢物，因此，只要稍有吃了不好的食物，就容易超過肝臟的負擔而造成上面的理論，此時肝臟需要靠人體自己啓動抓癢動作來排除代謝廢物。我已經反覆重現無數次試驗，只要不要用自來水洗頭髮，只要不要吃到不好的食物，再怎麼寒冷，再怎麼乾燥的蘇州下雪冬天，頭皮一點也不會癢。相反的，只要海帶泡水太久的變質、只要熬夜、只要喝酒，再怎麼不乾燥的夏天，頭皮一樣奇癢無比。

我在2010年的日記就已經體會出這個結論：

　　肝臟的功能低落時，解毒效能差，身體容易發癢，所以冬季時由於外界環境溫度低、濕度低，導致身體的能量以及水分散失快，人體將能量最有效配置於其它維持重要的身體日常生活機能所需，於是分配到肝臟的部分就減少，這也是冬季為何容易發癢的原因之一。就像早上我沒吃超排、草排時鼻頭和頭皮都有點癢，吃完了超排、草排頭皮就比較不癢。這也是補充肝臟功能的明顯效果之一。

　　在頭髮實驗中還發現一個肝臟影響頭髮生長掉落的事件，就是食用海帶變質傷害肝臟，反而造成頭髮掉落嚴重。這個事件說明，即使原來海帶的目的是要使頭髮增加，但同時變質的海帶卻需要肝臟解毒，因此增加了肝臟負擔，所以肝臟同時只好減少頭髮的蛋白質合成，這一減一加，減得多、加的少反而淨頭髮增量為負值，也就是頭髮掉落更多。這還可以從我筆記紀錄時，通常只要食物變質，午餐後下午4點半開始有癢感，及晚餐後晚上9點有癢感而且還抓癢頭皮屑多，這些都是肝臟解毒劇烈的跡象，且時間點完全契合消化吸收代謝的時間，再加上食物的組合就是如此完全匹配頭髮掉落和頭皮癢的現象。這個海帶事件，在前面第3章中，有詳細描述我在最後的這一年中，好幾次奇怪的頭髮掉落，在屢屢層別實驗中，終於發現都是海帶的關係導致。

　　古人無含三鹵甲烷自來水來侵蝕頭髮毛囊，卻也是會禿頭，這就純粹是肝臟功能低下及飲食不良還有血液循環差另外3大因素來解釋。因為文獻紀錄自來水消毒是在西元1800年左右從西方開始。在當時肯定是沒有照相技術的，而查閱歷史圖畫及歷史敘述來看，西元1800年前不管在東西方圖畫或歷史紀錄，還是有禿頭人士的紀錄，但因為少了造成禿頭4大因素之一的自來水三鹵甲烷的毒害，西元1800年前的東西方禿頭人口數目肯定是相對少於現在，除非當時的環境造成肝臟功能低下。而這個數據可以伴隨當時女性禿頭的紀錄來看，如果沒有自來水三鹵甲烷的因素，女性更不容易禿頭。而這個不容易禿頭，除了基因，更重要的是肝功能的因素，而不是一般誤解的因為女性少禿頭，而男性多禿頭，由這個表面的現象來得到結論是男性的雄性激素造成禿頭。如果是男性的雄性激素禿頭，為何是越老越容易禿頭而且小男孩也會禿頭而且女性也會掉頭髮？由這三個結果都可以證偽雄性禿的理論是有問題的，而肝臟功能理論卻可以在理論及實際上完美解釋禿頭的成因。

　　達爾文曾經在他的自傳裡描述，他的醫生父親要他千萬不要被放血，他的生活基本也都是非常恬淡而沒有太多不良習慣，除了偶爾抽的水煙。因此，理論上，他的身體健康狀況不會有太大問題。可是，在1825年大學前左右，約15、6歲時在家幫他哥哥做化學實驗，常常做到很晚，以及他在23頁裡提到的，醫學課程裡該死的氯仿等等，都可能已經漸漸對於他的身體健康有了累積的傷害，尤其就是他的肝臟。還有後來的5年環球旅行，長年船上和短暫登陸做採集研究，這樣的生活一定是營養素補充不足，加上前面化學實驗對於肝臟的傷害，這5年旅行的不良生活狀況，一定都是傷害他的肝臟的重要因素。這也就是為何他在30多歲就有了皮膚病之類的"怪病"，只好移居到Down House的鄉下休養和繼續作研究。所以，推測達爾文肝臟的傷害，就是造成他後來禿頭以及皮膚病等症狀的最主要原因。

　　"從症狀到疾病"，就像Taleb說的"從問題到書本"概念，在實驗的後來，我看見了一般描述肝病的某些症狀，和我身體幾個症狀類似，才又驗證我的肝臟真的是有問題，因為在幾年前我在公司的年度體檢報告，膽固醇和肝功能指數就有異常。加上，如果我只有符合一般描述肝病的1、2種症狀，可能會犯了心理學提到的"可得性偏差"的問題，或者"證實偏差"的傾向。可我從以前到最近的症狀實在太多，組合起來就有比較高的機率不會是上述2種偏差。長時間的晚睡、急躁易怒、坐立難安、身體多處蜘蛛痣紅點、容易疲累、容易打哈欠流眼淚、皮膚炎5、6年多沒好、皮膚容易發癢、眼睛凹陷、一臉無神、右鎖骨淋巴腫瘤樣、右肩痛幾個月到近2年了、右胸有時痛、曾經有幾個月睡不好、睡覺腳易抽筋、頭髮少和頭皮發癢等等，這些症狀都是符合一般描述肝臟疾病病人的狀況，這麼多症狀累積了幾年，這幾乎不會是兩種偏差心理因素了。所以，這些因素加總起來對比，加上6、7年來的頭髮和皮膚炎實驗，都一再讓我總結成禿頭和皮膚炎就是"肝臟自保基因"的表現型，而其核心就在肝臟。

　　所以說，如果達爾文的物種原始告訴我們人類可能演化來自於微小有機物的這個已經是被公認已久的科學"事實"，那人類禿頭掉髮的"內外4因"理論，是由於肝臟生理相關系統的理論就沒有道理不可以和落葉林冬天樹葉的掉落生理系統理論殊途同歸，反而雄性禿理論是孤例而應該被證偽過不少次的不正確了。

微小變異的長時間累積對身體健康監控的極大作用

　　聚沙成塔、滴水穿石，你看不見的、察覺不到的，在長時間的積累下會匯集成巨大的力量和影響的結果，等到讓你看見並查覺到時往往已經很難輕易逆轉。所以頭髮被自來水、不健康的飲食和不良的睡眠生活習慣惡化的肝臟而慢慢侵蝕，還有飲食營養的不充足加上血液循環的不良，更讓頭髮無法被合成出來。鼻子被寒冷環境、貪涼的冷氣和飲食慢慢虐待成為所謂的"鼻竇炎"鼻病。喉嚨被你貪圖外面店家美味鮮艷的多油、高辣刺激而後漸漸痰飲隨侍在側。不起眼的小東西，慢慢積累到最後的力量，展現出來的結果會很令人驚訝。身體此起彼發的皮膚炎被你日積月累傷害的肝臟，還有沒夜沒日的工作或者玩樂、不運動流汗漸漸逼發出來。小雨滴打在石頭上滴了千百午後會有個大洞；下的小雪積累久了就會壓垮屋頂；海浪拍打基隆的海邊千萬年形成了女王頭。正是這些許許多多你看不起眼的小東西，時間久了匯集成可觀的大力量。在達爾文的"物種原始"裏也可以看見很多這樣的感嘆。

　　肝臟、飲食、血液循環及自來水等對頭髮點點滴滴細小緩慢累積的影響；生活習慣對皮膚炎乾癬的影響；飲食生活習慣對慢性病的影響等等，這些所有狀況都是細小而緩慢長時間變化。就像達爾文經由家養動物幾代緩慢細小的變異，就有可能在後代產生極大的變化，因而悟得了生物經由緩慢細小的長時間變化一樣可能產生出新的物種，所以而寫成流傳千古的"物種原始"。可見細小加緩慢只要累積長久的時間就能成就大江河，就像成語的"滴水穿石"或"聚沙成塔"一樣，無一不是只在描述簡單的物理化學現象，可短視無知的人類們卻不願意去正視自然界啓示我們最簡單的物理化學現象，最真實地告訴你真正的答案就在這裡。有人說亞里士多德和牛頓的差異只在於："物體的自然狀態是靜止，受力才會動"，還是，"物體是動的，受力才會靜止"。還有，"重的物體受力比較大所以掉落比較快"，還是，"掉落速度不管物體的輕重都一樣快"。拉馬克和達爾文的差異只在於："獲得性形狀可以遺傳"，還是，"獲得性形狀不會遺傳"，這兩者只是因果關係的方向搞反。所以，正確和不正確的理論是如此接近和相似，往往只是些微細小的差別，也可能只是方向性相反而已，或可能是前後順序不同而已，失之毫釐可能流芳百世，否則也有可能差異千里。

　　如果你的身體任何一個部位有了與平時狀態不同的變化，一定要懷疑就是環境或者食物引起的，絕對不是無緣無故你的身體就變差了。一定要巨細彌遺地去檢視和分析，你在身體出現狀況之前的某一段時間內待過了什麼環境，吃過了哪一些東西。如果確認之前沒有做過了哪些特別的運動或者受傷，那你身體所出現的不良狀況反應就一定是食物和環境的關係，甚至在後來的頭髮實驗裡，每一餐飲食的不同在餐後3～4小時內馬上就在身體的頭皮和頭髮上反映出來。還有最後來每一次外食只要不好的油脂，吃完不到5分鐘馬上喉嚨癢，馬上生痰咳嗽。在這本著作中一再強調這類宏觀、微觀因果現象的重要性。我的屢次禿頭再生，我和兩個兒子們的鼻病、皮膚炎等都是按照這樣的步驟和過程一步步這麼發現，然後完全都是無藥而癒，甚至包括後來一般的感冒。尤其是在大陸蘇州這裡的環境裏，更惡化的居住環境和食品狀況，更容易激發出身體的不良反應，比如前面所提我兩個兒子從台灣再回到大陸就狂掉頭髮，直到發現了是自來水的關係，在洗澡、洗頭髮時加裝過濾器就解救了回來。當然，個人由於遺傳基因不同，會有對環境刺激耐受性負載能力大小的不同。可常人都是不希望自己的身體吃了或者生活在有傷害自己身體的環境裏，所以對環境食物敏感的人反而可以提前躲避掉持續的對身體傷害的環境和食物，而沒有反應的人，反而因為身體對這些輕微的食物、環境傷害沒反應而長期受害。這就是類似一般常識爭論的論調之一，喝酒臉紅的人好，還是喝酒臉不紅的人好。

　　相似地，所有的癌症或者慢性疾病都是日積月累，長期使自己細胞為了適應你自己給你的細胞造成的惡劣環境生存，而讓你自己的細胞慢慢突變。除了某些特別狀況之外，大抵所有的癌症及慢性疾病都是如此演化而來。當然這樣的推測如果要設計實驗也可以很容易的設計，但實際的實驗執行操作過程一定更複雜，而且如何檢測細胞在人體內實時地實際實況變化？以目前的科學技術上應該很困難。在電子資訊業中，電子醫生對電子產品的故障分析技術上，已經有類似的技術，可對於人體目前還是天方夜譚。就像電子產品的可靠度實驗，如果電子產品的使用壽命可以超過10年或超過100年，也無法實際上讓電子產品真正的不關機連續使用10年或者100年來驗證它真正的使用壽命。所以人體的癌症和慢性疾病是由於10年內你的生活壞習慣造成，在目前的科學技術限制下，同樣也無法用微觀工具或方法實時實際去檢測你的細胞演變狀況如何造成了癌症和慢性疾病。所以，以目前科技可行的方式來看，宏觀理論的建立；量測及理論模型的建立（就類似可靠度實驗的模型來推算產品使用壽命，需要大量統計資料的收集）；再搭配微觀的細胞層次的生病前和生病後細胞的變化。這3種方式的協同合作，是目前可行的唯一接近揭開慢性疾病和癌症謎底比較正確的方向。

　　當你的身體狀況有了問題，不管他是大是小，可能是一個小地方皮膚癢，可能是某個部位酸痛，可能是頭暈、脖子、肩膀緊繃等等，一定都有一個來源和原因。它們可能是短時間出現，然後就偶爾又復發，也可能是長時間累積的。它們形成的原因有些可能是可以看見的，卻也有些可能是看不見的，但總結這些造成身體健康有問題的原因不外乎是環境、食物及生活習慣，尤其是長時間慢慢累積的，尤其是人類肉眼看不見的更可怕，因為一般人類的心理是眼見為憑，而長時間慢慢累積通常是細微的，也就是接近看不見的。所以那一些看不見的、長時間累積的人類慢性疾病原因，往往都是人類意識上不願意去認真思考的，所以也才會癌症和慢性病越來越多。連達爾文都在"物種原始"裏說明很多生物學家和他自己都可能忽略微小的變化，更何況我們？千萬不要忽略各種細小微觀的證據，也不可以只聽信醫生的過敏、精神官能、心理因素或神經方面，或者類似中醫的論調這裡虛、那裡虛等空泛不著邊際的診斷。當醫生也沒辦法告訴你確定的答案或者他自己有把握的推論原因時，這時候你就要靠自己了，千萬不要完全相信醫生的專業，就把你自己的生命交給了別人。就像我的禿頭，就像我和兩個小孩的皮膚炎和鼻病，如果不是我們層別出來是學校的飲食和學校的環境，然後堅決的寧可老婆自己辛苦的帶午餐便當，寧可休息幾天在家才能找出學校惡劣的環境是兇手。如果我就隨意找了個醫生，醫生根本無法給你完整地分析，因為這是一個跨長時間段，而且看不見兇手外觀的整體診斷，醫生只會給你治標，就是給皮膚藥，然後把皮膚炎的症狀暫時抹除掉，擦了當然當下就好，可一旦去了學校又再復發。更誇張的是我在蘇州遇到的新加坡醫生竟然說擦的皮膚藥沒有用後不能一直擦同樣的藥，要換另一種藥來擦才會好。這就是像每天吃毒藥，卻每天又吃解藥去解毒，可卻不願意去避開不要吃毒藥，這樣連解藥也不用吃，因為解藥和毒藥一樣都是有害的，都是會危害你的肝臟及腎臟的，所以就有了不少的小孩是這麼重覆的吃藥把腎臟、肝臟弄壞了。而且這可能是緩慢的進程，等到幾年後，你的小孩肝臟或腎臟有了問題，你到時候也無法回想聯繫起來這些因果關係，更不知道其實是醫生和你自己聯手害了你的小孩。

這就像達爾文當初在論戰"神的介入 – Divine Intervention" 一樣，他要辛苦的窮極一生的抽絲剝繭找尋出證據，有時候他也無法確定他自己是否正確，因為當時無法提供更完善證據來證明他自己的理論，但是他的信念"神的介入對科學來說是沒有必要的，因為它是不恰當的"，也許神明是一直存在的，但他應該只是一直在你心中。所以我們對待自己身體任何的變化也是一樣，哪怕他是大是小，一點疼痛、一點皮膚發疹或微細的變化，只要你沒有清楚地知道疼痛或發疹的來源和原因，你就要仔細做驗證或重覆實驗去排除可能的原因，而千萬不能懷疑是"神的介入"，更不可以不當一回事的完全忽視。而其實這些過程或手法一點都不複雜，只要你細心的觀察和記錄，一定可以找出些蛛絲馬跡的證據。而且，這些證據不外乎是3大類：環境、飲食和生活習慣（壓力、晚睡、熬夜、肝功能、免疫低下），這些程序根本不用花費大力氣或大錢，可是卻可以解救你和你的家人未來的一生免予被誤診、免於被錯誤或者無知所傷害，這些代價是無法彌補和後悔的。你孩子的幾天課不要上不會傷害一生，你的幾天班不要上也不至於損失過大，可是一旦身體造成永久性的傷害則是無法挽回的。花點小錢、花點時間和努力，是值得你去找出可能傷害你和家人身體健康的兇手。

就像近年的飲料塑化劑事件，如果這件事沒有被曝露出來，有誰會去懷疑你的癌症、你的腎病、你的過敏或你的雌激素過高等，竟然都是來自你吃下的這些外表看起來正常的東西，都是來自於你的肉眼完全無法看出、無法感覺出的異常，這就是一個活生生存在的例子。還有幾年前大陸的三聚氰胺牛奶及奶粉事件，我在蘇州的一個台灣同事就是天天喝大陸本土品牌盒裝保久乳，那件事爆發出來後，他去檢查身體後真的發現有小的腎結石。如果這件事一樣一直沒爆發，過了幾年後，他的結石長大了，他永遠也不知道是他每天喝的牛奶害了他，這同樣是肉眼看不見的微小原因。當然還有更多的其它案例，這些環境和飲食傷害身體的例子俯拾皆是，尤其是在大陸，惟有靠你自己更細心去觀察及感受你自己身體的細微變化，才能把你自己和家人從這些人類自己看不見的諸多傷害源中解救出來，除非你就真的想這麼吃毒一輩子，那就可以完全忽略這樣的建議。

　　我們每天生活在現代人自己製造出來毒物的毒害裡，卻期望身體會好，或者以為醫生用藥物就可以根治，可卻為什麼不用最簡單的方式就是離開它們、停止他們的毒害？而且一般藥物本身就是一種毒，我們不去用最簡單的方式：就是遠離它們，卻一方面為了不甘願放棄那些又不是生死關頭所需要的現實環境裏的事物（比如學校、工作環境），而繼續默默忍受著毒害。卻又一方面鴕鳥似地認為看了醫生、吃了藥、擦了藥，暫時好了就沒事，就像每天吃毒藥又默默吃下解藥就以為沒事，卻不願讓自己直面解藥的本身也是另一種毒藥，於是其實是從頭到尾一直在吃毒藥。這個過程是緩慢長久的，等到崩壞的一天到來，你可能都還不知道兇手就是你自己，還有你相信的醫生是你的共犯，就是你一直以來的毒藥、解藥周而復始傷害了你的肝臟、腎臟。只是這是“長久”又“緩慢”且“微小”的變化進程，還完完全全合乎法律，幾乎大多數人是無知甚或鴕鳥的沒看見，或者不願意當作看見，等到頭來面對你生命的無法挽回都已經來不及。而且沒有辦法找任何加害者補償，因為一方面你自己是兇手，另一方面，法律高尚化、合法化了，甚至法律制定者本身也無知化了那些你自己也相信的專業人士幫凶們，這實在是非常悲哀的一件事。科學如此昌明，訊息傳遞如此發達便利，可大多數所有人反而無法判辨真假對錯。癥結就在於這些疾病的真因是“長久”又“緩慢”且“微小”的變化進程，在人類進化為最高等的動物領袖後，在生理構造的高度進化優勢後，反而在生理上某些該有的敏感度及辨識、辨別度，甚或在心理層面上，就是在大腦的思維上，反而是嚴格說來的退化，這是另一個心理層面的好逸惡勞，就是Kahneman所謂的人類大腦思維上的懶惰。因為，人類已經心理上、生理上同步地"眼不見為淨了"。即便我告訴了很多親朋好友，可不見棺材不流淚的還是居大多數，甚至包括我自己，還有我自己的家人。所以，中國古籍"黃帝內經"的部分成就，遠遠在所有古今中外經典典籍之上，即便非真正黃帝所著，它最重要的觀念"上醫治未病"，不但在心理層面上的高度正確，就算在現代生理學的眼光來看也是對人體最好而且是最沒有傷害的正確對待態度。就像三聚氰胺沒被揭發的話，成千上萬的人絕對不會發覺你"長久"又"緩慢"且"微小"的變化進程形成的結石竟然來自於你每天喝的牛奶。就像塑化劑沒被揭發的話，很多人的各式各樣的癌症就是來自數年甚或數十年"長久"又"緩慢"且"微小"的變化進程喝下來塑化飲料。還有大陸一個又一個四處冒出來的癌症村。如果後來2013、2014年台灣爆發的食用油食安問題沒被揭發，很多人無法聯想越來越多的大腸癌、直腸癌，有很高的機率都是這些飲食兇手，都是這些"長久"又"緩慢"且"微小"的變化進程。所有這些的共同特性，就是"長久"又"緩慢"且"微小"的變化進程，都是人們故意不看它們就以為不存在。可他確實就是鐵證的兇手，可由於是"長久"又"緩慢"且"微小"的變化進程，要由現在的科技下舉證，然後到現在的法律體系下揭發且找出加害者是非常困難的。

在微小變異的長時間累積中，最主要的原因就是人類的肉眼看不見，可它們卻是真真實實的存在，不是習慣看顯微鏡的生物、醫學、化學、半導體或材料工程專業人員，都很難想像或體會微小的物體是如何存在，它們的外形、外表及整體構造是如何。不要以為一般的病毒有多小，所謂的A型流感病毒，就是100奈米（nm），就約是比你現在用的電腦或者手機晶片裡的最小元件40奈米還要大2.5倍。人眼近看物體，最小分辨率應該不止0.1毫米（mm），可能在0.01~0.05mm都有可能。在桌上白紙鉛筆劃下細線，比較直尺上1mm寬度刻度就可知，0.01mm就是10微米（um），就是人體細胞核的直徑。你的頭髮粗細就是在0.01~0.09mm。女人卵巢裡的卵、就是生出我們自己人類的蛋，他們的大小在100um。所以其實你的肉眼是可以近看到你的細胞核的，只是我們一直在皮膚細胞核外皮的覆蓋下眼不見為淨。就像你看不見你吸煙的肺早已千瘡百孔，即便煙盒上印的別人的爛掉的肺，你還是覺得那不是你自己的肺，你自己的肺不會這麼糟糕的鴕鳥心態、眼不見為淨。常人都喜歡僥倖的希望，壞處是別人的，好處是自己的，可數學、物理、化學和生物學不會有感情，也不會因人的喜好做選擇。所以，人類的眼不見為淨心態正是造成"長久"又"緩慢"且"微小"的變化進程一直被忽略的主要原因。

　　更如同新聞媒體上一再被曝光的環境污染事件，這些微小或者看不見的物質，比如自來水、比如我在大陸常住10年最後一個冬天裡，2013年初寒冬裡北京的嚴重霾害被報導後才會引起重視。我的當時記錄和新浪微博節錄：

011513

　　這周以來的北京嚴重霾害污染被戲稱為"北京咳"，更有記者因從北京外派到國外咳嗽不停就不藥而癒，所有這些現象就和上面提到的我3大疾病的形成和去除的過程完全一樣。

微群小助手：【可怕的"北京咳"】北京咳（Beijing Cough），是居住在北京的外國人易患的一種呼吸道症候，主要表現為咽癢乾咳，同德里肚（一種痢疾性感染，表現為急性腹瀉）和羅馬燒（一種類似肺炎和瘧疾的傳染病）一樣，類似外國人水土不服的一種表現，即來到北京就發作，走了就會好。詳情>http://t.cn/zju5Cvk
今天14:12 來自新浪微博

財經組：【名詞解釋·北京咳】就是你來了北京就會咳嗽，離開北京就好了。最早出現在1990年一期國外月刊中。《南方週末》曾報道，來自芬蘭的塞拉到中國後，晚上開始咳嗽。一開始沒想到是空氣污染，換公寓，買淨化器，但情況沒緩解。後她回到芬蘭，一個月症狀消失了。再回到北京又開始咳嗽。http://t.cn/zjgURal
今天09:51 來自財經網微社區

相同症狀的慢性疾病人數及案例這麼多可卻還是找不到根本原因

　　所有的慢性疾病症狀都可以算是一種表現型，而這個表現型可能是由一個或多個基因所共同呈現。就像很多先天性的基因造成的疾病通常是染色體異常或者基因突變，可這些疾病的症狀即它們的表現型是一樣的。這些先天性的基因疾病幾乎不用靠環境的選擇，有些在出生就呈現出這個基因疾病的表現型，比如兔唇，比如唐氏症，可有些先天性基因疾病卻要經過幾年的時間才能呈現出它的表現型。而這些沒有立即呈現表現型的先天性基因疾病，是不是有機會和那些非先天性基因疾病一樣，如果環境選擇的壓力控制好，那麼，他的先天性基因疾病是不是就不會表現出來，像我的禿頭基因、我的鼻病和我的皮膚炎一樣，只要控制好生活環境的條件，是不是這些慢性疾病基因的表現型就不一定會表現出來？

　　所以，這麼多相同症狀的慢性疾病病患，類比於基因的先天性疾病，這些慢性疾病當然也是因為有了同樣的基因，和先天性基因疾病差異的就是慢性疾病表現型的觸發時間點和是不是觸發環境相關。而既然慢性疾病需要長時間，而且多數的患者長時間後最終的表現型是一樣，那代表這長時間下的環境影響應該在不同的病患上也是類似的，才可以在同樣的基因型下，長時間演化出同樣的疾病症狀表現型。所以，所有的鼻病、禿頭和皮膚炎的患者都是類似的症狀，只是每個人症狀強弱及表現出來的年齡不同。因此，我們無法找出慢性疾病的根本原因然後根治它們是因為我們找錯了方向，我們應該宏觀上先歸納出共同的環境及時間因素，層別出來這些環境和時間會觸發這些慢性疾病基因的表現，只要環境變回正常不會觸發基因型的表現，那就會有很長的時間甚至不會有慢性疾病的表現型出現。然後再去尋找微觀證據來驗證，這樣的效率可能會更好，因為對於感官演化受限的人類來說，很多現象在宏觀上總是比微觀顯而易見。

　　就像很多人體時常出現的生理狀況，除非特殊狀況，否則所有人的生理反應都是大同小異，每個人只要細心觀察體會，都可以掌握並瞭解自己身體的健康或者疾病狀態，可我們卻總是忽略它。就像當你腸道有積便時，你會坐立難安、焦慮、煩躁坐不住、燥熱感和臉上冒油等等，身體反應都是為了催促你趕快排便，否則你的身體血液循環系統、消化系統、肝臟或腎臟等，還要花費額外力氣回收或者處理這些廢物，不但增加負荷，而且可能進一步傷害。萬一你又因為其他的事耽擱，強行靠大腦的意志力暫停排便，於是一旦過了這個身體本來給你的排便觸發點，身體的自動控制系統會誤判你不需要排便，等到下一個觸發點又是好幾個小時，這就是很多人便秘的重要起因之一。我們常常忽略這些人體給人們相同的提醒信號，在我的近幾年實驗生涯後，只要在辦公室有這樣的煩躁感，每次排便後即刻就降低大部分煩躁。所以，很多相同症狀的人體慢性疾病就是被這麼被無知或忽視慢慢培養出來的，甚至，誤以為這種煩躁是自己有病然後再亂吃藥那就更是完全走往錯誤方向。如果像上述這樣長期忽視身體系統給你的信號，使身體負荷長期過重、受傷，一旦再加上飲食長期的不完善，就會形成習慣性便秘，而且身體發黑、發臭味，你的身體系統已經自動幫你調成不用排便，這就是所謂的惡性循環，熬夜也是如此的概念理論。我在後來時常觀察到很多人有相同的臉冒油光、臉色暗黑以及口氣難聞等，還有在公司換鞋區腳臭味、洗手間時常臭味異常的人，大體上，這些人的肝臟、血液循環都是已經類似的受傷嚴重了。我自己在後來這些年的調養後，在蘇州的外食就固定的美國PIZZA以及幾家台灣簡餐店，幾乎不碰其它任何餐廳，所有上述這些症狀幾乎都已經沒有，當然還是儘量在家飲食，一旦碰觸了不好的食物，身體馬上就會反映出來。全家當時就剩大兒子因為午餐須在學校吃，而且他的身體以前亂吃的傷害還沒復原，所以只有他的排便常常比較臭，其他人平時完全都沒有異常的嚴重臭味。

　　前面一再強調的，當肝臟功能長期低下時，就像樹木到了冬天為了節省能源一樣開始落葉，當肝臟功能無法提供原來的能力給全身時，他當然會關閉或減少一些資源尤其是用來合成不是維持生命必須所需的蛋白質。由於頭髮對人類來說並非維持生命所必需的緊急迫切需要的蛋白質，所以聰明的人體自動把你長期功能低下的肝臟現有的資源用來合成其它對維持人體生命所需比較重要的蛋白質。而且，這樣的頭髮生長掉落是微小並長期緩慢的變化現象，更不容易被察覺出來的。因為剛開始你的資本很雄厚，數萬根、數十萬根的頭髮裡，每天掉200根你也察覺不出來，因為你每天可能還會長100根回來，但每天淨減少還是有100根，而且頭髮的生長每天約只有1～

2mm，所以頭髮的淨減少1萬根大約需要100天也就是約3個月，淨減少10萬根就要1000天將近3年。就像你有10萬元存款，每天減少100元沒什麼感受，要花3年每天100元才會把10萬元花完。這就是為何禿頭掉髮一開始根本無法容易被察覺，更不容易把頭髮的生長掉落歸類為"肝臟自保基因"在"內外4因"環境影響下有因果關係，於是就無法容易找出根本原因。要不是我這6、7年來無數次的綜合實驗層別，花費不少成本與心力以及一次次的幸運伴隨，根本無法總結造成禿頭掉髮的根本原因，當然還有已經解救的鼻病和皮膚炎，這些謎底可能還要再沈睡千百年沒被找到。而要找出禿頭的根本原因，如果只光著眼在微觀的分子層面而沒有同時從宏觀著手，那無疑緣木求魚、事倍功半。惟有先從宏觀層面抓住方向，再往下剖析分子層次的微觀層面，這樣才不至於一開始就大海撈針。所以，這個例子更強化了下一章"宏觀微觀因果表 – MAMIC Table"的重要性，也更強化要解開不同的問題需要有不同的分類，分類不同，先從宏觀還是微觀的層次開始就顯得非常重要，開始是從宏觀還是微觀的方向一旦錯了，效果就非常差，甚至方向錯誤完全無法達到目的。下一章將會繼續探討宏觀微觀方向性的問題。

5. 堅持到最後沒有失去什麼卻獲得了身體健康的正確方向

雖然我一貫慵懶、散漫還有那要命的自以為是，沈醉在自己的夢幻和想象裏，讓我得不到常人所謂的名與利。雖然我揮霍不少金錢在自己的喜好收藏和家人的健康昂貴飲食，又錯過了一次次投資致富的機會，可最終我得到了我一家人最珍貴的生命長久和身體健康，那所有其它一切名利的沒有獲得都是無所謂了。像很多聖賢或者Steve Jobs所說的"在生命的面前，所有名與利都若浮雲，生命沒有了，其它伴隨你的事務、名譽和毀謗，終將一無所有地失去"。但就還是有無數的人看不開、參不透這最重要的一點，當然包括我自己還剩下不少點的貪心。

　　我們只會汲汲營營為了看盤炒股票，隨意塞了個麵包當午餐，分分秒秒刷新螢幕就想趕快看股票下一秒漲了多少點，可卻不去關心你吃下口的這個午餐，會就在你下午看盤的這段2～3個小時內就會經過你的食道、胃、然後到小腸消化成氨基酸被吸收，再後來到肝臟合成頭髮所需蛋白質，最後再經由血液運輸走了長長的血管路程，送到你頭頂的毛囊推長出新的頭髮。一般這時候剛好是下午香港股市快要收盤了，如果在下午看盤開始，你沒有良好的肝臟休息後工作，如果你沒有同時給肝臟合成頭髮所需蛋白質的充足材料來源，你只顧著看盤，你以為你頭上的頭髮就會讓眾神幫你種出來？如果你中午12點有好好的吃了對的食物，最好沒有上班的話再睡個午覺，請注意看："香港股市收盤時，頭頂毛髮茂密處"，你的頭髮在飯後3個小時就有很明顯的變化，是好是壞完全取決於你的那一餐。我們會為了愛車定期花大錢保養；會為了手上2、3萬台幣的Iphone花2000元買個保護套；為了漂亮的新一季衣服花上數十元。可為了省下這些錢，或者這些看解還是逛街買東西的時間，你卻隨意地處理你的每一餐，甚至省錢到自己心知肚明很多餐廳的不健康，卻又眼不見為淨的一次又一次地欺騙自己認為吃了會沒事。

　　你的頭髮寬度約為70～100um，你的細胞大小約為1um，你的Iphone是用0.04um大小的元件製造出來。你願意去研究電腦CPU和晶片是用那一個世代的製程，卻不願去研究你的身體DNA有多大。你可以為了宏達電HTC的最新手機是用45奈米（45nm）還是65奈米（65nm制程）的晶片而在意，而花了4個小時研究，卻不為你沒有好好的吃午餐讓你1um的細胞好好合成你80um直徑的頭髮。還有為了比較Iphone和其它廠牌的規格，你會花大半天上網找資料比較，可你卻懶得花一小時踩踩腳踏車、運動流汗去除你的皮膚炎。人們對自己思想和行為的邏輯需要一致的方向性，這樣才不會造成人格分裂的說一套做另一套，至少在大方向上必須如此，可這對遺傳太多無意識生物劣根性的人們來說實在太難了。所以，才會有為了你的車幾個月就保養一次，卻不願為你的身體定期好好保養，你會花錢買100塊一包的煙一天抽完，卻捨不得買一顆20元的奇異果。這些嚴重的思想、行為和邏輯不一致，才是造成真理在那裡，可我們卻假裝無視或者刻意忽略。這是演化的結果，這也是俗話說的"不見棺材不流淚"。這是人性，也是心理學的領域，

包括自恃早已獨立、泰然、豁達和時刻內省的我自己，日復一日的懊悔，卻
又日復一日的無法早睡、無法避免犯錯。知易行難，難怪"蔣公"每天的日記
還是會犯錯。不過這是黑天鵝Taleb推薦的一個好方式之一，反正重點在於
執行，而重中之重是邏輯要一致，這樣你就至少不會死於無知、死於被欺
騙。只要邏輯的一致，至少你是死於優雅、死於自己的堅持，而不是死於他
人之手。

　　Taleb黑天鵝懷疑的經驗主義者是很好的比喻，所以他書裏寫到很多醫
療的實踐是遠比理論的空想還好，也慶幸實踐經驗主義的醫學即臨床醫學戰
勝了唯理論派，所以隨機發現的青霉素治療拯救了他的命，而針灸也是一個
有用有效的實踐，只是我們目前還不知道它的原理是什麼。所以他說要從問
題到書本而不是從書本到問題，就是我們要先找到問題在那裡了，再去看看
能不能從書本裏找到答案。就是他所提到的，前提的確立比解答的過程更重
要，而不能是"錯誤的前提，用正確的推理過程"。也就是類似的理論，商場
上的成功來自市場上打滾，而不是在教室中的理論可以學得到。然而，其實
所有的事情並不都是那麼絕對，哲學的問題，中國有幾千年的歷史，俯拾都
可以得到靈感。西方人普遍信單一的神，容易陷入單點獨大，當然Taleb要
突出他黑天鵝隨機性的論點並且主攻高斯常態分布所帶給人類極大的弊病，
因此捨棄討論另外的層面。老子的一本道德經，貌似幾乎就可以解決所有的
哲學問題。

　　"從達爾文到薛定諤，尊貴者負重任"。達爾文的禿頭、達爾文的怪病，
有很大的可能性可以推測就是來自於他的肝臟功能損壞，因此造成他可能有
類似所謂乾癬的皮膚疾病，以至於最後不可避免造成乾癬性關節炎，都是所
謂的自體免疫疾病，而最大的主因應該都來自於損壞的肝臟，所以他才說他
需要深居簡出，這是依據我自己這幾年來的類似的症狀一點一滴累積起來的
合理推測。就像我後來從大陸當年的方舟子與韓寒代筆大戰，才知道的肝炎
病人很容易全身發癢，就像達爾文自傳裡提到自己莫名其妙卻也查不出來
的"皮膚""怪病"，他還要去做特別的"浴療"，但幸好他深居簡出生活單純，所
以讓他的生命可以延續到72歲。但Steve Jobs就可惜了，不但一直在汰換速
度快、高強度壓力工作的電子資訊業，而且得到癌症後還是生活一切照舊，

又沒有選擇走到正確解救道路。達爾文或者Steve Jobs這一切的症狀，和我自己的禿頭、皮膚炎發癢及額外的鼻病等一切症狀是何其的相似。而且，這些症狀根本沒有人把它整合在一起看、一起分析，並且一點一滴的實驗來釐清所有原因。也正因為這像太多因子的非線性偏微分方程的難以求解，所以，長久以來都是被認為無解的"怪病"，往往只能針對個別症狀加以擦藥或吃藥緩解，幾百年的生物醫學科技高度發展還是沒有辦法完全解決這些"怪病"。而這一切不一定非要從微小的量子尺度或者分子生物學下手，當然，數理化的科學定律是不可違背的，而一切微觀的真因也一定可以找到數理化層次的定律來解釋。但是，方向的切入點不一樣，尋找答案的時間、精力甚至結果也會截然不同。我有幸的因為一封email的線索，從宏觀的現象開始切入找尋根本原因，伴隨幾年來的運氣也好、堅持也好，終於解救了我自己和一家人，也希望能夠推而解救更多的人。

　　不管從宏觀還是從微觀的方向切入，重點都是要找到答案和原因，但宏觀和微觀方向的切入不同，就好像是用顯微鏡從高倍或低倍鏡頭開始尋找目標的方式類似，如果一下子直接用高倍數鏡頭要尋找目標，有時候不一定能找到你要觀察的目標，而更快的方法是先用低倍鏡頭找到目標後再切換成高倍鏡。從宏觀下手，就好像是先用低倍鏡找目標，而從微觀下手就好像直接用高倍鏡找目標，宏觀、微觀都很重要，然而只是先後順序的工具使用，可以增加效率而很快找到目標。而不管是宏觀還是微觀，都要符合數理化科學定律，在宏觀和微觀的數理化科學層次上，就人類的理解和感知來說，一定是宏觀更直白、直接並且容易觀察，因為微觀通常只能由間接方式來呈現給人類，但微觀的線索後來的補充和驗證當然也是不可或缺的。

　　我不是醫生也不是生物學家，只是一個十多年半導體電子工程領域從業人員，當然可以效仿薛定諤免去尊貴、免去重任，這裡的討論所憑借的，除了我自己幾年下來實驗性的重覆試驗成果之外，其他都來自於書本、來自於網絡。所有的專業，在我自己不求甚解的個性下，可能有不嚴謹和間或不完全正確的地方，可所有宏觀的實驗成果，它們就這麼重覆再現性的擺在我自己和一家人眼前，兩個兒子也都被訓練到自己可以簡單地分析。當然，肝臟功能差是皮膚炎和禿頭的必要條件而非充分條件，而這個重要的因素當然就是所謂的"肝臟自保基因",就是因為基因的差異,才會同樣的條件下有人不會禿頭。比如蘇州的自來水差,比如有人飲食來源也不完整,卻都不一定會禿頭。這在微觀的數理化層次應該是頭髮蛋白質合成的中心問題,而這個中心問題,可以再分為多個下一層次的子問題,就是肝臟、飲食來源、血液循環及自來水傷害等"內外4因"4大子問題。

再重覆強調,禿頭都是長的同樣表現,都是靠頭頂部位,那為什麼都是頭頂?兩側和後部通常不會掉髮?這就是和頭髮合成與肝臟功能有關,但肝臟功能受損低下,合成頭髮蛋白質來源原料受限,你的人體超高智慧自動控制系統自然會把你剩下僅有的肝功能與合成蛋白質的原材料分配給其他更重要的生理需求。由於頭髮是次要的,頭髮沒長你的身體也不會有大傷害,除了意外的頭皮保護,所以先暫時停止了頭髮的生長。而不管是地中海的頭頂或前額,都是相對身體供血系統來說的最高點,自然就從那裡先減少。但自來水侵蝕頭皮毛囊來說,為何是頭頂?以我兩個兒子來說,也是頭頂,兩側為何比較不會被自來水侵蝕?這也可以推測是在禿頭的基因裏,可能這樣基因在頭頂的毛囊油脂分泌量少或者油脂的成份稍有不同,一旦被有機物長期每天侵蝕,很容易就無法補充油脂因而才造成掉髮,而頭髮兩側和後部的油脂成份可能不同或者有密度梯度的差異,所以自來水侵蝕較不嚴重。而其他沒有禿頭基因的人不管在頭頂或者兩側都是可以抗自來水的有機物侵蝕的。

這樣到底是禿頭基因好還是不好?我以為是好的,這表示你對環境的變壞感應是靈敏而且即時的,就像我兒子和我自己的皮膚炎。別人都沒事,沒有感覺,可每天照樣受傷害只是沒反應,這就像有經驗的細心觀察者才知道"履霜堅冰至"、觀微知著的重要性。可我的身體一旦有反應了,就可以馬上避開不好的環境,這就是靈敏度的差異。一般人對儀器量測的結果都通常會希望儀器設備是越靈敏越好,尤其是對你生活環境空氣和每天食物成份的量測,可是對你的身體為什麼反其道而行呢?為什麼我告訴一堆朋友這裡哪些環境不好、飲食不好以及不要亂吃有問題的食物等等,可大多數人都只是笑我們一家人太敏感。難道他們面對量測儀器也覺得不要太敏感嗎?我的身體有反應,告訴朋友、告訴學校的家長,可大多數人選擇繼續留在學校,默默每天接受毒害，再默默每當身體不好了再吃藥壓制下來。這和每天吃毒藥再吃解藥有何差別？你想這樣做？因為這是長期而且緩慢的讓身體變壞，大多數的人是在短期間看不見、感受不到也就鴕鳥心態的眼不見為淨並且以為沒事。在長時間下來，這必定是導致了肝腎功能的傷害，生理學上肝臟還可能再生，但腎臟就極不容易恢復了。就像生物遺傳學裡不經意的人為選擇要在長時間後等到顯著的變化產生了才會被人類自己發現，因為一般人類是短視而且極不敏銳的，包括對我們自己的身體，包括37歲前的我自己。

　　當然，有些人的肝臟差，看起來面黃肌瘦眼白泛黃，可卻沒有禿頭呢？可見肝臟差只是必要條件之一並非充分條件。肝臟差，然後基因上強制肝臟差時減少合成頭髮所需蛋白質。而且，這個基因也必定是造成毛囊容易受自來水中三鹵甲烷侵蝕的原因。或者是復合了基因，控制肝臟在功能低下時減少合成頭髮所需蛋白質，且這個基因控制肝臟的代謝再間接影響毛囊油脂的分泌，與一般人的毛囊油脂可以抗自來水三鹵甲烷侵蝕不同，甚至我發現在夏天的高溫狂流汗後皮膚汗液帶著油脂時，頭髮的生長似乎更為粗壯。又或者，這和整個身體容易過敏有關也是由於肝臟代謝功能，比如皮膚炎。

　　禿頭恢復的4大步驟，就是"內外4因"裡4大因素環境的調整向好，依照我6、7年下來的實驗，目前得到的強烈程度依序是：肝臟功能的恢復、食物來源對氨基酸蛋白質合成頭髮的完整補充、血液循環以及避免接觸含氯（三鹵甲烷類）的水接觸頭髮（自來水洗頭髮、游泳）。雖有強弱之分，但還是要4者兼備方能成就茂盛。由於第1項的肝臟功能要自然恢復需曠日費時，要外力恢復就要先吃補肝營養品，可為了提倡自然恢復，可以先試試後面3個完全自然無添加的方式。如果試了這後面的3個方式你的頭髮有些許的恢復生長，那你必然就可以相信這4大要素是可以解救你的禿頭，然後再回頭來試試第一種方式。好好每天早睡，最好9點左右，10點前睡著，這樣可以每天每天慢慢恢復你的肝臟功能。我試了一個比較快的方式。就是透過陳俊旭博士書裡曾介紹的超排方和草排方，草排方對頭髮生長的功能不明顯，但超排方確是推進你頭髮茂密的一個絕佳助力引擎，我推測是朝鮮薊加維生素B群的功效。飲食上，牛肉，芋頭和海帶是3大最重要，再來洋蔥、杏鮑菇等菇類、蓮藕和堅果類是比較重要，其它參見前面詳述。再來血液循環要靠適度的流汗運動，這同時可以協助肝臟排泄代謝的廢物，所以其實4大因素還是有多多少少的交互作用。至於避免自來水中的三鹵甲烷侵蝕頭髮，最快的方式是買市售礦泉水，這是我後來的主要方法、另外還可以考慮燒開水後曝晾方法去除水中三鹵甲烷。這些都是在偶然交叉實驗下得到的結果，最重要的是細心的發現和我後來生活方式的單調，還有心態上和意識上的傾向清心寡慾無所求。

在圖5-1～圖5-3中，慢性疾病的發展如果沒有人為選擇地改變你的生活環境，如果持續在原來形成疾病症狀的那個環境下繼續生活，那麼，不可避免的物理規則一定是讓你的身體漸漸走向一個物理上所謂正回授（正反饋－positive feedback）狀態，也就是圖5-1～圖5-3中的下面那條路徑。在控制系統理論中，一旦正回授的路徑被觸發後，除非外力介入打破這個回授路徑，否則這個循環是不會停止。也就是說，如果你沒有"主動介入"去改善你的生活環境，你的疾病一旦出現，它只會持續不止，而且會越來越差。就像一般所謂"怒傷肝"：怒傷肝－肝傷後更易怒－更傷肝－更易怒－更傷肝－...，直到肝臟崩潰爆掉。要阻止就只能主動介入打破這個循環，其中你自己所能控制的就是"不要怒"，但當然這在心理學上要獨自處理或看開也很難，只能盡量靠時間的流逝或者空間的轉換甚至親友從旁的協助。皮膚炎及鼻病、鼻子所謂的過敏等的擦藥、吃藥也是，一開始其實你的慢性疾病症狀只是肝腎代謝不掉廢物，或者受寒代謝能力差，結果硬用藥物類固醇等強壓下去症狀，原來沒有排出代謝掉的廢物，廢物還是留在體內，肝腎代謝不掉－過敏－類固醇－肝腎功能變差更代謝不掉－更過敏－更多類固醇－肝腎功能變差更代謝不掉－更過敏－更多類固醇－...，直到肝臟崩潰腎衰竭。Steve Jobs很可能就是如此暴躁易怒，加上皮膚炎的用藥，終於提早喪失了他寶貴的生命。而前面提到達爾文就是另一個正面的範例，所以他比較沒有像Steve Jobs後來幾年治療癌症的痛苦而能活到了72歲。其實很簡單的，只要我們主動介入打破了這個惡性循環的正回授狀態，其實人體中最高智慧的自動控制系統自然會將你從正回授的狀態，拉入正常會走向控制理論中動態平衡的負回授（負反饋－negative feedback）狀態而不是崩潰的正回授惡性循環狀態。在上面的慢性疾病中，其中我們能主動介入打破正回授狀態的方式，能夠簡單認為控制的有三個方向：一是不要用類固醇等藥，二是遠離環境及飲食有害物質，三是加強被動代謝（如運動流汗、按摩及其它被動方式）。

　　流汗是個非常好的行為和東西，千萬不要嫌惡粘嗒嗒的汗，很多人不喜歡流汗，尤其是大多數的女性。然而它最差的狀況就是讓你身上的味道不好、讓你長痱子以及讓你身體濕黏，可它的好處是讓身體的代謝廢物走最短路徑而且讓身體負擔最小、最有效率的直接從體表排出，而不是走了最長路徑經由血管、肝臟、腎臟再從尿液排出來，而且同時讓身體負擔更大。所以自然的規律這在中華文化的老祖宗早就看出來，從很多醫學典籍裏都可以看見這些很多的自然養生手法。大夏天的流汗是為了讓身體代謝廢物遵循人體的生物自然法則，有效率且讓身體肝腎負擔小的方式。而現代的人們偏偏貪涼，稍微一熱每天要靠冷氣，結果違背自然法則的強迫身體不出汗，能量守恆物質不滅的定律就注定，代謝廢物、水分如果沒有在夏天自然排汗散逸，就只能耗費人體本不應該承受的多餘負擔，即沒有效率的從尿液排出。這個在夏天很簡單就可以自己實驗，睡前喝小杯水，如果吹冷氣不流汗的話，夜間一定會有尿意起來小便，如果不吹冷氣的讓身體流點汗，則常常可以一覺到天明。同時因為吹冷氣的不流汗而半夜需起來尿尿又同時干擾了睡眠品質，更讓肝臟沒有好好休息而破壞了肝腎在睡眠時的自我修補或休養進程，真是百害而無一利。長此以往，如果本身肝腎所受的污染就已經夠多，加上現代生活的物欲便利加強，熬夜晚睡成為常態，還有飲食、環境及材料遭受污染，則肝腎器官能承受的空間就越來越少。這也就是現代文明慢性病越來越多，且發病年級越來越低就提早大量顯現。

　　尤其一年漫長的365天裡，在中緯度大陸蘇州這裡的長三角來說好了，一年可以在正常的室外環境裏不做運動自然流汗的時間，估計就從6月到8月約3個月的熱天日子裡，大約就只有寶貴的一整年1/4的時間，其中再扣掉要上班辦公室裡的空調導致不流汗，這樣又扣去了1/4裡的1/3，再加上如果睡覺時吹冷氣再扣除了1/4裡其中的1/3，這樣一整年下來只剩下1/12的時間有機會流汗。如果再把這僅剩的1/12時間拿來吹冷氣，那你一年到頭從來不流汗，經年累月下來身體累計的慢性病也是必然了。所以運動的理論是為了幫助流汗和一部分的疏通經絡，正常來說適度的運動一定是對身體有幫助的，但千萬別待在冷氣房裡運動，那會適得其反。

其實這些理論和現象非常簡單和直觀，可由於是微觀細小、緩慢變化且長時間，這3個因素疊加起來的"漫長的時間、微小和緩慢的變化"更讓人們不太願意觀察體會或者抵觸性的不相信。從我鼻病、頭髮和皮膚炎這幾年來的實驗過程與結果，從眼見為憑的觀察以及自己日日夜夜親身體會，到和自己每每驚訝於人體生物本身強大的隨著環境或身體本身飲食而做出相應的微觀變化與適應能力，體會出微觀與時間的雙重重要性。水的化學物去除、維生素的服用變動以及飲食的改變，就可以從頭髮的掉落裡，在數日數周的人體自動做出反應而觀察得到。不過這當然要細心的觀察微小與長時間對照變動因素的反應，否則常常重要的訊息就很容易擦身而過了。

我們每天生活在現代人們自己製造出來毒物的毒害裡卻期望身體會好，或者以為醫生用藥物就可以根治，可卻為什麼不用最簡單最快的方式就是離開它們停止它們的毒害？這是一個簡單的資產負債表的觀念，用最簡單的比喻來說，當你的負債（外在毒害）大過於你的資產（內在修復排泄能力）就是破產（你的身體崩潰了）。所有這些的共同特性，就是"長久"、"緩慢"及"微小"變化的進程，都是人們故意不看它們或者肉眼看不見就以為不存在。這是人類自然進化來的本能、常識，也是揮之不去的劣根性。可他確實就是鐵證的兇手，可由於是"長久"、"緩慢"及"微小"變化的進程，自以為聰明的人類就是沒有察覺或者忽視了。要在現在的科技下舉證，到現在的法律體系下揭發找出加害者是比較難的，因為這已經是約定俗成的惡習惡法了，法不責眾，一旦常識形成了，大多數人是習以為常地認為正確了。這就是科學人士痛恨的偽科學橫行，以及人類劣根性的遺傳本能。儘管Karl Sagen、方舟子、Kahneman和Taleb，儘管一系列科學家振臂疾呼，科普書本、文章一大堆，可科學啟蒙的道路還遙遠，這會不會是科學啟蒙者的手段方法或者方向失策了呢？

有些新聞，有些專業的訊息等，都可能某些部分有關聯到解救禿頭方式有效的邊界。可我們要的不是這些模糊或者範圍太大的消息，訊息的模糊性及廣泛無邊際就相當於沒有信息一樣，我們要的是精確有效並且確實可執行的步驟，而不是像偽科學的不可證偽性。禿頭、鼻竇炎和皮膚炎也都是算慢性疾病，主流的醫生和大眾輿論都是認為無法根治，所以坊間可得到的訊息和論點都是一致的。幾乎所有合法上的專家、書本、報章雜誌、電視和網路上的論點都是抄來抄去了無新意，而另外更多的不合法誇大其詞的偏方宣傳和賣藥的網路廣告，一看就知道是騙錢的，也都是根本無效。這兩種極端狀況其實都有抓到某些要點和碰觸到解決問題的一些小角落，但可惜就是缺少更多將重要的宏觀上長時間的細微變化突破點連接起來，以及下一章提出的這個"宏觀微觀因果表"系統性的全面驗證，所以才會在許許多多的案例中爭論不休，沒有一方有辦法提出全面完備的理論和實踐驗證。所以，很多專業訊息上知道頭髮屬於一種蛋白質，也知道我們人體要補充蛋白質才能對頭髮生長有幫助，但是到底是哪一種蛋白質對頭髮生長有效？人體構造大部分都是蛋白質，到底哪些蛋白質相關食品的補充才是直接針對頭髮生長有直接因果關係？所以很多訊息就是不夠精確，也就無法讓大多數人直接採用。我嘗試了6、7年的試驗，一般魚類、蛋類和豆類的蛋白質對頭髮生長影響不明顯，肉類那麼多，雞肉、鴨肉、豬肉和羊肉都對頭髮生長影響不明顯，唯一常見的肉類就屬牛肉最有效用。再來就是書裏寫的那些飲食了，後來再確認，海帶和芋頭效果似乎大於洋蔥，杏鮑菇，蓮藕和黃瓜等。

　　早上起床後、下午3～4點及晚上11點洗完澡，是一天之中3段時間頭髮生長最明顯進展的時刻。而這宏觀的生理結果的宏觀原因分別是：1.睡眠充足；2.午餐補充營養消化後；3.晚餐補充營養消化後。而微觀的原因就是：1.睡眠充足讓肝臟有餘力合成頭髮所需蛋白質；2.午餐食物補充原料給肝臟，剛好經過3～4小時合成頭髮所需蛋白質而靠血管送至頭頂而明顯增長出頭髮；3.晚餐也是食物補充原料給肝臟，剛好經過3～4小時合成頭髮所需蛋白質而靠血管送至頭頂而明顯增長出頭髮。這個現象尤其在短頭髮而且頭髮原本就稀疏時特別明顯。如果更早上床睡覺、更晚起床，睡眠更充足時頭髮的增長更是明顯。午餐、晚餐食物更豐富，更多直接有益合成頭髮所需物質的食物來源時，用餐後的3～4小時頭髮的增長也更明顯。至於我自己的實驗開始的前幾年下來早餐後的3～4小時為何頭髮增減不明顯有2大主因：1.我的早餐都只有黑米粥或者麵包，營養來源不足，合成頭髮所需蛋白質就少；

2.我的早餐通常帶到公司吃時已經是早上9點、10點才吃,所以3~4個小時還沒到,又吃午餐了,所以觀察不到頭髮明顯增長。到了後來早餐也加入完整的營養時,早上的頭髮增減也都是在餐後3小時左右展現出來。但前面已經提過,還有一個更重要的因素是不能吃到不好的食物,因為這會造成頭髮大量掉落,入不敷出,你再有好的肝臟與充足營養也沒有用。當你的頭皮沒有原因的發癢時便是你的前一餐食物有問題,如果你仔細層別就可以找出是哪些食物不好,通常是蛋白質和油脂類的食物最容易有問題。

　　造成禿頭的兩大最重要主因一個為內因,一個為外因,而迄今人類歷史上所有對禿頭的治療,除了那些存心騙人的之外,有些方法對於禿頭改善有短暫片面的效果,或多或少僅起到了一些作用,有了些改善,就是因為只有考慮或者解決造成禿頭的真因之一而已,並沒有同時解決了禿頭形成的兩大類真因。在古老的中醫也是如此,更有可能在古代的中國是沒有造成禿頭的外因的環境,因為自來水是1800年才開始使用,這約在清朝乾隆皇帝之後的嘉慶清仁宗時代。所以如果以此為分界,在這之前,沒有自來水對頭髮的外因自來水傷害,禿頭就只有由3大內因造成,就是人類的肝臟功能不正常、飲食來源不完善以及血液循環不良,因此合成頭髮所需氨基酸的機器－肝臟本身、合成頭髮所需氨基酸的原料－飲食來源以及頭髮合成元素輸送通道血液循環,三者的內因不完備,造成了頭髮漸漸入不敷出,於是才有了禿頭。自來水是禿頭髮生的最大外因,這也是為何禿頭在西方多於東方,因為西方先進入工業化而有自來水,東方人也在進入現代化的社會後禿頭漸漸多了起來。(我在2011年2月那時還沒有想到"肝臟自保基因"的概念,竟然這麼認為是基因突變:而外在的自來水傷害頭髮會不會反而引起人類基因為了適應自來水傷害的造成基因突變,因而使禿頭基因的遺傳越來越多人,這就需要更進一步的確認。)從古代的中國人物繪圖來看,清朝以前還是有禿頭的存在,當時並沒有自來水這個造成禿頭的最重要外因存在,所以當時的禿頭肯定只有內因,而這也是為何古代中醫對禿頭的治療可能某些是有效的。因為只要將造成禿頭的內因裡重要的三大部分,肝臟、飲食來源及血液循環的問題解決,禿頭是有可能恢復的,尤其是在初期掉髮的階段。而從西方1800年前的人物畫裡也可以發現這個現象,禿頭的人還是有的,照相機約莫在1839

年發明，所以禿頭的人物照片也約在1840年後才有照片，以前只能從人物畫裡求證。

　　所以不管是傳統中醫或者現代醫學發明的藥物想要根治禿頭，不管是內服或外抹的用藥或者治療，都只是針對局部的禿頭原因，沒有將最重要造成禿頭原因之一的外因－自來水中的三鹵甲烷去除，所有的方式都只是事倍功半，沒有辦法得到良好的效果。只要自來水的三鹵甲烷沒去除，頭髮就會大量的掉落，一旦三鹵甲烷去除了一半以上，一整天頭髮的掉落幾乎可以減低到一百根多一點。

　　如同達爾文所說，我們容易將我們看到的現象歸因於一個簡單的原因，如環境，但這是十分錯誤的見解。我們對禿頭也是，以為就是基因雄性禿的關係無法根治，基因只是其一，更況且所謂雄性禿基因造成禿頭更是無法合理完整解釋。

　　我們寧可去相信受過7年大學醫學教育的醫生，卻不願相信自己可以在這個信息發達的年代裡，你自己透過網絡，透過書本可以找到比醫生這10所受的教育和職業專業所得到的還多，並且可能還要更正確、更有用。因為，有可能這個醫生他在學校的課業學習和後來執業的道路上，沒有認真負責學好和做好他應該做的作為一個專業醫生的職責。就像我從小到大的鼻病看過了無數次醫生、花了多少錢，最後身體吃了多少藥卻仍舊不得解。可反而花了50元人民幣看了2本書，不用其他花費，不用傷害身體的吃任何藥，一年後解了30年未解的所謂鼻竇炎"疾病"。這就是我30多年來相信醫生、相信我父親、相信大多數人習以為常的常識經驗。可我後來相信了我自己，終於得到解脫。所以這裡也不是要你相信完全這本書所寫，只是把我自己的經驗寫下來，傳播我在這個無償的網路和書本裡獲得的知識，再將他們散播出去，不要讓他們再沈睡千年，不要再讓大多數人像我一樣，40歲了才知道救贖自己的身體是如此簡單和廉價。

　　這6、7年多下來，我已經對一家人幾乎一般所有的身體健康問題可以雲淡風輕。小孩的發燒，只要熱的雞湯薑湯喝過幾天，效果遠勝任何藥物，而且沒有後遺症。小孩的皮膚過敏、皮膚炎，只要避開學校的食物，立刻回復，再加上我最後發明的高溫熱烤流汗法更足以對付更頑強的所謂乾癬皮膚炎。鼻塞了，只要停掉冷的食物環境讓身體回暖，隔了兩天也馬上好轉大半。這些都是和我幾年前一樣而我現在還常常聽見看見的千千萬萬家長日日夜夜擔心的小孩常見症狀。即便我現在苦口婆心的給過幾個家長建議，但發覺被質疑和不相信這麼輕易解決的時刻還是比較多。大部分是不會去認真執行的，因為如果狀況積累已經很久，這樣的方法要回復到正常，它們需要時間而且耐心觀察細微的變化。大部分人是想立即看到成果的，這也就是這些慢性疾病不解的重要原因。

也或許因為短暫的交流沒有辦法表述清楚，而且交談中沒有提供圖片也沒有系統性的論證，所以將這一切紀錄下來並加以傳播，它的效果可能才能顯現出來，也就是Taleb說的書本的力量。而且，就像人體健康資料庫要強調的，這是一個良性循環，如果有更多人的經驗和資料蒐集起來，心理學裡的從眾行為意識，或者可以讓更多人願意相信和嘗試。這樣，我們就有機會建立更多的有用和有效的資料和數據。風行草掩，假以時日，正確的方向被因勢利導出來後，真知的洪流再也會抵擋不住的讓人們去相信。這也是古今中外某些真知、真理被發現的必經歷程。但切莫像一些瘋狂的科學簇擁者一樣去數落嘲笑許多人相信偏方，相信未被科學檢驗的方法。雖然偽科學不可取，應該被拋棄，但光嘲笑那些無法辨別訊息對錯的一般大眾也無助益於推廣科學知識，更何況那些並未被完全確證是錯誤的訊息，也更何況，現代醫學本身還為解決的許多問題。所以，最重要的是盡快找到解決眾多慢性疾病的正確有效方式，這樣，那些偽科學或者現代科學的醫學謬誤自然通通會被拋棄。

就像即使我已經多年未吃西藥，當我建議別人感冒千萬別吃藥，只要判斷症狀和自己那時感冒當下的生活環境和前後時日的日常接觸經歷，只要沒有特殊感染現象，好好休息，好好飲食補充，尤其是我的熱薑湯特效配方，就往往很快得到緩解。即便是許許多多受過高等教育的聰明人們，還是寧願選擇速效的西藥。可我一家的經驗，好好照顧，熱薑湯特效配方一直灌，一周甚至幾天，就可以不用任何藥而恢復了大半程度，甚至症狀全無，我的兩個兒子是最好的實驗者，他們自己都知道如何對抗一般流感了。當然對於自己的病情恐懼或有懷疑是可以去醫院看病，請教醫生，但對於吃藥一定要審慎評估。所以，真正要解你身體的問題，首先還是要解你心裡的自信，要先相信了自己，接下來才能去相信自己的選擇，才能相信你自己選擇的相信哪一套理論是正確的。大多數人沒有經過這一個步驟，大多數人是直接相信別人，相信醫生，相信別人直接告訴他的答案。因為這樣最省事，這樣不用對自己負責，這樣有了過錯可以推責任給別人。可就像我常認為的，就算責任是別人的，但受傷害的個體是你自己的身體。心理上你可以怪罪給別人，甚至你可以責罵別人，但對你受傷的身體於事無補。大部分的醫生根本不瞭解你所有的生活歷程、以及你自己身體的歷史經歷，而你也可能沒有時間來說明，只有你自己最瞭解自己一生以來的身體。

　　我的這些實驗經歷和成果，除了我自己的實驗和諸多幸運的頓悟，其它都來自於公開可獲得的信息，來自於數學、物理、化學、生物學和醫學合理的科學推測假設與反復的試驗驗證。因此，所有這些分散開來的眾多部分內容，可能很多人都知道，也很多專家都瞭解得比我還多更深入的生物醫學專業知識，可就是沒有人整合起來做實驗。而我恰好在偶然的時刻、偶然的機會加上偶然的心血來潮，得到了這一切發起的濫觴就是一條來自我老婆的email線索，才能造就最後這所有的成果。就好像1859年的達爾文，他不是當時最有名最頂尖的生物醫學家博士們，可他的"物種原始"整合了前人所有的知識，加上他環遊世界和獨到理解，更有他優雅雄辯的文筆，造就了人世間最偉大的達爾文。他的理論結論據說並不複雜艱難，就像赫胥黎後來的"How stupid not to think about that"。6、7年來的實驗與不算特別的堅持雖然不足大書特書，更有偶爾被抱怨的單調生活，但得到往後人生裡對待自己和一家人身體健康的正確方向是蘇州10年最大的收穫。

　　台大醫師柯文哲TED 2013演講很好，作為這一章結尾：
https://www.youtube.com/watch?v=N0zhdMwD2Z8&feature=youtu.be&a&desktop_uri=%2Fwatch%3Fv%3DN0zhdMwD2Z8%26feature%3Dyoutu.be%26a&app=desktop

第六章 宏觀微觀因果表MAMIC Table尋找慢性疾病根本原因的重要性

　　在達爾文之前，已經很多人都知道演化的概念，包括自然選擇理論，就如同拉馬克更早的獲得性遺傳"用進廢退"學說，甚至在達爾文和華萊士在林奈氏學會共同發表自然選擇的進化論論文後也沒有引起太多注意，也就像孟德爾的豌豆實驗論文被忽視了十多年一樣。只有等到達爾文在50歲綜合了他數十年來的研究觀察和體會，橫空出世了一本完整"物種原始"著作，才奠基了他永世不朽的地位。就算自然選擇的進化論是華萊士先發明的理論好了，沒有達爾文這本完整的物種原始著作問世，讓這完整的理論引起大家的關注和探討，那兩篇達爾文和華萊士的論文是否也要像孟德爾的豌豆實驗報告一樣被放在倉庫裡忽視？所以最重要的方式是要統合完整的核心理論並集結成強而有力的論述，是要提供契合大眾需求並且能真正解決問題的方法，在知識上就是寫出一本完整的著作，只要最重要的核心思想結果是原創，其它旁徵博引延伸論述別人的成果，一樣可以成就非凡。這就像電子資訊業界的APLLE，手機不是APPLE的發明，甚至他從來沒有做過手機，可他異軍突起甚至後來造成了手機一代巨人NOKIA的衰落，改變了接下來所有手機領域的生態。平板電腦也不是APPLE首先發明，APPLE也是后来者，可APLLE的IPAD橫空出世，用外觀設計和軟硬體完美地結合，再次創造了平板電腦再生的神話，也統治了曾經全球70%左右甚至以上的佔有率。當然還有原來就優異的MacBook筆記型電腦系列，這一本著作，也唯有MacBook Air的非凡輕巧和完美實用的軟硬體搭配，攜帶方便讓我隨時能帶在身上紀錄想法，才能得到令人欣慰的結局。但由於我一直畏懼手機的輻射，也證實好幾次3G、4G持續上網對我的手部刺麻感，還有原來每一次講電話的頭暈感，這不是我獨有的感覺偏差，專業台大顏榮郎醫師的"抗癌就像減肥"一書裡也曾提及，所以我一直沒有入手IPHONE手機隨身，日常中我總是將手機丟的遠遠的，因為我懷疑我左側攝護腺近處的腫瘤樣就是我年輕時將手機每天放在牛仔褲左邊口袋的傑作。

　　這世上經常有真正的原因未明之前就依循著習慣似是而非的論調，或者專家及普羅大眾的認知，來決定那些本來應該遵循由真因到結果整個符合邏輯因果關係的流程，而後才下決定的行為。而這真因的未明則就有很多的可能性，可能是早就存於世上，只是自己不知道，也可能是全人類都沒有人發現也沒有人知道；更可能是有些專家走了錯誤的方向，而讓所有人類都習以為常的遵循，以至於從來沒有人想找出真正符合邏輯流程的真因。由於本質決定著表象，但有時候本質是微觀細小很難由人類自己觀察感覺的到，所以我們需要先得到表象。但重點是，一定要知道必然是本質先有然後才有表象，本質可以說是原因，表象則是結果，千萬別把表象當本質，那就會得不到真因，表象是結果，本質是真因，本質就是結果的真因。所以牛頓看到蘋果掉下來是表象，但他當下無法立刻看見或者感覺萬有引力是本質。因為表象、結果（蘋果掉下來）容易觀察感覺的到，而本質、真因（萬有引力）則不容易觀察或感覺得到。所以掉頭髮、禿頭是表象、結果，長時間洗頭髮自來水中的三鹵甲烷、肝臟、飲食及血液循環不好才是本質、真因；所謂的鼻竇炎、副鼻竇炎和過敏性鼻炎等專家號稱的鼻病都是是表象、結果，長時間身體受寒、愛吃冰及愛喝涼水，造成身體鼻腔內部長時間因寒冷環境收縮及其它身體內部微觀的生理、物理和化學反應，而且為了反應入侵的寒冷造成身體低溫後需補償體溫回到正常溫度，因而由這一連串生理反應所累積的分泌粘液才是本質、真因；皮膚過敏、乾癬、濕疹和所謂的日光皮炎等皮膚炎類疾病都是表象、結果，長期不流汗、長期熬夜、吃太多黑心食品及長期飲食不正常等造成肝臟的損傷才是本質、真因。

　　注意長時間也是很重要一個因素，沒有長時間的累積表象結果，那這個微小的表象結果是不容易被觀察或感覺的到，尤其是那些原本每天就微細的變異，長時間這是非常重要的一點。還有一個更大的問題是，在可以被人類肉眼觀察到的表象這個目標中所具有的特性："表象結果的時間、空間觀察局限性"。表象結果的觀察時間太短會看不出來，因為時間太短所累積的物體或事件的表象結果，由於人類器官演化的某些局限性，在人類肉眼可能觀察感覺看不出來。表象結果的觀察空間地方位置錯了也看不出來本質真因在哪裡，即便本質真因就在一旁，但是你方向位置錯了就看不見。就如同顯微鏡的觀察，小倍率視野大可看空間大，但轉到大倍率如果位置不對，你根本看不見你想要看的目標物，可能其實你的目標就正在你的視野一旁，可你就是錯過了，有親自操作過顯微鏡的人會有這種深刻的體認。所以其實很多身體疾病來源的本質真因其實很接近被人類發現，也時時刻刻天天在發生，而人類或者觀察到了這些真因中的一個部分小角落，但時間、空間的錯配，讓人類一再錯過很多發現身體疾病來源的本質真因的機會。就如同我的發現過濾自來水洗頭髮讓頭髮重生，如果我當時沒有理接近光頭的短髮這樣的觀察空間狀態，我根本就會錯失發現這個表象結果的機會，再進而在最後6、7年的實驗裏發現這個禿頭表象結果的本質真因。這可以類比比擬為表象結果的空間性效果，就是很多線索可能就在你的身邊，但是你卻沒有觀察到。接著看表象結果的時間局限性，如果剛開始發現了過濾自來水可以讓頭髮長了出來，接下來我沒有持續細微觀察維生素C黃酮及牛肉會影響頭髮的生長，那即便我吃了這些東西，沒有長時間持續的實驗觀察，還是會錯過發現它們的功效呈現在頭髮生長出來的表象結果，這可以比擬為表象結果的時間性效果。當然還有一些是時間、空間上人類都無法自身察覺或看見的本質真因，那就要靠推導演繹或者放大微小的目標了，可這不是一般人可以接觸或理解的領域，所以才要靠不同層次領域的人類專家分工來共同發現，所以才有數學家和物理學家，就像牛頓的萬有引力和愛因斯坦的相對論。也還可能有另外一種同時還有微觀的本質真因存在，但暫時因為科技能力的極限而無法得出。

達爾文"物種原始"以降155多年來即便科技如此發達、微觀如此清晰，也無法超越達爾文當時的沒有高科技、沒有太多微觀就能系統化的宏觀總結。所以，我的這本著作原創就是禿頭後頭髮再生的6、7年完整實驗、鼻病1年的避冷實驗、皮膚炎的5、6年流汗以及攝護腺腫瘤樣、右肩鎖骨淋巴結腫瘤樣減小的實驗，還有"宏觀微觀因果表 – MAMIC Table"以及"人體健康資料庫e-病歷"的建立與概念。其它就是所有閱讀的心得和個人延伸的體會，介紹並評價如許達夫醫師、王唯工教授和吳清忠先生等人的著作，弘揚他們的正確的說法和理論，並指出不合理的觀點及方法。綜合這些完整的訊息，呈現給所有人因為被眾多慢性疾病所困擾而需要的正確道路，希望能效仿達爾文的"物種原始"，也期盼能夠真正對更多人有幫助。

1. 疾病原始來自多變數原因

　　這裡的疾病當然不是指那些現代醫學完全可以輕易解決的感冒或者感染，更不是現代醫學最厲害的外科手術，而主要是指那些目前還無法攻克的慢性疾病。人類的疾病症狀和人體的感受都是屬於宏觀現象，"宏觀"就是泛指人類的肉眼或感官可以觀察體會到相對大而明顯的事物，反之，"微觀"就是指那類肉眼或感官觀察體會小到的微細事物。通常造成疾病症狀這個宏觀"結果"底下的宏觀和微觀"原因"都很重要，但由於微觀原因可能在人體身上根本觀察不到，或者人體本身並無法感受到微細變化的呈現，所以往往很多慢性疾病無法找到致病原因。

　　就是因為疾病原始來自於多變數的原因，所以才會讓人類不容易直觀找到造成疾病的眾多根本原因。雖然在心理學上的理論，人類天性要為發生的事情找到一個合理的原因，即便很多事情是隨機發生的，除了機率外根本沒有其它原因，可人類還是要自己找一個看起來比純粹數學機率更合理的原因，這就形成了很多因果關係判斷的誤謬。加上很多實驗證明，人類的大腦意識只能單線運作，並非像現在的多核心電腦能夠並行運算同時思考做好兩件事以上。所以，人類大腦的演化只能單純適用在直接找出"單一"原因，如果要同時處理導致一個結果的更多原因，那就要借助其它的方法或者工具了，因此電腦的發明才會讓人類處理人類自己大腦無法單獨處理的更複雜運算。多變數方程式在數學上同樣難以求解，所以這不是人類造成的問題，這是物理、數學以及自然狀態本身的特性，我們只能嘗試找更好的方法來求解，我們無法改變它們本身的特性。所以探求疾病原始的手段也是一樣，多變數的疾病原始很難依靠人類肉眼或感官很容易直觀求解找到答案，因為人類大腦一般只能直接即時處理單變數、單個原因。我們更要謙虛的知道我們人類的能力局限，謀求更系統化的技巧，來求得多變數原因特性的疾病原始之解的好方法。

　　厲害的電子、電機和電腦資訊工程師往往是具有這些特別的能力，能夠綜合微觀、宏觀的軟體、硬體，並且能將抽象不存在實體的數位（digital—數碼）訊號或資料轉變為具體存在實體可見、可觸摸、日常生活可用到的產品，比如手機和電腦等。所有這些宏觀、微觀的電子、電腦產品都是人類從無到有"創造"、"發明"出來的，所以人類知道所有的來龍去脈，這屬於順向工程，我們知道所有流程。可人類自己本身這個軀殼生物體的存在，人類自己不知道整個流程人類是如何被"創造"出來，充其量，我們也只能從達爾文以來所有的生物醫學成就開始去反推，人類可能是從RNA開始演化後被"創造"出來，這類似於逆向工程分析。但人體和電腦這樣如何被"創造"出來的細微方向相反差別，就讓我們在對於人類自己和電腦產品上，尋找他們宏觀、微觀的因果關係上有了截然不同的命運。就像我們電子半導體醫生對於電子產品生病故障的診斷，我們甚至可以動態修復電子產品的血管或者神經來實時監看整體。但有時候不能只看硬體，就像生理學或解剖學只能看見硬體組織，就算肉眼看不見而只有顯微鏡能看見的那些硬體實體，只看硬體就好像電子醫生只會看半導體製造的問題，而其實病因可能是在另外有形、有實體的電路設計，或者甚至在無形、無實體存在的電路測試軟體上。所以，疾病的診斷絕對不可以只看人類本身生病當時的身體或個別器官症狀、甚至是微小的細胞、分子等級而已，這樣就相當於電子工程師只會看硬體的故障，而不會查找軟體部分的問題。如果能從病患本身整個身體所處的生活環境，和整個生病個體長久的生活形態，全盤瞭解完整，那整合所有證據能更容易精確判斷疾病的原始所在，才不會像目前現代醫學對所有慢性疾病和諸多無法判別的疾病症狀束手無策的窘境。

　　如果我們忽略了長久時間裏環境和飲食這些重要的因素，而只探討生理學上人體的理想狀況下的生理系統運作，就好像在解決工程數學問題時忽略了重要的邊界條件與初始條件，而只想求理想狀況下的解答，那這個答案絕對是無法彌合在這樣的環境飲食下正確生理狀況的解。尤其是如果這個人體是長時間被環境飲食所傷害，但醫生卻完全忽略這一部分，那誤診的方向反而把你的身體往更危險的另一個懸崖推入。比如你的皮膚炎被幾乎所有醫生號稱的濕疹、乾癬或者什麼日光皮疹等，原本只要你停止有害的飲食、遠離不良的環境或者運動流汗，就可以完全復原。可你卻擦了無數次藥，周而復始的復發沒有根治，然後繼續再擦藥。這樣到頭來你的皮膚不但沒有治療好，反而肝腎受損，腎臟衰竭淪為洗腎一輩子（天下雜誌2011年12月報導台灣洗腎密度全世界最高，就是用藥泛濫為最大的可能原因）。

　　如同經濟學理論為何沒辦法準確預測世界上未來的經濟趨勢？就是因為經濟是所有人共同的貿易行為，因此其變因幾乎和人類的思考行為一樣有無限大的數目，而變數無限大的方程式是幾乎無法求解，所以就沒辦法建立模型來預測未來的經濟情況，所以Taleb的黑天鵝和每一本書才那麼彌足珍貴。即便理想化出特殊狀況來建立變數較少的數學模型，拿這個所謂理想化模型也只能作為學術研究，而無法模擬（simulate）實際經濟狀況，也就是預測的準確率低、失誤率高，這似乎也就是經濟學為何無法成為所謂硬科學的重要原因。而宏觀上能治癒疾病的根本原因尋找也是一樣，尤其是對於慢性疾病。由於造成疾病症狀的結果也是由許多的根因（根本原因）和間因（間接原因）一起造成的多變數因果關係，因此就像人類未來的經濟無法預測一樣，原因變數太多的慢性疾病，幾乎很難找出根本原因，不管是宏觀還是微觀的原因，所以才會讓現代的科學醫學也對大多數慢性疾病束手無策。

　　而其實可能是現代醫學走錯了方向、用錯了方法，如果我們能善用這一章裡要提到的"宏觀微觀因果表－MAMIC　table"的建立，並且細心全面的分析，再加以利用下一章"人體健康資料庫e-病歷"中IT界目前流行的大數據、巨量資料功能，假以時日，一定可以達到目標，理開盤繞人類歷史千百年的慢性疾病面紗。因為人類的致病因子雖然多，但還是可以歸類成為有限度的群組，可以將這些不像經濟變因那麼多的變數一樣，可以將有限的群組模型化。因此還是有機會找到致病根因或間因，只要用對方法、走對方向，就是"宏觀微觀因果表－MAMIC　table"與"人體健康資料庫e-病歷"這兩大利器，加上有經驗真正專家的細心分析，就有機會攻克許多慢性疾病。

　　而且治療疾病不單單只是為了免於生命最後的死亡，更重要的是讓疾病狀態徹底去除而恢復到完全健康的狀態，也就是身體完全沒有任何疼痛、沒有任何不舒服。包括甚至我後來的睡覺一年到頭幾乎沒有任何鼻塞；到了最後的電暖器熱灸法更如九陽神功，一年到頭任何流感的肆虐都沒有在我身上有哪怕是喉嚨痛的一點症狀；還有修煉到只要吃了一點點壞油壞食物，喉嚨馬上發癢咳嗽發出警報。唯有這樣才能有更好的生活品質，也才是最重要的治病之道，而不僅僅只是類似掛了一堆科學儀器卻沒有美好生命意義地延長壽命而已。而要達到這樣的目的，就要先把真正的所有疾病原始尋找出來。試想連一個細小的擦傷或割傷傷口，一個簡單的口腔、舌頭潰瘍，都足以讓你疼痛萬分或食不下嚥、夜不能寐，更何況重大的疾病對你身體的傷痛折磨？這也就是很多慢性病病患，比如癌症患者即使受到了現代醫學的放療、化療後，雖然病灶當下看似去除了，然而漫長的身體疼痛與不適，加上惡化的生活品質讓他們生不如死。而對於很多的慢性疾病，現代醫學更往往只是喜歡創造或強加疾病症狀的一個病名在病人的身上而已，並不是以解決或找出他們的病痛症狀底下蘊藏的病因、疾病原始為最高目標。於是，每個人只要身體狀況有點異樣，我們就"被生病"了，就只被醫生強加一個疾病的"名稱"而已，而沒有被醫生將這個慢性病的痛苦症狀完全去除。就像大陸有一陣子流行的術語"被加薪"或"被高鐵"一樣，都只是無奈自己的痛苦症狀只是被賦予一個疾病的名稱，可所有人和自己卻都無法對它有任何反駁。就像包括很多我老婆在內的女性長期的偏頭痛，醫生只是給了一個"神經性疼痛"之類虛浮的疾病名稱和止痛藥物，可除卻了這些藥物，偏頭痛並沒有被消除。其實，很多情況下往往只是因為飲食傷害、生活習慣的不正常、太多人造化學物質進入人體或者改變了身體的內在平衡，甚至現在高科技時代人手一支時時不離身的手機電磁波和螢幕輻射傷害，所以就造成了身體不適的某些所謂"疾病"的"症狀"。只要按照前面提過的改變人為環境的選擇，這些身體不適立刻就會減緩而漸漸消逝，而你根本就沒有所謂的"疾病"，你只是選錯了"環境"。可現代醫學往往對於多變數原因的慢性疾病無法找到病因、疾病原始，就偷懶不負責任地給了一個"疾病"的"名稱"而已，頂多再附以能夠暫時把"疾病"的"症狀"給壓抑下去的手段，比如吃或擦萬能的止痛藥、特效藥，然後就偷懶地不用去尋找"疾病原始"在哪裡，以便永久而且沒有副作用傷害地解決病人的苦痛。因為尋找"疾病原始"實在勞心、費力且費時，更要花很多時間觀察分析所有現象和條件，更可能需要工程化的實驗設計來解決，現代高度商業化的醫療體系恐怕沒有這麼多心力聚焦在此。

2. 疾病原始的多變數複雜系統如何尋找根本原因

　　我的人生43載生命裡，不只功課一直以來是不求甚解、敷衍了事，完全是靠遺傳父母得來的小聰明一路幸運地撐下去，還能有算不錯的成果。包括我後來的工作生涯也是，除了一小段時間偶爾的奮發努力向上之外，還有遇見好伙伴的運氣，基本上找一向花很少的戰力在正常工作上，倒是都貢獻心力給了其他事務，只能怪我的嗜好太多太雜範圍太廣。但近17年來工作基本上遇到有挑戰性的老板也就Jason和Terrel，其餘時間，用我成大電機系和清華電機微電子所最後一名的功力也大多應付的還可以，只怪台灣電子業成長太快，很多主管水準實在令人無法恭維。因此，其實我大學以後的專業知識也和我所有其他知識一樣，用我那些更優秀的同學們、系友們高標準來看都是慘不忍睹的。所以這裏提到的專業知識都只是一個引子，可能我知識的缺乏和學問不紮實會導致立論的些許偏差離題，權當介紹給一般更非專業人員或一般大眾所初步了解，至少都是我自己6、7年下來的真實實驗結果推論而不是偽科學的妖言惑眾，等我能再多讀一點書，多增加一點知識再來繼續補充更完善了。

　　從上一節的討論中，我們知道了疾病的原始是來自於多個變數的原因，這麼多的不同原因要如何一個個把它們找出來呢？在製造業的工程品質管理體系中，有一個針對製造產品過程中的故障失效結果如何找出原因的手法叫"根原因分析－Root Cause Analysis"。根原因分析是用來在產品的品質管理中改進品質的一個手法，設法找出在生產流程中造成最終產品故障的根本原因，改善製造過程中造成產品品質不良的因素。而在人體這個產品中，品質不良就算是我們的疾病，而改善人體的品質不良就是改善我們疾病，因此我們或者也可以套用這樣的手法來尋找造成人類疾病的根本原因在哪裡，因此用來治療改善疾病。

　　在製造品管及工程上找到一個問題的根本原因有很多步驟以及不同的手法。 在圖6-1～6-3的因果關係圖（魚骨圖）即為根原因分析的其中一種手法。這裏整合了前幾章對於我的三大慢性疾病解救的成果，但這是事後再反推回去的結果了，就是已經得到因果關係答案後的結論，如果完全從頭來的程序當然可能的候選原因會更多。這些品質改善的根原因分析方法的詳細流程就不在這裏班門弄斧，專業書籍裏一定寫的更好、更正確，這裏主要是介紹給大家，從我的經驗中可以套用這種方法，如果是一開始沒有任何線索的從新來過尋找不同的目標可以更有效率。一般來說，這個因果關係圖同時包含了宏觀和微觀原因整合在一起，不夠系統化，最好能夠再精細分類成微觀的因、果和宏觀的因、果部分。因為，人類肉眼和感官無法觀察、體會到微觀的部分，一般人的日常生活中所能觀察感受到的也幾乎都是宏觀層面。而疾病的症狀是人類可以感受和察覺得到，所以就算是一種宏觀結果，在因果關係圖上就是最右側的結果部分。

禿頭因果關係圖（魚骨圖）

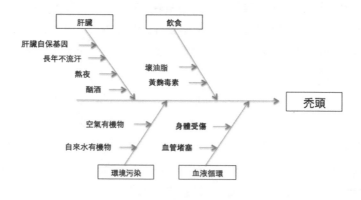

圖6-1 鼻病因果圖（魚骨圖）

鼻病因果關係圖（魚骨圖）

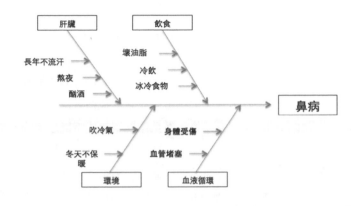

圖6-2 禿頭因果圖（魚骨圖）

皮膚炎因果關係圖（魚骨圖）

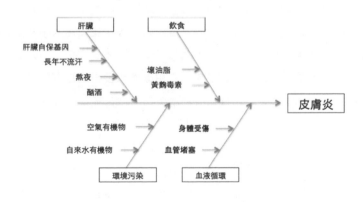

圖6-3 皮膚炎因果圖（魚骨圖）、

　　根原因分析用來尋找造成身體故障疾病的真因，而在工程實驗領域上另一個方法"實驗設計"用來定量在尋找故障的真因裡，哪些真因對產品的影響最重要。但由於人體的故障即疾病症狀並不容易數量化，因此我們無法完全套用實驗設計的數學統計方法，但卻可以借用一些概念。加上融合根原因分析的手法，就是這一章下一節裡"宏觀微觀因果表－MAMIC Table"的建立。

多變數原因之所以比較難尋找，就在於變數太多同時影響結果，更困難的地方在於一開始就根本無法辨別有哪些變因。比如禿頭，所有專家都只認為是雄性禿基因，認為是無法解救，只能靠現存的幾個療法維持或稍微改善，而一般人也都深信不疑這種專家提出的論調，這是因為人類心理學裏的相信權威、無知和懶惰。幸好真正的科學是可以淘汰掉不對的理論。多變數原因還有一個困惑人的特點的是每個變數還有彼此間會交戶作用，所以在看到結果的變化，而要尋找是什麼原因造成結果的變化時，就非常容易被誤導或者被忽略。比如我的禿頭實驗，在2012年4月後4個月下來的腳傷造成血液循環不好，進而導致頭髮再掉落，害我以為有是哪個以前已經篤定的因素又錯了。要不是這幾年下來已經重覆驗證了很多個因素，可能我這次遇到腳傷造成循環問題的因素又被忽略或錯過了。又或者，我會以為以前的結論是錯誤的，結果就以為禿頭無法可救然後就放棄了。這正是因為多變數原因影響結果的複雜性，加上每個原因的彼此交互作用，對結果的影響就更難釐清。在製造工程工業界的領域上，解決多變數原因相互作用的手法是實驗設計，這也算統計學上的領域之一。工業上可以有系統的運用，因為工業上的實驗對象不是人體而是工業產品本身，不用顧慮太多倫理道德的限制，可以重覆地嘗試多樣變數然後利用實驗設計的手法，找出多變數原因對結果造成的影響。這一方面有興趣的人可以自行閱讀專業實驗設計手法書籍。

另外對於疾病原始的多變數原因，要套用上面這些手法，還有一個最重要的地方是如何把資料點找出來，沒有資料數據點根本就無從用數值分析方法fitting找出model也就無法做預測。就是如果無法把規律性、所有因素找出來就無法推測結果。在微觀生物醫學上，現代科學已經利用電腦科技的發達，也得到了目前不少偉大的成果。而宏觀生物醫學上，最難的就是資料點、數據在哪裡、數據點如何找？如何數量化？這是兩大難題。有些數據是伴隨微小和長時間這2個特性是最難找出來。另外數量化也是難題，比如頭痛如何數量化？頭髮掉幾根？皮膚癢又多癢？是哪一種癢？鼻塞程度有多塞？脖子很緊是多緊？這些因素都需要轉化成數據，要想出一套數量化指標。而微小、長時間這2個特性，比如我的禿頭再生，肝臟、食物、血液循環和自來水等等，這些都是好不容易用了6、7年的時間不斷實驗，一點點的細心加上一些些的小聰明，還有不可或缺的好運氣才能層別出來所有疾病原始的原因。其他症狀呢？一定要有實驗的精神和敏銳地觀察，否則無法把成因的數據點齊備的找出來，這樣就會錯失很多機會。這就是要牽涉到數量化和仔細地歸納、觀察，用MAMIC Table把資料點（就是數據）收集起來，下一步再設法將其數量化或者能做數學運用。

　　而為何宏觀的分析至關重要？因為這是人類演化的眼見為憑天性，所以一定要先從宏觀下手才能容易找到答案，微觀上總是要靠某些工具或轉化才能容易被人們所瞭解和認知。就像潮汐的漲落，潮起潮落是表象，宏觀遙遠不見距離的月亮才是真因，而且微觀上是"無形的"真因，因為"引力"是看不見摸不到的，看得見的是"引力"的"效果"。如果我們只微觀地去分析海水分子，想找到潮汐漲落的原因，那是永遠都找不到答案的。要從宏觀的真因先找起也就好像做故障分析（FA-Failure Analysis）實驗，或者解決電腦的問題，硬體是看得見摸的到的宏觀，軟體是看不見的微觀，如果是軟體程式的錯誤（微觀的疾病原因），如果沒有透過宏觀的顯示器和硬體的偵測（宏觀地先期因果關係的檢測），那想直接解決軟體的問題根本無從下手。

　　多變數和單變數原因就像複雜系統和簡單系統的分析方向差異，簡單系統就像只有一個變數原因影響結果，所以我們只要掌握觀察好結果如何受那一個單一變數原因的影響，我們就可以很容易得到單一變數的因果關係影響和變化。也就像數學上的單變數多項式或者常微分方程，通常只要簡單的手算推導就可以容易得到答案，可複雜系統就和簡單系統天差地遠了。複雜系統代表結果是由超過一個以上的變數原因所決定、所影響，所以，我們沒有辦法只簡單觀察一個變數原因對結果的影響，除非我們把其它的變數原因都固定下來，這時候多變數的複雜系統就先簡化為單變數的簡單系統。可是當複雜系統的變數原因很多，或者還有未知的因素參與時，也就根本無法用簡單系統的方式推導出多變數的因果關係影響和變化。這就像數學上的多變數系統，如多變數、多階函數的偏微分方程，如果這時候沒有用計算機的數值分析方法輔助，幾乎是無法得到解答。而拜計算機電腦發達之賜，雖然數值分析方法可以靠電腦，可是實際上的宏觀生物實體實驗，在多變數原因的複雜系統下，實際的實驗剛開始時，只能在宏觀上靠細心的觀察和假設方向的正確性來先期驗證，這些初步都是要動手執行。而就像上面提到的，複雜多變數系統是無法輕易同時觀察到所有因果關係的影響變化，於是，只能在實驗的初期，盡量將變數原因的數目最小化，也就是固定其它變數原因，每次實驗只進行單一因素的因果關係實驗，簡化為單變數的簡單系統。可這在剛開始起頭時最難，因為一開始根本不知道變數有多少個，變數到底是什麼也不知道，如何固定其它變數，簡化成單變數因果關係？而且剛開始的單變數原因可能是對結果的影響變化較不靈敏，所以不容易觀察到結果的變化，也就無法確認原因是什麼。或者因為對結果變化的觀察方式不對就錯過了變數原因的尋找。就像我的頭髮實驗，如果我沒有理光頭、短髮，根本很難在那個第一次使用過濾的自來水洗頭髮觸發的當下，明顯地發現我的頭髮根部，真的在過濾自來水後一夜變粗，如果沒有光頭又不是親手觸摸，根本無法發現，更不會相信頭髮一夜變粗，也就錯過了這個解救世人禿頭的機會。

在我的頭髮實驗裡找出造成禿頭的因果關係時，禿頭的結果應該也是由於多種變數因素造成，所以在統計學理論上可以用"多變量分析"中的檢定手法，來檢驗禿頭的這個結果，用統計檢驗手法檢視驗證禿頭是不是真的由其中某一個因素引起。然而，在我的個人實驗中這個困難點在於所有結果和多變量的原因，不容易將所有因素變數轉換成數量化。當然可以在正式的實驗室中設計一整套數量化的禿頭因果關係實驗，把掉頭髮的數量，或者單位面積頭皮上頭髮的增減數量，以及所有我實驗過的因素數量化，這樣就可能可以用統計的手法來檢驗，因為要數量化數據後才能套用統計的公式。而以我的資質和自己純粹車庫小作坊的設備和實驗方式當然無法完美整個流程。不過無論如何，頭髮長了出來，而整個實驗流程至少還掌握了基本的控制變數因素，當然不是在實驗室，因此較大的個別誤差是存在的，但並不妨礙最後結果的有效性。

　　Taleb在他的書裡提到，即使像他自己那麼專業懂得隨機性的作用都還會讓自己的情緒被隨機性左右。所以他最好的手法是承認我們自己的動物性，然後用一些低級的竅門幫助我們自己避免犯錯，這個低級的竅門就是盡量讓我們與誘惑隔離。這也何對待疾病一樣，就像我自己瞭解這書裏寫的所有這些，可我自己還是免不了會犯錯。就像所有一般人一樣，我們都會犯錯，只能"吾日三省吾身"並盡量去除有害，每天都要獲得對身體有益處的事物可能也很難，但至少能夠避免並去除掉那些有害的事物與環境就比較明確，但當然這個去除害處的過程可能也難，但至少不會讓自己一直受害。當然，在已經受害到有疾病的狀態下，只能像許達夫醫生所說，在這個當下就立刻開始置之死地而後生，發大願，但切莫只是阿Q短暫的精神勝利法。

3　宏觀微觀的研究于法如何整合成疾病的宏觀微觀因果表MAMIC Table

　　在上一節提到，在工業界中，"根原因分析"方法可以用來找出根本原因有哪一些；"實驗設計"方法在原因有很多時，能夠用最少的資源來判斷多項原因對結果影響的重要程度；"統計檢定"方法則可以檢驗因果關係的相關強度。這些方法在工業生產的領域裡可能很有效果，可人體畢竟不是工業產品，人體的疾病症狀或者健康程度，也無法容易進行很多有用的數量化重覆量測或者破壞性的實驗，因此便無法完全套用這些方法的格式和流程。然而，我們卻可以對這些手法進行些改良，以便適用在人體疾病原始的原因尋找之上，因為只有真正疾病原始的原因都找到了，疾病的去除才不會是鏡花水月，也不才不會因為不明所以而誤入歧途。

　　圖6-4就是"宏觀微觀因果表 – MAMIC　Table"的示例，它可以用來歸納並建立人體慢性疾病的疾病原始諸多原因。只要所有慢性疾病的這個"宏觀微觀因果表 – MAMIC　Table"完整建立起來，所有人都可以直接參考查找這個表，來得到造成他們疾病的所有原因。只要去除這些經過歸納並重覆實驗正

確驗證後得到的原因，只要去除這些原因，疾病的這個外在結果也自然就可以消失無形。現代醫學沒有從去除慢性病形成的原因下手，往往只是疲於奔命想要立刻去除疾病的內、外在症狀而眼不見為淨，都是走錯了方向，才會使諸多慢性疾病到現在還是無法根治。當然這個表還缺少時間的參數，即疾病是在多久的時間內養成？疾病又需要多久的時間才能完全去除？由於這裡探討的主要是慢性疾病，我的3大慢性疾病的疾病形成和去除的時間參數在前面章節已經分別描述，往後可以針對這個表再加以補充時間因子。

宏觀微觀因果表（MAMIC Table）		因果關係推測				相關疾病症狀
		宏觀果	微觀果	微觀因	宏觀因	
疾病症狀名稱	鼻病	鼻塞	鼻涕快速分泌	身體快速反映內外環境溫度降低	身體受寒	鼻子發癢
		睡覺打鼾	鼻涕濃稠、鼻涕倒流至咽喉		喝冰水冷飲	鼻炎、鼻竇炎和過敏性鼻炎
	禿頭	頭頂及前額上頭髮掉落嚴重	頭頂及前額上頭髮蛋白質合成效率低下，掉落頭型多於生長頭型	肝臟（由於勞累、受損及飲食等原因）合成頭型所需胺基酸及蛋白質的功能低下，及血液循環滋養分帶至頭頂功能低下	肝臟長期受損	肝病、肝癌
					飲食營養不充足	皮膚炎、濕疹、乾癬、牛皮癬
					血液循環差	心血管疾病
			頭頂毛囊被侵蝕	洗頭型用水三鹵甲烷余氯等濃度高，侵蝕頭型毛囊油脂	洗頭型自來水傷害頭型毛囊	
	皮膚炎	皮膚發炎紅腫	自體免疫反應	肝臟功能低下	肝臟長期受損	肝病、肝癌
		皮屑重複生長掉落	身體代謝廢物在皮膚表面堆積	身體代謝廢物排泄效率差	身體常年未流汗	禿頭
	糖尿病	多尿多喝多食飢餓	葉卡有醣	肝臟功能低下	肝臟受損	心血管、高血壓、禿頭
		失明截肢	血液循環差	腎臟功能低下	腎臟受損	
	心血管疾病	心肌梗塞	心臟送血流下阻身體循環差	心臟功能低下		糖尿病
		中風	心臟加速功率通送高血壓	供血不足		高血壓、心臟病、打鼾

★斜線區間非本人親自實驗心得
★★
微觀因果可以暫時隱藏，不會影響到宏觀因果的尋找和確立。微觀因果更應該說是一種再確認和重複性驗證，並且能夠發掘更多其他相關科學面嚴毅或領域。

圖6-4 人體疾病 "宏觀微觀因果表 – MAMIC Table" 示例

　　在宏觀微觀因果表中，左側是指每一種慢性疾病的一般名稱；上端列則是針對每一個疾病名稱依序由左至右，分為宏觀、微觀的結果，和微觀、宏觀的原因，宏觀因果在左右兩端外側，微觀因果則在內側，宏觀結果就相當於疾病的症狀。最右側一行則是列舉與左側疾病名稱可能有關係的相關疾病症狀。這3大部分就是構成宏觀微觀因果表的要素。微觀因和微觀果是指大部分我們肉眼看不見、觀察感覺不到的因素，這兩列可以暫時隱藏而不會影響到宏觀因和宏觀果兩欄的尋找和確立。微觀因和微觀果更應該說是一種證據再確認和重覆性驗證，通常是肉眼看不見的小分子或者無形的物理、化學因素，也因此需要藉由儀器來證明，並且能夠發掘更多的其它相關科學面貌或領域。宏觀因和宏觀果就是我們可以觀察和感受到的因素與變化。宏觀果可以說就是慢性疾病的症狀，而宏觀因就是人體可以觀察和感受到形成慢性疾病症狀的原因。我們要在日常生活中細心觀察宏觀果的變化，由宏觀果的每次些微或明顯巨大的變化去尋找出每一個潛藏的宏觀因，這個步驟就類似魚骨圖的製作流程。在收集到的許多宏觀因以後，再回頭反向藉由改變懷疑的宏觀因來觀察宏觀果的變化情形，因此就可以確認宏觀因果關係的程度，這個步驟就是類似實驗設計加上統計檢定概念的流程。接下來，微觀因果關係就要在宏觀因果關係的基礎上加入數理化的科學理論，去推論驗證宏觀因果關係的合理性，並大部份可以利用高科技技術和儀器來加以檢驗、量測。等這個架構完整建立起來，就可以提供給後來的人們一個現成的慢性疾病資料庫查詢系統，只要這個"宏觀微觀因果表 – MAMIC Table"裡面已經建立的疾病，都可以透過查找這個表得到造成慢性疾病症狀（宏觀果）的所有原因（宏觀因），也就能很快的去除掉這些原因（宏觀因）後，疾病症狀（宏觀果）也就自然褪去。當然，其中如果有不對的地方，可以經過多次檢驗證偽後加以排除。

　　宏觀因的尋找之所以那麼重要是因為就像使用顯微鏡大倍率和小倍率目鏡一樣，宏觀因就像小倍率目鏡，微觀因就像大倍率目鏡，宏觀因是比微觀因更快、更有效率的工具來尋找觀察目標在哪裡，如果一開始就想用大倍率目鏡（微觀因）來尋找目標，一旦方向錯誤，可能永遠也找不到目標。當然，宏觀因和微觀因填入宏觀微觀因果表的順序並不一定誰先誰後，只是對一般人面對自己慢性疾病的日常生活裏來說，宏觀因的尋找是遠比微觀因的尋找直觀且容易，也因此，宏觀因的先探求必然是揭開慢性疾病原始最有效的方式。而且，微觀因代表人體不易觀察和感受到的小分子或者無形體層級，因此要直接下手找到微觀因一定是比找宏觀因更困難。平時一般個人對於自己的身體健康養生，對於自己的疾病症狀的瞭解，通常不必直接用到許多艱深分子生物學的理論，也不必直接用到複雜生理解剖學的知識。雖然這些知識和理論對於解開生物的奧妙真的很重要，但對於從小分子到大個體的末端人體本身，如何獲得健康身體的最終"宏觀""結果"才是最重要的，源頭的"微觀"分子生物學或生理醫學原理等，是在那些領域裏研究專家該努力的。而這些分子或化學領域的研究是不是立刻重要影響到我們追求自己或者在醫病關係上醫生的診斷中，對於"宏觀"上施加在人體疾病的處理或人體健康養身的方式，那就是另一個層次的問題了。就像我們不必懂電腦機器語言或組合語言，不必瞭解IPHONE手機裡頭的元件結構原理，一樣可以設計創造出很有用的應用程式和手機上的APP。DNA編碼實現蛋白質合成的密碼的複雜，就像電腦程式編寫實現軟體功能的過程。同一個功能，可以用不同的程式編寫實現出來，而這其中的編寫實現過程之複雜和DNA可比。因此在微觀的過程裡哪一道流程出現問題並不容易查找，因此，能從宏觀下手是最有效率的方式。

達爾文早在1859年的"物種原始"一書後，就在人類可以觀察及感受到的宏觀上把生物演化的主體框架建立起來，因此形成後來大部份的生物演化均以達爾文學說統稱。所以即便後來的DNA發現，以及所有後來的分子生物、生物化學領域支持驗證達爾文的理論，這也都是只在微觀上補充證據，來完善達爾文演化論的所有元素。所以不一定所有理論和所有發現、發明都要從人類看不見、感受不到的微觀分子層面才能開始、才能找到解答，這也就是"宏觀微觀因果表－MAMIC Table"建立的重要性。宏觀及微觀真因起源的尋找發現，不必去計較誰先誰後，而重點在於當時的科技及科學發明基礎之上，宏觀及微觀真因何者能更有效的先找出端倪，然後再靠已經揭示的宏觀及微觀真因原始，接著去完善所有的宏觀及微觀真因如何造成我們要探索的那個結果的變化。

我在2013年4、5月的日記記錄下在宏觀微觀因果表建立的思考和讀書中，宏觀微觀因果表它在疾病原始尋找過程中的角色和順序，加上一直在現代生物醫學實驗手法找尋驗證因果關係最重要的方式之一："雙盲實驗"。記錄下來我當時對於這些找尋因果關係手法的相對位置和角色。

051913

疾病原始系統尋找過程

前	中	後
魚骨圖 （根原因分析）	– 實驗設計（宏觀） – 雙盲實驗（微觀）	宏觀微觀因果表（整合資料庫）

041013

實驗設計 – 宏觀，全面 – 多變數

雙盲實驗 – 微觀，細節 – 單一藥物，單一條件實驗對象

兩者不必一樣，各有所適用對象

　　魚骨圖、實驗設計、雙盲實驗都是為了找出或確認因果關係的手法和過程，而"宏觀微觀因果表 – MAMIC Table"正是利用前面這些手法收集到的正確因果關係彙整成一個整合資料庫，讓人們能夠更直觀方便使用。

　　現代醫學面對慢性疾病的攻伐，列舉出了疾病症狀後，沒有從宏觀因先開始尋找，而是習慣性地直接從微觀因的尋找開始，這是導致慢性疾病還能在這個科學昌明上火星的時代裡卻一直仍然肆虐人類的重要原因之一。沒有從宏觀因開始尋找而一頭便大力氣、大資源栽入微觀因的鋪天蓋地大海撈針，就會使宏觀微觀因果表無法快速有效地建立起來。而另外一個干擾宏觀微觀因果表快速建立起來的原因就是"相關關係"常常被誤認為"因果關係"。因為疾病症狀（宏觀果）的原因（宏觀因）常常有很多種，而一個人身上也同時可能有很多疾病症狀（宏觀果）。因此，多個宏觀果和宏觀因的聯集，在人類自然演化大腦習慣的線性單變數系統思維下，我們常常會直觀地將一個疾病症狀只歸類給一個原因，很可能就會使我們誤判疾病症狀（宏觀果）和疾病形成原因（宏觀因）的搭配。圖6-5簡要舉例將相關關係誤認為因果關係的關鍵圖示，它可以視為圖6-4宏觀微觀因果表的另一種轉化。巴甫洛夫的經典搖鈴狗就會流口水的實驗就是一個簡單明瞭的相關性關係而非因果關係，這在心理學的學習章節裡的專業名詞叫"傳統條件作用"。搖鈴並不是狗流口水的真正原因，而應該是搖鈴後接著提供的食物才是狗流口水的真正原因。可如果我們不瞭解這個實驗，我們就會以為狗流口水的原因是因為搖鈴，認為搖鈴和狗流口水是直接因果關係。

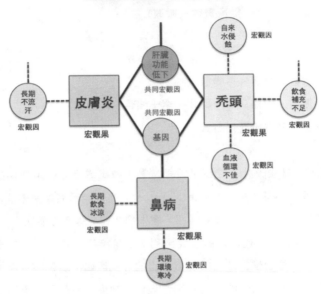

圖6-5 疾病的相關關係如何被誤解為因果關係

　　在圖6-5中，鼻病、禿頭、皮膚炎是3大疾病症狀，也就是宏觀果，而每一個疾病症狀套用圖6-4宏觀微觀因果表中有各自的宏觀因。而其中3大疾病症狀中剛好有2個共同都有的宏觀因："肝臟功能低下"和"基因"。原來如果沒有這2個共同宏觀因，3大疾病的各自宏觀因都是獨立沒有關聯的。一但有了這2個共同宏觀因作橋梁，就像圖6-5揭示，原來3大疾病症狀的各自宏觀因都因為這2個共同宏觀因的連接而有了互相的"相關關係"。所以，原來互相獨立沒有關聯的幾個宏觀因，經過這麼一連接起來，我們反而誤會一個疾病症狀（宏觀果）的宏觀因和另一個疾病症狀（宏觀果）甚至它的宏觀因有"因果關係"。

　　從圖6-5的3種疾病症狀，鼻病、禿頭和皮膚炎的關係中，與3者皆有關聯的"基因"。以我自己來看，我同時有著這3大慢性疾病，所以，如果不是基因串起鼻病和禿頭的關係，我們甚至可以認為在我身上是鼻病造成了禿頭。

就是將宏觀的結果與結果之間原本的相關關係，因為其中有關聯就誤解成為宏觀的因、果關係。雖然在2000年初，人類基因的定序幾乎就已經完成，可基因是如何同時在我身上造成我的鼻病、禿頭和皮膚炎3大慢性疾病？他們是不是同一個基因決定（可能禿頭和皮膚炎是共同由於前面提到的肝臟自保基因所造成）？這些問題都還是未知，因為基因的微觀層面需要精密的儀器及更嚴謹的實驗檢驗。但至少在我的6、7年的宏觀實驗裡，肝臟功能低下是串起禿頭和皮膚炎的重要原因，也因此禿頭的人往往會有頭皮發癢及頭皮或身上的皮膚炎。也唯有肝臟功能低下分別是禿頭和皮膚炎的根本原因之一，才不至於誤會成皮膚炎自己是禿頭的根本原因。也正是眾多疾病症狀在宏觀視野下，它們宏觀因眾多複雜的相關關係，間或互相的交互作用，因此，宏觀微觀因果表的目的正是要梳理清楚這些關係，將疾病的真正因果關係填入這個表，從宏觀開始並加以重覆驗證實驗，再進而導入微觀的實驗及理論證據，一旦這個"宏觀微觀因果表 – MAMIC　Table"完整建立起來，就可以清晰簡潔地給每一位民眾使用，而且所有使用這個表的人都不需要專業的知識，也不須再走冤枉的道路。因為一旦走錯了疾病恢復到健康的方向，勞心破財事小，甚至還可能反倒賠上寶貴生命。

比如從圖6-4宏觀微觀因果表中來看，禿頭和皮膚炎能夠搭上關係的共同樞紐就來自於肝臟長期受損，所以有禿頭的人很容易有皮膚炎，也因此可能會被誤解是先有了皮膚炎然後才造成禿頭，因而就從此誤認為皮膚炎是造成禿頭的"原因"。而其實，他們的共同原因是因為肝臟長期受損導致肝臟功能低下，同時可以產生禿頭和皮膚炎兩種症狀，因為肝臟受損這個共同原因連起了原本沒有關聯的禿頭和皮膚炎兩者，也就誤解了皮膚炎是造成禿頭的原因。當然，造成禿頭還要有其他3大原因，而造成皮膚炎還有另外長期不流汗這個主要原因，這些其它部分原因就沒有完全共同性地重疊在一起，所以才會造成禿頭和皮膚炎糾葛不清的關係。但當然這些諸多原因還可能有或多或少的彼此交互作用影響，這需要更嚴謹的實驗來證實。只要我們能找到真正的根本原因，去除這些疾病原始導致的疾病症狀也就水到渠成了。

人體宏觀微觀實驗的匹配驗證無法像我們半導體電子業或其他領域的實驗一樣，因為人體不可能像半導體晶片一樣任你宰割。在半導體晶片中，當宏觀的故障點確認後，可以繼續往微觀的同一個故障點，就是在晶片實體上一路往下動刀切，放入電子顯微鏡看。而且，還有更重要的一點，即使切壞了，再換旁邊的一個故障點繼續重新再來，可是在人體上，恐怕沒有人能夠這麼做，包括某些所謂在人體試驗對象上的惡化實驗都不可能。所以，人體的宏觀微觀整合需要用間接的方法，而且在人體的實驗上，通常無法實時（realtime）在人體的同一個位置上，同時切換宏觀微觀的視角將分析對象的數據結果即時比較。這些技術上的限制，都是目前無法在人體疾病原因的尋找上直接套用微觀方法入手的重要因素之一。

　　西方思維是拆解成微細的結構，並組織成有系統可以再現性有效的重覆運用，所有的事物都可以拆解再拆解，這稱為"還原論"。這可以從電腦計算機的發明，以及西方的文字，還有理論科學的建模型和公式等，都是拆解成最小的單位，然後再組合起來運用。只要找到高效率的運用方式，雖然拆解的過程很繁復很費時，但只要找到可以有效運用的方法，那最後的效果是驚人的，就像電腦的發明。

　　可東方思維是整體觀即可歸類為"整體論"，從文字也可以看出來，東方文字主要還是形為主，拆解也只是到一個程度，並非全由最小單位組成，這樣不同的思維就指向了兩條不同的發展道路。我所認識的西方人都是比較一板一眼的按照最小單位組成和拆解的思維在看待專業事情，於是顯現出來的是重微觀而輕宏觀，這是演化的用進廢退。而東方重宏觀輕微觀，於是在面對簡單的事情時，東方的宏觀思維很容易解決並看清問題，可西方的微觀面對簡單的事情還是要拆解成一步一步驟的小單位才敢進行。比如對汽車電瓶的充電，我老婆的姐夫是美國白人，他換汽車電瓶要按照說明書每一步驟來。所以對於處理簡單的小事情來說，西方思維卻實是沒有效率的，可對複雜處理的事來說，西方思維的拆解再系統重組運用卻打開了近代科學技術的突飛猛進。但對於某些領域來說，僅有微觀還是不足的，比如面對人體的慢性疾病，以微觀為主流的現代科學已經主導了幾百年，似乎面對慢性疾病還是力有未逮。所以，是不是就該整合東西方思維的強處，才是攻克所有問題的有力武器？

　　"宏觀微觀因果表 – MAMIC Table"就是將"整體論"和"還原論"整合在一起的一個系統表。"宏觀"和"微觀"，"整體"和"還原"本來就是一體兩面，只是從不同方向切入點，只是常常在科學眾多領域裡一方在某個歷史時期裡暫居有利的局面而令另一方有壓迫感，然後為了爭奪該領域的話語權而引起的爭論，其實往往都是在陳述同一件事、在探討同一個理論、在解決同樣一個問題，只是用宏觀或者微觀的語言或證據罷了。Steven Weinberg在"終極理論之夢 – Dreams of a Final Theory"一書中第3章為還原論歡呼裏的論點類似，他自稱是個還原論者，但他不認為基本粒子物理學的問題就是科學或者物理學中唯一有趣和重要的問題，他也不認為生物學家該忘卻整個植物和動物而只考慮細胞和DNA。這就是我提的"宏觀微觀因果表"不能偏廢每一個方向的觀點一樣。

　　在物理學領域裏，因為宏觀領域就是整體論領域已經被探討的差不多窮盡了，在其它很多領域裏也是，所以在現代科學很多領域中，往往是微觀領域，就是還原論領域佔據鎂光燈的光環，也就能有更多的話語權，拿到更多的經費，得到更多的論文發表機會。另一方面，宏觀領域或者整體論領域需要耗費很大的精力與很長的時間才有一些成果，比如生物學裡的"年度節律"研究，一年只會有一筆數據，因此這些困難造成了宏觀領域在現代科學的眾多領域下趨於劣勢。但這終究並非終點，也並非無法逆轉的局面，就像我們電子業的世代交替風水輪流轉，類比電路、LED、太陽能等曾經是微電子、電機系的冷門領域，可後來卻是火紅的各領風騷。物理學、生物學等科學研究也是如此，現在一窩蜂的高能、生化或者分子生物學領域佔據了所有主流。可就像我戰勝所謂的"鼻竇炎"、所謂的"雄性禿"以及所謂的"皮膚炎"，即便沒有非常完整的微觀或者還原論手段支持，我憑借著幾乎大部分的宏觀、整體論實驗，還是能得到完美的解答，得到造成禿頭之謎，並解救了鼻病和皮膚炎。當然微觀或還原論手段和數據是錦上添花，能夠補足這些微觀或還原論手段和數據更是為了解決問題的完整度，更完美地填滿"宏觀微觀因果表 – MAMAIC Table"。一旦填滿了這個宏觀微觀因果表還有下一章的"人體健康資料庫e – 病歷"，所有人都可以據此找到他們所要得到的答案。

宏觀與微觀整合起來的力量大

　　生物學的宏觀架構自達爾文的"物種原始"後開始成立，生物學的微觀架構則從James Watson和Francis Crick發現DNA後建立起來，除卻此二者，其餘的發現都算是枝微末節地錦上添花罷了。然而這二者生物學的宏觀架構與微觀架構的發現是一種逆向工程或在電子業叫故障失效分析，就是一種在發生事件的歷史線索裡以現有能夠獲得的信息與技術，考古式的逆向追尋。而不像電子業、電腦計算機界是從無到有的發明，從時間零開始發展，宏觀架構和微觀架構所有流程和細節在歷史紀錄上都無比清晰完整，所以也就更容易整合宏觀微觀所有的資源和力量，也因此才能如此發達和快速進展。

　　"宏觀微觀因果表MAMIC　Table"希望能成為生物醫學界搭起宏觀架構與微觀架構的橋梁，讓達爾文和Watson&Crick的宏觀架構和微觀架構能互相合作，而不是像至今的各自為政、互相輕視，就像Ernst　Mayre輕視分子生物與分子生物學家輕視傳統博物學家一樣。在電子資訊業界這一類的合作是非常完美且異常發達的。就像蘋果的軟硬體合作；就像Intel與Microsoft；就像電子業聯發科與台積電、聯電的合作。許許多多的軟體硬體，宏觀微觀協同合作，才能為諸多領域創造出所有應用的軟硬體，現代科技的所有領域完全離不開電子、電腦計算機業，這就是宏觀、微觀高度合作的最好典範。而最重要的一點是，這一切是從零開始，所以所有的宏觀、微觀合作過程完全可以掌握。當然生物醫學界是要逆向工程的考古工作，人體和所有生物體都並不是人類從無到有從零開始創造出來的，所以我們無法掌握宏觀、微觀所有的歷史流程和細節內容。在過程裡一定會比電子業更艱辛困難，但是只要掌握了MAMIC　Table的精神，一定可以慢慢填滿MAMIC　Table，架構起宏觀、微觀所有的聯繫，找出所有人類慢性疾病的真正宏觀與微觀的因果關係。

　　著名生物學家Ernst　Mayre曾說過："多基因的互相交互影響的成效很難分析"，這當然是生物醫學界之所以常常遇到解決問題的瓶頸之一。從物理化學界到電子資訊業，對於微觀到宏觀的整合都已經有顯著的較完整成果，並且能夠相互合作。然而，在生物醫學上，似乎往往各自為政，從Ernst Mayre對還原論不滿，到對論Steven　Weinberg，現在的主流完全是以微觀為主的分子生物學和生物化學主宰，傳統宏觀生物學、博物學及傳統醫學的經驗幾乎成非主流式微。就像電子業如果只有微觀上肉眼看不見的半導體MOS晶片製造Intel，和另一個微觀上肉眼也看不見，且根本不存在物質實體的軟體商Microsoft、Google獨自強大，而沒有宏觀的製造業者如宏基、華碩或者APPLE、曾經的HP和DELL互相合作的話，那電子業也不會有像現在的欣欣向榮，讓人們擁有如此多樣化美好的產品。因此，現在很多人類慢性疾病仍然無解的重要原因之一，就是因為生物醫學界獨尊微觀的分子生物和生物化學，而偏廢了從宏觀領域同時合併下手的研究，或者不願意和宏觀領域的專家密切合作。因此，單獨想從微觀的分子生物學、生物化學著手就想攻克人類的慢性病無疑緣木求魚。就像我們用顯微鏡看生物標本時完全只用大倍率目鏡就想容易找到目標的艱難一樣，我們以為用最大倍率般的直接切入看最微小的分子就能找到答案一樣，沒有宏觀觀察結果的配合，微觀的直接切入有時候是走錯了方向，根本無法達到目的地。我的這幾年攻克我一家人的3大慢性疾病，除了自來水中三鹵甲烷濃度的分析是直接的微觀資料外，所有其它的自我實驗幾乎全是宏觀過程。微觀的其它證據可以在宏觀結果都已經完成後再加以補充證實，在前面宏觀微觀因果表的建立已經討論，這是目前看來最有效的方法。

雖然像大陸導彈專家錢學森先生所說，宏觀缺少了微觀證據總是覺得少了些什麼，好像隔靴搔癢般。然而，缺少微觀證據，這只是證據的不完整，我們可以從宏觀流程上先找到答案，隨後補充微觀證據。就像電子晶片業的故障分析，只要宏觀上找到故障失效點，已經掌握的理論和宏觀證據都可以充分合理解釋故障機制，故障點的微觀化學成份分析證據的獲得只是時間問題，而不至於方向全部弄錯。但如果一開始就想從微觀直接下手，很容易一開始就走錯方向而不自知。錢學森先生在"論人體科學"一書中就已經提過，光是還原論還不足以解決生物醫學的問題還要有整體論。而且又提一個作家例子，也不能因為還原論有問題就走向神秘主義那也一樣解決不了問題。可他還是沒有提出明確的手法，如何整合宏觀微觀應用在生物醫學的科學發展上。所以唯有宏觀微觀因果表才能有系統地解決，當然終極目標是能夠數學化，可是在數學化之前要先系統化，而宏觀微觀因果表就是要踏入系統化的第一步。就像錢學森先生提過的要先進入"唯象科學－知其然不知所以然"，才能到達"現代科學－知其然亦知其所以然"。

當我們無法將宏觀現象或宏觀狀態"數量化"時，我們就無法運用數學將之於以模型化及可預測化，而沒有數學或應該說現代的數值分析方法，就無法將複雜系統用電腦找出規律，找出數學解而求得我們要的答案。而這也就是宏觀複雜系統難以找到真正因果關係的主要原因之一。因為，宏觀複雜系統現象這個結果的"根本原因"就是它的解，而沒有數量化，無法用數值分析方法，無法用計算機輔助，單靠人腦只能解出無法數量化的宏觀現象簡單的一對一關係式。

另外，台灣半導體電子業在2000年前後，高度發揮了宏觀（產品電路設計）和微觀（晶圓代工）領域相互合作所併發出的強大爆發力。設計公司以聯發科等為代表，晶圓代工以台積電及聯電為代表。以半導體電子業的微觀層面來說，在電子晶片實體中，單一個工作元件的主要尺寸中，閘極長度（gate length）45nm，已經約和生物學裡的DNA同等大小，而閘極氧化層（gate oxide）厚度2.2nm，已經是幾個矽（Si）原子大小，算小分子級別了。電子業可以由半導體製造這麼小的分子層級，再到出現在你手上的IPHONE手機、IPAD和電腦大成品一起協同合作，造就你每年都可以有新鮮強大的產品可以享用。然而在現代生物醫學領域，似乎沒有好好效法電子業的生態，卻完全是微觀領域幾乎主宰了所有局面，這是非常畸形的一個情況。這個原因之一當然可能是，在生物醫學界中，直接從宏觀領域實在太難以下手，無法直接在人類身上做極致惡化的實驗，牽涉到人類倫理範疇的考慮，不像電子業的工程實驗分析在宏觀上可以任意推倒重來。像我所有結果的一開始未知地對身體的惡化實驗絕對不是我原來想要的，而是事後才發現被這些環境和生活習慣所毒害，我們不可能故意去在這些毒害的環境裡傷害身體來做實驗。所以，我們是不是可以借助電子業的經驗套用在生物醫學宏觀的領域研究上？當然，現代科學發展以來，生物醫學界已經有很多的宏觀微觀整合，完美解釋了很多現象，比如現代人類生理學的完備，比如生物的畫夜節律等等，這不可否認現代生物醫學的成就。但除了這些現有的成果，我們是不是應該向電子業一樣，能夠更緊密地協同宏觀微觀合作、精益求精？

　　圖6-6圖解電子資訊業和生物醫學界的起始方向不同，造成研究和發展趨勢的差異，可以借鏡作為下一步整合宏觀微觀因果表後，從各個方向切入的有效性。這樣或許能夠更有效地解決多變數複雜系統因果關係的確立。

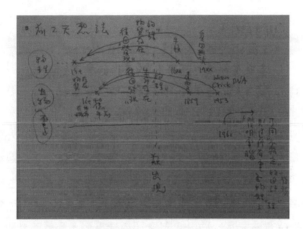

圖6-6 電子資訊業和生物醫學歷史進程類比

　　下面這一段日記就是圖6-6當時的心得筆記，深怕以後會忘記，所以先將主要步驟文字記錄下來，圖6-6就是于抄版本。

073012

圖解：

1. 現代科技工業所仰賴的電子電機計算機領域

電腦整機（宏觀硬體）－晶片立的組成單位CMOS（微觀硬體）－系統軟體（微觀軟體）－靠"數值分析"這個工具來整合應用到各行各業的現代科技工業

2. 現代生物醫學界

達爾文進化論（宏觀架構－宏觀硬體）－Watson&Crick DNA（微觀架構－微觀硬體－有形可觸的實體）－人體循環系統波動論（微觀軟體－經絡共振理論－無形不可觸及實體）

　　有些科學家或哲學家們一直以來在爭論還原論與整體論的優劣，這根本對於解決問題本身來說沒有太大的用處，只要能真正科學性地解決問題，不管是從微觀的還原論下手，還是從宏觀的整體論著眼，能解決疾病原始的問題然後找到完整因果關係，並且經過科學性的重覆檢驗正確，那就不用糾結和爭論在於是從還原論還是整體論哪一個方向進入了。這就是一旦建立起所有慢性疾病原始的"宏觀微觀因果表"，那不管從任何一個方向來開始，都可以合理解釋所有疾病原始與結果的因果關係，也就可以給所有人應用，解救他們的慢性疾病。

　　微觀的基因工程、分子生物學和生物化學都是要服務於人體整體的運用，單獨存在一對超強的DNA雙螺旋，那充其量只是接近一個超級病毒微生物體。沒有了整體的應用，再強的、再細小的基因分子、原子、中子或夸克等科技都是無法直接服務於人類自己的身體。就像現在人手一隻的Apple IPHONE高科技智慧手機、Apple Mac超高速電腦，亮麗的外殼下，內心裏也都是分子層級的技術了。你拆開裡頭的晶片，45nm、28nm甚或即將到來的10nm技術，最重要的Gate Oxide元件氧化層2nm好了，就算不是原子層級也幾乎是和中大分子平起平坐。可就像這麼強大的分子層級的元件有千百萬個構成的晶片，假如只有它單獨存在，再如何強大也發揮不了用處。沒有組裝成整體的手機、電腦硬體設備，再強大的半導體製造出來的單獨一顆分子層級晶片也是無用。或者是即便有了超強大整體的手機、電腦硬體設備，沒有使用的軟體或APP程式搭配也發揮不了效用。就像Apple主宰近年的消費電子界也不只是靠強大高效的硬體規格而已，軟體完美搭配良好的工業設計及使用者界面，是Apple引領世界潮流的2大武器之一。就像人體，沒有整體，只有開刀，只有基因科技、分子生物技術也是枉然。沒有軟體，只有空殼人體，也無法快樂長存。軟體是態度、是精神。就像我的無法早睡；就像慾望不能殲滅；就像明知不好卻為之。電子業是上下游高度整合、相互聯絡及合作頻繁的一個行業，從無形沒有實體存在的電腦、手機軟體程式到肉眼看不見實體微觀細小的半導體元件，再到我們手上宏觀可視、可觸的手機、電腦與所有電子產品，都是宏觀和微觀所有環節相互合作、缺一不可然後完全整合的結晶，才能造就數十年來的高度發展到極致。然而，生物醫學界似乎不是如此，如果能夠借鏡電子業的發展軌跡與經驗，整合無形、微觀與宏觀所有領域，生物醫學界才能更有效率揭開所有謎團。

4. 宏觀微觀因果表MAMIC Table才能有效發揮整合的功能

　　為何要靠宏觀微觀因果表MAMIC Table來整合宏觀微觀證據，才能系統化找出對策？在現代科技的發展歷程裡，數值分析是個很有用的工具。數值分析工具主要靠電腦的發明及電腦科技功能越來越強大所以能夠很好地運用數值分析工具來解決多變數的方程式，因此就能解決多變數的工程應用。

　　然而生物醫學界在尋找"宏觀"因果關係的多變數系統下卻無法直接套用其他科學或工程領域的模式應用電腦的數值分析整套流程。因為，數值分析經過數十、百年的數學物理應用研究和後來的電腦科技的發達，有很多現成的公式或者模型可以套用，所以在這些基礎上往後的發展更快更容易。可是生物醫學"宏觀"因果關係的多變數系統連數據data點都還沒有找出來，更別論如何利用數據點靠數值分析的方式找出模型公式，或者像數值分析這樣的數學工具都還沒有。當然，在"微觀"的生物醫學中分子生物及生物化學領域已經有這些工具，因為這兩個領域就是依靠現代科技及電腦發揚光大的。而MAMIC Table就是要把現有的生物醫學"宏觀"因果關係的多變數系統數據點先找出來，才能接下來有機會找出模型公式，也就是宏觀上疾病這個結果的原因－病因。而慢性疾病這個模型的變數更多，且還不一定能夠數量化。

　　這個過程很難，但沒有去學習模仿這個類似數值分析手法數百年建立起來的手法，用MAMIC Table先把數據點找出來，為生物醫學建立這樣的過程範式手法，就永遠無法將這樣的生物醫學界慢性病的"宏觀"因果過程和解救方法科學化。因為最重點就是慢性疾病的致病原因是多變數的，根本無法單純線性化一個原因對應一個結果，所以多變數的成因，沒有一套類似數值分析手法是無法找出造成結果的所有原因（數據點）的模型公式。沒有建立模型，沒有建立分析手法就無法再現性科學化。而只能一再的靠某些散槍打鳥，幸運的時候可以打中，但卻不知道什麼原因為何能打中，而且往往是根本打不中。這也就是千百年的傳統醫學空有眾多無數的寶貴經驗卻無法歸納科學化的原因之一。

所以過程是前面已經提過，利用根原因分析手法盡量先找出造成慢性疾病的假設推測"宏觀"原因（就是已知的推測的數據點），然後做實驗驗證每一個原因是否會影響結果且影響程度的大小（驗證模型過程 – 實驗設計方法和統計檢驗）。接下來就可以將得到的宏觀因果關係先填入MAMIC Table，並且推論其間可能的微觀因果關係，這時便需要微觀的儀器量測與分析。最後，如果要將得到的MAMIC Table裡的宏觀微觀因果關係模型化，就需要把驗證後的每個原因權重數量化（每個原因即每個數據點），再將原因和結果轉化成數學模型化，甚至可以外插找出其他更多的原因，更甚至和另一個疾病結果相匹配找出共同原因，再同時類似方法找出另一個疾病的模型。當然，目前只是初步想法，並還沒有具體的方案，只是要將之轉化為真正的科學化，就需要這樣類似的手段與過程，這和所謂的傳統醫學、中醫或西醫沒有關係。另外，由於研究對象是人體本身，因此就無法像其它的對象可以有較多實驗的自由度，所以在可見與不可見的變數太多加上實驗自由度受限的情況下，想要這樣科學化的方向勢必也存在很大的難度。然而，在我的禿頭、皮膚炎和鼻病都能在6、7年，甚至30年後得到解救，那這世界上應該也就沒有什麼不能解決的實質難題，更難解的，反而是那無形的內心世界，或者應該說是有形的"大腦"細胞世界。

萬世留名達爾文影響155年來的生物醫學巨著"物種原始-The Origin of Species"裏整本書400多頁只有一張樹狀圖圖表。以現在普世學界的任何一個學者的眼光和說法看來，達爾文的曠世巨著似乎是一點也和科學沒靠上邊的。整本書充滿了"推測"和達爾文個人"宏觀而非微觀"的個人結論。既沒有圖片佐證也沒有漂亮的數據圖表。可就是這麼簡素淨雅的一本不厚的書，卻成為155年來多少人的聖經典範。古語"山不在高、水不在深"，達爾文成就曠世英明不在他自我標榜是否有多麼"科學"，而在於最後被無數人贊同、羞辱或辯論，以及後世無數次驗證的"事實"。對照現今滿街滿谷的掛著科學的表面招牌，文字上或暫時上科不科學的面子就沒有那麼重要了，重要的是在發掘真相的道路上，我們能巨細彌遺地找到接近真相的蛛絲馬跡，面向正確的方向前進並且有恆心毅力地堅持突破障礙的臨界點。若能如此，即便到達發掘真相目標的終點不在我們這個時代，那也終究有可能在未來被發掘。更能像達爾文不枉此生的一世英名，留待給我們的後世再繼續努力的解開世上所有的人類謎團。

　　腳氣病與壞血病的發現和找到解藥也是經由一段宏觀簡單的層別對照實驗就獲得了成功的結果，後來的微觀證據就只是再加以補充證據，分別是由於維生素B1與維生素C的缺乏所造成，我的實驗過程而後得到的結論也大抵都是如此過程。雖然尚未有數學的模型，微觀的證據也只有自來水中三鹵甲烷濃度一項，可不妨礙宏觀的可重覆性及可逆反性的最重要結果。Philip Nelson生物物理一書給學生序言提到：我們目前（2004年）擁有了太多分子的信息而淹沒，卻缺少宏觀的架構來整合這些數以兆計的信息，未來的科學是屬於那些能在兩種頭腦間流利游動的人。這段話正是再佐證MAMIC Table將宏觀微觀因果關係整合在一起的重要性。

　　在生物學中phenotype（表現型或表型）是一個個體表現在外的外觀或者物理性狀，對一般來說是人眼可以看見而加以辨別，所以定義為"宏觀"的特徵（feature）。而genotype（基因型）則是一個個體內在的遺傳物質，由親代遺傳下來的大分子組成成分，對一般來說是肉眼無法看見辨別，所以定義為"微觀"的特徵。表現型相同的個體其基因型不一定相同，就是等義於，宏觀外表相同但內在的微觀組成不一定是相同的。

　　　破解了人類的DNA就像破解了一個應用軟體的原始碼，對於大多數產品使用者來說幾乎沒有任何用處，使用Windows、IOS或Android的人根本不用懂怎麼寫程式，軟體程式碼主要是對最上游的開發研究人員最有用。就算不知道DNA，從來沒見過DNA，155年前的達爾文仍然從宏觀上的結果就可以寫下來後人難以企及的"物種原始"。就算不會C語言，一般人還是可以開發出好玩的IPHONE或Android　APP。所以，微觀不是絕對時時刻刻對於每一個人必要，雖然它們是支持驗證宏觀結論或假設的一大利器，但是對於下游面向一般大眾，解決人們實際日常生活所需所遇到的難題來說，微觀的證據就沒有那麼迫切需要。能夠完全對人類本身有幫助的"宏觀"特徵和方法才是最重要的，上游的微觀理論支持，就留給專業的專家去研究驗證並加以開發。

　　所以，不管你微觀解不解釋他，宏觀就是依然那麼存在。所以為什麼有些有名望的科學家最後還是歸依給眾神們去解釋，歸依給哲學去解釋，因為他已經看透澈，懶得再用微觀再微觀更再微觀的線索去解釋他早已破解卻無可奈何的宏觀現象。而其實有可能這其中的盲點是，他認知的宏觀可能是錯誤的或者只是片面的，只因為他再也找尋不下去，沒有了方向所以就放棄了。我的禿頭拯救就是一個例子，我如果在這6、7年內的任何一個時刻放棄，那就是前功盡棄了。所以，宏觀微觀因果表的建立是需要的。

　　2011年4月2日的日記記下那天發現我的口水已經不像以前那麼容易發臭，看來肝臟還是有救回來一些，所以對於疹子，可能真是肝臟有了反應的功能向好的指標之一，如果這時候再用藥把它壓下去，反而再傷害肝腎就前功盡棄。只是怕所謂的發炎久了，會不會真的變成皮膚癌，不過皮膚癌本身就是細胞也突變成幹細胞了。如果身體整個系統不對，即便沒有突變在皮膚的皮膚癌，其它地方也會突變，比如肝癌。所以系統論來看，還是質量守恆的，不是積累在內部的肝癌，就是肝臟好了對毒物有反應，所以很多醫學界也同意理論上皮膚發炎如果再處理不好，就會有可能成為皮膚癌。就像達爾文在物種原始的序言介紹裡所提到，自然博物學家持續地認為並且尋找造成生物演化變異的唯一因素是外在條件，比如氣候、食物等等，而殊不知，還有內在的遺傳物質。正是達爾文並沒有靠在那個時代裏任何的微觀數據就揭開了遺傳學的神秘面紗，才讓這一兩百年來的生物遺傳學突飛猛進。達爾文在那個當下也承認，光是靠他書裏的論述和說明是會引起懷疑和爭論也無法使所有人相信的，雖然他沒有很多的微觀證據，可他還是成功了。所以道路的方向是很重要的，起頭方向錯了，可能一輩子都到不了終點。達爾文只有宏觀的生物實驗並幾乎沒有微觀的分子生物學、生物化學分析，一樣可以獲得驚人的成就。所以，缺少微觀的分析與數據資料並不會阻礙宏觀的偉大理論的建立。

　　現代醫學也一直以為往微觀的方向勇往直前，撒開大網集結全世界人力、物力、資金，就可以攻克所有困擾人類的疾病。就像達爾文時代大多數的所有生物學家都是錯誤的一樣，忽略宏觀的系統理論建立，是現代醫學錯誤的最大方向之一。重要的是整合和應用達爾文的進化論和DNA發現這兩個事實，也就是發明一個新的整合工具。所以MAMIC Table就是一個發明的整合應用工具。所以有人說過，科學式思考的第一步是什麼？是要"釐清基本前提（Basic Assumption）"、"確定初始條件（Initial Conditions）"和"界定邊界條件（Boundary Conditions）"。而這些前提與條件，在多變數因果關係的複雜系統裡，是很難靠人類單線大腦可以直接理解，一定需要整合的系統架構起來才能釐清正確方向。楊振寧博士的"物理學之美"裡提到的，1627年開普勒的著作"魯道夫星表"讓天文學家經過實際檢驗後發現，開普勒的預言和對行星的實際位置是吻合的，所以最終承認了開普勒理論的價值。而我的"宏觀微觀因果表－MAMIC Table"也正是希望要達到這樣的目的。只要能夠將這個人類慢性病的MAMIC Table填滿，相信人類慢性病的終極理論可以比物理學的終極統一理論提早獲得，而人類也就不再需要為所有未知的疾病原始而受罪。如果這些現代醫學的治療方式，都可以用科學檢驗方法證偽是無法根治慢性病的，為何不嘗試 MAMIC Table 所揭示的方式，這裡所需要的就是時間，完全可以科學方式的檢驗。只要這個MAMIC Table填滿了，並且經過科學方式的檢驗了，這就是慢性病治療的終極理論依據。

　　基本前提、初始條件和邊界條件如果都不對，如何可以得到正確的方程式解答？所以，如果沒有考慮進來這些吃下的毒物，和環境累積的傷害，如何得到造成疾病真正的原因？2013年5月台灣毒澱粉事件就是一個例子，新聞上也終於才意識到，可能台灣洗腎率世界第一就是可能來自於毒澱粉。當然，台灣人的愛吃藥也是另一個主因。

追毒澱粉／台灣洗腎年耗3百億　真凶恐是一碗炒米粉？！

　　不論原因或者問題的數量再怎麼多，具體是有形還是無形，過程再怎麼艱難，憑借千百年人類的智力和近代科技的昌明，終究一點一滴慢慢揭開了越來越多的未知謎題。可往往最困難的卻是人自己的慾望，所以相較之下原因易尋但慾望難消。就像我自己的禿頭重生、皮膚炎去除，所有可以獲得的原因在這幾年間都靠著一點一滴的積累反復實驗，幾乎早知道瞭解救我禿頭再生和皮膚炎的一般可解決的手段。可唯一最簡單可行反而最後做到的早睡和鍛鍊運動，卻恰恰是這幾年最欠缺的。總還是有這些那些原因，總還是自言自語要改過向善，可卻還是一再地貪心偷閒，讓每天還是無法早睡，冬天沒有去運動流汗，卻又在日復一日讓脖子的皮膚炎維持了好幾年。

　　宏觀架構的戰役裡，達爾文和拉馬克的差異只在於達爾文的自然選擇認為環境並不是直接作用在遺傳物質上，而是間接作用，也就是環境只是選擇了遺傳物質所表現出來適合生存的個體群體，這是間接作用的，並不是環境直接作用在遺傳物質，就是環境並不直接作用在遺傳物質上，而只是間接的做選擇。但是拉馬克認為環境直接作用在個體上，在個體獲得了性狀後會遺傳，也就是說環境會改變遺傳物質，即環境是直接作用在遺傳物質上。這小小的差異就導致了正確和錯誤性的大差別，所以小差異見大真章。

　　在微觀架構的戰役裡也是，Watson&Crick有信心地認為DNA是雙軸螺旋，並精確的把ATCG鹼基對用模型組合起來，把微觀的架構精確描述。而Pauling認為是3軸的蛋白質螺旋，或者Franklin都只是些微的差異，就錯失了桂冠。

　　所以精確的結論是科學追求的必須，不能容許錯誤的結論，結論錯誤就不能得到最後的桂冠。當然在科技的限制下可能還有某些未知，就像達爾文當時還未知微觀的DNA，可至少在某個領域、某個範圍下、某個題目裡，精確的結論是必要的。而所謂精確，就是可以再現性、可以證偽、可以正反向驗證、可以盡量數量化的數據、可以實體檢驗的試驗等等特性。

　　另外，因果關係是非常重要的，就像拉馬克和達爾文的理論其實是非常相似，只是在於獲得性形狀能不能遺傳的重要點。而薛定諤在"生命是什麼"給了物理學家精辟的見解，就是拉馬克只是把因果關係搞相反了。這一些微的差異，讓達爾文有了流傳千古的機會。

　　生物的基因遺傳早就存在了億萬年，才被1809年後誕生的達爾文總結了不朽的宏觀詩篇，然後Watson和Crick揭開了微觀的DNA面紗，在物種原始後的155年內突飛猛進了微觀的遺傳學。我的這本著作文章一部分也是要總結早已存世億萬年的宏觀鼻病、禿頭和皮膚炎總結，希望啓發解救所謂的禿頭、鼻竇炎和皮膚炎在微觀裡的完整解答。自來水會傷害頭髮，缺乏某些營養素會使頭髮生長有問題，這兩大造成禿頭的主因也曾經被研究和發現一段時光了，可就是沒有人在適當的時間整合起來研究。在2008年8月15日那一刻起，就在一個適當的時間，6、7年多來投入不少時間和金錢的實驗下來，終於讓我破解了鼻病、禿頭和皮膚炎的謎底。如同達爾文總結的，都是存世已久只是人類錯過了發覺它們，就像科學家發現了那麼多科學定律，總有一天那些還隱藏的他們都將會被發現。

　　達爾文的物種原始和Watson&Crick的DNA發現分別是宏觀微觀兩個框架，其他理論都只是錦上添花。就像Ernst的"What is Evolution"，就像Rechard Dawkins寫再多書，都還是在解釋或者完善達爾文的演化論。根本不是有什麼新的划破時代的新理論。也就是說，這兩個宏觀微觀事實已經架構出了所有的框架。所謂綱舉目張，這兩個框架一旦已經發現出來，其他的理論就只能是來補充或者演繹。達爾文也不是在單一一個領域的大家，他甚至沒有博士學位。整合的知識也是非常重要，在兩個事實的框架已經被發現後。再精細的部分可能就要給專精的某些高學歷研究人員繼續，但要整合兩個方向就要廣博而全面的知識範圍。而且這是兩個發現而非發明，所有接下來的發現或發明都是根基在這兩個發現的事實基礎之上。這是兩個事實，而不只是理論。達爾文不用任何分子層級資料，光靠維多利亞文風的雄辯，引領155多年來的生物醫學發展的基礎。如同Ernst Mayre認為不用解釋給那些無法規勸的人相信。

愛因斯坦的廣義相對論裡顛覆了"絕對的時空"概念，時間和空間可以被彎曲，這和平時一般人們所看見的概念不同，人們在日常生活裡看不到時間和空間被彎曲的現象。可在"宇觀"中，時間和空間可以被彎曲和變形，就像很多書中拿來說明的"在床墊上物體的重力可以讓床墊彎曲變形一樣"，光線在宇觀中到了太陽附近可以看見光線被彎曲，而時鐘在大的引力場下走得比平時要慢。這些現象在日常生活中都察覺不到也無關緊要，可在宇宙大尺度的宇觀中卻是不可忽略的現象。而這就像雖然微觀的生化、分子生物領域對生物醫學的完整研究是不可或缺的，可在日常生活裡我們也察覺不到且無法直接感受到微觀的生化或分子生物學能產生的現象。所以，在日常生活中我們要對人體的生物醫學問題作實驗只能先從人體可以察覺的宏觀領域下手。就像研究宇觀的理論物理學不是那麼容易進入或者突破一樣，直接從微觀的生物醫學領域下手要解決所有的人體宏觀生物醫學問題也可能常常是事半功倍或者根本錯誤了方向。

然而，不管是楊振寧教授所總結的，"對稱性"和"物理定律"在愛因斯坦以前和以後的順序性如何，宏觀的實驗檢驗一定還是存在，只是先後順序的不同。所以，在生物醫學界也是一樣，宏觀、微觀的手法切入點只是順序的不同，端賴哪一個手法可以更快得到解答。所以，不管現代物理學的主流是不是從物理學對稱性的美出發，最後的宏觀實驗仍然是檢驗物理理論的必要步驟之一。只是，從對稱性的理論加上數學工具的推導在現代物理學的發展是最有效，就像宇宙天體物理學目前無法完全可以實驗得到驗證理論的正確與否，就像黑洞，就像Steven Hawkin還無法得到諾貝爾獎。而人體的宏觀生物醫學的手法也是一樣，在人體上我們無法隨心所欲做很多實驗檢驗，而目前生物醫學微觀的主流又無法有效解決很多問題。因此，從宏觀可以在人體觀察得到的現象變成為我們珍貴的資產，這何嘗不是像物理學對稱性之美？

在2012年10月紀錄這段心得時的讀書參考：

參考節錄：
"物理學之美" p123

愛因斯坦以前：實驗－場方程－對稱性（不變性）

愛因斯坦以後：對稱性－場方程－實驗

"物理學之美" p109

在物理學中，變換的不變性表明的是一種對稱性（所以相反來說，對稱性就是物理學中變換的不變性），對應著一個守恆量，一個守恆定律。

光速守恆－洛倫茲變換

時間間隔、空間距離守恆－伽利略變換

那對稱是指"哪幾個"對稱？

　　知識的傳播推廣需要不同層次的專家來執行，比如理論物理學家像愛因斯坦、Dirac等是上游理論的先知者，其它學習他的物理學家是下一層中游教導者，而學校裡的物理老師是再下一層的啟蒙者，工程師是接棒的開發者來開發出產品，而消費者就是最下游的產品受惠使用者。所以現在的電子產品可能是都受惠來至於牛頓和愛因斯坦，而一般人不用也無法像牛頓或愛因斯坦可以發現到最高層次的物體本身之"理"。這是生物界大自然演化的奇妙，物體本身之理它恆古來一直存在，可能有很多的表象結果，可是人類一直無法看出本質真凶，而往往只有最上游的人類可以可能在某個幸運的當下得到接近本質真因的機會，這個機會是稍縱即逝，錯過了可能要再等一個世紀。先行、先知者可能不一定是對最下游的一個好的啟蒙者，好的啟蒙者也可能無法變成一個先行先知者，但卻可以扮演很好解譯先行、先知者的觀念論點的啟蒙者角色，所以才需要有各個層次的角色存在。

　　在貝塔朗菲（Bertalanffy）的 "一般系統論（General System Theory）"中提到，還原論的手法需要各部分條件間沒有相互作用，以及描述各部分的行為是線性的。模型和實際世界會有落差，因此數學模型不是萬能，不能輕視或拒絕"日常語言表達的模型"，而只是重視"數學模型"，這就是我的"宏觀微觀因果表"的類似概念。當然，數理化的精確模型也是很重要，並且在很多方面都已經有了很高的成就，只是我們還要更好地解決更多的問題，那接下來就不能偏廢每一個可以解決問題的線索。"一般系統論"一書中有許多很贊的說法。果然是專業的科學家，語言精準，不像我的文字拖泥帶水、廢話連篇。可相反地，我希望我文章的好處是口語化、直白化，能比較容易讓沒有工程、數學或科學背景的一般人理解。這也是我一再強調不同階段、不同領域啓蒙者的重要性。就像我們不是不聰明，而是大腦細胞裡實在沒有耐心去研究數學，就像愛因斯坦也是說他自己放棄數學、楊振寧博士說他放棄實驗。所以我們要應用數學家耐心得到的結果在其他科學領域上，這是數學家帶給人類的好處。而工程師及其他科學家就是可以勝任擔當銜接數學家、理論物理學家與一般老百姓的最好啓蒙者。所以即便沒有數學模型的達爾文自然選擇理論也可以流芳千古。

1980年代錢學森先生的書即曾提到控制工程概念中的宏觀、微觀和宇觀，由於他是控制工程的專家，所以掌握到精髓並且有很好的見解，這些手法非常適合應用在生物醫學界。然而專家的所有自動控制理論及數學模型太專業，一般民眾要的是簡潔明瞭容易操作的系統，這也就是APPLE軟硬體界面高度人性化在當時打敗一切高階手機的原因之一。自動控制系統是我自己在大學的電機系裡感覺吃力的課之一，當然不是好學生的我每一科都沒念好，除了電子學和半導體。我對數學一向沒耐心，也就對自動控制系統、電磁學、計算機等需要數學思考的科目學不好了。

工作17年來我主要當了半導體電子業的醫生、壽命預測師及研發工程3種職位，在紐約和IBM合作的那兩年在Jason的指導下，常常一個人日夜量測，也才能讓本來功夫極差的我在微電子半導體工程上有更進一步的功力，雖然大學和研究所的我根本從來沒有從頭到尾做好實驗課。後來常常看見很多的工程師甚至半導體電子業的醫生和壽命預測師都無法整體的找到並分析出他的病人死亡患病的真因，也常常都下錯了藥，甚至找錯了方向。這都是因為整合宏觀微觀一起的功力不夠，甚或基礎知識不足，以致於無所適從。

達爾文當初需要周遊列國環遊世界才能得到很多他思考的知識以幫助他完成這一本沒有任何圖表的巨著。而現在我們只要透過了網路和書本就可以達到150年前達爾文周遊列國的過程經驗。如果達爾文沒有5年世界巡洋，以及廣讀群籍還有蒐集標本及觀察和實驗來增加充足的訊息來源，那他如何能推理出物種原始和自然選擇理論呢？所以推理很重要，但廣博知識的基礎也是另一個重點，兩個相輔相成缺一不可。Watson和Crick也一樣，只是他們的廣博知識來源常常是討論，是來自和別人聊天，從別人那裡的經驗增加知識來源，加上他們的推理才能比別人更早發現生物遺傳DNA。

　　Stephan Jay Gould曾經說過幾個對研究知識很好的觀點：知識界的暴行，很少有比眾人皆知卻又沒有足夠的資料可以證明的真理更為頑固可怕的（比如慢性病是無法根治的）；如果站的高望的遠，即使新手也能贏得勝利，相反，專家抓住了細節，卻沒能看到全貌（比如Watson&Crick的Double Helix）；想要提出一個好觀點能獲得學術聲望需要借助理論作出新發現、運用理論的啟示改變大眾的態度，這要花很長的時間（所以即便有人比達爾文更早說出自然選擇，但都只是淺談沒有像達爾文物種原始一書那麼的完整）。

　　微觀或者無形的線索在利用宏觀的"實用性方法"本身雖然不一定是必要的元素，但要科學性的解釋並再現性的重覆使用這個宏觀的"實用性方法"本身聯結的這些微觀或者無形的線索、條件的尋找並且定性、定量化就非常重要了。這樣才能有系統的再現性使用，而非憑個人感覺沒有定性、定量化，不僅僅是沒有定量化無法重復驗證，更重要的是個人的人體感覺是可以失真的，比如視錯覺的人體大腦本身的自然效應，因此，科學化的微觀或者無形線索、條件的系統建立才會如此重要。

　　微觀下的生物醫學是不是也是宏觀生物醫學的一個特例呢？就像微觀的量子力學是宏觀的經典物理學的一個特例一樣。在"探求萬物之理"中（探求萬物之理p142）提到類似宏觀和微觀的互相轉化效應，比如經典力學（連續曲線）和量子力學（離散頻譜）的互相轉化（離散的傅立葉轉換）；比如波動論（連續的）和粒子論（離散的）的互相轉化（波粒二象性）；比如類比（Analog）和數位（Digital）的互相轉換（AD/DA converter）。這本書裡還提到（探求萬物之理p148）：在數學解中，計算機再怎麼厲害，如果沒有人腦可以理解的數學運算及可以轉化理解的物理意義，那數學計算機再厲害也只是"搗弄數字"而已。因此，類比性來看，微觀很重要沒錯，比如很厲害的數學計算機，但光有微觀的很多的證據但無法解救生命，而沒有宏觀可以根治疾病的方向或方式（就是可以轉化理解的物理意義），微觀再厲害也只是"搗弄科技技術"而已，也只是展現我們好像懂了、擁有了很多酷炫的新科技，也只是為現代醫學行業盈利服務而不是為了真正解救為疾病所苦的人類。

日常生活裡能夠直接應用到微觀生物醫學的範圍幾乎很少。現代生物醫學把個別的單一數量型性狀、特質看的太獨立且太重要，比如身高、體重、血壓和膽固醇等指標。而人體幾乎是世界上最精密複雜的自動控制系統之一了，自動控制系統的重要特點就是所有的因子都是互相影響、互相牽制，才能由負回授（負反饋）以達到平衡狀態，而正回授則朝向崩潰狀態。所以，脫離了系統單獨看個別的數量型性狀量測值，想從單獨性狀來治療疾病就是典型的頭痛醫頭腳痛醫腳的下醫，也像是我們半導體業那些蹩腳專業只會耍嘴皮子的主管和工程師。

西方國家的人民現在已經習慣於，有任何的家族遺傳史就先吃藥以事先"預防"其家族遺傳會在他身上現身，比如禿頭、甲狀腺疾病，比如美國女星預防乳癌所以就切除了乳房。比如我老婆的姐夫Steve是美國白種人，在當時40歲不到的他就開始定期服藥"預防"。須知遺傳的本身是有機率理論的，撇開機率不談，光是長期的服藥下來，他的身體肥胖就懷疑是腎臟功能因長期吃藥受損造成的水腫。如果飲食習慣和環境改善這麼自然不傷身體的方式都不願意去嘗試，而只盡信藥物帶來的心理及暫時表面下的藥物帶來的成果，但實際上卻是慢性傷害身體而完全不自知。這就是一般人習慣的不願意長久且不易察覺感受，只願意立即表象的容易看出來的治標成果。這是無可奈何的人類狹隘心理學，但絕對要讓更多人知道這是不好的。只要走對了方向、用對了方法，只要一段時間的堅持，就可以沒有傷害的讓身體回歸到健康的狀態。

如果影響結果的這些原因數量太多，我們根本很難察覺到底是哪一個或哪些原因影響結果，而恰好，在這個高度發達的現代社會中，很多的結果都幾乎是多於一個以上的原因所造成，所以造成許多狀況很難查出真正的"原因們"也就不足為怪。就像我的禿頭，如果不是恰好這些所有的原因是被我在這6、7年來無數次的巧合狀況下，和我細微敏感身體加以體會觀察下，以及我慵懶沒有放棄絕望的堅持下，我根本無法總結出來禿頭的結果是由於4大變因（不算基因）所造成，根本沒有醫生強加在我身上所謂的雄性禿這個疾病名稱。如果沒有這些巧合，要總結造成禿頭的這4大變因真是天方夜譚。還有根本原因數量其次的脖子上皮膚炎，巧合地靠熱灸流汗法和保持肝臟的健康就完全去除。再來單一原因的鼻病，只靠一整年避免所有寒冷就改善了幾乎全部。

下面Utah大學這個網站很好，移動滑鼠模擬放大效果而不用真的放大鏡，你就可以彈指間透過參照物的放大縮小，體會我們平時看不見的細菌、病毒其實不太小，尤其對照你我們每一個人出生原型的那個人類卵子大小。甚至你手機上電子元件的製程技術氧化層最小元件厚度，都還比你的tRNA還要小，你只關心你的APLLE、HTC或MOTO手機技術是多少奈米，卻從沒關心你的身體細胞、病毒或者細菌每一個分子大小。宏觀的米粒與微觀的病毒、細菌只在轉瞬的游標移動中呈現出來，所以，我們還敢忽略那我們每天肉眼看不見微小長久的累積嗎？

http://learn.genetics.utah.edu/content/cells/scale/

也更像下面這個微博，近100年過去了，很多人現在也都看不見微觀、無形和細小長時間累積的傷害。

2013年5月新浪微博：
醫學美圖
早年人們並沒有意識到X線輻射的危害，醫生們常常就這樣"現場"閱片會診（攝於1915）
http://weibo.com/2260118097/zvEqQuUoH

這章最後下面這段落節錄自網路上1970年左右貝塔朗菲（Bertalanffy）的 "一般系統論（General System Theory）"一書裡提到很多和我的 "宏觀微觀因果表"所依據相似的概念，在這裡節錄幾段不錯的中文譯文，還有其中一個描述解線性和非線性方程式難易度表，都是非常適合來解釋宏觀微觀特質及整合的重要性。

原譯文："數學模型的優點－無含混性，嚴格推導的可能性，可用觀察數據來檢驗－是人所共知的。但是，這並不意味著可以輕視或拒絕用日常語言表達的模型。"

原譯文："一種語言模型畢竟比全然沒有模型或者強加給實在和歪曲實在的數學模型要好。像具有巨大影響力的各種精神分析理論都是非數學性的，而且與自然選擇理論一樣，它們的影響都遠遠了後來才出現的，只涉及個別經驗材料或一小部分經驗材料的數學構想。...理論方面，像達爾文學說或經濟學也只是後來才找到（部分的）數學表述法的。看來，先有某種非數學的模型，儘管有缺點卻表現了先前未曾注意到的方面，並可期待未來會發展出一種適當的算法，這比一開始就遵循已知算法的不成熟數學模型要更為可取，因為那種做法可能限制視野。"

原譯文："機械論－分析－線性因果論（無相互作用）－自動機。機體論－整體論－相互作用－動態學。"

原譯文："大生理學家森特－喬奇（A. Szent-Gyorgyi,1964）異想天開地表示了同樣的要求："當我參加普林斯頓高等研究院時，我曾希望通過與這些大原子物理學家和大數學家的朝夕共處能學到一些有關生命物質的東西。但是一當我揭示出任何生命系統中都有多於兩個的電子時，物理學家們就沒有什麼話可以對我說的了。他們和他們的全部計算機都說不出第三個電子會幹些什麼。顯然只有這個電子自己完全知道該幹什麼。於是那粒小小的電子知道普林斯頓所有博學之士都不知道的一件事，而這只能是非常簡單的一些事。"...意料之中的。最後，由於把在某方面有用的模型弄成某種形而上學的實在和"無他"哲學，因而使失望，這在人類思想史上是屢見不鮮的。"

原譯文："封閉系統與開放系統：...傳統物理學只處理封閉系統，即只考慮與外界隔離的孤立系統。...可是，我們發現系統從它們的真實性質何定義來看，不是封閉系統。每一個生命有機體本質上是一個開放系統。...顯然，傳統的物理公式，原則上不適用於作為開放系統和穩態的生命有機體..."

第七章 人體資料庫"e-病歷"建立的方式與重要性

　　如果人類利用生物科技的基因技術讓人類自己隨時可以複製再生，那和低等的細菌、黴菌或者低等容易再生類的生物有何不同？在所謂人類倫理的考量上，生物科技的再造人類頂多達到損壞器官的置換，哪個器官壞掉了就用幹細胞技術換個器官。正因為生命有限才會讓人類珍惜，正因為知道東西壞了就不會再有，才會好好愛惜保護，而容易隨手可得的東西一般就不會好好珍惜。這是人類典型的心理反射現象，就像錯過的永遠最美的論調。一旦人類的生命像電玩遊戲裡的打怪和破關，如果有用不死的血或生命值和擁有最強大的武器被怪物打不死，這樣的電玩遊戲你還會覺得好玩嗎？

　　所以微觀生物技術的日新月異，對人類為了解決先天性疾病或者後天的意外事故補救，在這些層面來說他是貢獻極大，而且具有重要的意義和存在的必要性。可對於後天人類為了自我私利生產有害的產品，自相殘殺或者自甘墮落所造成的病痛與傷害，現代生物科技的技術卻只會讓人類本身越來越不珍惜現有的生命，而變本加厲的揮霍原本該遵循的，人類存在的正常演化裡平淡的生活方式。物極必反，浪費揮霍的速度終究敵不過再生技術的補充，就像通貨膨脹和其它惡性循環事件來的急候不可擋。而這樣的極端會不會讓人類本身因為太強大，而造成極端的揮霍浪費，最後反而造成終極的滅絕呢？就像古生物恐龍曾經的強大，而現在也只能讓我們在博物館的化石面前憑吊。所以是強大者適合生存呢？還是達爾文的最高指導原則"適者生存"呢？所以這樣的現代高科技生物技術往微觀的日新月異功能強大，是要將人類帶入更好的生物界演化裡，還是要將人類推入更快速的滅絕呢？

　　我們在電子業的數十年發展裡可以想見一條類比的道路。我們一般使用者中到底是需要越來越微觀、微小的電子零件，抽象強大的越來越高速的電腦呢？還是需要一個宏觀有實體可以握在手上有溫暖人性使用界面的終端手機或者家電產品呢？你的日常生活中需要用到的電腦功能到底有多少？在我20多年的資訊產品的中度消費中，我大抵浪費了我所買過這些電子產品80%以上的功用。所以人類生物醫學的進化絕對不可以只有單方面地只求微觀細微處去發展，微觀細微很容易找題目研究，也很熱門，有一堆現有題材技術和資源。可宏觀的道路不可或缺，也才是完整的人類演化進化的拼圖合成。就像電子界曾經的類比電路被數位電路在電腦和商用電子發展上的強勢打到冷宮，可終究人類需要的是可以和人類交互溝通的訊號。

　　　不知是上天的安排還是自然界的巧合，我在2010年12月10日突然一查看，才發現，吳清忠先生的"人體使用手冊"，王唯工教授的"氣的樂章"都是成於2002年，而我卻要在書成6年後的6年前才發現人體使用手冊，8年後才發現氣的樂章。而12年過後，我才寫成了這一本書。我們還要浪費多少個12年才將所有正確的知識和訊息讓廣大的所有人們普遍地且透過管道容易的知曉。不過幸好透過現代資訊革命，相信這一個演化的歷程必定可以縮短。

1. 最有效的方式是正確分析電腦處理的大量有用資料

　　　我的禿頭再生能夠獲得成功的重要性之一就是剛好幸運地得到數量化的數據，如果我沒有從2010年7月開始每天記錄白天辦公桌上的掉髮數量，我是不可能後來得到一個完整的推斷，哪些控制因素影響並改變頭髮的生長掉落。如果單獨只看頭髮的疏密，而沒有數量化的掉髮數目，就無法更精確地確定變因的控制力量大小，也無法精確推斷變因影響頭髮生長掉落的時間點，更無法將頭髮的疏密程度和數量化的數值連接起來驗證。又如果這6、7年的頭髮和皮膚炎實驗，我沒有拍下頭髮3個角度及脖子皮膚炎的照片，我就無法歸納出季節的變化竟然和頭髮及皮膚炎的改變有關係，也就無法加上其他的數據、資料歸納出最終的統一理論"肝臟自保基因"影響禿頭和皮膚炎。因為憑人類的記憶一定無法清楚記住每一種變化，還要和時間、季節搭配上關聯，這麼多變數同時彙整在一起一定無法單靠人腦記憶與分析。這就是需要靠數據、紀錄資料及加上現代電腦計算機分析的力量，就像現在Google、Facebook、社交及購物網站大數據的驚人進展。沒有這些重要的數據、資料分析，我可能完全錯過了得到禿頭和皮膚炎的解救，我也可能很幸運的頭髮長出來了，皮膚炎也好了，可還是不知道它們為什麼好了，就只知道模糊的方向而就像很多人遇到的可能歸類給純粹運氣，也就無法得到完整的因果關係及理論，更無法讓其他人可以完全複製實驗。當然，單憑數據、資料及強大的電腦而沒有人類大腦的進一步解讀與分析，那數據、和資料仍然不過只是一堆死數據和塵封的資料。所以，數據以及數據下潛藏的物理意義相互合作，才能發揮數據的功用。而在第5章中將這些掉髮數據畫成所謂統計上的SPC圖，可以直觀地看出頭髮掉落數量的增減與時間的關係，更可以明顯看出來和頭髮的拍照圖作為對比，也更才能確認照片上頭髮稀疏和茂密與頭髮掉落數量的關聯性。

　　浩瀚的書海和無垠的網路雖然訊息眾多，但一定要自己從其中篩選出真正正確而且有用的。現在電腦網路搜尋引擎如此發達，但對於慢性疾病來說很多資訊都是重覆的，很多都是所謂的普遍認知或者專家意見，然而其中大　部份都是有問題而且是錯誤無用的，　定要相信自己而且加以辯證。最好使用高公信力的網站，但舉凡中文的各大網站，關於這些健康資訊就是一般大眾已經知道的常識，或者是千篇一律同樣的論調，但卻沒有指出核心可行且正確的方法。這就是為什麼前面提到的人體"宏觀微觀因果表"與這一章要討論的"人體資料庫e－病歷"建立的重要性。唯有建立這樣一個有公信力而且有公開詳盡的大數量資料統計，才不會讓人們迷失在無垠的網路或爭論裡，不但浪費時間後又找到錯誤沒有用的答案。現今資訊的浩瀚無垠，缺少的不是資訊的數量，最缺少的是正確有效的資訊。我們苦於陷在資訊的淹沒焦慮中，比如曾經的垃圾郵件，比如網頁中無數彈跳出來的視窗，比如Facebook中每時每刻驚醒你的無聊更新通知聲和不明所以的Tag。正確有效的訊息在茫茫網路大海中如滄海一粟，如何挖掘出來對每個人有用的正確有效訊息才是最大的困難。

　　解決面對慢性疾病治療一直無法有效突破的困難點，利用現在發達的電腦與網路科技似乎是一個很好的方向。第6章提到的宏觀微觀因果表就是一個好的起點。然而我們要如何用最有效率的方式再來驗證宏觀微觀因果表的正確？這時候，如果能夠搭配目前依靠電腦和網路在很多領域上應用良好的"大數據"手法，套用在慢性疾病中驗證宏觀微觀因果表的正確性，或者收集更多宏觀微觀因果表本身所需要的數據點，這樣的概念在這一章裡命名為"人體資料庫e–病歷"。只要我們能套用大數據的手法，正確分析經由電腦和網路得到的大量有用資訊，再加上第6章宏觀微觀因果表裏提到的步驟，或許可以更有效的找到各種慢性疾病的真正解藥。

達爾文的理論放到現在來看，不就是大數據理論中的容忍小誤差，只要大方向是對的，不必在第一個時間點找到因果關係，只要把相關關係先得到線索，因果關係的出現或者只是時間的問題。所以達爾文靠環遊世界及博覽群書所得到的"大數據"，再加上他的細心觀察和體會，終於寫出了曠世巨著，即便他沒有DNA，即便他的書裡可能很多後來更進步科學發現驗證的一些錯誤，但都不能掩蓋他對生物界從他以後的偉大貢獻。所以從後來往前看，赫胥黎和許多人才會唱嘆這麼簡單的理論，怎麼就這麼多人想不到。

大數據一直在講"不再追求精確度，不再追求因果關係，而是承認混雜性，探索相關關係"。但是當然要完整解決問題，徒有相關關係並不足以找到根本原因來解決問題，所以大數據只是一個前期手段找出相關關係有力的工具，如果這個因果關係中的原因和結果的聯繫及交互作用不複雜且數量較少，那麼很可能相關關係建立後，因果關係很快可以被找到。但如果相關關係的數量大且交互作用盤根錯節，那當然即便相關關係建立起來，因果關係還是需要另外的手段來尋找，就是魚骨圖加上實驗設計或雙盲實驗。所以是不是應該說流程如下：

1. 電腦大數據 – 先找出相關關係
2. 人腦 – 篩選相關關係後得到因果圖（魚骨圖） – 實驗設計（宏觀）和雙盲實驗（微觀）
3. 最後 – 建立"宏觀微觀因果表" – "人體資料庫e–病歷"驗證與供一般大眾應用。（就像化學週期表的建立為人們所用，就是第6章提到的前、中、後3階段）

　　在"大數據時代"一書中提到，Maury將代代相傳的航海信息完全整理記錄起來成為一個標準表格（1855年），這就是以前的大數據，這就是在慢性疾病中未來的"人體資料庫e－病歷"，只要這個大數據建立起來，勢必就可以先找出那些和慢性疾病有關聯的相關關係。就可以靠大數據的力量，離因果關係的發現走出了第一步，就是面3大步驟裡的第一步。書中也提到"就算大數據無法教會我們所有事情，只要能幫助我們表現更佳、更富效率、取得進步，就算缺乏深入理解也是很有用的了。"。這就像是說，大數據是宏觀原因，深入理解就是微觀原因，只要我們能用宏觀原因的大數據來解決疾病的問題，就算暫時缺乏微觀的生理化分析數據的深入研究也對疾病的救助是很有用了，但最後微觀的證據也其實是很重要。還有，"相關關係也許不能準確地告知我們某件事為何會發生，但是他會提醒我們這件事情正在發生。在許多情況下，這種提醒的幫助已經足夠大了。"。以及，"如果數百萬條電子醫療記錄顯示橙汁和阿司匹靈的特定組合可以治療病症，那麼找出具體的藥理機制就沒有這種治療方法本身來的重要。"。雖說如此，這裡的說法還是有點偏頗，這些具體的藥理機制還是要迫切尋找，只是可以在後面按部就班，之所以找不到還是因為方向或者方法錯誤。所以，按照此概念，傳統醫學裡的經驗也都是可以這麼辯解，只要經驗是有用的，都可以不迫切尋找藥理機制。但這是不對的，因為人命關天，通常不能有容錯的大空間，所以我們還是要盡力快速找出其中微觀的藥理機制。不能藉口困難或這不迫切就認為不用找。大數據只是一個很好的工具，並不是一切萬靈丹，就像有專家說過的，沒有好的人腦正確分析，再多的數據也可能是"垃圾進、垃圾出"。所以，大數據是一個好的輔助工具，如同書中另外提到，"適當忽略微觀層面上的精確度會讓我們在宏觀層面擁有更好地洞察力"，這就是我在這本書中也一再強調的，宏觀下手是在尋找多變數慢性疾病因果關係的最有效手法。

2.　網絡雲端"e-病歷"建立宏觀微觀人體健康資料庫是解開慢性疾病原始最有效方式

　　如果每個人平時的定期身體狀況的所謂人體健康資料庫，都能建立的像Amazon、大陸的淘寶網、京東商城那樣的熟悉每個人的購物習慣和歷史購物資料，然後來推測下一季該促銷或者該向特定的顧客推銷什麼產品一樣，那每個人的日常身體健康訊息如果經由和那些購物網商一樣強大的力量，建立起像購物網站這麼好的使用者界面及強大快速的資料庫搜尋、檢索及預測能力，就能夠很容易利用這個網上資料庫來追蹤和診斷自己身體的健康為何會出狀況。而且整個自己身體健康狀況的歷史資料，以及和別人是否有相同疾病症狀的所有相關資訊能互相對比，並且在同一個網站平台上還能得到眾多有用的其他人歷史資訊和經驗，這是在宏觀手法上最好的方式，就是利用大數據來先得到相關關係。台灣目前的購物網站的整體使用界面和功能真是太差，根本無法和大陸淘寶網或京東商城比。美國的許多網站到大陸也是被打敗的份，除了搜尋引擎網站及社交網站有政治考量外，商業購物網站早被打得落花流水。我在美國EBAY、Amazon也購物不少，但其對於消費買家的使用者介面和大陸淘寶網及京東商城相比起來仍是小學生等級。

　　現在幾乎所有的中文醫學或健康養生網站，也都只是靜態的方式，最多是有論壇的討論交互溝通，頂多有少數有完整的搜尋功能。可這些都是被動且不及時的交互溝通，而且都是千篇一律的互相抄襲。"人體健康資料庫e-病歷"是要建立讓使用者能主動搜尋資料庫，且主動建立自己的身體健康狀態資料庫當作即時的自己病歷，並且及時的在資料庫的作圖和分析中，得到所有想要尋找的線索。並且可以動態地利用大數據，觀察每個症狀在他想要搜尋的特質中和所有人口的相關關係。當然，如果一般民眾沒有足夠多的知識可以判斷，那至少在專業的醫學人員或受過訓練的專業分析人員是可以協助每一個人使用。

　　重點是要建立每個人的經驗值和經歷案例資訊，最好是能將它們數量化，或者至少要在統計分析上能夠讓每個人搜尋後看到其他所有人的統計分析資料，並且據此資料來判斷自己的實驗方向。這是一種互動關係，且是使用者可以主動搜尋並分析可視化圖表的工具。而不是像現在網站的留言及回覆不夠及時也沒有分析能力，或者只有簡單的資料庫搜尋。可能有所謂的專家模型可以讓使用者輸入條件，然後判斷可能是什麼症狀，當然這樣的軟體判斷可能還無法做到人類思考，因此誤差率應該也就很大。而"人體資料庫e-病歷"是提供資料搜尋和統計分析，判斷還是要靠使用者自己，但這至少提供了比較全面且有用的資訊，是所有使用者的經驗大數據的分析，應該具有一定程度的可靠性。

如果能將"宏觀微觀因果表"和"人體資料庫e-病歷"一起建立好，即便沒有專業的醫學背景也可以按圖索驥，從"人體資料庫e-病歷"中找到自己的疾病症狀和別人疾病症狀的異同點，以及嘗試別人使用過的有效方法來去除疾病症狀，這就是現代科技技術帶來的啟蒙力量，所以每個人都可以是自己的專業醫生，就像網絡的維基百科，20年前那根本是不可能發生，每個人要買一套百科全書才有可能查到自己想要的資訊，而現在卻是只要能有上網的工具，隨處可得，每個人都可以是百科全書。現代醫生間或有些專業人員愛故弄玄虛，就是顯現出自己的知識有限，無法說服所有人。所以假以時日，醫生及其他專業人員都只是工匠，當然外科的開刀和婦產科的接生一定是要專業醫生，但除此之外，其他的醫學專業都幾乎可以從別的管道獲得。更何況現在的醫生如果不進修，每個人都可能淪為落伍的工匠。

王唯工教授在氣的樂章提到給了科學一個反向簡易定義，"沒有到數、理、化的層次，就不能成為科學"。我是贊同這個說法的，然而"人體資料庫e-病歷"的建立，至少先找出了數學統計的一個層面，這個手法算接近這個科學定義的一隅，就是經由一個疾病（現代醫學定義的疾病名）的宏觀真因因果關係反覆再現性驗證者身上收集到的大量數學機率統計資料庫，從宏觀的因果關係得到了驗證因果關係的結論，先有宏觀的數據和實驗結果了，就有了再往微觀走的參考來源和目標範圍的源頭，這樣再往微觀的真因因果關係的尋找就比較容易下手而且比較不會失去參考座標而找到錯誤的方向，就像一再引用的顯微鏡使用的手法一樣。當然接下來還要有生物物理微觀的（抽象不可見的）理論層次，還要有生物化學微觀的（具體細微肉眼不可見但機器可見的具象）層次，這些都要一步一步慢慢建立，並無法一步到位馬上就達到數、理、化三者齊全的完備科學層次。就像提到的要先從宏觀下手再到微觀一樣。況且宏觀就像電子儀器中可見可觸的人機界面硬體，微觀就像其中不可見不可觸的軟體，沒有宏觀的硬體承載和作為溝通的界面，想要處理微觀無實體存在的軟體問題更是困難，所以宏觀和微觀的手法應用兩者缺一不可。整個傳統醫學幾千年來，因為科技尚未突破，一直停留在宏觀的層次，當然微觀的抽象理論也存在，但一直無法有系統地分析驗證"穩定的再現性"。所以說傳統醫學沒有理論基礎也不盡然正確，嚴格來說，只是這個理論基礎缺少了微觀具體的數據（顯微鏡等放大工具）和宏觀的系統性數學統計機率數據分析。就像現代科學物理學的理論建立，也需要實驗數據的配合，才能完美演繹理論的真實性。而至於微觀不可視的理論先行還是宏觀的實驗數據先行，這並不違背科學的定義，僅僅是先後次序的問題，只要將這些因素要素備齊了，科學性的結果與因果關係的獲得也只是時間先後的問題了。

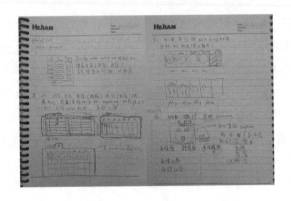

圖7-1 "人體健康資料庫e-病歷"使用界面示例

　　在6、7年的實驗過程中有一陣子在讀中醫相關書籍和頭髮實驗瓶頸期時，曾經自己買了ASP的書並且買了幾個網址，註冊了網站想要開始架站自己建立 "人體健康資料庫e-病歷"，2007年前忙著揮霍人生時也曾經架設了一個簡單展示自己收藏風火輪Hotwheels玩具車網站。然而，一曝十寒特質的我自己，終究"人體健康資料庫e-病歷"到現在還是空中閣樓，只是一個"概念"。圖7-1是我自己手繪的某些使用界面之一。

　　生物醫學界和物理學界的還原論之爭是因為他們沒有像電子計算機科學界一樣，把研究的對象分為軟體、硬體兩大類。就像半導體的還原論，還原到45nm，再更往下還原好了，沒有軟體的搭配，就無法產生產品的應用。因此，還原到最小單位只是硬體的實行，軟體人員不用去攻擊硬體，硬體再怎麼還原到極致微小終究還是硬體。而是要兩者協同合作，才能創造出電子、電腦產業的高度發達帶給人類的便利。所以博物學家、古生物學家，不用去攻擊分子生物學家、生化學家（當然現在這兩個領域幾乎佔據90%以上的能見度）。所以在Ernst Myer才會說DNA的發現對遺傳學沒有很多實際價值，Wenberger是認為這是因為大家對"基本的"理論這個基本的定義不同而要爭奪話語權因此而有爭議。而是應該學習電子界的Apple，整合軟體利用還原論最厲害的硬體Intel，反而拋棄自己原來也很強大的Power PC系列CPU，才能造就Apple現在的大業，而不是楚楚可憐抱怨Intel還原到極致小的厲害和寡佔市場。所以"宏觀微觀因果表"和"人體健康資料庫e-病歷"一起建立起來就是要建造出生物醫學界的Apple。

　　在大陸10年的生活，神州大地這塊美好的土地上現今的環境污染讓人怵目驚心，我的公司很多年輕同事裡才30歲不到就很多人有一堆奇怪的毛病和身體不適的症狀，一位工程師值了幾天小夜班，就發現脖子有小腫塊。還有他的朋友，也是正要30歲，甲狀腺腫大，一去檢查竟然是惡性腫瘤癌症。很多20多歲的年輕女助理，胸部有纖維瘤的比例更是大增，以及年輕產婦的高流產比例，還有那網路上到處新聞可見小孩及年輕人的白血病。這在已經43歲10多年前的我，回想起來我那個年代一樣的台灣當下一般30歲年紀人的狀況真是天差地遠。就像我幾年前不知天高地厚的在蘇州猛吃原來以為的美味又辣又油菜餚的著名餐廳，而把自己的身體一步步推向懸崖，這飲食和環境的惡化已經到了不能不正視的地步。再這麼下去，人類將只是隱性的自相殘害，這只是掩耳盜鈴的另類人吃人。我們不能只為了賺錢而出賣自己的靈魂。人類歸根結底主要是自私的沒有錯，但我們要教育人們，再這麼下去，你因為自私而傷害到的最後也有可能會牽連你自己的後代。看看舉目輕而易

見的環境破壞。現在之所以奇怪的疾病橫生，發病年紀下降，最大的殺手就
是來自於飲食、水、和空氣這3大人類維生最重要的依賴。而這3者，恰恰在
這百年來的中國，尤其在近世30多年來自我炫耀卻極其悲哀的工業化、城市
化進程，一再戕害年輕的身體。長此以往，以達爾文的演化論來看，這神州
大地留存的，將是越來越短命的物種。當然，台灣城市汽機車的空氣污染，
近兩年爆發的食安問題等等也同樣令人擔憂。要探討這一類外在環境對人們
的危害以及越來越多的年輕受害現象，"宏觀微觀因果表"和"人體健康資料庫
e-病歷"的建立是唯一有效的手段。

網路與"人體健康資料庫e-病歷"及大數據相關新聞資訊

　　　　下面這個2013年1月15日的新聞和我的"人體健康資料庫e-病歷"概念類
似，但不同的地方是，"人體健康資料庫e-病歷"目前並沒有設想用微觀檢驗
資料，而希望主要在以人類能夠觀察感覺到的宏觀方向下手，微觀檢驗資料
是為了補充驗證。而一般目前所謂的人體生物資料庫還是以微觀檢驗能夠得
到數量化數據的方式為先，這只有專業機構能夠勝任，因此，得到的大數據
數量會受限，而且不一定夠全面涵蓋所有慢性疾病的症狀或原因的特性。

中研院與高醫合作揭牌－人體生物資料庫，邀民眾醫起來
http://news.msn.com.tw/news2978763.aspx

　　　　2013年2月微博，關於病歷電子化的新聞：

MSN健康
【醫院"天書"病歷電子化，患者知情權仍無法滿足】記者走訪部分醫院發現，患者就醫時的"天
書"病歷，已逐漸被電子化的"無書"取代。但問題是，患者處方和病歷並無終端可查詢，就醫仍"一
頭霧水"。從"天書"到"無書"，患者病歷知情權咋保證？
http://t.cn/zYfhxBz

　　像下面這個中醫網站的例子就不好，只是一個靜態沒有站內本身資料庫搜尋功能的網站。號稱史上最完整中醫網站，真是無以倫比的完整，包羅萬象，幾乎坊間能接觸到的關於中醫方面的書本網站視頻訊息等等幾乎全包含，算是一個非常好的網站了。站長本身應該是個在台灣嘉義的牙醫師，也算是醫學專業人員之一了。可這麼完整的網站仔細瀏覽後，總覺還是缺少了點什麼。沒錯，就是系統化精華重點整理及正確的知識啓蒙體系，即像"人體健康資料庫e-病歷"概念一樣，可以互動即時得到正確有效的訊息。因為太多的數據如果沒有歸納整理就和沒有數據的結果是一樣的。這咋看之下比一座不小規模的圖書館裡中醫資源還豐富的網站裡，還是缺少了最重要的"系統化歸納整理"及"正確的知識啓蒙體系"還有"可視化圖表即時統計分析工具"。

http://relativehumanity.tieus.com/web/main001.htm

　　這篇文章很簡要且都有提及重點，但主要還是IT專業的眼光，聚焦在雲端網路平台及數據的重要性。

2013年3月 微軟張亞勤－雲和大數據 有望催生顛覆式創新
http://blog.sina.com.cn/s/blog_596ccc870101bmzt.html

2013年2月21日微博：

華爾街日報中文網 轉發微博 @袁莉wsj
#WSJ釋放創新大會# Facebook臉書聯合創始人Eduardo Saverin說，互聯網未來的重大創新將來自醫療和教育領域。
http://e.weibo.com/1649159940/zkbTvAXIA

2013年3月11日李開復先生微博：

李開復
15歲的美國學生Jack Andraka的長輩因胰臟腺癌過世，讓他決定上網用谷歌和維基百科理解這疾病。他發現：初期胰臟癌很好醫治，但後期幾乎無望，所以早期診斷是最關鍵的。7個月後他發明瞭一種納米試紙，能夠迅速廉價精准檢測胰腺癌生物標誌。他的結論：每位網民都可以成為科學家！
http://t.cn/zYxXkR1
http://weibo.com/1197161814/zmUHY0525

3.　中國典籍幾千年的宏觀因果關係資料記錄才是最大寶藏資產

　　"你相信或者不相信，他還是在那裡"。相信達爾文的人就不會再說信中醫或信西醫，如果人將不人、猿將不猿，姓中姓西有差異嗎？信達爾文只會信證據、信推論、信邏輯、信想像和信自己。華人是實用主義者，萬物皆可以為神，所以沒有達爾文擔心的無神論者無法接受的演化論，說人不是上帝創造的，會讓很多西方人們的極度恐懼，會讓西方人是萬物最高等的觀念變成猿猴的親戚而羞恥。華人甚至把自己貶的比動物還低，因為很多動物都還可以成為神。擁護中醫的人，在民族的情感裡是沒有錯的，因為"中醫"兩個字有個"中"字開頭的名詞。可作為一個文化遺產，作為一個哲學思考以及作為一個生活態度與經驗，有些被列為中醫相關的典籍是可以參考和討論的，比如"黃帝內經"裡的生活養生處事態度。可就像另一個中國古老智慧的儒家理論所揭示"盡信書不如無書"，所以這兩方面矛盾的悖論你要從那裡下手呢？你相信中國的古老智慧"盡信書不如無書"，所以你不能盡相信中醫的所有書籍。所以，擁護傳統醫學中醫理論的人，應該拋開堅決只為擁護而擁護的態度，而忽視了其中無用、有害的部分。去蕪存菁，濾其糟粕求其菁華，不也是中國古老智慧所代代留下來的重要哲學準則之一嗎？所以，幾千年下來的經驗累積、典籍紀錄一定有可取之處，絕然的反對或者絕對蒙昧地擁護都是偏頗的。惟有用科學的方式和態度，真正的去蕪存菁才能真正的發揚傳統文化悠久歷史的益處。

　　但由於對於人體健康醫學方面的結果所造成的變動因子太多太龐雜，因此，由正向表列要來證明何種經驗是真正有效用的這樣的方法是比較困難。因為，在前面提到，有些結果是多變數因素的交互作用效果，而且效果可能是很微小，需要長時間的累積才會被察覺，以至於觀察不出來效果。所以，在短期間內，要有效果的方式就是先反向表列來證明，先把有害的部分先挑出來去除掉，就是用科學的方式已經重覆證明有害的部分特別提出來公示表列，別再讓大多數人受害。這大概就是類似方舟子博士提過的，對於中醫的"廢醫驗藥"。可"廢"字可能又過了頭，驗藥也驗醫說不定是更好的折衷方式。這樣在這種基礎之上，慢慢排除無效用或者作偽的有害傳統醫學。並同時，利用"宏觀微觀因果表 – MAMIC Table"再正向的反覆用科學方式驗證，就可以慢慢建立起整個人體健康的醫學依據體系正確有用的"人體健康資料庫e-病歷"，而這個結果就是傳統醫學之一的中醫所貢獻的一部分重要經驗與力量。現代醫學太過相信基因和分子生物醫學研究的力量能解決所有的生物醫學問題，就好像曾經相信現代醫學、現代藥物和現代科技可以解決所有的問題，可直到現在還是不能達到原來的設想，諸多慢性疾病還是不得解。所以，回過頭來，當強汰弱，當去除掉傳統醫學的糟粕後，加入現代科技網路和電腦的力量，是不是有可能在從宏觀的方向進入後，利用"宏觀微觀因果表 – MAMIC Table"和"人體健康資料庫e-病歷"的宏觀數據處理手法，能夠戰勝現代醫學還沒有辦法解決的部分疾病？這就像Popper的可證偽性才是科學的概念一樣，證實性有千萬種狀況不容易窮盡，然而只要一個理論被證明錯誤了，那它勢必要被修改或被拋棄。

　　生理學在英文裡叫"Physiology"，這個字由Physics（物理）字首加上Biology（生物）字尾，所以可以看得出西方醫學的發源其實也是把生物包含人類，當成用學習物理學的精神來看待。所以西方醫學幾百年來從化學方面的高速發展和成就促成了化學史觀強調的醫學療法和方向。加上物理學及科技高速的發展，一起在微觀的領域上有長足的進步，這一成果是不可以磨滅與忽視的。可就是微觀的化學史觀太過頭，以至於所有的力量集結在此，極致微觀的生物遺傳學是上上顯學，彷彿沒參與就落伍了，而卻忽略或忽視了宏觀的長時間系統性的變因與結果觀察、記錄、統計。就像前面提到的，面對一個疾病症狀，沒有先從找到"宏觀的真因"下手，就想直接跳到找到"微觀的真因"，那無異於緣木求魚且要事倍功半。宏觀的長時間系統性的變因與結果觀察、記錄與統計這一點卻是東方人的長處，中國有數千年的到目前不間斷的民族國家，加上重文字歷史紀錄與家族承襲，因此有很多的時間與醫

學案例可以讓宏觀的長時間系統性的變因與結果觀察記錄與統計可以有機會
被保存下來，雖然這些案例是缺少了現代科學微觀的資料，但是並不妨礙在
宏觀的變因和結果關係的觀察記錄與統計。科學微觀的資料只是可以用來更
佐證宏觀的因果關係的科學確立性，就像我的頭髮實驗，它是先有了宏觀的
結果觀察到我的頭髮在用過濾自來水洗頭髮後長出來了，才接著用微觀的化
學分析得到是自來水中的高3鹵甲烷濃度使頭髮毛囊油脂被侵蝕，所以微觀
資料是有用的，可它並不完全主宰一切。這只是完整科學理論建立的時間先
後順序，宏觀先得到推論的反覆驗證結論，還是微觀先出來驗證推論並不影
響其互相支持的立場。於是有了"黃帝內經"講生活哲學與人體健康及醫療經
驗，有"傷寒雜病論"來紀錄不同種類疾病症狀如何醫治。雖然這些資料有時
候因為統計數據的取得不易，或者在結果觀察與記錄上的定量描述不容易，
或者因傳寫失真驗證不易，加上沒有現代高科技電腦精通的數據整理與統
計，因此，在很多地方錯失掉了某些最重要的臨門一腳就可以有系統性的治
癒疾病之道是有很大的機率的。就像半導體製程的微縮再微縮，在一個平台
終有其極限和效益，微縮過頭了生產成本高企無法盈利，就是效率差且資源
的浪費而根本不需要。當然人類追求進步再進步的願望和豪情壯志是不容質
疑和打壓，可自然資源的有效利用，卻應該是我們也同時要深思熟慮的重要
一環。

　　醫學和人體健康養生的結論科不科學，並不在於能否有微觀的分析數
據和可見可觸及的實體解剖（因為這些可能都是人體中或大或小的局部性定
義，只要是局部的就不夠全面來分析因果關係）。科不科學應該在於能否一
而再、再而三的重現整個理論或經驗，而後觀察推論所衍生的整個因果關係
能否一再循環發生。這才是最實際而有效用的科學的醫學和人體健康養生。
而中醫或自然醫學之所以受到質疑的地方，就在於無法有效且完整直觀又全
面地提供數據和整個實際經驗的紀錄，以及完整的流程與完整的再現性。而
要突破這一點，唯有靠現代電腦科技強大的大數據資料庫統計及運算能力。
從古至今中國歷史典籍上欠缺的是這一塊，以往這一部分只能靠人自己手工
紀錄統計在書本或者記憶裡，但那樣的方式要應用在宏觀的大數據數理統計
分析上就有點無法再突破，所以有些醫生表現的好壞就在於其統計資料的獲

得與分析。當然即便在現今電腦科技可以在大量的數據分析上提供很大的幫助，並且可以揭露前所未解，但還有一個困難點在於資料如何獲得？資料的獲得只能靠最有效的兩個途徑，一個是在各大醫院的醫生病人裡收集案例，這個應該也行之多年，但一直也沒有太大且快速的進展。而另一個途徑就是透過現代網絡科技的方式，理想的來看，這個應該是最有效的方式。因為現代醫院還是以西方醫學的微觀分析數據作為醫學治療的基礎，這種手法缺少宏觀資料的收集一定不夠全面。因而網路建立人體資料庫是唯一可行且速效的手段。只要能夠提供簡易便捷有效的個人建立自己人體健康資料庫的使用者界面(UI - User Interface)，就是這一章的"人體健康資料庫e-病歷"。這些全面資料的獲得及分析一定是最快速而且全面的，其困難點只在於要如何保證個人輸入的資料是正確的，而且每個人要如何輸入資料。這在技術層面上可以從不同方面嘗試後再加以改良。

　　再回到科學性醫學的論證，科學不在於微觀、不在於具體可觸及、不在於有巨大的數據，而在於重覆的因果再現性驗證及所謂的"可証偽"。就像達爾文的物種原始巨著，除了一張樹狀圖，通篇沒有其它任何一張圖片、任何一組絢麗的數據資料展現。就像牛頓看見蘋果一再重覆的再現性掉落，他並看不見、摸不到"引力"，只能看見摸得到"蘋果"，就像現代手機的無線電、電磁波等等。因此，現代醫學也該重視的是"全面的"、"宏觀的"、"物理的(非破壞人體內自然環境的)"因果再現性驗證，而不是只汲汲盈盈的只見西方科學銜接下來的"局部的"、"微觀的"、"化學的(破壞人體內自然環境的)"片面因果生化驗證。尤其在慢性疾病醫學上，現代醫學犯的錯根本就是走錯了方向，方向一旦一開始有小偏差，雖然目的地很近，但往往走錯誤的方向越久，離開正確的目的地就更遠了。就像提過的顯微鏡的使用，一旦只拘泥在大倍率、小局面的微觀小對象放大，真正的兇手即使就在旁邊，如果沒有切換到小倍率的宏觀的全面視野裡還是看不見兇手就在身旁，這不是很可惜嗎？

　　如果宏觀的因果就可以反覆的驗證正確，微觀的因果關係即便還沒有能力反覆驗證正確，那當下的宏觀因果驗證其實就可以廣為應用。千百年的傳統醫學其實就是建立在這個基礎之上。但由於醫療案例系統性建立與分析不易，所以拼湊間就不容易建立完善且正確的全面權威性。加上人命關天，一旦權威性沒有全面建立，稍有差錯不確定，就容易引起紛爭、受到懷疑，也就是存在對傳統醫學的療效懷疑。而一旦再落入惡性循環中，想要扭轉這種局面，就要耗費更大的力氣，如果花大力氣還扭轉不過來，就更容易產生了放棄的念頭。這也就是劉力紅博士"思考中醫"裡提到的某些對中醫復興的恨鐵不成鋼。當然，劉力紅博士的愛中醫之深，也造成了對中醫的偏愛而沈溺詞語之中強說解。有些當然還未定明，有些當勿落入溺愛之中，用來哲學探討、人生飲茶論道養生可以，但用來建立系統性的資料庫，無情的數據是資料庫唯一的食物。而當然其中傳統醫學本身也存在多數未完備的宏觀大量數據反覆驗證，有些只是片面的數據案例有效，而且還有很多案例是在療效成立前必需先設定好的先期假設條件。這些許許多多如果光靠以前人力抄寫下來成書，記錄還可以，可要分析所有的案例和這些案例成立下的許許多多先決條件，就遠非人力所能完全勝任。即便天資聰穎者尚不可得，尚無法人腦同時處理分析大量參數的數據，更何況如果是魚目混珠的愚昧醫療從事者呢？所以很多文化中的傳統醫學裡醫生的良莠高下，也在於對這些千百年下來典籍經驗所提供數據的認知和消化理解。"專家不過是訓練有素的人"，每個人都可以成為自己的專家，尤其在這個訊息幾乎無價的最好時代，只要你能夠相信你自己的選擇。

　　不但基因是自私的，你的身體、你的細胞更是理性的不帶一份情感，也許你是感性的想在黑夜裡陪伴你的氛圍，可決絕的細胞不給你任何一分情感，幾千年前的老子早瞭然質能守恆的物理定律，所以才說，"將欲弱之必故強之"。強了，耗能了，壽命自然沒了，自然就很快弱了。大抵古人寫意不重形，老子要能數學一把還有牛頓愛因斯坦？的所以力主復興中醫的人們可見數千年前的中醫早看透細胞的理性，所以才有"內經"的"上醫治未病"和所有的清心寡慾。有此老子和內經，還需要吶喊弘揚其他的中醫理論？不都違背了中醫的最高原則？等到了"傷寒雜病"和"本草"用藥都已經是下醫了。所以你擁護的是什麼中醫？

　　當然，中國歷史悠久，文化典籍藏蘊豐富發達，一定有很多歷史的經驗累積是有價值的，可就像現代科技訊息的發達爆炸，有用的訊息資料不能是以量取勝，而是要讓啓蒙者能充分掌握運用的真正有效訊息。否則就算很多訊息有用，也很容易被忽視。或者就算有很多啓蒙者，可每天被無用天量訊息疲勞轟炸也會事倍功半。所以這就是"宏觀微觀因果表 — MAMIC Table"和"人體健康資料庫e-病歷"建立的重要性。唯有有知識經驗的專家，搭配系統化有用的諸多所有證據，才能解開這太多變數同時長時間影響的複雜人體健康。就像要解複雜的偏微分多變數方程式，沒有完善的數值分析方法是無法接近求解的目標。

　　150多年來，達爾文的"物種原始"開啓了遺傳基因研究的大門，以至於這150多年來遺傳基因研究成果的突飛猛進，對人類的貢獻當然非常重大。然而存在千百年的慢性疾病卻並沒有隨之得到同樣的快速發展或得到根本的解決之道。也許是微觀的方向其實是錯誤了，以至於花費了千百年舉世之力而不可解。希望這"宏觀微觀因果表"和"人體健康資料庫e-病歷"的建立可以向達爾文的物種原始看齊，能夠打開解救慢性病的一扇大門。

第八章 現代醫學的盲點與困境

　　我看見文學的"傷寒雜病論"裡張仲景哀傷其家族病苦逝去的人們，同世間的謬誤無知於生命的延續與身體縱情逸樂缺少養生。我看見哲學的"黃帝內經"也一再教化人們師法自然回歸本質，而不是慾望太多永無止境。可自以為聰明的人類，千百年下來還是前仆後繼的追求倏忽相對短暫的享樂，卻忽視為這些追求所付出身體健康的代價。而等到了健康失去、病痛纏身，才又回頭急切願意散盡家財，只想得到速效藥方解救病苦。才又想找找"傷寒雜病論"和"黃帝內經"裡可以解救他們的金句良方，可諷刺的是，它們教導你最重要的"上醫治未病"你聽不進去，你倒只想要看裡面有沒有寫著"藥到病除"等你最想看到的字眼，這是何等的矛盾與諷刺？人類往往忽視那些細小不起眼卻最寶貴的事物，又常常要在這些寶物旁尋求糟粕卻短暫甜美的毒藥。病來絕非只是外表瞬間的如山頹倒，它是身體細胞們積累了無數次對於你的漠視和殘害它們已久的抗議和懲罰。病來山倒都只是表象，被眼睛所見、手腳所觸和身體的感覺所察覺到，那些潛藏早已腐朽的根基是你肉眼從來看不見、不想看或者也未曾用心去體察感受的。但切不要只有被表象所迷惑，物質不滅能量守恆是萬物真理。沒有付出同樣時間或者更久的抽絲剝繭，如何能將原來積累已久的病，以同樣或者更少的物質能量和同等或者更久的時間，慢慢去除回復到身體原始的健康狀態呢？

1.　宏觀系統面看現代醫學的優劣

　　2011年7月在返台的飛機上看台灣報紙，才知道大陸開始打擊諸多所謂的神醫，包括曾經被我誤打誤撞得到牛肉對我禿頭實驗重大貢獻的馬悅凌女士。傳統醫學至今仍還有很多神棍級別的人參雜進來，也大抵存在很多偽科學，還有很多人極力呼籲的許多中藥毒害性。除了傳統醫學本身的歷史發展以來，太多良莠不齊的人混合進來，加以沒有系統性嚴謹的記載認證之外，現代醫學發展數百年後，至今還未能攻克不少慢性疾病，也可能是對於這些傳統醫學裡的神棍還能存在欺瞞世人的幫凶。如果現代醫學可以解決所有問題，可以讓天底下所有疾病患者有希望，那麼所有人根本也就不用去追尋傳統醫學裡的神醫、神棍。所以現代醫療體系導致這樣的局面有很重要的一點，是現代醫療以營利為目的，即便是公立醫院，也是以企業的方式或者財團法人，就算是在台灣慈善團體成立的醫院也還是需要掛號費，需要醫藥費。整個現代醫學大部分是以企業經營的方式，自然就以營利為目的。再加上西方醫學主導的現代醫學在微觀上的進展取得的非凡成就，也就更忽視了宏觀系統治療，及自然醫學治療之類，不需用藥、不需手術的方式，因為這些方式並無法產生較多實質的醫療收入（除了咨詢費）。現代醫學有沒有可能是一個純粹的慈善事業，是一個像傳教士、像寺廟佈施，來者皆給與，所有治療皆不用任何費用，所有成本來自於捐獻或者國家補助。就像電子半導體業的類比電路、高壓製程、太陽能和發光二極體LED等等，都一度因為產業的發展強弱關係，曾經淪為工業界和學界的非主流。宏觀系統治療及自然醫學治療之類，不需用藥、不需手術的方式，也因為在近代科學科技微觀化和化學化的高度主流裡被邊緣化了。

　　醫療如果以商業的方式呈現出來，那他必定是以營利為最首要的目的，一旦營利是首要目的，那病人本來應該受到的"對病人身體最有利的治療方式"必定會被首要的"營利"排擠到次要的位置。這也就造成了原本"對病人最有利"的治療方式沒被採取，反而採取了"對醫療單位最有利"的方式，而對於病人的權益來說，反倒只能是消極地不立即對病人有明顯可見的傷害，可這樣的方式對病人的身體長期卻是有害的。這也就是造成生物醫學科技先進的現在還有那麼多攻克不了的慢性疾病的重要原因之一，也就是造成原本根本很容易不藥而癒的症狀，被一次又一次對醫療單位有利，但卻對病人不利的醫療方式，慢慢將病人的身體危害成為長時期以後才能察覺表現出來的慢性疾病。甚至包括很多不必要的過度醫療、過度消費及過度製造等，都是商人為了賺錢，強勢給大眾錯誤的觀念與方式。我們在很多領域看見這樣的探討，包含醫學界也有過類似的聲音，但終究如同邊陲、少數文化的不容易被看見，如同數量少的物種容易滅絕。

當現代醫學將醫院或醫生個人診所主要以企業導向來經營，而不是以慈善導向機構來經營醫院時，很多奇奇怪怪的醫療行為和醫療觀念存在也就是必然了，白居易千年前"琵琶行"早說"商人重利輕別離"。企業資本家以營利作為企業存在的最高目標這是商業上不可避免的運作，現代醫療企業下的醫生就算不把賺錢當成最高目標，也必將是目標的前三名。因此，讓病患在最不傷害身體的前提下恢復健康，也必然不是現在多數醫療者的最高目標。然而，既然社會福利工作也是把人類生命的延續與存在視為最重要目標，為了保護人類生命免於挨餓受凍的死亡，在大多數國家有一大部分是政府給予免費的社會福利救助形式，那為什麼同樣是延續人類生命最重要的醫療體系，就不能和社會福利的體系一樣，使用更多的公益性質呢？這也是現代醫學畸形的一部分最大因素，當有還有更大的一部分因素可能是現代醫療執業者所受的醫學知識方向上的錯誤。

像有些醫生寫治皮膚病的書標榜自己的療法很有效，可是卻刻意不將藥方或所有的治療程序寫出來，還要讀者到診所去看他的門診，才"可能"可以得到治癒的機會，相對來看，這個書不過是他的廣告媒體。這就是以營利為最高目標的考量下的現代醫學界，用最少資源和力氣、用最不傷害人體的方式來治癒病患的疾病不是他們的最高目標，能賺更多錢才是很多他們作為一個醫療者最大的目標。當然一定也有很多真心奉獻醫療的專業人員，這裡並沒有要完全一竿子打翻一船人之意，只是指出個人認為的某些問題癥結。朋友笑稱我可以把解救禿頭、皮膚炎的成功拿來開店賺錢，但錢財不是想賺就一定賺得來，也不一定自以為是的方式就可以得到共鳴。有時候愛宏觀的喜樂氛圍與成就被肯定更勝於愛微觀的錢財，我得之太多於免費的網路世界與書本，在這個重癮網路時代與書籍世界的我自己，當然要無償奉獻這些經驗給我得之於網路和書籍世界裡的每一分子。曾經網路的爭論，硬體已死、內容為王。可往後的世界，內容也一定將是免費的，要錢的只剩下"收藏"，人們願意付出的只剩下可以"收藏"的實體物品。相同的、相似的內容隨處可得，你又有什麼特別之處值得別人掏錢？唯一值得讓別人掏錢的就是你特別到人們值得花錢"收藏"。所以知識的內容是無價的，也無從論價，人們願意花錢的是收藏你的知識所列印出來值得"收藏"的實體"書本"。所以實體紙質書籍不會漸漸消亡。就像現代生活中我們手機、相機和電腦記憶體裡既無形又"微觀"的那一堆億萬張的陳年照片，如果你沒有轉換成"宏觀"有實體的像片輸出，你除了手機、電腦或數位相框裡有機會在某一年一瞥容顏之外，你何曾想起過在銀河系某個角落裡有你曾經的那一張記憶，如果它們未曾被列印成像片出來過，那它們似乎也如同未曾存在過。

現代醫療體系就像是一個集體領導的政治體系，美其名曰專業領導，美其名曰集眾人多方之智慧，美其名曰現代科技已經成熟高度發展。集體領導、集體負責，可往往卻是一出了問題、無法解決問題，便成了無人負責。現代醫療體系也似乎是如此，無法攻克的慢性病，很多常常未知病因，用現代醫學方式治療也幾十年過去了，還是幾乎和一、二十年甚至二十年前的療法一樣。從來沒有辦法根治，或者不要說根治了，甚至連找出病因在哪裡都沒有辦法。可現代醫療體系中照樣無人負責賠罪，無人負責誠實說出他們的無知和無能，醫生沒有辦法根除你的鼻病、禿頭和皮膚炎，可你還是一再付錢給他然後滿心歡喜地說謝謝，這就是許達夫醫生"誤診誤醫"書裡描寫的片段。繼續在這樣的醫療體系商業化的系統下，為了盈利而扭曲了原本應該以人體健康為最佳的治療方式。如果能完全治的好疾病、完全沒有後遺症，那花很多的錢就算了，重點是幾乎大多數是花了很多錢並無法根治，而是再現性時好時壞。於是大多數的人不會去質疑這樣的醫療方式和結果，對於疾病症狀的時好時壞，以為是本該如此，反而稱贊給醫生治療後疾病就變好，沒有治療疾病症狀就不好，反而反向去相信了醫生，並且完全相信醫生所說的歸咎給不確定的因素，歸咎給不知名的環境和食物。當然環境跟食物一定是重要因素，但醫療方式的無法精確量化和明確方向，以及無法對時間長短的定量和定性，也都是助長慢性疾病一直危害人們的幫凶之一。這樣高度商業化的醫療體系下的醫生可真的對得起Hippocrates的誓詞？

很多人念醫學系就是為了賺更多的錢，甚至對於念醫學系的重點是在與別人比較成績高低，而竟不在於其興趣的真實出發點。在台灣幾十年下來的醫生們，網羅了幾乎全台灣考試成績最好的學生，個人猜測百分之九十以上是因為醫生長期以來優渥的賺錢故事。25年前不愛念書的我也可以是那群考上的牙醫之一，可那不是我天真少年的昔時興趣，加上早早放棄生物學而沒有考上醫學系，我還是在那個當下放棄了也不少人羨慕的牙醫系，迎向當初我自以為酷炫的電機系。

　　生物醫學家何嘗不是常常落入科學心理學所謂的"證實偏差"，眼裡只看見現代醫學都是對的，現代生物醫學教科書、頂尖學術論文等都是對的，而刻意忽略那些現代醫學無法解決的問題，也因此認為非我族類的傳統醫學幾乎都是錯的。按照Popper科學方法就是可以"證偽性"的方式原則，這些現代醫學醫療體系慢性病的治療方式已經被多少人無數次的證偽"無法根治"，白話文來說即是"無法治療"、也就是"無效"。自我號稱科學的現代醫學怎麼就可以放任自己的無能無視？醫學應當要有實驗精神，除了外科手術的技術性操作，所有的現代醫學醫生，都應該要有醫學工程的精神而不是坐在冷氣房的診間裡，依靠七年的學校讀書，幾年的住院臨床實習，就可以主宰人類所有的健康大權。如此，則枉費了現代醫療體系賦予的對人類自己的高權力，除了手術開刀外，其餘權責所負擔的風險不對等。如果這些知識就足夠，那現代科技的網絡Google搜尋系統就足矣。每個人在網路上只要肯下工夫，所能得到的可能比一些不盡責的醫生所得到的知識更多、更全面。我很多高中同班同學是醫生，我的一些大學同學也可以是醫生，我的哥哥是醫生，我的幾個姻親表哥、表嫂是醫生，我也曾經至少可以是個牙醫，或者再認真考試一點會是個醫生，我們可以想見很多醫生們的知識水平。只要我們肯努力認真學習，有毅力、有耐心去尋找證據和答案，我們每一個人都可以成為自己身體的好醫生。當然要動手開刀的另當別論，那主要是技術經驗的傳承，和單純知識無直接強相關。

　　如果醫生為了醫療企業的盈利而做出不是最有利病人的診斷，而是最對其企業有利的診斷，這和前幾年台灣曝光出來製造販售塑化劑添加到食品、還有這1、2年黑心食用油事件的不良商人有何差別？都是為了營利，都是慢性殺人，唯一差別是誤醫誤診的醫生是合法地慢性殺人。其次的差別是，塑化劑可能減少你30年的壽命，醫生可能會減少你15年的壽命，比如皮膚科醫生每次給你擦了不必要的藥，比如醫生每次開一堆藥叫你要吃，都可能是慢性殺人，都可能還是為了營利，差異只在於這樣可能的誤醫誤診是合法的、有制度的、有權威的慢性殺人。誤醫誤診的醫生可以辯解說他們不知道這樣會慢性害人，就像塑化劑商人也說塑化劑喝了、餿水油用了不會馬上死人。另一方面，為什麼醫療消費不能退貨？不能有7天鑑賞期？醫生對於慢性疾病的治療如果無效就應該可以無條件退費，不然像現在完全一面倒的對醫療單位有利，可是對於出錢的消費者即病患來說是非常不公平。我們的法律可能給了現代醫療體系醫生及醫療單位從業者太大的權力，可卻沒有付出相應的義務，當然，不可否認，有很多的醫療糾紛也對醫生來說是不公平的，但這些問題都只是技術性的問題，只要技術上再精進完全可以盡量避免。

2. 有多少慢性疾病是現代醫學無法根治解決甚至解釋清楚的

　　對於很多慢性疾病來說，現代醫學的治療方式都已經證明過無數次是無法根治這些慢性疾病。就像許達夫醫師的書裡揭示的數千例癌症治療的成功和失敗案例。就像經絡共振理論、中醫典籍，都是對於現代人體環境來說是認為人體處在理想狀況下的狀態。可現在的人體體內所受到的污染一定比以前還多，所以就像方程式的初始條件和邊界條件不同一樣，人體血管或者器官或者細胞間質狀態都不好，那麼負載一定有變化，所以一定不能用理想狀態來求解。這一定要像半導體領域的模擬電路工具一樣，跑模擬和實際來擬合，慢慢將模型和實際匹配則理論可行。

　　現代醫學在微觀的領域一日千里，大多數人走向它的懷抱，所以百家爭鳴日新月異，也就更助益其發展的迅速，尤其是生化科技及基因技術。這些相對傳統醫學來說是個新興領域，升起不久，就像群雄並起的戰國時代，功成名就在小範圍裡是輕而易舉，隨便每一個人物，只要找到一個吸引新聞眼球的新課題，都可以各領風騷一段時日。也就像股市裡大牛市的拉升段，眼睛瞎了隨便選只股票都可以賺錢。可承平時的現代，成熟的股票市場裡，創業英雄就比上一代蠻荒時期的戰國紛起困難多了。就像傳統醫學，尤其是歷史長及實際經驗案例多見長的中醫，很多系統理論已經建立已久，很難在其中得到突破性的發展。於是參與者寡，也於是就惡性循環的越來越沒有發展性，再惡性循環的更少優秀的人參與，在更越來越沒有突破，而可能像數量少的動物後終至凋零。

　　所有現代醫學的培養出來的醫生無法完全合理解釋，小孩所有的長期鼻塞、睡覺咳嗽(有濃痰似地)、鼻子眼窩發癢、經常性皮膚長疹子發癢等等所謂"過敏"的症狀。所有這些很多現代父母經常遇到越來越多的案例，幾乎所有的現代醫生都只能給出一個名稱為"過敏"，可卻都無法給出造成所謂"過敏"根本的原因，因為找不出原因當然就無法根除"過敏"這個"結果"。所以"過敏"不是那些疾病的真因，過敏只是這個症狀的一個"名詞"。所有小孩都是"被過敏"，尤其現在年齡越來越低就出現所謂的過敏，光是我當時宿舍身邊鄰居朋友3戶6個小孩都有這些現象。還有流產，還有小兒血癌白血病，還有青壯年的一堆癌症等等，重要的並不是只給出一個疾病名稱，而是要找出因果關係，進而治癒它們。就像對於鼻病、禿頭和皮膚炎的治療能不能獲得根治，在所有可以獲得的資訊消息和專家見解中，不是太過複雜長篇大論不切實際，就是模擬兩可無法給出確定有效的解決方式。

　　方舟子博士說："中國的傳統社會更加注重人文教育和人文環境的培養，不大重視技術專業，並沒有系統的專業性的科學培養體系，因此對於一些生活、健康中的小常識，往往就會人云亦云，相信名人、大師之類的。因為老百姓往往覺得，一個人如果在某一方面很厲害，那在其他方面自然也很厲害，這算是通才教育的一種表現。比如醫學，中國傳統社會的醫生，歷來是沒有專業培養的，有時候連師傅都沒有，一些讀書人做官不成，讀一點醫書，就成了醫生，'不為良相，便為良醫'，民間有些所謂'神醫'往往是一朝頓悟，便當上了醫生。"。這是他否定中醫理論建議"廢醫驗藥"的論點之一，以此類同樣論點套用到現代醫學體系培養出來的醫學專業人員如果只有死讀書何嘗不是如此？所以用一樣的標準來看，對於現代醫學的慢性病治療我們是不是也要"廢醫"、"棄藥"？

　　新聞上、雜誌上、網絡上以及一堆以現代醫學常識的醫生所給的鼻病的建議，禿頭的建議，還有其他許許多多的慢性病的建議治療，根本都可能是錯的，都可能是無效的，然而為什麼他們就不用受到處罰？而新聞、電視、報章雜誌廣告如果牽涉到身體療效部分就要被處罰？法律給現代醫學教育下的醫療從業單位太高的權利，除了醫生可以給出治療建議，其他人如果公開給出任何醫療的建議，若食品說明有療效就算違法。這是獨厚現代醫學體系培養出來這些醫療群體的法律偏袒，如此的偏袒並沒有付出相對應的責任和義務。比如慢性病的治療，現代醫療體系或者從沒"治癒"（就是根治）過任何一個慢性病例，只能靠藥物來控制當下症狀的穩定狀態，然而他們沒有治好病人的慢性疾病卻不用受罰，這是怎麼樣的法律？

　　對於疾病原始真因的探索，沒有掌控全面知識的人們大抵只能看到表面症狀之間的相互關係，包括大部分很多的醫生也是如此，所以才會有所謂頭痛只醫頭、腳痛只醫腳，這樣無法全面掌控知識的偽專家只能把表面的症狀暫時掩蓋。包括我這40多年來遇到過的無數醫生，都完全無法治癒我的鼻病、禿頭和皮膚炎，反而要靠我自己多年來的實驗才能解救。就像我們半導體工廠裡很多蹩腳工程師、主管，不管是自己沒有好好讀書進修，或者是教導他們的師傅或老闆本身就是草包。他們看到了異常往往只能暫時掩蓋表面的問題，常常都是無法找出異常的根本原因，也就無法完全根除時常再犯的異常。這都是因為他們的專業知識根本不夠，而包括他們自己還有他們的主管都是一樣，根本不知道他們的專業知識不足，反而所有人和稀泥把時間耗費在表面現象的暫時掩蓋，所以不但根本原因找不到，還浪費了更多資源搞錯了方向在瞎找原因。這也就是很多公司一事無成淪落被賤賣的根因之一。可公司所有高層從上到下根本沒有人知道這個真因，因為他們根本看不出來真正的問題，所以就以為自己或底下的人不笨。這是大多數人動物性的天性，也是Kahneman書裡人類懶惰的第二系統，而且是無知的以為自己是對的，不知道造成公司營運差的禍首就是他們自己才能不夠，連下屬報告亂報都看不出來，只會怪罪大環境、怪罪下屬，更不知道要學周處除三害把自己先除掉。這是常見很多主管不僅學術工程專業不精，連待人處事管理技能也遜色，往往只能用蹩腳的白話文頤指氣使，可卻無法直指問題的專業核心並給出正確方向。不單單是大公司或者小部門的運作，我們自己的人生何嘗不是如此呢？我們總有這樣那樣的藉口不去好好對待我們的身體，我們寧可花錢打怪、買醉抽煙，卻不捨得花500元買菜，把2小時時間用來花心力煮菜，而卻要吃那一攤50元錢的方便快餐。

　　知識不夠的人只能看到表面現象的相關性，要從表面現象看到本質，就要全面而且正確的知識。現代專業分類的視野太過於狹小細微，以至於每個分類的所謂專家都只能掌握一個小方面的專業，而面對複雜問題時又需要全面的專業知識才可能找到真因，雖說可以跨專業領域的人們聚集整合匯聚力量，但往往知識的整合需要在同一個大腦中才能在某一個臨界點突破。不同大腦間的整合和同一個大腦內的自我整合還是有所不同。這就像離散電路和積體電路的差異，不僅速度不同、能耗不同、出錯的機率也大不相同。有經驗的醫生除了看診外，沒有時間和精力再學習研究納入新知識，而重新從頭學習的新手卻可以在一堆資料或教科書裡找尋有用的資訊。比如以前為考試的念書往往只為了背誦，而不會發掘其中可能用來解決問題的線索。可現在為了解決問題而重新來翻閱教科書，就有不同的體會知道自己想要查找什麼樣的資源來解決未知的問題，這就是Taleb所說的從問題到書本。

　　在現代醫學裡定義的慢性疾病到底是不是一種病？還是這只是現代醫學找不到慢性症狀這種果的因，所以任意給出一個病名，讓人們不至於對現代醫學失望，也才可以彰顯以西醫為主流的現代醫學的神通廣大？比如我的3大所謂慢性疾病症狀，鼻病、禿頭和皮膚炎，如果我按照現代醫學的指導下去對待它們，那我幾乎只能複製大多數人一樣的歷程和結果，不但得不到根治的解決，反而沒解決而同時又把身體給搞糟了。

　　自行開業看診的醫生，或者在大醫院沒有專案計劃持續進修研究的醫生，他們大多數面對的都是書本裡古老的或者不是最新的生物醫學知識。一般的醫生普遍不會再進修，因此，他們所學的往往就是大學書本裡，以及後來實習或者門診臨床的知識。所以當年看我頭髮的皮膚科醫師，光用眼睛目視就斷定我是雄性禿，和所有網路上可以隨手獲得的訊息一樣，那我又何必去花錢看醫生？網路上查一查就好了。所以未來，純粹知識型專業將在網路隨時隨處可得的狀態下沒落，唯一能生存蓬勃發展的將是那些靠技術過活的，比如醫生裡的外科，整形美容和婦產科。我們往往寧願去相信一個可能和我們一樣並沒有把書念好的醫生，卻也不願去相信自己經過深思熟慮後的判斷。醫生也是平凡人，所學也只是它的專業學習裡的知識，更何況那些根本沒有在努力工作中學習的醫生。就像我們每一個工作崗位上的自己都有可能懈怠，更何況也是平凡人的醫生，怎麼可能無所不知、無所不解？又或者現今的每一個醫生都是天才好了，萬一如果他學到的從西方醫學主宰以來的知識都是錯誤的方向那怎麼辦？這就類似錯誤的知識比無知更可怕的理論一樣。實踐是檢驗真理的唯一道路，透過網路的力量，我們可以將實踐具體資料化，運用資料統計的力量，讓實踐突破真理的大門。

　　2013年3月在新浪微博上大陸自己醫學界評價自己的醫療人才，中專生（相當於台灣以前的五專生）都能夠當醫生了，雖說術業有專攻，但大學畢業的你，加上善用Google、百度，你的醫學知識會比某些不用功的醫生差嗎？

陳奇銳醫學界
我們的一本二本三本大專中專都能培養醫生，這絕對是其他國家看不到的。//@lz電子：我們的資格證幾乎是考了就能過的。。按美國那樣，且不說怎麼考上學這麼多，估計畢業不了幾個…
@陳奇銳醫學界
【美國的護士怎麼考出來、收入怎樣？】剛和一美國護士聊美國護理制度。她讀的護理學院，600人申請，60人接受，按期畢業時僅6人拿到執業資格，10多人延期，其他人淘汰。讀書時每周2天上課、24小時臨床、16小時技能；每天只睡兩三小時。如此殘酷畢業後收入極高，5萬起，最頂尖的護士拿50萬美元年薪。
http://weibo.com/1633831491/zmPqnCvCg

　　不過，雖然現代醫學的醫生不一定都是能解救所有人的疾病，這不代表傳統醫學的中醫醫生就能夠治癒所有疾病。大多數傳統傳統醫學的執行者，太容易敝帚自珍，被討論很多的中國古老傳統的藏私和家傳獨家秘方限制了這些寶貴經驗的一部分發展。有個我自己經歷的可笑經驗，在2010年的某一天，想看看較有經驗的中醫師對我當時認為的脖子上皮疹治療的建議，於是到蘇州中醫院掛了內科，刻意找了個看起來應該是有經驗的老中醫掛名專家。還在蘇州中醫院的古韻盎然建築深宮院裡繞了段路，才進入排了不少人等待的診間，看他邊上還有一位比我年紀還長的徒弟似的在一旁協助，心想這個看來果然是權威老中醫。換到我上場，翻開脖子處，說明來意，讓他看看脖子上的皮疹，還有鎖骨淋巴上的小腫瘤樣，說明我自己習慣性熬夜已久，以前容易疲累，問問他這是不是有可能是肝癌之類的癌症，還有皮疹應該如何治療？你絕對料想不到這位掛名專家主任還是副主任的70歲上下的老中醫如何回答我這位跨海來到傳統醫學的中醫祖國，祈想求得解我皮疹還有這個小瘤解藥的中年男子，他重覆敘述了我的某些問題，然後點點頭說可能是肝的問題，然後竟然回答我："年輕人，不好意思，你這些問題我沒辦法幫你解決，這個應該是神經性皮炎，你還是去掛掛皮膚科的診。"。我聽了內心立刻馬上淌血，中醫不是一體系統論嗎？傳統中醫不是一通俱通嗎？這位生意這麼好的老中醫不是內科嗎？看起來這麼有學問樣，這麼得道樣貌老者專家竟然一點見解都沒有？或者我該慶幸他的誠實並沒有給我瞎解藥害我？我在灰心之餘為了再驗證他的說法，還是馬上去掛了蘇州中醫院裡的皮膚科。一個生意差，沒有病人等待的年輕貌美女中醫，不到3分鐘的我敘述、和她的觀察，結論就是神經性皮炎。可笑的是，她一開始給我西藥的皮膚藥，我問有沒有中藥，她回答中藥比較慢，才寫下一張帖子，我在醫院領藥窗口買了中藥，可一包未煎後來就丟掉了。傳統醫學淪落至此，也難怪"思考中醫"的劉力紅博士要感嘆了。沒有一流人員真心奉獻學習得到正確的方向，不管是不是以"中醫"還是"西醫"的名，都是阻礙人類發現解決疾病原始的正確有效道路。

3.　現代醫學在微觀的世界裡不願看見宏觀方向

　　現代醫學對慢性病的治療無法根治，甚至連表面都治不好，這用科學的方式來檢驗，算是非常明顯的"證偽"了。也就是說，現代科學醫學對慢性病的治療是無用的不科學的。我們面對科學理論被證偽，應該的步驟就是放棄這個理論或者修改這個理論。可面對現代醫學在各種慢性疾病中被證明無用的"證偽"，我們非但沒有放棄或修正現代醫學對慢性疾病的療法，而卻束手無策只能繼續沿用幾十年不變的治療方式，並且在確認無法根治慢性疾病後，還不能對它求償。因為現代醫學目前沒有更好的辦法，所以只好讓人類繼續接受現代醫學的已經被證偽的荒唐現象。許達夫醫師數千例的臨床結果證明癌症現代醫療3寶無效，在科學手段上已經算證偽了現代醫療對癌症的處理方式是不對的。我的對禿頭、對鼻竇炎、對乾癬、日光皮炎等皮膚過敏，實驗結果還有對比這40多年來我受過的現代醫療方式，也都證偽現代醫療方式對這些症狀慢性病是無效的。

　　我們的身體有了一點的稍微病痛都讓人難受和痛苦，更何況要接受放療、化療這種現代醫學的折磨？這些化療、放療已經被"證偽"多少數據了？可為何他們還能堂而皇之的存在並繼續發揚？而且佔據主流和幾乎所有話語權？就像在台灣，醫療法律是否都是現代醫學從業者所建議制定的？有這樣的球員兼裁判掌握著規則的制定，如何能科學公正對待現代醫學所應該走的正確道路？是商業綁架了醫學？還是現代醫學專業的不作為？我們是不是還有別的道路可以走？間或是現代醫學無知的走錯了方向、用錯了力氣、看錯了顯微鏡倍數而不自知？

　　現代科學把個別的單一數量型性狀看的太獨立且太重要，比如身高、體重及血壓等。而人體幾乎是世界上最複雜的自動控制系統之一了，自動控制系統的重要特點就是所有的因子都是互相影響互相牽制，才能由負回授(負反饋)以達到平衡狀態。所以，脫離了系統單獨看個別的數量型性狀或量測值，想從單獨性狀來治療疾病，就是典型的頭痛醫頭、腳痛醫腳的新手初級工程師，在醫學上也就是個下醫了。西方國家的人民，包括我的老婆姐夫美國白人，他們已經被教育成習慣以先吃藥來事先"預防"其家族遺傳會在他身上現身，只要他的家人有任何的家族遺傳史紀錄，比如禿頭或甲狀腺疾病等。這就像現代醫學對一些疾病的畸形處理方式，比如扁桃腺發炎就建議病人把扁桃腺切除就不會再發炎，我的岳父大人以前在台南的醫院就領教過了，幸好我們成大電機的大學長在這一方面還是有主見和智慧地拒絕了醫生的建議。比如漸凍人的疾病認為是免疫力過強就建議切除胸腺，凡此種種都幾乎算頭痛醫頭的下醫。所以，我那位連襟在40歲不到的他，就開始定期服藥"預防"他"可能"遺傳自先輩的禿頭或甲狀腺疾病。須知遺傳是有機率理論的，撇開機率的高低值不談，光是長期的服藥下來，他此時的身體肥胖就懷疑是腎臟功能因長期吃藥受損造成的水腫。還有前一陣子新聞很大的古墓奇兵美國女明星"安潔麗娜–裘利"的割乳房來"預防"乳癌。如果，飲食習慣和環境改善這麼自然不傷身體的方式都不願意去嘗試，而只盡信藥物帶來的心理安慰及暫時表面下被藥物壓抑帶來的平靜成果，或者切除礙眼的可能毒瘤就覺得眼不見為淨，但實際卻都是慢性傷害身體，這就是一般人習慣的不願意長久且不易察覺感受，只願意立即表象的容易看出來的治標成果。這些是無可奈何的人類狹隘心理學，但絕對要讓更多人知道這是不好的，只要走對了方向用對了方法，只要一段時間的堅持，就可以讓沒有傷害的讓身體回歸到原始健康的狀態。

生理學教科書第一章開宗明義就講人體的"生理平衡"的重要性，而這個複雜的生理平衡需要很多人體的控制系統整體協調，聰明的醫學生不會讀不懂，可一旦醫療成為盈利，這些大部分都被拋到腦後。更而甚者，在台灣的醫療系統，在第一線小診所小醫院也將醫療細分成小科目就是一個偏頗。既然人體是一個整體，很多症狀如果沒有仔細的來龍去脈分析前因，那後果自然都是偏差的診斷，無法找到真正致病的真因。"Guyton and Hall Physiology"、生理學書本在序言裡就提到："Indeed, the human body is much more than the sum of its parts, and life relies upon this total function, not just on the function of individual body parts in isolation from the others."。可見西方主流醫學還是認可人體的整體觀，但是在實際的醫療行為上卻還是注重在微觀的個體觀比較多。

在"勾勒姆醫生"一書中曾經描述醫學的定位是要"作為科學的醫學"與"作為救助手段的醫學"。這本書提到的作為"科學"要確實無誤的精確，和作為"救助（succor）"卻要及時迅速，所以可能就不那麼"科學"，確實有時候不能兼顧"科學"與"救助"。所以其實，現代醫學是比較適合作為"救助手段"的醫學而已，因為，從作為"科學"的醫學來說，尤其是面對幾乎所有的慢性疾病來說，現代醫學完全是不稱職的，完全無法達到"確實無誤"的精確，因為，現代醫學完全無法根治任何一個慢性疾病。

　　任何一切科學的說法一定要有其物理意義，要是真實存在的，不管肉眼可見不可見，實體可觸不可觸。在生物學上的物理意義就是生理意義。存在實體的物體可以分為，肉眼可見的"宏觀"，和肉眼不可見的"微觀"。要想啟蒙一般世人，就要把這個物理意義的宏觀微觀來龍去脈、因果關係、相關關係，層別釐清，最好加以簡化，以系統性的圖表說明，這樣的效果才更好，而歷史以來的中醫其實缺少的正是這一塊。因此，沒有系統的結構、圖表分層別類、塊狀模組化，當然文字的紀錄至少起到了保存史料的功用，可光靠語言文字的紀錄，就容易淪為目前各家註解、各執歧義。西方工程科學的優點，在於化繁複為簡化，可能將反覆的、巨大的、個數少的整體，拆解成簡化的、卻個數數量多的、微小的單位，將複雜的理論或者數據修正轉化為讓世人易懂的流程圖、或者模型、或者公式化，可以重覆再現，正向反向推導。初看似龐大，資料反而更多，但實則系統化、流程標準化、標準規範化，反而能夠普遍的執行。就像電腦軟體程式的發明，簡單的動作雖然要很長的程式碼，可一旦將龐大冗長的程式碼編寫好，就可以無限複製，重覆使用。程式執行起來卻更有效率，更加快速和功能強大。只是憑空想象和連結，卻沒有相應的物理意義支持的話，就容易淪為不科學的玄學。古老的傳統醫學的中醫有很大一部分是如此。

　　現代西方醫學裡也常見很多臨床的實驗或觀察，其結論數據是不一定有微觀資料佐證的，和可能只有如生物實驗的實驗組和對照組，比如投藥和藥效的臨床實驗，也並沒有實際微觀的連續實時實際現場觀察或量測，也是只有投藥後結果的觀察後下結論。所以科學的嚴謹方法是如何？只要有再現性且可以重覆驗證的，應該就可以歸類為科學的方法。可能只是當前科技技術所限，無法取得理論與微觀的證據，可在宏觀上，因果關係可以重覆再現驗證相信就是可以算為一種科學的方式。

　　是不是用邏輯推理就可以排除一些謬論？是不是用邏輯推理科學方法就可以驗證現代醫學對慢性病治療是錯誤的？James Watson沒有做實驗，沒有生物學堅實的基礎，就能推測出DNA的雙螺旋，這些為什麼有解答？能夠單獨邏輯推論就能得到解答？還是邏輯推論加排除法？科學方法可不可以用排除法？為何禿頭都長同一個樣子？為何禿頭和唐氏症都長一個樣子一樣一定是基因遺傳？癌症為何會復發？這些問題都只靠邏輯推論能找出多少答案和線索？心理學上，我們依靠很多"常識"來對待我們自己的身體，包括很多醫生也依賴很多"常識"來行醫。可就像偽心理學依靠很多不正確的"常識"在世界上生存了幾千年，我們很多人所依靠的大部分"常識"判斷是不是都是正確的呢？就因為我們往往運用"常識"直接判斷，而沒有再經過批判性的審慎思考，很多狀況下，"常識"會造成虛假的或者錯誤的判斷。

就像胃潰瘍被誤認是胃酸過多造成，基於錯誤原理的方法延續了60多年，直到1980年代後才由澳洲醫學家發現是細菌幽門螺旋桿菌造成，但似乎後來還是有人認為並非單獨是細菌造成。所以，現代科學的精神雖然符合用更合理、更正確的理論來取代舊的或不正確的理論，但這個速度會不會太緩不濟急，尤其對待患者越來越多的慢性疾病。就像禿頭被誤治幾千年了，鼻病、鼻炎被誤治幾百年，皮膚炎被誤診幾十年了。現代醫療靠藥物的治療，往往就是零和遊戲，就像阿司匹靈等類似藥物當時被發現對大腸息肉甚至腸癌等有效，但後來還是證實會引起心臟病或中風的副作用。人體及生命體是一套最複雜的多變量自動控制系統，有這些無數的例子一再揭示告訴我們，顧此失彼，往往以為控制了一個變數，可另一對或好多對變數又無情地告訴你，人類看錯了或少看了變數，這就是拮抗作用的代價，或者說質能守恆－能量消耗（功率）和壽命拮抗的代價。就像熱力學理論中正熵和負熵的拮抗，生命體是盡量往負熵方向走（有序度增加），但自然界無施加外力卻是往正熵走（無序度增加）。長期持有錯誤觀念的推翻，常常不是來自有關領域的高層，而是其邊緣（現代醫學的偶然發現 p72）。所以，是不是生物醫學的另一次新革命，其實需要靠電子電腦工業的人才們呢？達爾文也不只是一個生物學家，反倒是一個哲學家，他用簡單的理論來反覆陳述簡單觀察到的事實而後來被科學驗證理論的正確，他倒像中國道家的學說，倒像"黃帝內經"裡的某些精髓，是個道家裡的哲學家。

如果未來的世界電腦變成了是人造的一種生物，可以自生、可以再生。那未來是否會有現在神創論、神造生物理論一樣？如果到現在為止電腦如何被生產出來的生命史完全被抹去？未來的人類要如何回溯電腦這種生物是如何生成的？是否和我們目前在猜測生命的起源是DNA還是RNA一樣？

　　有沒有那麼可能有一天，醫生是牧師、是傳教士、是住持、是道士，醫院是免費出入的教堂、寺廟，接納所有病人的告解和祈福。而慢性疾病就是一種信仰、信念、意志、觀念或習慣，多數都是不好的習慣，以及沒有堅強的信念，當然還有一大部分是無知、未知或錯誤的知識，或被錯誤的教導。醫療養生是另外一種信仰，是另外一種物理現象，總量守恆不滅，這個總量包含微觀、宏觀、有形、無形。面對醫療也是一種信仰，你唯有先相信你自己，接下來才能相信你所選擇的信仰。所以你要相信眾神前你要先相信你自己，否則你怎麼知道你相信的那個神是真的神？

第九章 癌症為何越來越瘋狂

Mukherjee的"萬病之王─The Emperor of all Maladies"一書中的序言提到，在他的10個月的癌症專治醫師經歷中，數十位的癌症病例在他手裡死去，他甚至漸漸"習慣"起了面對死亡而且已經免疫了沈重情緒。所以，他就像我們半導體製程工程師要去解決整體產品電路設計的問題一樣，就算再如何經驗老到的半導體製程工程師，也要"漸漸習慣起了面對產品的死亡但卻束手無策，而且已經免疫了沈重情緒"，因為這根本是一開始就用錯了人、用錯了方式。

在大陸這10年的後半段開始關心健康新聞相關資訊以來，是我聽到的年輕人和小孩血癌、白血病最瘋狂的年代，還有其他年輕人的胃癌、肝癌、乳癌等等。癌症那些問題，你一定要看台灣許達夫醫生的書"感謝老天我得了癌症"，他是一位腦神經外科權威醫師，自己得到大腸、直腸癌後捨棄他自己原本從事的現代標準醫療方式而尋求另一條道路，反而健康存活10多年至今。當然，他也不是漫無目的求神問卜、急病亂投醫地只信偏方，而是利用他自己的醫學專業，輔以某些自然療法。他算非常有資格來談癌症的問題，而且最重要的是，我認為他書裡的觀念接近現在所有可得癌症資訊裡中的完美。你也可以看大陸凌志軍先生的"重生手記"，他是一位人民日報編輯記者，他自己得到肺癌和疑似腦瘤，而後也並沒有完全依照現代醫學傳統方式治療，也是康復存活至今。

Steve Jobs在2005年Stanford大學畢業典禮的致辭精彩演講，他當時在講台上有自信地告訴所有人他的胰腺癌已經被開刀治好，可他並沒有因此休息而離開激烈競爭的電子業界，6年後他還是又因癌症擴散，應該說3年後的2008年左右其實他已經就又復發且是癌細胞擴散了。而即便他的家財萬貫，用了美國最先進的治療，包括移植肝臟，但依舊最終還是無效、溘然而逝。可另外台灣的許達夫醫生和大陸的新華社記者凌志軍先生兩人寫的兩本他們自己的抗癌經驗，都是改變了自己原來的生活環境而沒有繼續完全現代醫療標準的常規化療、放療，反而真正拯救了他們自己的生命。許達夫醫生的書裡更有他自己接手幾千例治療癌症成功與失敗的案例，他自己是台灣有名的腦神經外科醫師，更有專業的資格來評論現代醫療對於癌症處理的優劣得失。就像圖5-1～圖5-3的疾病發展流程圖，如果不改變人為選擇環境下對疾病的處理過程，那疾病的最後發展就是癌症或死亡。癌症就是你自己的細胞為了在你所選擇的惡劣環境下生存，你自己的正常細胞反而"被迫"演化成了戰勝你原來正常細胞的另一個種類癌細胞，所以你自己的細胞戰勝了生出它們、培養它們的你自己這個整體，而最後更反過頭來，你自己整個身體包括你的所有正常細胞就這麼一步步被你培養出來的後代癌細胞反擊而漸漸走向死亡了。這和達爾文"物種原始"一書裡提到物競生存產生新物種的流程幾乎一樣，癌細胞就是你自己原來正常的細胞為了生存演化出來的新物種，這難道不是一齣可笑的生命大戲？前面已經提過，不肯改變生活形態和環境的Steve Jobs，終究像第5章提到的模型走向癌症提早死亡，而155年前的達爾文選擇了遠離塵囂、改變環境，終於獲得更長久的生命。

1. 我的疑似腫瘤癌症的經歷

在前面解救皮膚炎那一章裡提過，我曾經有那麼一陣子認為我將不久於人世。那是後來才發現的右肩鎖骨淋巴結腫瘤樣，後來認為它的大小和脖子右後方的皮膚炎嚴重程度成相關性。由於當時是第一次在自己身體上親手摸到將近1公分大小的腫瘤樣，在沒有任何其他證據下，只能往最壞的方向打算，這是我一貫的思考方式。

還有左側睪丸靠近左上邊的附睪或攝護腺位置，近幾年來似乎都手觸到有一顆小米粒的橢圓形硬塊，而這個硬塊在這幾年並沒有長大，直到2014年4月初我在清明節回嘉義掃墓後突然發覺變大了幾乎2、3倍，本來推測是不是那一天的太勞累。可是後來並沒有因為不勞累後再變小回來，我一直在觀察是不是會和右肩鎖骨的淋巴結腫瘤樣一樣會變化大小，可似乎睪丸這個腫瘤樣在變大後的兩個月內似乎都沒有變小的趨勢。後來再繼續推測，也可能是我在2013年回來台灣後，不論是在台南還是桃園的宿舍幾乎都是用市售礦泉水來當飲用水，可能這個礦泉水的塑膠瓶子塑化劑造成，包括我的兩個兒子身體的一些向差可能也有關係。由於這個實驗實在需要微觀儀器來加以輔佐驗證，我還是只能暫時從宏觀實驗慢慢去層別。但我似乎發現它和右肩鎖骨淋巴結腫瘤樣類似，我的左側攝護腺那個硬塊附近也是容易發癢了好幾年，也是類似乾癬樣，但由於皮膚不同，和頭頂一樣，並沒有很明顯的皮屑，和脖子的皮疹稍微不同。

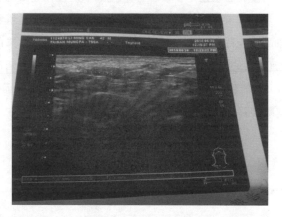

圖9-1 右肩鎖骨淋巴結腫瘤樣超音波圖

　　然而這一切都在2014年11月初脖子皮疹完全去除後也都改觀，不但右肩鎖骨淋巴結的腫瘤樣稍微變小，連左側攝護腺附近的腫瘤樣小硬塊變化更多，以手觸感推測減小的程度將近3倍。由於找過的幾個醫生一直不太願意對攝護腺的腫塊做超音波，因此並沒有留下一些超音波照，記得只有在當年第一次右腳膝蓋韌帶斷裂從蘇州回到成大還是奇美醫院作檢查時才順便有拍照音波照片。

　　曾經在右側睪丸底部也有一顆約0.2公分的圓型小硬塊，在2012年1月14日記下的日記：

011412

　　這和我睪丸下的小硬塊一樣，身體好轉了，原來的腫瘤就會變成廢物排出。我也是暑假狂流汗，剛好屁股的濕疹（其實後來才確認那比較不像所謂的濕疹）不藥而癒後（這是重要的線索之一），硬塊在後來不到一個月的時間移到表皮後，手動壓破排出，當時有拍照存證。

原文網址：神奇！英喉癌女意外咳出腫瘤，不藥而癒保性命 | 國際新聞 | NOWnews 今日新聞網
http://www.nownews.com/2012/01/12/334-2775464.htm#ixzz1jDbhPruU

　　很多的專業人士都提過，癌細胞也是你的細胞，它和正常細胞就是具體而微的你身體內的物競天擇。所以物理效應的摩擦或者冷熱持續刺激，也會造成接觸的正常細胞持續死亡後，反讓細胞再生加速取代因你一再的刺激而死亡的細胞。你天天喝很熱的東西的話，你嘴巴裡細胞的基因演化成以為每天都要生長在這麼高溫中，你要加速他們的生長形成正回授。就像生物演化世世代代，由於細胞凋亡再生速度快，比如一天輪回一個世代（generation），所以10年的時間，相當正常生物演化了3650個世代。假設一個人類世代20年，你體內10年的細胞演化在你的體內環境裡的演化相當於人類演化的7萬3千年，人類或生物演化7萬年是什麼概念？所以癌細胞就是正常細胞在你體內內在環境的演化造成，是你自己加速了你自己內循環細胞的物競天擇，加速了他們的演化變異突變的機會。或者你的不良生活習慣，造成你內環境的生化條件惡劣變化，癌細胞在你的畸形內環境裡戰勝了正常細胞，連你的免疫系統也無法消除，他搶佔了你正常細胞需要的大部分養分。適者生存，於是，你自己破壞了你自己體內細胞生存的正常環境，如果你沒有停下腳步，在來得及的時間內將正回授轉換到負回授，那只能坐等直到你的身體被你自己培養的勝利癌細胞戰勝正常細胞，以及正回授的不斷增值勝利癌細胞的後代四處佔滿你自己的身體。所以這到底算是自然選擇呢還是人為選擇？對你的身體小環境來看，他是你體內細胞的自然選擇，然

而，將你的人體放到大環境來看 這是你自作孽的人為選擇。除非現代科技可以模擬內環境實時（realtime）觀察這樣的物競天擇體內細胞的演化，不然就像達爾文也找不出所有演化的證據所造成的爭議，我們還是只能旁證的來猜想推測癌症或者慢性疾病何以發生？如何根治？就像科學昌明的現代，對於演化、對於達爾文理論的驗證，我們還是無法回到以前的世代"實時"觀察記錄著長時間的演化，來證明演化理論的絕對正確，達爾文的困境155年來還是困境。

很多書都提到1971年在我出生那一年，美國Nixon政府開展全面抗癌戰，可是40多年又過去了，反而癌症病歷更多了，而我們還是沒有找到如何"根治"癌症。達爾文在"物種原始"的結尾，用極感性溫柔的語調，贊嘆自然界的偉大和無處不在的生機，難道我們還不能體會他的諄諄教誨。癌細胞何嘗不是一個具體而微單獨的生命體，如果他是達爾文描述世界上的一分子，他的演化，又豈止是人類可以消滅的？更何況，它寄生在人體自身體內，消滅了他何嘗不就是消滅了自己？我們其實可以與他共生，或者是，我們根本走錯了方向？求諸自然無欲的生活，你的細胞根本就從不會叛變，又何來殺之？這或許是太抽象、太形而上，可他卻是殘忍的實際。

2. 許達夫醫生的抗癌書一定要看

台灣的許達夫醫生是腦外科名醫，我第一次認識他是從幾年前良哥那裡知道了他的甩手功，後來才知道我老婆以前在台南奇美醫院時就知道他，雖然沒有同時間一起共事。後來我買了他的第一本書"感謝老天，我得了癌症"，讀後才發現找到了某些我需要的線索，那是比較合乎科學，也比較符合現代醫學體系下的理論，因為許達夫醫生本身就是這個體系培養出來並且執業了數十年的專業人員，從他筆下的述說更合理並且有說服力地告訴人們實情，所以他後來總共出了3本書，我都盡快買入並且閱讀完畢。許達夫醫生自己在2003年確認患了直腸癌第三期，經過數次放療和化療後，他斷然拒絕了手術，走向自然療法，後來的所有故事就是他書裡寫到的那些他的抗癌歷程。接下來，許達夫醫生預告他手上已經有上千例成功、失敗的癌症治療病例可以歸納他自己的抗癌、治癌理論，而這些病例正是最好用來整合到前面提到的宏觀微觀因果表和人體資料庫的好素材。以許達夫目前成書的結果來看，相信他未來將這些病例再總結分析後，一定可以為癌症的治療做更多的貢獻。

　　一般人體正常細胞在長時間的突變後變成的癌細胞有沒有可能逆向反應，再由癌細胞變回正常的不會沒有限制增生的正常細胞呢？由吳清忠先生、陳玉琴女士的敲打按摩實踐裡他們是認為可以的。由許達夫醫生的大腸、直腸癌飲食等雞尾酒療法裡，目前實踐也是可以的。還有王維工博士的書裡共振儀配合中醫的某些治療也有案例。因此，以上面幾個例子來說，或者其它發表的抗癌成功的書籍或案例來看。癌細胞逆向反應成為正常細胞、或者被消除是可能存在的。就像我提到的，癌細胞逆向反應成為正常細胞這個可能性存在，但我們卻沒有好好的歸納起來所有的例子，建立起完整的癌症"宏觀微觀因果表"來加以歸納分析（這需要更長時間、更多數據）。所以我們才會錯失了發現解決之道的良機，而卻相信一般的"常識"或者醫生的權威"專業"說癌症是絕症，癌症目前只能化療、放療和開刀切除，就像都知道病毒引起的感冒等症狀，吃藥是沒有用的，可是一堆人感冒了還是需要去看醫生吃藥，一定要吃了藥才會安心。這一切，許達夫醫師的書裡有完整的以他自己本身是一位大腸、直腸癌患者，同時用他自己又是一位專業腦外科醫師來詳細說明和評論他自己的大腸癌幾年下來的醫療經歷介紹。

　　而在2010年底的12月幾天裡，台灣新聞提到的和我不過同年齡的40歲台大醫師過勞死，報導還有其他醫生也是那一陣子過勞死。連醫學專業的醫生們自己都無法以他的現代醫學專業救贖自己，更何況他如何用他的醫學專業來救贖其他人的現代慢性疾病。所以廣大的聰明的你們自己，還要一味的相信醫生而卻不願相信你自己？

3. 環境與飲食還有生活習慣對人體癌症是最大的影響

　　癌症的形成過程及原因到現在雖然有些成就，也有某些接近事實的專業說法，然而一直無法形成系統性的理論架構還是因為前面提過的類似困境。"長時間"和"微小變化"就是類似慢性疾病的兩個重要特性，而這兩個特性正是最困難形成系統性理論的要點，因為要把這兩個特性和癌症的形成過程和原因完全連接起來，才有可能形成完整的理論系統。

　　在前面各章節提過的6、7年的實驗下來，在解救3大慢性疾病的同時，我也在對於身體健康的道路上，有了不少經驗成果，這些可能都和也算是慢性疾病的癌症有高度關聯，但由於癌症是需要更多變數的因果關係，如果禿頭只有"內外4因"4個主要變數，那癌症應該從狹義來看有更多的變數，目前我並還沒有像前述3大慢性疾病一樣有實際的實驗成果。以下是我自己近年來在執行日常生活一切食衣住行所得到的心得，它們可能和我推測會形成癌症的過程有高強度的因果關係，但由於我本身並還沒有確認的"癌症"這個結果，因此，下面這些我個人經驗推測的原因也只是高度"懷疑"而已。然而，我們並無法像工程實驗可以刻意去製造"癌症"來做實驗，也不容易對癌症做逆向工程，因此雖然沒有像我攻克3大慢性疾病那樣有詳細的實驗流程和結果，但至少這些推測是在經驗加上合理的分析推論下形成的結果。一定要時時刻刻放在心上，記住"聚沙成塔、滴水穿石"，微小的力量時間久了就會造成強大的影響。

　　　　遠離熬夜、勞累。遠離壞情緒、生氣。遠離壞食物、拼酒。（肝癌）
　　　　遠離抽煙。遠離空氣污染區，車輛廢氣多處一定要戴口罩。（肺癌）
　　　　遠離賣場的皮鞋區、黏合木料傢俱區、塑膠區。遠離多壞油的外食。遠離新裝潢的室內（血癌、白血病）
　　　　遠離可樂汽水。遠離焦碳黑烤肉。遠離防腐劑。遠離色素。遠離非天然加工化學食材（食道癌大腸癌）

遠離手機，尤其睡覺別放頭上，平時別放口袋。頭部遠離高功率電器 ─冷氣機，微波爐。（腦癌）

我自己對手機輻射特別敏感，通話不久馬上耳朵就熱了起來，後來年紀越來越大，講了幾分鐘就開始會頭暈，甚至後來可以3G、4G上網後的手部刺麻感。還有壞掉的油脂食物、泡過化學物的木耳、用了壞油的外面餐廳菜餚、髒沙發的塵蟎、浴室裡的黴菌、霉味等等。包括我的兩個兒子，這種敏感，應該算是好事的，我們可以在短時間內輕易的偵測到接觸到不好環境、食物的時刻，因而可以下判斷而避免對身體造成更大更嚴重和長久的傷害。包括喝酒臉紅也是。

生物醫學科學工程學的專業複雜性往往成為這些領域用來築起對於一般人民的高牆障礙，使得人們無法輕易窺探和質疑其專業性，然而就像前面提過，在網路時代，這些障礙的高牆在現在應該可以更容易越過，因為我們現在有電腦網路這個隨時隨地可得的武器。然而癌症更是這些障礙高牆中最難突破的那一點，甚至連生物醫學科學的專業人士自己面對癌症也都是一籌莫展。而正由於癌症是這麼強大到千百年來仍然無法被完全攻克的疾病，我們用現代科學已有的成就目前還只是能稍微控制它，那是不是我們應該好好想想，其實使我們用錯了方法，走錯了方向？正如前面所提到我自己解救的3大慢性疾病，環境、飲食還有生活習慣才是真正形成癌症的根本原因，但由於癌症很多病灶是在身體內部慢慢形成，所以癌症形成的"長時間"和"微小變化"這兩個特性比一般的慢性疾病更難觀察和感受，也就比我攻克的3大慢性疾病還要更加艱難。唯有在未來世界的科技發展中，我們可以隨時隨地監測觀察到癌症實時的形成和變化，並且完整紀錄所有環境、飲食還有生活習慣，將這些資料收集分析，才可能真正形成癌症形成和治療的理論系統。

法律和科學強調的是不能有哪怕是0.01%的冤枉，所以對法律和科學的證據要求極其嚴格。對每一個人自己的身體健康要求也是，已經知道的可能致死的食物哪怕只有0.01%的機率也不要吃。可是實際放到每天的日常生活中，我們又常常是不得不妥協在經濟層面的壓力或者懶惰的習慣中而眼不見為淨的忍受那些哪怕有50%機率可能傷害我們的食品、環境、和放縱，我們也都要前撲後繼地去主動追求，比如外食不健康食物、吸煙、熬夜、喝酒。所以我們還是那些心理學專業裡歸納的懶惰不理性，我們非常在乎0.01%機率那些可見被告知可以確認的傷害，卻漫不在乎50%機率的那些未被告知或者忽視的不可見傷害。而我們的癌症卻幾乎都是從那些不可見傷害慢慢累積而來，歸根結底這還是人類的劣根性。

　　Taleb的"黑天鵝"中"懷疑經驗主義者"事實上也很適合用在面對現代醫學上。書上提到"現代世界是極端斯坦的國度，所有創造大數量的科技產生，因此黑天鵝發生的機會才會這麼的到處出現。"。而在人類演化過程，甚至在1900、1800年代工業發展前的時期，人造產品中由於沒有機器能夠大量生產製造，大數據無從產生，也就無法產生非鐘形常態分布的機會，也就幾乎不會有黑天鵝事件。所以類似的比喻可以用在癌症起源的身上，古代沒有像現代高速發展的社會一樣有大數量的惡劣環境，所以也就幾乎不會有產生癌症這個黑天鵝的機會。所以，癌症這個黑天鵝放到現代社會和機率中，他的出現也就是必然，只是，它的機率值已經越來越高到已經不是黑天鵝而是隨處可見的白天鵝。在"黑天鵝"一書的35頁表3－1右側的極端斯坦國度的現象幾乎都是現代社會才會產生的結果。所以，社會往更高科技的現代化方向走，極端斯坦國度產生黑天鵝機會的各種因子會更多，甚至產生以前從未出現過的因子。可笑的是，黑天鵝作者Taleb的著作幾乎都在嘲笑經濟學家和投資人，而且他的書實際上反而比較偏向科普著作，因為他喜歡Popper。可僅僅因為他的正職身份曾經是華爾街的投資銀行員工以及他的經濟投資專業，簡體中文版的大陸中信出版社把他歸類到經濟企業管理類別，而且推薦者幾乎都是他所嘲笑的那一類人。

　　在這一章後面會列舉很多觸目驚心的癌症新聞和案例網路連接，這麼多宏觀可見的例子顯示在眼前，我們還要多少的證據、多久的時間才可以下結論說癌症和哪些因素有嚴格的因果關係？當然，就所謂的"科學的醫學"來說，嚴謹的數據充分驗證才合乎所謂的科學方法，可另一面作為"救助手段的醫學"來說，我們沒有那麼多時間再去等待慢慢從現代生物醫學的手法去"微觀"地證實"因果關係"。正如消費性電子產品的標準在工程上可以有10%的容忍誤差，但在科學上可能連0.01%的誤差都不能有。可平民大眾可不是人人靠科學研究為生，而科學研究也不一定每項都直接關聯到每一個人的日常生活。所以，我們是不是在所謂的"救助手段上的醫學"應該偏向工程手法一些務實，而不是一味的往科學極端的理想靠近。也正如人體的健康養生到底是要完全的科學論，還是它畢竟帶點人們的心理，而這個心理其實比較接近所謂的哲學，而這個所謂的哲學其實也在心理學上有那麼些研究，所以也其實是一種科學呢？就如同人類等動物無法獨自關閉生活太久，科學和哲學的範疇裡是不是有那麼一點點交集？尤其在所謂的科學的心理學上。

　　癌細胞是原來正常細胞在他所處的身體微環境的周遭下，經過長時間來，他的許多世代的後代，為了適應這個長時間變化的周遭微環境，而漸漸改變它的細胞結構成為不死的幹細胞。這就是達爾文的生物為了生存而競爭，然後透過人為或者自然的選擇，最終癌細胞戰勝了正常細胞。癌細胞經過了許多世代後，競爭勝利生存了下來，所以癌細胞看似是突然的突變，而其實是長時間的物競天擇。那我們有沒有可能透過這個微環境的改變，再將這個演化成的癌細胞演化回去呢？我的猜想是有可能的，因為這樣一個微系統比較傾向是人為選擇而非自然選擇造成，不過這一定要長時間。假設細胞的生命週期是7天，一年也就52個世代，10年才有520個世代。所以只要我們把人體內部的微環境，再返回到正常的微環境狀態，那正常細胞是有可能戰勝癌細胞的。所以陳月琴女士的按摩經驗，搭配王維工教授的經絡共振理論和經驗，是有機會將癌細胞讓他自然再演化回正常的細胞。只要正常細胞能夠戰勝癌細胞，但是這一定要長時間，就像達爾文的演化概念。至於許達夫醫師所提的，癌細胞就是一種幹細胞，其實就是這種細胞在身體環境下物競天擇的微觀解釋證據。癌細胞為何能夠戰勝正常細胞，可能就是在微環境的演化裡，癌細胞的粒腺體讓細胞凋亡機制，在人體微環境變化成那樣惡化的狀況下適合癌細胞的生存。於是正常細胞的後代之一慢慢演化的的癌細胞生存了下來，演化成癌細胞的後代更容易生存，於是戰勝了正常細胞，所以正常細胞慢慢滅絕絕種。因此，我們不管是用化療、放療來殺死癌細胞是沒有用的，癌細胞是你自己身體內細胞演化的結果，所有的這些治療只會給你一個統計數據多少年的存活率是多少，從來不會告訴你癌細胞絕對不會再發。

我曾經生活10年的中國大陸，在這近幾年來的更高速發展，已經將那裡的生活環境和飲食來源幾乎處處破壞成侵害人體造成癌症細胞演化的大好環境。如果繼續下去，那人類的正常細胞可能在癌症細胞面前會漸漸滅絕，如果癌細胞是一個新物種，在演化理論裡，以後的人類可能就只有癌細胞反而沒有正常細胞，所有人身上只有成長快速的新物種"癌細胞"，所以能量守恆，則只剩下新物種癌細胞的未來人體其平均壽命也可能就只有30年。2014年2月，世界衛生組織的新聞： 全球近半新發癌症病例在中國（**http://china.caixin.com/2014-02-08/100636253.html**）。到目前為止還是到處都有抽煙者不顧別人感受隨處抽煙，從點燃的香煙中獲得很高的苯暴露這可能和現在中國瘋狂出現的兒童青年白血病有很高的關聯性。還有都市裡隨處可見的新房子新裝潢，在後面的新聞連接裡有更多的案例。

這些都不是危言聳聽，如果你不相信這裡所寫的，所推測的，不相信一般人和隨意網絡的言論，那麼請你看看這些權威的消息來源。千萬不要幸災樂禍或覺得事不關己就忽略了它們，而正是太多的所有人不去正視這些問題，讓人類的自相殘殺越來越冷漠的被接受的理所當然。這些極端的例子都是在可見到的短時間內發生，比如癌症村這些統計，比如可以清晰看見被發現的環境極度污染被報導出來的。而潛藏在沒有被揭露出來的更多部分，不可看見的地方呢？比如我所發現的自來水造成的掉髮，比如我所住的工業園區我懷疑的常常廢氣排放呢？比如你吃下去的地溝油、塑化劑、餿水油和垃圾有害食物呢？這些都是無法在短時間一年內看見的立即性傷害。可他們確實會對你的身體造成潛藏性的危機，由於短暫看不見，我們所有人都忽視了，都麻木了。等長遠的時間後將來的哪一天，你的身體有問題了，你也無從找起原因來自於何處，這些都是微觀不可見慢慢積累的。滴水成河、聚沙成塔，更何況是這些傷害你身體的有害物質環境，有一天也會成河成塔，難道我們每一代人都真的要看見棺材才流淚？而卻不在你有能力改變它的時候盡力去避免傷害的發生？

癌症與環境污染的關係

　　環境和食物其實相伴而生，有問題的食物大部分是由有問題的環境而來，當然還有一大部分來自於人類的自相殘殺，自己生產有問題的食物。這些明確的數據還不夠明顯來說明和證明環境污染和癌症的關係的話，那要什麼樣的數據和資料才夠？需要你在3分鐘內看見污染馬上殺死很多人你才會相信這個環境污染會和癌症有關係嗎？人類心理往往眼不見為淨，要親眼在瞬間看見的才會相信，需要長時間觀察細微變化的，人類往往沒有耐心去等待和觀察，也就不太相信。這就給人們有了搪塞和轉移焦點的機會和藉口，也讓作惡破壞環境的人有了渾水摸魚的機會。最喜歡的白居易琵琶行"商人重利輕別離"，雖不中也不遠了。大多數資本家是追逐利益的，而資本家成立公司也就是要將利益最大化。可在這個逐利的同時一定要自省，對環境的迫害，短時間可以無視，但食物鏈的生物自然法測還是逃脫不了，終究資本家自己一定會遭遇到自己造孽的受害。當你的企業在破壞環境殘害同類的時候，不要忘記自然的輪迴食物鏈，即使目前這個殘害沒有在你身上，有一天也會在你的後代裡發生，所以其實你們是在殘殺自己的後代，其實人類是一直為了眼前利益眼不見為淨地在自相殘殺。

　　五千年的華夏文明演化至今，神州大地竟然只剩下傍名利的主流意識與追求，沒有了生命，名利何用？政府歌功頌德，以可見、可觸的個人前途為重，殊不知目前由於政府的忽視讓人類互相殘害，終究很快地到最後自己的後代也逃不掉這個人類的互相殘害的迴圈。只有立即從自己時時刻刻的觀念改變做起，自然界的食物鏈輪迴，一定有一天會輪迴到你自己或者你的後代身上，千萬不要眼不見為淨，己所不欲、勿施於人，更何況今施於人，總有一天回報到自己或者後代的身上。你自己每天都要吃東西，如果你是一家排廢水的工廠老闆，你難保你吃到的食物就不是你自己工廠廢水污染造成的，千萬不要以為不會，這是在殘害別人，包括殘害你自己。就像2013年初的這場北京霧霾，除非你永遠不出門，否則誰都會呼吸到這個霧霾之害。而這個霧霾，可能就是你家的工廠所排出，可能就是你開車所排出，所以，到頭來都是殘害到你自己和家人。

　　由於癌症我自己沒有像前述3大慢性疾病一樣做了多年的實驗，充其量也只大約在這幾年實驗中有些許和癌症有關聯的心得和結果。所以在這裡，以平時收集得到網路上個人以為值得參考的案例和資訊，作為這一章裡的補充訊息，主要是在大陸和台灣的網路新聞和資訊。下面兩段我當時心得注解比較多的大陸癌症村的報導，這種報導其實已經90%可以證明環境污染對癌症的關係了，可如果要達到科學的100%確認因果關係，可能還有很多努力的空間。

　　先看兩段2008、2010年分別是大陸當時有名的財經新聞雜誌網路上的癌症村報導以及當時我的一些心得：

2008年7月財經網： 聚焦淮河下游"癌症村"
http://magazine.caijing.com.cn/2008-07-05/110066241.html
重點點評：
（點評：馬上要進入2011年的今天2010年12月28日，查到財經網上的這篇日期是2年多前的我的生日出版的財經雜誌，可能這期雜誌我有買。兩年多過去了，有多少這樣的環境污染這兩年多來還是持續？又有多少人在看了這麼多報導後只能無力感的繼續生活？就像我自己在這個蘇州工業園區也呼吸了快8年混濁的空氣，和面對時常的異味及異樣的灰朦朦天空，也只能日復一日的繼續為五斗米折腰兩點一線的工作，卻也什麼力量都使不上改變。自忖思慮清晰高知識分子瞭解這些害處極大的我自己都尚且如此無力，更何況其他所有還沒瞭解的人？我們要用多久的時間、多大的力氣、多少的資源，才能改變這些？）

僅2007一年，在2000多人口的新橋村，共有15位村民去世，其中竟然有10人死於癌症。
（點評：一年內一個2000人的村子裡，癌症死亡率=10/2000=0.5%。這還只是一年內，我猜以另一篇5年內的"基本證實"的報導裡的資料，假設等比例，5年內50個人死於癌症好了。那結論就是，5年內，一個2000人的村子裡，癌症死亡率=50/2000=2.5%。這樣的比例還不高嗎？還不夠證明癌症和環境的關係？）

癌症高發與環境污染關聯
　　對於癌症陰影，已經在該地行醫近30年的新橋衛生服務站的李書叢也有著親身的體會。在他的印象中，村民中死於癌症的，一年比一年多，而且發病的年齡也越來越年輕。

　　直到最近幾年，村裡才開展了死亡登記工作。登記資料顯示，過去六年中，新橋村先後有97人去世，其中死於癌症的多達54人，超過了一半。而在整個中國農村地區，癌症死亡佔總死亡的比例約為五分之一。2004年，媒體集中報導了淮河流域的一些"癌症村"之後，國務院總理溫家寶作出批示，要求"對淮河流域腫瘤高發問題開展深入調查研究"。那麼，新橋村一帶是否真的存在癌症高發？從科學研究上來講，這需要時間。通常需要對數以萬計的人口進行持續多年的觀察，才能確認某個地區是否屬於癌症高發。或許，新橋村兩千多人的樣本數量偏少。但研究人員在淮河流域進行的初步調查，已經證實了部分"癌症村"的存在。

　　由於人體受環境影響後發生惡性腫瘤的病程較長，通常需要一二十年以上的時間，而出生缺陷發生的時間相對較短，且更為敏感，因此，項目還同時啓動了出生缺陷監測。

（點評：非也，不是病程長，而是能被感受到有病痛而且量測出是癌症的時間長。如果有一種量測方式能在細胞開始變成不正常增殖時就量測得到，那這個時間應該不用這麼長）

2010年12月財經網：淮河流域污染與癌症關係基本證實
http://www.caijing.com.cn/2010-12-27/110603635.html
重點點評：

　　【《財經》記者　徐超】12月27日，淮河流域水污染與腫瘤（癌症）相關性研究的負責人之一、中國疾病預防控制中心副主任楊功煥對《財經》記者表示，通過近五年的工作，淮河流域及沿線居民的腫瘤發生與當地污染的相關性已基本證實。

（點評：這已經是非常保守的結論，"基本證實"在大陸檯面下真實的潛台詞就是兇手抓到了）。

　　污染和腫瘤的關係是個很難證明的課題，中國疾病預防控制中心花了近五年的時間建立了一個監督平台，"基本上證實兩者之間的關係"。

（點評：花了五年的時間，所以即便把它放到今天2010年12月28日的財經網首頁，以人類沒有耐心等待五年的調查和研究的習性，這個新聞估計也沒有昨天中國央行加息0.25%來更吸引人們的眼球）。

　　腫瘤的發生不是單一因素引起的，有化學工業品的作用，也有其他因素，有時這些因素的共同作用會是1+1>2。"至於下一步的工作重點，楊功煥表示，一方面是進一步搞清污染與腫瘤發生之間的小環節。

（點評：這就是我所提到的微觀的因果關係的研究建立）。

網路相關資訊：

2013年1月Nownews網站：遇熱即溶！美耐皿裝熱湯 尿液馬上驗得出三聚氰胺飆高
http://www.nownews.com/2013/02/07/327-2901392.htm
（這一篇比較簡潔而且有描述到實驗過程重點的新聞報導）

2013年2月新浪微博：
<u>頭條新聞</u>
【今日網言：自相殘殺的下一個受害者就是你】媒體曝光湖南萬噸鎘超標大米流向廣東，長期食用
鎘米易致癌。網友評論：你賣地溝油，我賣膠麵條；你賣皮革奶，我賣鎘大米；你賣毛醬油，我賣
陳化糧……最後大家一起吃毒膠囊。如果你不吃特供，也許下一個受害者就是你。
http://t.cn/zYlJSFz

2013年3月新浪微博：
<u>@鳳凰財經</u>
【浙江已有多個癌症村：企業排污近20年無人管】紹興，曾經的水城卻在變成"毒缸"。在規劃面積
100平方公里的紹興濱海工業區及周邊已有多個"癌症村"出現。而杭州蕭山區塢里村的村民反映，污
染企業排污20年無人管，環保部門檢測結果被要求也不公佈，該村十多年已有近60人患癌症去世。
http://t.cn/zYBS6ms
http://weibo.com/1988800805/znmlrewcj

2013年3月新浪微博：
<u>MSN健康</u>
【放10瓶修正液室內苯超標三倍　比塗料還毒】為揭開修正液真正"面目"，記者對修正液進行了檢測
實驗。在一個12平方米封閉房間內，苯含量本來正常，而放入10瓶修正液以後，苯超標近3倍。青
島一家室內污染檢測公司的負責人告訴記者，苯超標嚴重能引起白血病。
http://t.cn/zY89RPl

2012年12月新浪微博：
<u>新浪健康</u>
【名家觀點】郝鳳桐博文：轎車空氣中的乙醛有害嗎？據研究，乙醛對人體的危害需要很高的接觸
劑量。以報道的車內空氣中0.054mg/m3-0.068mg/m3乙醛，與乙醛蒸氣暴露15分鐘出現輕微眼刺
激症狀的90mg/m3，相差1300-1600倍；與動物實驗致癌劑量相差約20000倍。能否致癌？
http://t.cn/zjWds7e
（這個數據還不夠警示我們嗎？如果致癌劑量差20000倍，如果經過了
20000分鐘呢？）

2013年2月新浪微博：
<u>@徐超_超聲博</u>

【癌症村與水污染的神相關！】我國數十癌症村（地區）中，**64**個有由水污染導致，排名第一。其次來自大氣污染和噪聲污染，分別為**25**個和**1**個。再看癌症村分布圖（大圖）和水質圖，驚人相似！監管者顫抖吧！
http://t.cn/zYaFCzK

2013年1月新浪微博：
新浪健康
【最新版中國癌症地圖】高發地——**1**肺癌：東北、雲南；**2**甲狀腺癌、乳腺癌：所有城市（偏愛都市女白領）；**3**宮頸癌：內蒙古、山西、陝西等；**4**胃癌：遼寧、山東、甘肅、江蘇、福建；**5**結直腸癌：浙江、上海、江蘇等；**6**肝癌：浙江、內蒙古、吉林；**7**食管癌：河南、河北、山西。
http://t.cn/zjg5h02

2012年11月新浪微博：
李開復 @劉春
北京肺癌患者10年激增56%，2010年北京戶籍居民肺癌死亡率達48.910萬，居"眾癌之首"。
http://t.cn/zjb2Z31

2012年鳳凰週刊：癌症影響中國
http://fenghuangzhoukan.blog.163.com/blog/static/17603036120127141533710/

2011年10月搜狐新聞：多地現"癌症村""土地污染帶"疾病防控困難
http://news.sohu.com/20111014/n322116450.shtml

2011年8月MSN網站：鉻渣旁癌症村最小死者9歲，村民只喝礦泉水
http://msn.ynet.com/3.1/1108/18/6103864.html

2009年鳳凰週刊：中國百處致癌危地
http://blog.sina.com.cn/s/blog_4b8bd1450100cnvl.html

2008年7月財經雜誌：敗戰癌症
http://blog.sina.com.cn/s/blog_47563c3e0100a316.html

2009年鳳凰週刊：自來水安全標準質疑
http://blog.sina.com.cn/s/blog_4b8bd1450100bkf3.html

2007年9月財經雜誌：中國水污染危機
http://www.360doc.com/content/07/0906/01/2347_722182.shtml

癌症與飲食的關係

　　飲食的重要性真是再怎麼強調都不為過，在2012年9月底一次到上海
台商新天地網站版主聚餐買回來台商媽媽自己做的海帶、豆乾、豬腳三種滷
味。我在吃了兩天較多的海帶還有豆乾後，從週六、週日開始明顯的頭皮
癢、頭皮屑增多，尤其到了週一最嚴重，白天辦公室抓癢、掉頭皮屑嚴重，
連晚上和同事的聚餐頭髮上都是沾滿頭皮屑回家才看見。週二漸漸向好後才
想起來是那一天的海帶和豆乾，因為第二天老婆才說海帶酸掉了，而且第二
天豆乾就粘粘稠稠的蛋白質快壞的樣子。那時候沒有感覺後來的頭皮癢這海
帶和豆乾就是兇手，因為那幾日幾乎沒有其它改變的食物，也由於這一次才
讓我自己在身體健康的實驗上更加確認食物的重要性。

　　還有2013年年初後開始更多次驗證海帶和蝦仁只要有3～5天的重覆燉
煮，就讓頭皮發癢、頭皮屑增多並且頭髮掉落數量增加。光是這麼輕微的食
物變化，只是自己家裡多煮了幾天的海帶牛肉鍋，就可以讓頭皮發癢、掉頭
皮屑、頭髮掉落增加，可見如果是常常在外面更糟糕的飲食烹煮環境和更差
甚至是化學加料的食材一直傷害下，我們身體自己的正常細胞不演化為強壯
百毒不侵的癌細胞也是很奇怪了。另外3個後來許多經驗發現日常在外飲食
可能有害最明顯的特徵：如果在外飲食完後馬上喉嚨覺得痰增加喉嚨發癢、
很想把痰咳出來，那就是店家用了不好的食用油；如果在用完餐1～3個小時
內放屁很臭表示食材差，食材可能有很多細菌，而是靠某些化學藥物抑制細
菌增長，並且靠調味料讓味道很香；如果食材很差，放到密閉容器的玻璃盒
不到半小時冷掉打開來就是一股很難聞的臭味，這也應該是食材被細菌的汙
染或者化學物質的添加。這3個特徵屢試不爽，這幾年我一家4口自己已經做
過太多次實驗。由於固體食物由口吃入，經食道、胃、小腸、大腸、至肛門
後排出，在前面提過3、4個小時內差不多也就是吃過飯後消化的養分可以到
達頭髮，所以不止可以看見頭髮的生長掉落在那個時間點發生最明顯，如果
食材不好，同樣在那個時間點就可以有很臭的屁味排出、或者頭皮、全身發
癢。這些可能都是很細微的變化，但只要用心體會觀察，就可以發現它們的

規律。尤其是在2014年11月的此刻，我現在進化到只要一點點不好的外食油脂，吃完後數分鐘內立刻喉嚨癢咳嗽。

　　在成書之前的最近期2014年的5月底，最新發現的這個新聞很有參考價值，如果裡面敘述的生理理論是正確的，那麼真的很可能是造成白血病也就是血癌的重要因素之一。我也懷疑我的大兒子HS好幾年來常有頭暈的現象的其中一個重要原因就是喝水的問題，雖然他的飲料沒有常常喝，但老婆偶爾還是會買一些，但無論如何，如果他的頭部並沒有時常靠近高功率電器，理論上頭暈、頭痛就是血液供至頭部不足，而再往下分析，當然是不好的空氣或食物造成肝臟負擔太大，以至於供血不足。而下面這個骨髓因甜味素負擔太大，造成骨髓造血不足則是我以前未知忽略掉的一個因素，無論如何，頭暈、頭痛的第一層原因就是頭部供血不足。

http://tw.gigacircle.com/206199-1

網路相關資訊．

2011年5月NOWnews：塑化劑危機！專家－污染飲料讓乳癌飆升
http://www.nownews.com/2011/05/29/327-2716296.htm#ixzz1NnBfWQrn

2012年新浪微博：台中女童天天吃炸雞致腎萎縮，須終身洗腎
http://t.cn/zjyu7zp

2011年1月食食課課網站：賴宇凡的飲食革命
http://blog.shishikeke.com.tw/?page_id=53
（點評：非常好的通俗人體生理自動控制系統解釋）

2013年2月新浪微博：
@環保董良傑
#污水灌溉：食物鏈上的致癌毒素源源不斷# 照片是華東主產區的污水灌溉，裡面的重金屬和有機毒素含量之高，甚至都不應有任何接觸。為什麼眼裡常含熱淚？因為看見大批農田污水灌溉。為什麼出現大批的癌症村？因為污水灌溉污染了糧食和飲水。為什麼農民用污水灌溉？因為他們別無選擇。
http://t.cn/zYbSnCM
http://blog.sina.com.cn/s/blog_53a00b5a0101b852.html

2013年新浪微博：

新浪財經

【老奶奶花生米檢出強致癌物】

http://t.cn/zjRkQJf

（點評：　肝臟就是這麼壞掉的）

2008年鳳凰週刊：大陸"化學食品"演變史

http://blog.sina.com.cn/s/blog_4b8bd1450100ayhk.html

2012年南方人物週刊：毒膠囊裡的世道人心

http://finance.ifeng.com/news/special/jngcb/20120427/6388365.shtml

2012年新民週刊：中國十年食品安全事件

http://news.sina.com.cn/c/2012-04-25/174424329243.shtml

2009年10月百度空間：台灣牙醫梅襄陽醫師的經驗－癌細胞是好細胞

http://hi.baidu.com/bigbeet/item/0fde65984083bede7a7f015c

2012年新浪健康網站：內地白血病患者增速提高一倍 過度用農藥可誘發

http://health.sina.com.cn/news/2012-10-30/072655773.shtml

癌症與生活習慣

　　生活習慣當然也不能獨立於環境和飲食之外，生活習慣更像是一種人為選擇，也就主宰你身體內每一個細胞的演化。前面提過Steve Jobs之所以患癌後早逝是因為他不能改變他的生活習慣，他還是繼續沈浸在Apple的事業裡，所以他可能還是常常像上夜班一樣很晚睡，也一定常常就飲食不正常，再加上為了Apple日常營運和新產品的問世，也一定是心情受影響而導致他被號稱的脾氣暴躁。脾氣暴躁已經提過是會影響肝臟的健康，而且這是一種正回授，肝不好－脾氣暴躁－肝更不好－脾氣更暴躁 －－－終至癌症產生。所以他原來的不開刀治胰腺癌並尋求另類療法並非是惡化主因，而是他不願改變生活習慣才是他癌症繼續惡化後逝世的主因。江山易移、本性難改，在Taleb的書裡有很好的建議，我們還是要培養多方面的興趣，當然人性還是終究一個複雜的問題，下一章有進一步的探討。

　　另外自來水不僅影響禿頭，也影響癌症，這不是危言聳聽，理論上是合理的，在前面章節更有我的量測資料。網路上也有不少關於自來水洗澡會致癌的資訊，下面新聞鏈接有參考資料。尤其在大陸的自來水，在前面的文章裡已經詳細敘述過，大陸自來水中的致癌三鹵甲烷濃度是比台灣還要高，所以我們在洗頭髮、洗澡、做菜及任何生活用水，都要儘量使用過濾掉三鹵甲烷的水。因為自來水不但會造成禿頭掉髮，更會造成癌症，可絕大多數的人不知道這個嚴重性，尤其在大陸，在這麼濃的三鹵甲烷濃度侵害下，頭髮還不會掉落的人正如溫水煮青蛙。自來水水氣中的"三鹵甲烷"無色無味，一般大眾根本很難察覺和感受到。若不是大陸這裡水中的三鹵甲烷太濃讓我兒子的頭髮短時間就狂掉，我還真不容易發現出來，所以微觀的隱性累積是最可怕的。這些自來水的運用，也可以算在受到環境影響的生活習慣裡。

　　還有房子裝潢及日常用品有機物污染是很多人都忽略的，因為眼睛看不見，除非鼻子很靈敏或者味道很重，否則鼻子也是聞不出來的，更何況一旦習慣了就麻痺了更聞不出來。所有這些慢性疾病或癌症都是有原因的，只是這些原因是無形的並且肉眼看不見的，所以一般的人都是以為不存在的。大陸這幾年有太多的白血病、年輕流產、年輕人癌症以及癌症村等等，很多案例都是因為這些看不見的真因。2012年3月聽到同事說他們不到30個人的部門裡那時就有3個同仁的家人不到60歲分別得了癌症，看這是多麼嚇人數據，身旁熟識的人隨便抽樣就10分之1家庭的機率有患癌症，這些如果不是現代的環境、飲食和生活習慣所導致，還真的無法再找其他理由來解釋了。

網路相關資訊：

2011年5月中新網：培養五大防癌習慣－台灣人十大錯誤致癌生活習慣
秘訣：手機別貼耳，燒香戴口罩，遠離電磁波，醃肉40分鐘，少用不沾鍋
http://www.chinanews.com/hb/2011/05-12/3037078.shtml

2012年1月NOWnews網站：選對最佳洗澡時間，避免致癌更健康

http://beauty.nownews.com/news/news.php?msg=n-1-1-14111#ixzz1lBlv6yzZ
http://news.cts.com.tw/cts/life/201101/201101240658941.html

2012年12月新浪微博:
@三聯生活週刊
《癌症是可以避免的》:人類在和癌症抗爭4000年後,逐漸走出對癌症莫名恐懼的時代,終於可以理性、樂觀地對待它了。我們組織這一期稿件的目的,首先是為了知識普及,在此基礎上,才能反思我們的社會生態、生活方式中的隱患,重新認識身體與癌症的關係…
http://t.cn/zjSCamQ

2013年8月TVBS新聞網
住家旁有基地台　嘔吐頭暈砸蛋抗議
http://news.tvbs.com.tw/entry/62056
冷氣總是吹不涼!　隔壁鄰藏基地台
http://news.tvbs.com.tw/entry/226376
〈獨家〉基地台在隔壁　鄰居抱怨無法可拆
http://news.tvbs.com.tw/entry/50089?&lightbox=1

2012年10月新浪微博
新浪美股
【意大利高院裡程碑式判決:手機致人患腦瘤】此案中,一60歲商人12年來每天用手機與中國等國家客戶談生意,導致腦部三叉神經生了良性腫瘤,已部分面癱。此前,大量科學研究未能發現手機輻射與腦瘤之間存在因果關係。世衛組織將手機歸類為可能的致癌物,與殺蟲劑和咖啡一樣。
http://t.cn/zlR5kEk

2012年7月台灣優活健康網:西方不健康生活方式恐讓癌症人數增
http://www.uho.com.tw/hotnews.asp?aid=19196

2013年1月新浪微博:
@新浪健康
【中國近20年癌症呈現年輕化】全國腫瘤登記中心日前發佈的《2012中國腫瘤登記年報》表明,我國近20年來癌症呈現年輕化、發病率和死亡率走高的趨勢,每年新發腫瘤病例約312萬例,每分鐘就有6人被確診為癌症。乳腺癌、肺癌、結腸癌、甲狀腺癌等癌症發病年齡均出現提前。
http://t.cn/zY773Du

2011年6月天涯社區網站:我們是如何讓我們的孩子患上白血病的
http://bbs.tianya.cn/post-free-2184607-1.shtml

中國已經有400萬白血病患者，其中200萬以上是兒童。我們裝修小家的行為，竟然成了我們傷害自己孩子的兇器，讓我們差一點"殺死"自己的孩子。在和病友們溝通後，我們驚訝的發現，70％以上的病友家庭都有兩年內裝修的經歷。

2010年2月財經網：兒童癌症發病率逐年上升
http://www.caijing.com.cn/2010-02-04/110372151.html

2013年4月中國新聞週刊：中國癌症近年來高發：每6分鐘就有一人被確診
http://news.sina.com.cn/c/sd/2013-04-07/150026752807.shtml

2008年4月財經網：中國癌症死亡率過去30年上升八成以上
http://www.caijing.com.cn/2008-04-29/100058845.html

2013年2月新浪微博：
@財經網
【馬雲：十年後三大癌症將會困擾中國每一個家庭】肝癌，可能是因為水；肺癌是因為我們的空氣；胃癌，是我們的食物。特權階級有特權的水，這次沒有特供的空氣了。我擔心我們這麼辛苦，最後所有掙的錢最後都是醫藥費。不管你掙多少錢，享受不到沐浴陽光，其實是很大的悲哀。
http://t.cn/zYNm0qQ

2013年1月新浪微博：
新浪健康
【癌症能被累出來】生活節奏快壓力大，很多人長期受到慢性疲勞的困擾。專家指出，長期疲勞會帶來嚴重健康隱患，甚至誘發癌症。身體長年處於過度勞累和精神緊張狀態會削減免疫機能，使身體修補DNA的能力下降，罹患癌症幾率提高。在容易被累出的癌症中，淋巴瘤首當其衝。
http://t.cn/zjdlt0m

2013年2月新浪微博：
@齊魯晚報
【我國200城市五成地下水質差　癌症村頻現牛羊絕育】：據國土資源部調查，全國200個城市中，55％地下水為較差至極差水質。媒體稱部分企業利用滲井排污已近20年，多地現癌症村，水污染甚至致牛羊絕育。即使在北京，淺層地下水中也普遍檢測出三致（致癌、致畸、致突變）物質。
http://t.cn/zYpEQ7L

第十章 疾病原始

　　除非是天才，或者想像力特別豐富，一段知識理論要完整架構起來一定要知道它的來龍去脈，這樣才不會錯失部分資訊而不知全貌。我的讀書習慣也大抵如是，以往看書一定要從頭看到尾，不肯錯過任何一個字。比起我那些天才的同學們，我算是駑鈍的那一類型。可我在40歲前看的書實在太少，也導致我這40年來都是不求甚解。而這也是Taleb要我們看書而不是看新聞，因為新聞的知識是片面的，如果只有知道少數的訊息則容易被誤導。

　　我們往往想要的太多，但是生活上卻不需要這麼多，就像我收藏一屋子的書、玩具、衣服、鞋子還有其他。小時候的我們物質匱乏，但不缺幸福，可能就是因此愛收藏老物品，卻不願收藏幸福。可長大了、錢賺些了、也擁有了很多物質，可還在一直尋找幸福。我們很多人明明都知道物質不是幸福的全部來源，可往往就像人類作為生物界的一份子在心理學上描述的眾多劣根性，我們還是一直貪婪地在尋找著物質，擁有著物質，卻還愛呼喊幸福在哪裡。我們都知道、我們都理解，可我們一再欺騙自己。包括我自己、包括Taleb、包括很多人都還不免繼續犯錯。可就像Popper所謂的科學或者民主不是求完美，而是要可證偽的避免犯錯、去除誤謬，雪中送炭而非錦上添花。所以，我們也是要如此，盡我們所能，去除壞的行為觀念，漸漸往好的方向前進，只要生命還在，好的黑天鵝都還有可能降臨。

　　就像我從來沒有買過房子，沒有任何房貸更沒有存錢，可是我為了讓小孩念書的環境可以符合我以為的好，常常一年兩個小孩光是學費就付出了幾乎整年1/2的薪水，讓兩個孩子可以在我以為對他們身體健康、心理發展，在這個我能控制、負擔的所有條件裡最好環境下生活學習。雖然蘇州那幾年的外在飲食、空氣、生活環境還是糟糕，但這是我能掌控的條件下我以為最好的選擇了。我的決定前提，錢不是最重要的，首先考慮的點是他們的生命、他們的健康，再來是他們在學校能高興，最後才是我能負擔得起的錢。我不那麼愛錢，我只愛實體的存在，當然另一個邏輯是錢才能買得到實體，是的，但我們不是只有生活在邏輯中。

秃頭掉髮數量也可以用長尾理論的圖，黑天鵝和長尾理論都能讓不隨波逐流的小眾者，讓很多獨立思考者能夠得到共鳴。大眾的、流行的、普遍的，可能都不一定是對的，不一定是最好的。相反的，它們可能往往被蒙蔽了很久，就像常態分布或鐘形曲線。科學的攻克、新學說的發現，都不是先來自多數人的"共識"，卻是來自少數人，甚至是孤獨的"先知"。但往往還有另一條路，先知的先見已經問世多時，但未被發現，這是因為沒有好好完整論述，就像達爾文進化論一篇文章根本被忽略，要等到物種原始一書出來才能流芳萬古，這就是書本完整論述的重要性。

就像秃頭、鼻病、皮膚炎、就像我這本書，如果沒有完整全面的資料和數據，所有這些就是這麼被忽略了千百年。這就是很多複雜系統的問題難以被攻克的主要原因，因為現在所有的專業領域分工太細，而複雜系統的問題要攻克一定需要掌握完整而全面的訊息，可現代專業領域已經沒有太多人單獨擁有這些能力，跨專業的整合需要不同的人就是不同的大腦相互合作。這項比單一個大腦的自我整合，效率和能夠攻克的機率一定相對較少。就像我們電子業的IC整合所有功能嵌入到單一個晶片，在理想狀態下一定是效率遠高於離散的各功能IC裝到一大塊電路板上，這也就是為什麼你的手機越來越小、越薄，可功能越來越強大。

對於有些秃頭治療的人狀況時好時壞，就是因為這"內外4因"的交互作用影響，迷惑著人們對於頭髮掉落或增加的判斷。這"內外4因"4大因素中的洗頭髮自來水、肝臟功能的強弱、飲食營養成分的良莠以及身體血液循環的好壞等，本來就會因為每個人每天吃下的食物，或者生活作息的不同，而頭髮增長和衰減有所變化。例如牛肉就會稍微增長頭髮抑制掉髮，而多吃辣椒或吃了不好的油，吃了放太久的海帶等等，或常常熬夜喝酒則會讓掉髮增多。如此頭髮的增減反反復復，不但讓你自己無所適從，而頭髮也一天天的緩慢地漸漸變得越來越少，然後讓人失去耐心，最後也就放棄了，這和很多慢性疾病的造成和患者的心態也是類似的。就連大部分的專業醫生也能很難觀察出來這種因為"內外4因"影響下的頭髮增減，而這也就是千百年來，大家一直以為的禿頭完全是基因遺傳所致，無藥可救，就像面對很多慢性病現代的醫生也幾乎都給出類似的結論，經歷同樣的歷程。即便在當時實驗2年多後有很多突破性發現的我自己，也常常在那2年多內遇到瓶頸時有強烈的失落感和懷疑自己是不是還能更好，或者最好的狀況也只能這樣，好幾次想放棄。幾乎和所謂孫中山10次革命失敗一樣，遇到了不下10次頭髮增加飽和或者倒退狀況，也就在每次又遇到了退後想放棄了。但堅持下去的果實是甜美的，如蝶蛾的破繭而出方能成就美麗，終於既懶散又堅持住漫長無聊的日子過後又見到了光明的前途在望，也才能發現頭髮的增減和季節溫度高低變化的相關性這麼明顯，還有最後難熬卻讓脖子皮疹終於消除的3個月閉關。要堅持的爬到臨界點的山峰最高處的確是不容易的，可沒有到達頂峰就不知道沒有遮望眼的美麗風光。當然，沒有強大的資源協助間或是自己一路走來屢遭挫折的原因之一，但不經寒澈骨哪得梅花香。更何況這些缺一不可的歷程或者才是成就這一切過程的必然，到達目的地了回頭看看才能知道走過的這一條是唯一的路徑。這間因和主因或者因果關係的過程，何為主次，何為因果都已經不重要。重要的是我解救了我自己一家過去到現在的禿頭、鼻病和皮膚炎，也希望這個結果能解救天下蒼生過去、現在和未來的3大疾病。

　　糖尿病、癌症及所有慢性疾病的攻克和解救是我人生裡有餘力接下來下一步的目標，可這個目標是更為艱難的任務，餘生餘力將繼續把對於人體健康的心思著重於此。我將借助網路和書本的力量，就如同網路和書本是救贖我一家禿頭掉髮及幾種慢性疾病的重要恩人，也是我所有信息的重要發源之一。接下來的目標實現，我相信他也將會來自網路和書本。要設計實驗的想法和工具已經有了，可困難在於執行、資料的獲得以及資料的分析。6、7年來讓我解開了禿頭、鼻病和皮膚炎重要的一扇窗，相信我還能健康活在這世上的再10年內，我應該可以推開慢性病神秘奧妙厚重大門的更大縫隙。

1.　疾病從何而來

　　第五章裡圖5-1～5-3這3張圖完整精要解釋了疾病的原始，它其實就是一種人為選擇的結果，你選擇了一直伴隨你的惡劣環境，那麼疾病自然就會一直跟著你，甚至你用了錯誤的處理過程來對付疾病，那麼，反而會陷入更糟的結果。你只要簡單的改變了環境，那麼另一種人為選擇自然會讓你回復到原始的健康狀態。這是很簡單用達爾文的遺傳理論來解釋，可卻大多數人不知道或者不願意放下其它去改變你的生活環境。

　　所有對身體的傷害，比如你大腦強迫抵抗本來身體叫你睡覺的反應而繼續熬夜；比如你不在家休息喝熱薑湯一天就好的發燒，卻因為你想要馬上出門去玩就服用退燒藥（而其實反而更糟）。這些都是破壞了身體的自動回授系統的動態平衡，從一個本該健康的動態平衡狀態A1到了另一個異常的平衡狀態A2。在我們自己整個身體整體上可能因為我們習慣性地忽略，所以看不出來、感覺不到，而其實在局部的平衡早已經被改變，所以這些都是要付出代價的，因為能量是恆定，地球上一天的時間也是恆定24小時，為了享樂就要同時付出了身體平衡被破壞的代價，在經濟學上這叫"機會成本"，你有100塊買了聯電股票如果跌了，你就同時失去了本來這100塊買台積電會漲的"機會"，這就是你當時買聯電股票當下的代價。

　　每天壓力持續的長久也有代價，因為壓力會刺激人體內分泌系統的荷爾蒙激素水平的動態平衡改變，代價就像電子產品裡的功率與壽命一樣，這是物理定律。張艾嘉說愛也有代價，所以有形的無形的事物都有代價。代價就是總體量是固定的，就是所謂守恆的，切成兩份，當一份多了，另一份一定就是少了，這就是代價，這是自然間物理數學的定律，至少在目前科學上是不可違逆的。有時候你的肉眼看得見，有時候微小或者無形到你肉眼看不見。人類的演化雖然大腦依賴眼見為憑，但心理學和生理學的研究一再證明人類本身的視覺缺陷良多，更何況大自然不管你看得見看不見。

　　物理定律裡的能量守恆，能量=功=時間（就是壽命）x功率（功率在電學裡=VxI），所以VxI越大則功率越大。如果能量守恆，那麼功率越大則使用時間（就是壽命）越短，這就是工業界裡產品可靠度（reliability）裡頭的壽命（lifetime）與效能（performance）成反比的折衷平衡（tradeoff），而效能這裡就是功率。所以，血壓就像電子產品的電壓（V）而血流就像電流（I），如果你有高血壓（V大）或者長期血流流量大（I大），比如常常勞累熬夜少休息，外在精神壓力大，所以整個人常常處於高功率（V x I）的不正常工作狀態，你一輩子能夠進食得到的總能量有個極限的定值，以能量守恆的公式來看，你覺得壽命還有多少時間？就像達爾文看"地質原理"悟出地球上的生物個體數量不會無限制增加一樣，在食物不可能無限供給的條件下，自然而然地會達到一個飽和平衡點，這是物理定律。在工業界的可靠度測試就是這麼高強度地加速測試我們的電子產品，所以，它必然地遵守物理定律，加速功率越大，這個被測試物的崩毀時間就越短，簡單地說，就是在這個超乎常的測試條件下壽命越短，所以，你還要持續地高強度工作或者高"功率"的玩樂而不休息嗎？

　　自來水、飲食食物、血液循環、肝臟等對頭髮點點滴滴細小緩慢累積的影響；生活習慣不流汗對乾癬的影響；寒冷對鼻病的影響；飲食生活習慣對慢性病的影響等等，這些的所有都是細小而緩慢。就像達爾文經由家養動物幾代緩慢的細小變化就有可能在後代產生極大的變化，因而悟得了物種經由緩慢細小長時間的變化一樣可能產生出新的物種，因此而寫成流傳千古的"物種原始"。可見細小加緩慢只要累積長久的時間就能成就大江河，就像成語的滴水穿石或聚沙成塔無一不是只在描述簡單的物理現象，可短視的人們卻不願意去正視自然間啟示我們的最簡單的物理現象，最真實的告訴你真正的答案就在這裡，疾病的原始就來自於這些許許多多的細小和緩慢。

　　很多位名家的科普著作裡，Nature or Nurture這兩個字是出現頻率高的。那疾病原始呢？疾病原始來自基因還是環境？

　　慢性疾病其實是細胞內的染色體中的基因組在長時間的面對細胞所處的不正常的細胞外在環境下（是在人體內、細胞外），基因為了應付這樣它所處的外在環境，細胞自身的反應來應對這些外在環境。就可以把細胞比擬成人類本身，面對環境的變化一定會自然而然做出反應。而"慢性"意味著"長時間"，這也可以推測到細胞適應環境使然，因為細胞的分裂、變化、死亡等等循環，正恰好需要長時間的運行，而並非一下子瞬忽之間就產生了細胞的生長增殖，當然，在生物醫學裡，不同器官的細胞分裂有不同的時間長短。一個正常的細胞有絲分裂，一個細胞分裂成兩個細胞正常約要1天左右，人類成體細胞數量約為100兆個細胞（10的14次方）。如同人類女性的初級卵母細胞其實在胎兒出生時就已經分化好準備產生卵子懷孕，可實際上這個初級卵母細胞卻是要在人類女性中整整等待蟄伏10幾年到了青春期才會產生卵子才能受精懷孕。所以人類細胞在微觀的世界裡其實是動態的緩慢在變化生長發展的，我們卻往往因為眼睛看不見或耳朵聽不到人類自己身體細胞的生活動態，而總是忽略對你自己每一個細胞的呵護。我們往往願意花高昂的費用為你"看得見"的心愛汽車做"定期"保養，也不願意或不知道要"定期"保養你自己身體"看不見"的細胞。我們往往願意花"長時間"大力氣在"看得見"或"聽得到"的聲光娛樂裡玩遊戲煲電視，卻不願意撥"一段時間""免費的"讓你自己的身體細胞得到休息為了走更長遠的路。這是很奇怪的人類心理學，往往眼不見為淨，往往不見棺材不流淚，不知這是人類或生物演化使然，還是其實這是可以教育的，又或者其實這是後天因民族性不同而不同的？還是書裡常說的"Nature or Nurture"？

　　人心貪慾太多是這個慢性疾病最大的發起源頭之一，雖然"黃帝內經"，雖然"傷寒論"的那個千百年前古時侯的當代，也一樣有不知平淡養生的放縱人們讓"黃帝內經"作者和張仲景有類似的感嘆。但畢竟在古代的那時，除了物理性的傷害和人類自身感性的抉擇選擇了放縱所造成的傷害。和現今相比，化學性的傷害是遠大於古代那兩類的傷害。這也就是為何現今醫學發達，但奇怪的惡性腫瘤類疾病發病年紀卻下降，還有心血管疾病的機率高的原因。這化學性的傷害，完全是人類自相殘殺的後果之一。動物界用自己的力氣自相殘殺，一次也只能殺掉一個或幾個同類，雖然這樣的方式速度比較快。可人類開始從西方科學建立以來，用化學物質來刻意或者不經意地自相殘殺的速度雖然看似緩慢，可長此以往，人類自相殘殺的數量是龐大驚人的。以這個推論放大到155年來達爾文揭櫫的演化論和人類生活在這個地球的時間長河裡的渺小。再這麼化學性的自相殘殺下去。自然的演化將會選擇然人類如同恐龍在不久的將來的消逝。即便強大的恐龍都逃脫不了滅絕，更何況更渺小而且喜歡自相殘殺的人類？

　　人類太貪心的擁有了還想要獲得更多，除了少數人堅持的少即是多"less is more"的理念，大多數的人類是貪心的，包括我自己，握住了很多東西在手上浪費掉了，回頭才發現其實自己沒有那些東西也不會怎樣。當然趨吉避凶並追求更好的生活是積極樂觀，也是人類文明持續向前的動力之一，但過了中庸的程度就變成了貪婪，有多少人是能夠在所有的事物上都不貪婪呢？連一向自以為幾乎對所有事物都中庸的我自己，還是一直想要擁有更多自己喜歡的人事物，還是不免為了生活瑣事與每日相處的小孩或老婆有意見不同和時有爭執。

　　慢性疾病從漸漸累積的不正常生活中而來幾乎是不用太多爭議了，就像一般的禿頭也是漸漸累積，如果禿頭基因的表現型可以從20幾歲延伸到50～60歲才表現，似乎和目前所發生的基因遺傳疾病的表現有出入。一般基因的表現型很少說30～40歲才高峰的表現出表現型，所以這是不是代表環境的選擇不同，會讓基因的表現型呈現出來的時間不同，這在達爾文的物種原始裡其實提過，他認為人為選擇的速度一定通常快過自然選擇的速度。所以基因當然是重要的因素之一，可是它可能只是根本原因之一，更可能很多慢性疾病中，基因只是過程中的間接原因，它更算一種過程中的結果，伴隨環境飲食的影響才會凸現基因不同所造成的後果。所以基因是重要的，但不足以完整解釋所有慢性疾病，包括這一本書裡探討的鼻病、禿頭和皮膚炎。外在環境對身體的影響更是非常重大，如果沒有先去除這個最重要的致病因素之一，就無法準確找出病因。比如禿頭是水、飲食、肝臟、血液循環；鼻竇炎是低溫環境；皮膚炎是肝臟受損以及長時間沒有流汗；痰飲是吃了太多不好的油等等。這些如果沒有先把病人宏觀外在環境的歷史釐清，那就很容易迷失在尋找病因裡甚至找到錯誤的方向。

2.　每個人都要閱讀真正科學的心理學，讓我們健康對待自己的生活和身體

　　Daniel Kahneman的"快思慢想 – Thinking Fast and Slow"是一本一輩子必須要看的書之一，當然還有Taleb的書。這是一本真正的科學心理學必讀

聖經，很多科學心理學的成果都在這本書裡完整歸納，Kahneman本人也做過很多實驗，這本書並非空口白話，也才能贏得應有的榮耀。我們唯有理解並身體力行真正的科學心理學，才能不為一切所蒙蔽，才能有獨立自主的正確思考，也才能最後健康地對待自己的生活和身體。也正是我們一般人不了解科學的心理學，因此，我們往往缺少獨立自主的思維並據此做正確的決定，這也是慢性疾病還處在如此蒙昧的時代中盛行的另一個原因。因為，我們一般人的"懶惰"思考，讓我們自己錯失很多重要訊息，也因為自己的"懶惰"，就完全把"思考"能力交付給別人，才會完全信賴所謂的"專家"。所以蒙昧時代還能存在，正是因為我們沒有啟蒙更多人瞭解科學的心理學，才會讓偽心理學、神棍有那麼多形成蒙昧時代體系的土壤。

　　當然，心理學應該要改成腦理學才對，因為一切行為的中心都在腦而非心。所以，更宏觀地來說，心理學還是和身體健康又輪迴在一起，就像掃過的，唯有真正身體沒有了病痛的時刻，人們才相信、也才聽得下你所給予的建議。在病痛的時刻，唯一想要的就是不要痛，但切記絕對不可以仰賴如毒藥的一時之快。所以，這又是萬物不離其"理"，又是物理學，又是自動控制正負回授的人體生理。心理學其實是腦理學，一定和你的身體狀態聯結在一起，因此所謂的身心平衡是有道理的。當你身體有病痛，心理（即腦理）一定也會同時連帶受到影響，因此，要人們完全忘卻疾病病痛是困難異常。唯有儘快給予解救疾病正確的道路方向，只要方向對了，疾病自然一點一滴漸漸去除，心理（即腦理）也必然隨著日日快活起來，當然要謹記在心的病去如抽絲，要守住自然的方式不能求速效的化學外力，否則就不是正確的道路。

　　只要瞭解了真正科學的心理學，接下來就是執行的問題了，這當然又是另外一個複雜的問題，一般很多人還是不免落入偽科學、偽心理學的圈套裡，而其實它還是逃脫不了真正科學的生物學和心理學。我們需要的，僅僅是一群、間或一個、兩個好好陪伴你的家人、同伴、好朋友，因為，人類演化為群居性的物種正是它的重要線索之一，正常人類是無法離群索居而能好好活下去的。所以，當我們走偏了路，被偽科學、偽心理學牽引迷惑了，養成了不好、不健康的習慣、行為等等，這些都不是你自己的錯，而是你的父母、家人應當擔負一起和你走向正確道路的責任，而國家機器、社會組織更是應當扮演另一面最重要的角色之一。

正確或錯誤的訊息、知識，正確或錯誤的觀念、行為，這兩者又同時是另外一種自動控制的正負回授來造成身體健康與否，兩者如何相互影響？誰先誰後、誰輕誰重？棄邪歸正，時猶未晚，就算已經在錯誤觀念、行為的道路上造成疾病了，只要最珍貴的生命還在，趕快得到正確的訊息、知識，然後改正錯誤，切實執行正確的方法，那還是有很高的機會可以延續珍貴的生命更長久。這是不違逆物理定律的唯一道路，也是最合理可行的詳細執行步驟，物理定律不可能違背，執行步驟也莫想一步登天。

所以，禿頭、皮膚炎、鬱悶、煩躁、關節炎及很多癌症等慢性疾病，都是肝臟具體而微顯示出來的生物在你自己所選擇的環境下的"表現型"。這個你自己選擇的環境可能是熬夜、喝酒、壓力、食物和逞強玩樂等等。而當然"表現型"必定對應一個或一些生物的"基因型"。肝臟和腎臟是人體除了腦外最重要的兩大器官，而肝臟尤其重要，也是經絡共振理論基頻的源頭。老奶奶智慧的"肝是沈默的器官"真是貼切，可我們愚蠢的人類還是忽視他，包括我自己也愚蠢了近40年。我們的煩躁、不安、暴怒和種種疾病，都是歸因於肝臟，當然還有剛才說的除了"大腦"之外。"人體使用手冊"作者吳清忠先生認為"夫妻臉"或"ABC"起因於"細菌堵塞經絡"，這種說法太形象且無從"證實"，因為"經絡"尚未被"發現"。如果"氣的樂章"王唯工教授的"經絡共振理論"為真（我支持這個理論，物理系及電機系對這個理論比較有感覺），那麼吳清忠先生的理論就為"假"。因此，"夫妻臉"或"ABC"這Nassim Nicholas Taleb所說的老奶奶的經驗智慧是真實的存在，而且我們也屢見不鮮，那麼，他必定是病毒或者細菌的共生或者寄生了。然而有些生物專家似乎不這麼認為。我的實驗觀察認為病毒是最有可能的兇手，包括我的"肝臟自保基因為主的內外4因"理論造成的禿頭，這"肝臟自保基因"也應該是類似有可能被"寄生"的"基因"。遺傳除了是生物自我的基因重組、複製、分裂和再生之外，病毒就是億萬年生物演化最厲害的干預者。就像目前專家共識生命的原始來自一小段意外合成的"RNA"，這個意外就好像是所有機率統計科普書說的一樣，樂透或被雷劈再怎麼機率低到難中、難被劈，數量大、時間久了，世界上就會有人中樂透或被雷劈。所以"RNA"的意外合成再意外演化成生物，就如同最偉大的達爾文"物種原始"說的，這應該也是雖不中亦不遠矣。

　　人類自我的無知和渺小，達爾文已經說過好多次，也只有放大到宇宙中才會看得出來，可心理學縮小人類自我的私心到小小腦細胞裡。由人手一支IPHONE CPU的nm尺度zoom in到地球半徑6000km，我們半導體工程師眼見這種變化，生物學家看見的血紅素和tRNA也是在7nm等級，可不知道他們能不能深刻體會這種變化。因為他們雖然可以透過顯微鏡看RNA，可他們心理可能認為那是"虛幻"的"虛象"，然而我們半導體工程師顯微鏡看見nm，手握的還是實體活生生的wafer晶片和IPHONE，這間或就是差異所在。因為電子科技演化和生物演化是決然不同的兩個方向，電子科技由人類"發明"，我們可以知悉且有記錄所有的"歷程"，我們可以往前和往後看。可生物的演化人類無法"往前看"，只能往前"猜"，也就是無法還原演化的"逆向工程"。因此，電子工程師對逆向工程有"感覺"，且親自體會目視且手觸游弋在微小的1nm和1000km尺度間，可生物學家總是少了這一塊可見可觸逆向的"箭頭"。

　　科學家、醫學家和生物學家在當下目前無法解決的問題和信神論說有何區別？都是未知、都是無解，所以也無怪乎有些人要求助神明的力量，如果有人能夠給所有為疾病所害的苦難大眾指引一盞明燈，他們又何須去求那沒有形體不知在哪裡的神？所以這一部分也要怪罪於科技進展的不夠快，科學力量的還不夠強大，人類的還不夠聰明，也要怪罪於我們沒有更多的達爾文，沒有更多的Watson&Crick來趕快解決一個又一個人類的健康問題，甚至也可以說他們就是生物界信的神明。

　　我們是如何的不見棺材不流淚，我們明明知道抽煙會像煙盒上印的那些肺癌可怕的照片一樣，可我們還是認為我們自己抽了煙以後不會那樣，因為你看不見自己的肺，眼不見為淨，但其實即使真正眼見了還是為淨。所以說那生物醫學及人體的身體健康真的只是科學的問題而沒有一丁點哲學問題嗎？所以知道，不代表悟"道"，雖然是同一個"道"，而就算悟道了，那也只是"悟"了而已。因此，即便再如何博學、再如何瞭解、再如何知"道"，重要的還是在於執行。就像我的無法落實早睡，就算知了悟了太多道，也還是白搭。所以"不見棺材不流淚"不必為真，即使整天棺材擺在旁邊，淚也不一定時時刻刻流，否則煙盒上的那些圖片就會有用，所以還是要早點睡覺去吧，晚睡熬夜有太多例子證明真的就是慢性自我毀滅。

3. 要有做實驗的精神來檢驗一般常識和專家說法

如果只有汲汲營營於直接想先從微觀的解剖學和生化分析想要得到這個一般所謂"鼻竇炎"鼻病隱藏的密碼絕對是事倍功半，因為欠缺了"長時間"和"大量數據"這兩個重要的因素。這個方向就像是使用顯微鏡先從大倍率用起，想直接用大倍率來找目標物的天方夜譚一樣。如果我們是前面提到的，宏觀地已經找出來鼻病的"宏觀"真因是從身體受寒的根本原因反覆實踐驗證，然後再從這個基礎上下手，去探討微觀的及系統上理論的數據，這樣才能一步步接近得到破解鼻病的"微觀"真因，這才像是使用顯微鏡先用小倍率的宏觀"大視野"著手，等找到目標物的位置了，再一步步仔細放大"小視野"裡的微觀目標而後研究分析。這樣的手法才能事半功倍，也才能真正得到根本的真因，而不只是過程裡兩個現象的相關性而已。當然我的頭髮再生也基本上是這個類似的手法，只是頭髮再生的"宏觀"真因數量比鼻竇炎的"宏觀"真因數量還多。鼻病的宏觀真因只有一個"身體受寒"，但禿頭的宏觀真因應該主要有"內外4因"4大部分，前面提過的"肝臟自保基因"算前提的必需條件，"內外4因"才是真正催化禿頭表現的主要宏觀真因。還有皮膚炎的"肝臟"和"流汗"2個主要真因。

我的這些實驗過程和實驗方式，如果要等到一般學術界或者生醫藥界的商家做出來要等到何時？他們一般絕對不會用這樣的手法，尤其是現代的生醫藥界幾乎是著重在微觀的分子生物或者生化領域，他們自然不可能去設計出這樣的實驗。而對於這一切實驗最顯著的開始，如果其實沒有從宏觀這麼碰巧的先看到除氯蓮蓬頭的效用，他們也無從想到要從何下手，這又可以歸類到運氣的成分了。如果這幾年來我沒有用實驗的手法，沒有記錄下這些文字、數據和照片的話，我根本無法在最後時刻得到總結以及過程中的任何推論。即便我很幸運，就像在2010年和2011年的盛夏得到頭髮茂密回來，可我還是沒有辦法找到規律，也不知道所有完整的原因，更沒有辦法使別人信服我的頭髮是如何生長出來。因此，對於慢性疾病的解救，實驗的態度和方法很重要，還有實驗數據的成果紀錄更是重要。這本書如果沒有我那3年中每個工作日頭髮掉落數量的紀錄，如果沒有6、7年來實驗中過程3個角度頭髮照片的紀錄，那這本書蒼白的和一般乾癟的小說故事沒兩樣。面對一般的所謂常識以及專家的專業說法，我們更要有隨時懷疑的精神並且用自己的實驗方式來驗證正確的理論和方法。最好人人都是一個稱職的工程師，這樣，不但可以很有效率確認正確的方向，更可以掃除許多的蒙昧和迷信。畢竟科學理論涉及數理化專業較多，也就離一般大眾距離較遠，宏觀簡易的工程實驗是科普大眾的很好切入點。如同寫程式做專業軟體一般大眾也無法勝任，可設計一個簡單的小遊戲或應用程式APP卻是花點時間就可能達成。因此，在工程師的特性中將目標達成是必要任務，而不同方法或路徑的使用只是技術及效率的高低。所以，只要我們能搭配前面所提"宏觀微觀因果表 － MAMIC Table"及"人體資料庫e-病歷"，不管走哪一條道路，只要能夠達到解決人體慢性疾病的殘害人類問題的這個最重要目標，不管什麼路徑或方法，都是值得慶賀的。因為，不管從人類哪一個文明來看，生命的存在和延續都是最偉大的。

　　網上訊息或者專家的說法當然不一定全都是對的，這就是自我實驗的重要性，要實驗檢驗再檢驗。比如網路上很多說法認為洋蔥會太刺激造成掉髮，可完全和我的實驗結果不一樣，對洋蔥而言，宏觀上來說，我已經驗證過對頭髮生長效果極好。而其微觀的原理除了維生素之外，還有能夠改善血液循環，其中的硫元素可能也是提供頭髮成分有效的物質。另外，還有網路上不少言論認為夏天對頭髮生長比較抑制，而這也是和我的實驗結果相反，我的6、7年實驗結果是夏天反而頭髮長得快和茂密，推測是夏天身體不需像冬天一樣需要維持體溫常溫，所以能量不像冬天耗散快，而且流汗可以協助排泄廢物，所以代謝負載小，由"肝臟自保基因"的理論來看，肝臟負擔較輕，所以有多餘的力氣來合成頭髮所需蛋白質。

　　我們一家人目前的狀態，完全可以在頭髮、鼻子、皮膚炎反覆多次可逆反應實體表演，頭髮可以掉了再長出來，鼻子可以從鼻塞到不鼻塞然後再回到鼻塞，隨時都可以自行改變實驗變數控制這些症狀結果變化。大小兒子的皮膚疹也可以反覆多次可逆反應實體表演，在學校或在外面吃了壞油就會皮膚發炎，一旦回家吃家裡煮的東西幾天就回復向好。不過頭髮和皮膚實驗涉及傷害肝臟的生化反應，對肝臟有損傷，不太值得刻意設計這樣的實驗，除非是不得已意外在吃了外面不好的食物。鼻子的可逆反應比較偏向側重於物理反應，生化學的傷害應該比較少，只是內外環境溫度的高低溫控制，所以鼻子的實驗最划算。不過這些都只是宏觀的實驗過程部分，可以鑒別出宏觀的因果關係。在我的這些實驗裡，微觀的因果關係除了自來水中的三鹵甲烷濃度某些數據的獲得是屬於微觀數據之外，因為其餘微觀數據的量測獲得還有難度，目前其它的微觀證據都只是推測，但宏觀結果都是毋庸置疑的。

　　我在2010年底在大陸蘇州的實驗心得紀錄日記：

123010

　　經過將近一年來的調養，每天早餐黑米粥，除了幾次同事聚餐幾乎再沒吃過川菜，而且超排方、草排方和維生素C黃酮等的護肝補充，唯一沒做好的是早睡。加上2年多的穿暖不喝冰，這樣下來，我幾乎已經很少有痰，除了一次的感冒，甚至連自己30年累積的現代醫學認定無法根治的鼻竇炎、鼻塞都去除了我以為的90%以上。這絕對不是奇跡也不是胡言亂語，這是可以在我和家人身上可以反覆驗證，甚至可逆驗證的宏觀實體人體活體實驗。

　　科學的實驗很容易想出來如何驗證的方法，可重點是這個方法能不能執行，以目前的科學與技術有沒有辦法能"實時"並且"數量化"，"量測"或"觀察"得到原本用科學方法所"設計"或"猜想"的假設，而最後透過這樣的程序能得到因果關係的完整過程。換成另一個說法就是能不能科學地驗證所有的醫學包括現代醫學和傳統醫學的假設，以及每一個人健康養生的個人宏觀經驗，也就是能不能科學性的驗證目前所有未經過驗證而被廣為認知並傳播的知識和經驗。所以，就像"想像遠比付諸實現執行簡單"，要想出設計驗證的手法跟流程很簡單，困難在於可見及可數量化的量測數據獲得。就像我的頭髮再生實驗，錯過了任何一個小環節就完全錯失了整體局面，不管我整個實驗過程是不是完全科學或者不科學的實驗步驟，但最終的宏觀結果是頭髮能夠再長出來，脖子皮膚炎也都能夠完全去除。可能我的實驗過程和效率或者方式，從現在回過頭來看都是非常粗糙並且缺乏規章，但最終的結果是到達了目標，只要再重新修正粗糙的部分，並且加入更多微觀且數量化的數理化內容，相信也可以得到完整的科學過程。回過頭看當時達爾文的"物種原始"，達爾文當初的猜想和假設也有很多是沒有任何微觀的"科學"數據，因為當時還沒發現DNA的雙螺旋，還沒有像現在的基因技術，可他的宏觀結論卻幾乎大部分是正確的，就如同科學發明發現的早期更有多少數不清的被認定是異端邪說。所以凡一個理論形成的過程必然會經過這些模糊的幾個階段，只要能重覆在同樣的條件下再現發生得到同樣的結果，即便很多微觀的數據無法及時量測獲得，那也應該被歸類是科學的實驗方式。

　　也如同我的所謂鼻竇炎鼻病的去除，整個實驗過程就是非常簡單，只要一整年到頭不要受到內外環境的冰涼，不吃也不喝任何冰冷飲食，夏天不吹冷氣且冬天避寒就溫，一整年下來就得到90%以上鼻病的去除。這個實驗設計和執行過程非常簡單到無與倫比，可如果事先就要符合科學化的實驗，要符合數理化的要求，光是鼻塞如何數量化就是一大障礙？這裡唯一稱得上可以數量化的就是時間至少要一整年，而另一個數量化頂多就是將鼻塞的程度分級來記錄當成量測數據，比如鼻塞程度分成5級，每天的鼻塞狀況在第幾級，就像前面我的禿頭實驗每天掉髮數量的統計。這些要攻克慢性疾病的實驗想法可能很簡單，可困難的就是數量化的量測和記錄，還有時間的長短，就像生物學裡的生物節律實驗的艱難，也如同工業界裡的可靠性實驗，都是需要長時間的測試與記錄。可能一整年下來不見得能夠得到任何的變化，也可能一年只有一個量測數據點，這些困難正是這本書裡所想要表達能夠突破的地方。最後還有能不能有毅力長時間執行比如鼻病的一整年，還有高溫熱烤、電暖器熱灸流汗法數個月的決心。

　　當然可能我一向不求甚解的個人知識學問有限，自己設計不出來更好的實驗手法，自己想不到的線索或答案其實早就藏在這世界上某個角落裡，只是沒有被整合起來發現。就如同我的禿頭再生的歷程，也是在散落已有的知識和經驗基礎上，一點一滴加上幸運地發現和懶散的維持不放棄，將這些已有的知識經驗重新排列組合後得到救贖的方法。這也就是現代科技下書本和網路的力量和重要性了，所有的數據和所有的線索一定要整合在一起，當然還要有最後的消化組織及應用，有點所謂量變產生了質變的味道。更就像我們自己在分析電子半導體的量測數據，數據不夠全面、自己的基礎知識能力不夠、或者分析的切入點錯了，那你永遠的不到正確的結論。

王唯工教授說科學一定要形成數理化，所以，唯有將觀察目標變成數量化數字化後才可能納入嚴格科學手段的範疇。而光是如何將觀察目標轉變成數量化這個步驟就已經具有挑戰性了，電子工程師應該是這個領域的佼佼者，因為電子工程師習慣在無形或者肉眼不可見的抽象和有形的具體物體之間交互運用。數學是科學的必要工具，但同時數學也是抽象的，就是它只有數字沒有物理意義，抽象就是具體的反面，就是說如果沒有其他的配合，光只有數學也無法成事。達爾文的成果就像是數學統計裡的抽樣手段，在他多年的研究中，在生物界裡以他自己及請別人能夠搜集到的資訊抽樣些樣本出來，其它就是憑借他的推理和綜合想象能力。所以如果他只會抽樣（數學）但沒有其他推理能力也是無法成就他後來的事業。所以只有數學、抽象的能力也不行，一定要有綜合所有資訊並且能加以綜合分析應用才能成就"宏觀微觀因果表"完整地呈現，缺少了其中之一都無法窺得全貌。而現代的研究領域分化得太細，以至於即便博士學位所研究的都是各自領域的一小塊，而要綜合各自領域的一小塊整合成一大塊，這是最重要但也同時最缺乏的一部分。方舟子博士曾在他自己的新浪微博一篇反駁有人對無線電波過敏表示只是心理作用，因為已經有雙盲試驗做過驗證是心理作用。雙盲試驗方法當然是一個科學的好工具，但不是絕對，要再檢驗這個雙盲試驗是不是涵蓋足夠多的無線電頻率、功率或能量範圍？這就牽涉到實驗設計的範疇，就像半導體工程部門裡叫只會統計或數學的人來設計半導體製程的實驗，雙盲試驗、實驗設計的精神程序方法他會，可整個方法要實驗的最重要目的是什麼，要檢查的輸出條件會再影響什麼，非真正厲害的專業人士就無法做得更好。所以一個好的工具還要看使用這個工具的人是誰。如果現代生物醫學都只有狹隘的先入為主的微觀分子或者生化領域的人來做雙盲試驗，那他當然很輕易會刻意或不經意忽視宏觀層面應該注意的過程輸出現象和結果重點結論，也就因此容易錯失可能更有用的線索。

　　只要你的身體有了狀況，一定要懷疑就是環境或者食物引起的，絕對不是無緣無故你的身體就變差了。一定要巨細彌遺的去用實驗手法檢視和分析，你在身體出現狀況之前的某一段時間內待過了什麼環境，吃過了哪一些東西，如果沒有做過了哪些特別的運動或者受傷，那你身體所出現的不良狀況反應就一定是食物和環境的關係。最好在可以設計一些簡單可行實驗驗證自己的推測，每幾天的時間改變一個食物或環境的變數，其它因素則要固定，這樣就能從身體的反應變化結果中去層別是哪些因素造成你的身體變差。我在這幾年就是用這樣的實驗手法發現了很多平時難以察覺和不容易在一般訊息中可以見到的成果。當然這個過程非常單調，你甚至很長一段時間的食物和日常生活都要控制的一樣，甚至都不能在外頭吃上看來美味可口的大餐。我一家人的掉髮、禿頭再生我及兒子們的鼻子過敏、鼻病和所謂皮膚過敏的皮膚炎等，都是用這樣的實驗手段方式，發現了完全不用任何藥物就可以痊癒並且毫無後遺症。人類宏觀的整個身體生態的自我調整和自我療癒能力，絕對超乎一般人的想象，尤其這些都是無法隨時肉眼可見，所以我們就更加容易忽略而眼不見為淨。尤其是在大陸近年來的環境裡，更惡化的環境和食品狀況，更容易激發出身體的不良反應，比如我兩個兒子從台灣再回到大陸就狂掉髮，直到發現了是自來水的關係，做過了多次實驗，在洗澡及洗頭髮時加裝活性炭過濾器過濾掉自來水中三鹵甲烷就解救了掉頭髮問題。當然每個人由於遺傳基因不同會有對環境刺激耐受性負載能力大小的不同，可只要是事先可以知道，常人都是不希望自己的身體吃了不好的食物，或者生活在任何即便微小有傷害自己身體的環境裡。所以對環境食物敏感的人反而可以提前躲避掉持續的對身體傷害的環境和食物，而對環境食物沒有敏感反應的人，反而因為身體沒反應而長期受害，這就是一般世俗爭論的論調之一喝酒臉紅的人好，還是喝酒臉不紅的人好。就像你不會一方面認為毒藥有解藥可吃，可以短暫當下解毒不會馬上死掉，你就會另一方面喜歡天天吃毒藥。

　　所有的癌症或者慢性疾病都是日積月累，長期使細胞為了適應你自己給你的細胞造成的惡劣環境生存，而讓你自己的細胞慢慢突變，除了某些特別狀況之外，在現代醫學的專業眼光裡也部分承認，大抵所有的癌症、慢性疾病都是如此演化而來。當然這樣的論調要設計實驗也可以很容易的設計，但實際的實驗操作過程一定更複雜，而且如何檢測細胞在人體內實時地實際實況變化，以目前的科學技術上應該很困難。在電子醫生對電子產品的故障分析技術上，已經有類似的技術，可是對於人體來說，這樣的方式目前還是天方夜譚，可能還需要在儀器設備的發明中再等待另一次的革命發展。在電子產品的壽命可靠度實驗中，對電子產品的使用壽命到底是可以使用超過10年或者超過100年，我們一般也無法實際上讓電子產品真正開機連續使用10年或者100年來驗證他們的真正使用壽命年限。一般的實驗手法是用所謂的加速惡化測試，就是在測試時刻意讓電子產品的使用電壓或電流比平時正常使用條件下更高更大來測試。電子產品平時的使用條件就像人類的平常走路狀態，而加速測試就像人類的跑步狀態 ，正常情況下對同一個人來說，能夠持續跑步狀態的時間一定比持續走路時間還要短，但從一個人能在持續跑步狀態的維持時間長短，一般就可以推測出他的體力在平時持續走路狀態能維持的時間是長還是短。這就是在一般工業界所謂的加速惡化測試用來推測產品正常使用壽命的方法。所以，人體的癌症和慢性疾病是由於10年內你的生活壞習慣造成，在目前的科技下，同樣也無法用微觀實時觀測人體，實際去檢測你的細胞演變狀況如何造成了癌症和慢性疾病。而我們也無法刻意使用像前述用在電子產品測試壽命的可靠度加速惡化試驗，因為在道德層面上，我們不可能為了得到實驗數據而加速傷害人體，除非在戰爭場上那些傳出來的不人道毒氣生化實驗。所以，以目前科技可行的方式來看，就是前面章節提到的"宏觀微觀因果表" 以及"人體資料庫e-病歷"的同時建立，大約可以接近我們的目標。而其中的幾大步驟：

1. 宏觀理論的假說建立

2. 量測及理論模型的建立（就類似可靠度實驗的模型來推算產品使用壽命，這需要大量統計資料的收集 ，所以需要"人體資料庫e-病歷"）

3. 再搭配微觀的細胞層次的生病前和生病後細胞的變化（所以需要"宏觀微觀因果表"）

這3種方式的協同合作，是目前可行的唯一靠近揭開謎底的方向。

　　接著我在2011年初在大陸蘇州的實驗心得紀錄日記：

033011

　　這幾年來我在蘇州就是活生生一場人體實體可靠度加速惡化性試驗，這諷刺般地和我這八年在蘇州的半導體可靠度經理的專業相互一致。蘇州這裡的生活條件的惡化，讓我的生理反應原本在正常環境下可能需要的數十年才會慢性疾病叢現，甚至因而進一步面臨死亡的狀況，在這種惡化環境的加速下提前了變成只要數年。就像我們生活中的家用電子產品通常使用壽命保證可以至少10年，可在我的專業可靠度加速惡化測試之下，用比正常使用條件更惡化的環境測試下，一周就可以把電子產品加速搞死，之後接著套用數學公式模型換算成在正常的使用條件下，這個產品算出來可以使用壽命超過10年。在其他例子裡，這種環境惡化造成人體病變的例子到處都是，比如我在蘇州這10年所聽到周圍年輕女同事的流產率之高，還有與我同齡的同事小中風，還有經年累月來許許多多的癌症村報導以及年輕人各種癌症的案例等等，均遠超過我來蘇州之前的另外30多年的總和還要高出不知多少倍。這樣的論述當然不夠科學嚴謹，因為這可能犯了很多心理學所謂上的謬誤，或者現代生活方式的極大改變，在各個國家地區都有癌症案例的上升，而不只是大陸這樣。然而，在大陸癌症比例的上升應該不僅僅是我個人的誤解，從癌症一章裡的引用新聞早就可以看見這幾年來大陸癌症案例的瘋狂湧現。這如果說和環境惡化沒有關聯，我還真不知道哪些科學偉人可以再下怎樣不同的判斷。

　　在禿頭的實驗上再一次強調，禿頭恢復主要是"內外4因"裡改善的4大步驟，依照我6、7年下來的實驗目前得到的強烈程度依序是，肝臟功能的恢復，食物來源對氨基酸蛋白質合成頭髮的完整補充，身體及頭部血液循環良好，避免接觸含氯（三鹵甲烷類）的水接觸頭髮（自來水洗頭髮，游泳）。

雖說有強烈程度之分，但若要完整恢復到比較茂密的頭髮，還是要"內外4因"全部改善並重。由於第一項要自然恢復需曠日費時，要外力恢復就要先吃護肝營養保健品，可為了提倡自然恢復，可以先試試後面兩個完全自然無添加的方式。如果試了這後面的兩個方式你的頭髮有些許的恢復生長，那你必然就可以相信這4大要素是可以解救你的禿頭，再回頭來試試第一種方式。好好每天早睡，最好9點左右，10點前睡著，這樣可以每天每天慢慢恢復你的肝臟功能。我試了一個比較快的方式，就是陳俊旭博士的超排方維生素產品，另一種草排方對頭髮生長的功能不明顯，但超排方確是推進你頭髮生長的一個絕佳助力引擎，我推測是朝鮮薊的功效。這些都是在偶然交叉實驗下得到的結果，最重要的是細心的發現和我後來生活飲食方式的單調。

另外從禿頭的實驗裡一再發現，你該死的頭皮癢重要原因之一就是來自萬惡自來水中的三鹵甲烷類，尤其當你把洗澡水一直打開先不要進浴室，把浴室門關上，等自來水流了3分鐘，你再將浴室門打開進去，你就可以聞到類似氯氣消毒的味道有多重。這就是讓你頭皮癢，讓你頭髮被侵蝕而禿頭掉髮的外來物萬惡之首。除了頭皮癢和讓你禿頭掉髮之外，這自來水中的三鹵甲烷還是個嚴重的致癌物，但致癌物需要長久嚴謹及微觀的實驗。從前面的量測數據來看，這在蘇州遠比台灣嚴重。這也就是為何我的兩個兒子從台灣再回到蘇州一年內就狂掉髮。所有這些自來水造成的傷害只要你加裝上活性炭的過濾裝置，就可以消除了大半以上的三鹵甲烷，也就可以解救你的頭皮癢、禿頭、掉髮和可能造成的癌症。當然後來我嘗試的市售瓶裝礦泉水或純淨水也是沒有三鹵甲烷，也可以用來洗頭髮避免對頭髮毛囊的侵蝕。還有另外一個讓頭皮發癢的重要因素就是飲食食物的敗壞，這在前面我幾次的海帶實驗及蝦仁實驗裡已經重覆驗證過。

在大陸2011年7月左右有較多一些打擊所謂當時媒體上吹捧的中醫神醫新聞，可現代醫學對很多的慢性疾病的誤醫誤診治療成果，對能不能治癒疾病來說和某些偽中醫神醫誤人有何太大差別？當然有些傳統醫學或中醫神醫的傷害人體是絕不可取的，而那些強調自然養生，按摩或者健康飲食自然療法等都還是中性偏好的，重點還是要能有實驗的精神。所以，在現代媒體高度發達信息傳播快速的自由社會裡，神醫不神醫的宣傳不重要，只要有足夠的訊息和知識來判斷何者是明顯神棍，何者是有清楚的揭露信息和邏輯、科學理論基礎，在公開且自由透明的討論之下，為非作歹的神醫神棍自然而然沒有市場就會被演化淘汰。之所以很多傳統、現代醫學的偽神醫能橫行，一方面就是信息的不對稱、不公開，並且醫學領域一般人認為太專業不願意深入瞭解。另一方面就是現代醫學也無法有系統的根治大多數的慢性疾病，這是兩個重要的方面造成偽神醫還有生存的空間。一旦所有慢性疾病都能完全被自然治癒，所有過程方法完整被公開驗證無誤，那這世界根本就不再需要神醫，演化自然淘汰那些不被需要的。蘇州10年多，在靠著自己偶然和必然的多方嘗試實驗，終於不靠吃任何藥物攻克了諸多被號稱無法根治的慢性疾病，禿頭、所謂鼻竇炎或鼻子過敏的鼻病、所謂濕疹或乾癬或皮膚過敏的皮膚炎，甚至可能是那癌症就要萌發的腫瘤等等，唯有自己的親自實驗驗證，才能真正證明正確的道路，因為這幾年的經驗告訴我，即便專家的說法很可能也不見得比偽神醫高明到哪裡去。

　　所以你的身體痛了，發癢起疹子了，吃了油膩東西馬上喉嚨有痰想咳嗽等等，這些跡象都涉及身體在告訴你，你在那個當下所處的環境裡或者你最近所吃的東西是有問題的，所以你的身體才會向你發出了這些痛、癢、痰等等的信號反應。這些和千百年中醫典籍所提及的大部分狀況其實都是類似的，那些都是無數人千百年來宏觀下的因果關係匯總，只是沒有把這些宏觀下的因果關係系統化整理，以及建立一套完整的數學統計分析，再由其中的宏觀經驗深入發覺潛藏在其下的微觀數理化證據或數據。你一定要抽絲剝繭的去找問題，當然不必胡思亂想、杞人憂天，但一定要仔細去留意去驗證可能是什麼問題。只要你細心留意，反覆嘗試驗證，刻意安排做一些重覆或者排除法的簡單可行實驗，你一定可以找到那些造成問題點的原因。這6～7年下來，我就是這麼一點一滴發現了不少驚奇的成果。當然，過程中一定會有氣餒、會有灰心疲乏的時候，但一定不要放棄，正如偉人勵志書本寫的那些，雖說是很多八股教條式的口號，但實際上自己走過一遭才體會Taleb說的"老奶奶的智慧"確實是真的貼切。只要不放棄，都還有可能性的機率，可一旦放棄了，連最後一絲黑天鵝降臨的機率都不會再有。

4.　上醫治未病的防範未然是最高境界也是避免疾病的根本對策

　　其實所有理論學說被發現後，或者被詳細研究且條理闡述後，回頭來看那些理論似乎都很簡單。就像達爾文偉大的"物種起源"一書，初看似簡單的沒帶任何圖片的輕鬆文體，卻開啓了後來155年來生物科學及醫學的突飛猛進。連他的好朋友，已經是當時有名的赫胥黎博士後來都只能感嘆："怎麼就這麼的極度愚蠢沒有想到這些呢？ How extremely stupid not to have thought of that？"，可見他認為"自然選擇理論"是簡單到很容易就可以理解的，可就是當時全世界數十億所有人除了達爾文（或者還有Wallace）之外，就是沒有人想到這些關鍵點。就像我的這本書裡頭所有理論的片斷都可能已經有歷史的記錄了，可就是沒有人發現把它們進一步整合起來。所謂雄性禿的禿頭；所謂鼻竇炎的鼻病；所謂那些奇奇怪怪的乾癬、濕疹、日光皮炎、皮膚炎等等，所有所有的慢性病何嘗不是如此？何嘗不是簡單到任何人都可以說"怎麼就這麼的極度愚蠢沒有想到這些呢？"。只要你的肝臟和腎臟保養好了，血液循環保持良好了，食物營養來源具備完善了，生活環境及生活習慣回歸自然，隔絕任何人造化學傷害了，所有這些所謂的慢性疾病問題，你超高智慧的你自己人類生物有機體生化工廠，自然而然就會簡單地幫你恢復到最佳狀態，這何嘗不是達爾文揭諸的最高指導原則之一"struggle for existence"？所有你的身體細胞都會幫你奮戰求生存，甚至你的癌細胞，他們也是你自己親生的骨肉細胞，也是為了幫你的骨肉細胞們求生存而奮戰到底。只要你常常看National Geographics或Discovery頻道的生物醫學節目，你就會贊嘆生物界比靈界的更神奇。如果我還遇得到達爾文，我會幫他解救他的禿頭，和他困擾已久的皮膚問題，這應該都是因為他5年的世界環遊，損害了肝臟，加上飲食的不均衡營養不足所造成；如果我還遇得到Steve Jobs，我也要解救他的禿頭、皮膚炎和癌症。他們兩個人或者也是另一個再一次的"怎麼就這麼的極度愚蠢沒有想到這些呢？"。

　　6、7年前的我，如同大多數的人一樣，習慣忽略或漠視，也從來自信或者說從來自認以一個電子業高級工程師的角度來嗤之以鼻，不以為然的會去在意這些論點，更不會注意這些日常生活中微觀而且長時間緩慢累積的變化，尤其是對自己的身體健康問題。我們只會注意工作中那些細菌一樣大小顯微鏡中的電晶體元件，關心那儀器量測出來的電流電壓數據值，可卻不去關心我們身體的相對尺度生命體。從來都是眼見為憑，以為年輕有本錢，都是恣意的放縱玩樂，何朝有酒何朝醉，那些長時間或短暫立即自己身體的變化根本不會在意，更不可能去特別注意或觀察在每一天自己來看都是看不出微小變化的跡象。只有偶然不常見的朋友才會看出你自己外表的變化，胖瘦或者氣色好氣色差，除非你自己常常記錄照片再定期回頭檢視。前面的故事，我的禿頭就是幾次被旁人的提醒後，我自己才行屍走肉地不得不被動接受這些事實。我永遠記得那2008年的8月15日後，姑且一試的活性炭過濾自來水洗頭髮後，第一次摸到頭髮從我的光頭　夜間刺向我的手那個感覺，就像欣喜看見春天第一顆發出來的芽，或者像第一次在紐約果園蘋果樹摘下蘋果的絕美香甜。雖然後來的過程是起起落落，失望或又燃起的信心慶幸這6、7年下來的堅持，慶幸這期間浪了回頭般自己心態的轉變，丟棄了那些虛無飄渺，認真下來平淡的生活，以及後來許多的實驗轉捩點，還有良哥、順哥的互相討論。

　　諸多因素缺一不可，然而，如果我一開始就不曾踏入蘇州，或者說我一開始就不曾荒唐生活然後讓自己的身體加速走向崩潰，那是不是這些疾病就不會發生或者可以被防範於未然？回過頭來看，不管從理論還是從實際上來看，有幾乎百分之百的機率是如此的，像Steve Jobs說過只能回頭看無法往前看。可若我沒有來蘇州經歷了那荒唐生活環境的試煉，我也無法得到這些人體惡化實驗的數據和資料。從千百年的典籍，"黃帝內經"一再揭示的"上醫治未病"，到現代醫學所強調的，這用簡單的邏輯推論就可以得到，可這簡直太理想化了。我們不是生存在理想國的烏托邦，可這也是不得不面對迴圈的妥協，如同已經提過的物理守恆機制，揮霍或者壽命，只能妥協的選擇一個，生物界和物理界不會跟你談感性給你兩個。所以，慢性疾病從來都是慢慢來，在未到懸崖前隨時掉頭應該都還來得及，只是，如果你想要連一絲絲病痛，連一點點身體的不適都不想要擁有，那麼，防範於未然、時時刻刻趨吉避凶是你唯一的選擇，別還想能夠既要擁有健康身體又要同時能夠揮霍人生，時間和能量都是守恆。

　　另外所謂治未病的防範重要的方向還在於飲食和環境兩大部分，這在前面已經有很多的論述。環境污染或飲食污染破壞身體的重要因素如果沒有納入考量，或者已經先排除掉這兩大因素的話，那不管是傳統醫學還是現代醫學的治療都是一樣見樹不見林，都是沒有切實抓住造成疾病這個結果最重要的因素之一。所以不管是所謂的中醫、西醫，再怎麼治都是治不好，因為都沒有找到最重要的真因。所以像王唯工教授的"氣的樂章"一書第八章講過敏與小兒過敏，如果沒有將外在環境飲食污染的因素納入進來考慮，只在經脈理論原來的架構上，再怎麼按摩，再怎麼調養吃中藥，都無法根治所謂的過敏，因為根本就是搞錯方向沒有找到真因。縱然即使所謂的過敏造成經絡頻率或波形改變，那也終究是疾病原始的結果，可以算是所謂過敏症狀的中間原因或疾病原始的中間結果，但根本不是真正原因。而其實真正原因就在飲食和環境，一旦去除掉飲食和環境的不良影響，所謂的過敏症狀自然復原，所謂的經絡波形自然恢復正常，我們一家人已經有無數次的實驗心得。還有其中232頁探討的鼻病也是一樣，根本就是寒冷環境和飲食關係而已，細菌或許只是次要的。還有皮膚炎等症狀都是因為飲食和環境。脫離這兩大因素，不管什麼醫學都是走向錯誤方向，就像一再說過的數學初始條件和邊界條件。一般環境和一般食物來源下傷害你的身體端賴環境或食物良莠的程度，通常累積出可被察覺的程度需要長時間，可惡劣的環境或食物，依據不同人敏感程度，可能幾分鐘、幾小時、到幾天就讓人體有反應，如果原來身體本身器官的負載（主要是肝臟、腎臟）就已經快到臨界點，則更容易發生反應。我的數年實驗和身體的損傷及後來的調養，已經進化到餐後的幾小時內、甚至幾分鐘就可以察覺到，我的大兒子對於某些環境更是數分鐘內就馬上反應出來，奇妙的人體只有親歷了才曉得生物界的神奇。所以，治未病的防範於未然，非常重要的一個前提就是飲食和環境兩大因素的去劣擇優是防範未然的重心之一。

　　一般人往往追求速效，往往只專注於眼前看得見的摸得到的。需要長時間的、微觀的、細小的往往卻視而不見。而常常成功和答案就在時間的積累和細微處，如同做學問、如同養生和健康。一個曾經大陸網路上的段子："求馬上有回報的只適合做鐘點工；能等一個月的適合做辦事員；能等一年的是經理人；能等3~5年的是老闆；能等10年的是企業家；能等100年的是賢人；能等3000年的是聖人"。我們是不是做了事情馬上就要看到回報？有了疾病馬上要得到速效藥，而不去思考疾病從何而來？細胞的選擇分化的方向，正常或者變壞他往往不是感性地帶著感情的，他理性的不可救藥，他不會判斷你貧窮富裕，不會判斷你上智下愚，他只會理性的因循生活在你給與他的外在環境（就是你自己身體裡的內在環境）所帶來的變化去順應他們自己的生長。所以你要給他們最適合的生長環境，有錢不能解決所有病痛，你身體的所有細胞們並不認識錢。

　　而往往都要等我們自己有了病痛後，才能發覺未生病前的生活有多美好，而這個病痛的當下我們又希望這個病痛能很快的就消失。可物質不滅及能量守恆的物理定律下，如果時間也定義為一種實體的物質所代表的物理量，"長時間"緩慢的累積必定要"長時間"緩慢的去除，這才是符合自然法則與物理定律。否則如果用"短時間"的方式去除"長時間"的積累量，則一定要以付出其他代價來彌補或補償時間的差異造成的守恆總量減少。所以，類比地來看，如果用類固醇來去除皮膚炎，你雖然縮短了皮膚發炎的時間，這個縮短時間的代價就是肝臟或腎臟負載增大，更長期的濫用就是所謂的類固醇副作用月亮臉。所以，套用物理定律來看似乎可以沾染科學的邊界，可宏觀的表現上，科學或者哲學在前面的探討裡似乎模糊了邊界。生物世界在時間的長河裡，不管是科學時代來臨之前或之後，生物一直就以動植物或菌類、病毒小分子這麼地宏觀或微觀存在著，科學的降臨只是發現了他們，科學從來不曾像我們電子工程師"創造"電腦或手機一樣"創造"了生物們，當然，他們應該也不可能是神明們創造出來的。

　　傳統醫學的中醫經典"黃帝內經"裡累積先人數千百年來的生活經驗，說它是一本醫學書倒不如說他是本養生的哲學書。書裡揭櫫的"上醫治未病"概念幾乎是最高准則了，從哲學上或邏輯上來看，都沒有什麼病也就不用啥醫了。疾病如果不是被動遭受傳染的急性感染病或者意外傷害，那些剩下的慢性疾病們往往來自於人類本身的疏忽或者恣意而為造成。更晚時期張仲景的"傷寒雜病論"一書也只能在所謂更下層次有限的時空裡"治已病"。上醫治未病，所以廣泛地來看，除了"黃帝內經"是真實著重在上醫的層次，沒有講到任何藥物的治療，而只是告誡人們對於生活及人體健康養生的態度，加上經絡的物理治療改善功效，幾乎完全契合現代自然醫學的範疇。而後來很多傳統醫學中醫則高度推崇的"傷寒雜病論"或"本草綱目"等書，從另一方面來說，何嘗不是和現代醫學的所謂西醫用藥一樣的的下醫層次呢？只要是藥就不可避免有副作用，也就是原本不該是進入人體的毒性，所以到了用藥的層次不管傳統或現代醫學的所謂中醫還是西醫，都只是五十步笑百步的一丘之貉。高度智慧系統的人體自然會找到他生存的方式，只要良好的生活習慣和健康乾淨的飲食與生活環境，捨此簡單無害方式而不用，一旦求助於藥、用了藥就是下醫了。

5. 最無解的元兇是態度最有用的醫藥也是態度

知識是重要的，人類也由於知識的累積才能演化和其他靈長類不一樣的道路。沒有充備的知識無法做良好的判斷，知識來自於學習，專業心理學有詳細的學習理論。當然它的核心在於大腦，每個人獲得知識的難易程度當然與大腦相關，這一部分是基於天生的機率問題，雙親的遺傳，即是基於達爾文開始的遺傳學。可達爾文愛眾生，所以才有生物皆平等的概念，才會在當時被畫為猿猴。如果我們有正常的大腦，我們就該認真的學習知識來好好愛護自己和好好維護我們賴以生存的這個世界。

態度是除了知識外另一個最重要的因素，態度的核心依舊在大腦。我們文學性的說它叫"心態"或者"態度"，可它真不在心臟而在大腦，或者專業性的叫它"意識"。當然"態度"的核心複雜到無與倫比，可從現在科學的角度來說，大抵跑不掉還是在腦細胞裡探討，它可能包含你這輩子來的所有生活經歷和所有認知學習，把這些所有轉化儲存在你的大腦皮質細胞記憶區裡。在你當下面對你眼前的事物所展現的"態度"，就是你的大腦搜尋在這個當下以前所有的腦細胞記憶力儲存的內容後，對這個面對的事物所做出來的反應。這個頭腦思維的無形過程就是你的"態度"。這段話很拗口，不太像物理老師王唯工教授要求的"操作性定義"，我物理學之差可以由此看出一斑，這也就是科學和哲學間或者語言和思維間模糊的難處。

知識好壞和態度好壞可以排列組合出4種人，如果它們有交互作用或者可以再細分，那當然就有無限多種人，我數學差沒耐心數學，就不研究數學了。即便是醫生自己對生物醫學的"知識"這麼好，可還是有很多人對待自己的身體健康"態度"很壞，有醫生還是愛抽煙、不定時吃飯，有醫生還是愛吃藥、愛熬夜。所以，假設"知識"是"科學"，假設"態度"是"哲學"，那麼由醫生這個例子看來，"科學"並沒有比"哲學"對身體的健康有較多幫助，反而單獨"哲學"就可以讓你遠離疾病。所以，簡單地來說，"態度"不也是所有慢性疾病的"疾病原始"之一？

這本書裡前面提過的我的3大實驗，那些手法和方式都很清楚、很簡單也不太難執行，但要真正行之對原本已經頹壞的身體起作用，走向恢復身體健康的方向，主要在於觀念和態度的改變以及切切實實的執行力，就像無數多商業書本強調成功人士的執行力，比如大家都知道的抽煙有害但就是戒不掉。這些概念都很簡單，甚至在鼻病的去除根本花不到半毛錢，但因為要堅持執行至少一整年，還有流汗法去除的所謂乾癬皮膚炎也是不用花任何錢，但是要忍受難熬的長時間流汗或者高溫流汗，所以可能有很多人就功虧一簣在堅持到底的執行力上。要知道，做不到這堅持執行力的代價，就是你自己願意拿你的生命來換短暫一時的逃脫之爽，就像我以前的吃冰、喝冰可樂，就像我以前貪玩、吸煙、喝酒，還包括我自己到目前還是沒有辦法堅持執行的早睡。

還有對待你每日三餐飲食的態度也是相當重要，非生物醫學界的一般人更容易忽視飲食對人體的重要性，包括我自己。在我2008年的37歲以前我從來不知道也不會去關心，我中午12點午餐吃下去的東西在下午3、4點就變成了長在我頭上的頭髮。我貪求睡前再看一小時的"康熙來了"晚上12點重播和上網半夜1、2點才上床，肝臟的超載就讓早上8點的皮膚炎再度狂冒。相信很少人能知道並體會到這一點，即便你是個醫生。而我，卻在這6、7年來的實驗裡，一幕幕親眼目睹大自然人體的神奇。從那以後，我才會偶爾停下腳步，駐足欣賞冬日過後的蘇州早春冒出的綠芽，在短暫春雨過後爭奇鬥艷到處綻放的花和葉，那份翠綠和鮮艷是其他時節所沒有的。念工程的人們、忙著賺錢的老闆、辛苦的員工、恣意揮霍生命的人們，大家都應該靜下心來看人體反饋給你的變化。

　　在兒子HS和YJ身上看見我自己和老婆昔時年少影子，善良、天真，對於任何人、事、物的熱情，可我卻往往嚴厲澆熄他們的熱情，我是不是只想要教會他們世界只有冷酷的現實，還是其實是我自己心理變態。我是不是要告訴他，你以後也會像我一樣，經歷過了這麼多熱情被冷漠澆熄後才能體會世界的殘酷，熱情的相應換來冷漠的對待，看過世界的風光綺麗後覺得家裡窩就夠了，長大後也會像我一樣並沒有好好陪伴我的母親，或者，生了小孩後繼續這樣的輪迴。可人類確實是像我看公視動物界"只要我長大"那些獅群和猴群一樣的為了食物生活而殘酷地鬥爭著，只是我們的叢林換成了鋼筋水泥，武器換成了刀槍網路。我們不是要完美，我們有缺點，所以我們要的是改善缺點接近完美，但如果可以完美，為什麼不要完美呢？哦，這又是一個悖論，或者像那個悖論，一公尺切成無限多步，由於無法走無限多步小步，所以永遠無法走到一公尺外。達爾文在他的書裡也贊嘆看見他兒女身上演化的力量，從達爾文的"物種原始"後，這些社會學加入遺傳學的書本已經討論太多。適者生存而非強者，可這個"適者"的度量標準是什麼？需要適合的環境又是什麼？達爾文在他的書裡講的很詳細了，可我們到底看懂了沒？就像法律規章再怎麼嚴厲，犯法殺人時時刻刻還是發生，所以態度不變則心理（就是你的腦細胞）也不會改變。人類的強者君王時代更迭，可他們適者生存了嗎？所以，從前的、現在的世界強權，他們也會一直適者生存嗎？若是，那麼為什麼從以前到現在，人口最多的還是華人呢？

　　一向自詡豁達如我都尚還有些許慾望未滅，屢次戕害我的身體，比如熬夜、比如收藏、比如更多的慾望、更多的收藏。自豪自己時刻內省，自豪自己靈活聰穎，路上、床上、桌上、睜眼、閉眼無處不思考，可卻連自己最親密且摯愛的家人都無法立刻影響他們，然後改變他們的觀念和行為，比如不要吹冷氣、不要喝冷飲，比如少吃不健康食物，比如改掉某些壞習慣等等。自己這書裡寫下的期望都不一定自己能每次達到，還貪心那每一次的美麗的人事物，更如何祈求別人做到呢？可指出正確的道路還是必須的，只冀盼能盡量做到，因為做不到就是早夭，享樂而早夭與恬淡而足壽只能如物理守恆定律一樣地選擇一個，大自然無情地不會讓你享受所有的好處而不須付出，這就是質能守恆物理定律，這就是有所得、有代價。大自然的數理化生物定理不會帶有感情，只有無情的機率和無形的物理、化學、數學、生物反應。這是很多的矛盾，可矛盾就正好是物理學的守恆，一個多了另一個必然少了，不會無中生有。可是人類心理上、感情上似乎不愛物理學，只愛感官可以當下察覺到的，心理學可以研究的東西實在太多了。如果，我們沒有在"態度"的心理學上著手讓人們先熱愛科學、熱愛物理學，我們只是舉著科學的大旗來攻伐世俗的他們，認為他們愚昧無知，認為他們都是被蒙蔽或蠱惑，那可能正是迫使他們越來越遠離科學。不就像對小孩的教育；不就像疏通或圍堵的方式；不就是老莊哲學？也如同有人說過的，沒有讓病人痛不欲生的病痛先緩解，如何還能要求他心平氣和對他的疾病看開點？這是控制工程裡的回授系統，每個人破開看的點和方向都不一樣，可他還是同一個系統，同一個迴圈，除非你增減了外力給與。所以，態度雖然重要，然而沒有人陪伴的態度，就像動物世界裡的孤獨王者，是不是也有點淒涼。

　　不論是結果的"原因"或者問題的"答案"，不管它們的數量再怎麼多，這些"原因"或"答案"具體是有形還是無形，過程再怎麼艱難，憑借千百年人類的智力和現今科技的發達，終究一點一滴慢慢揭開了越來越多的"答案"和找到了"原因"。可往往最困難的地方卻是人類自己的慾望，所以答案易尋但慾望難消。就像我自己的諸病重生，所有可以獲得的答案和原因在這幾年間都靠著一點一滴的積累反覆實驗，幾乎齊備了解救這些慢性疾病所需一般可得的手段。可是其中看來最簡單而我自己卻最難執行的"早睡"和"鍛鍊、運動、流汗"，卻恰恰是這幾年來最欠缺、最難自己做到的，也就導致我的皮膚炎雖然後來找到解藥，可卻還是七擒七縱。總還是有這些那些原因讓每天還是無法早睡，在冬天沒有去運動流汗，只好又在日復一日讓脖子的皮膚炎和那個可怖的淋巴結腫瘤樣維持了4、5年，直到這本書快結束前還是沒有辦法達到這兩個最簡易又最廉價的要求，直到了幸好最後一次的幸運發現真正高溫流汗法才來得及在成書前最後一刻完全抹除了脖子上的皮疹。所以除了潛藏在大腦裡的態度是要因之外，我還真不知道能做何其他想法。

　　當然，你可以選擇繼續不相信看到這裡一共10章內容所描述的這些我的經驗，或者我的文字功力太差，或者看起來我在瞎掰吹牛，也可以繼續選擇大肆揮霍你的生命，像我一樣到了40歲才來反悔而靜下心來過稍微平淡的生活，雖然那還沒有全然的所有平淡。也可以你再繼續殘害你的身體，可請你千千萬萬要記得，當你的身體有點感覺撐不住了，或者當你後悔想要改過向善了，一定要想起來，只要你放下屠刀，你的身體還可能是有救的。但如果你還是執著地繼續殘害你自己的身體，那到了崩潰臨界的那一點，誰也救不了你。人的一生一般最多其實只有三萬六千五百天，這還是你能活到一百歲的日子，也就是100年，所以不要以為人生很漫長。想象你一生只有三萬六千五百元就是36500元可以花，看到這個由中文轉化成阿拉伯數字，而且是你每天用到的錢，你就有感受你會多省著花？就算你一天只花1塊錢，你也會覺得36500元少得可憐，而且感覺可能一下子就花玩了。但面對你的人生呢？只有不到36500天的你的人生，你還要繼續揮霍下去嗎？

　　日出日落，四季如常在太陽的方位變化裡一年內週期的更替，如果很多動物和人類基因相近，如果他們生活在沒有污染的大自然，假設那裡只有達爾文說的演化適者生存壓力，那是不是他們沒有人類高度文明的大腦帶來冗餘的生活需求。於是，他們不會有工作壓力；不會有隨處可得的垃圾食品、黑心食品、化學食物；不會有過度飲食的肥胖；不會有癌症；不會有這些那些驚奇的精神錯亂？那麼由這樣的類比結果來看，人類只要從一開始就回到最初的自然，遵循一切自然法則好好地生活，那麼也或許就不會有這些那些奇怪的疾病原始。

第十一章 一些人體健康猜想

　　既然是猜想，就不用那麼計較嚴謹性和用字遣詞的適不適合了，當然並不是說前面就很科學、工程式地嚴謹，但也絕對不是完全瞎扯蛋。由於這一輩子到目前為止我的書還是讀得太少，還有往往不求甚解的個性，距離我以為的完美嚴謹應該還很遙遠。加上我還沒有辦法像達爾文不用為生活盤纏發愁，儘管這可能又是我不知足的藉口之一，又要盡快逃離2013年夏天被蘇州工業園區裡工地工廠臨近壓迫一旁的宿舍，回到台灣固定薪水的朝九晚五後還是無法有太多時間做更多重要的事。所以，想要於在2014年這個重要的"物種原始"首發出版155年紀念日前付印掉這本書，是來不及再繼續如達爾文的等待，也當然就算再數十年也不一定有辦法向達爾文一樣寫一本曠世巨著。所以，此刻這一章保留我當時記錄下的原汁原味，看看當時那些可能好笑的異想天開，這些大部分我的gmail信箱應該都還有，只是沒有匯整歸類。歸類到這一章猜想裡頭的，其實是那些我以為的因為沒有做過太多實驗而比較不嚴謹或怕有爭議的推測。

　　將各節分類塞入，按照自己認為的重要和有用程度排序，而不是以日期先後來排序，日期就是我當時的觀點或看書及實驗心得記錄時間，日期六碼依次是月日年。我的心得紀錄現在還是習慣用這樣的方式留存在Facebook上。剩下的部分就只將標點符號和錯別字排版等修整好，要將這一章原始的心得改寫，只能等待下一次有機會的再版了。

1. 經絡穴道系統可能存在的猜想

　　我自己對於所謂"經絡理論"的探討從這本書的緣起之一"求醫不如求己"一書開始，再來到了"人體使用手冊"，還有後來很多的中醫相關書籍。可最後擱置了幾乎所有中醫相關的書本，直到了看了物理博士教授王唯工教授的"氣的樂章"一書後，我才更進一步將經絡理論和我在這幾年實驗過程中納入思考。雖然很多反駁經絡理論的最重要論點是在解剖學根本從來沒發現"經絡"的實體，因此下結論說"經絡"是不存在的。但跟學電子電機系和電腦計算機的同學說"電"的"實體"解剖不到所以"電"是不存在的，軟體"程式"的"實體"解剖不到所以軟體"程式"是不存在的，這應該挨同學們的各種噴罵。所以，單就實體存不存在這個論點不應該能完全反駁"經絡"的存在，相反，我自己幾年下來的試驗體會，反倒越來越相信它的存在，王唯工教授很可能是在主要方向是對的，但徒"經絡"不足以解救所有疾病，這是王唯工教授唯一的過度樂觀處。因為疾病的初始條件和邊界條件遠不止有經絡一個對象而已。

012813

　　就像不是念過電機電子或者物理系的人無法體會電流的量測，電波的量測，可以量得到，可以體會細微的變化對電子產品的差異，對你手機的影響，對你電腦的影響，可以感受得到，可卻完全看不到。這是念生物醫學的人所無法那麼深刻體會的感受，所以他們更不可能接受經絡系統可能是一種波動的概念。就像大多數念電子、電機、物理沒有接觸過生物醫學，沒有辦法深刻體會大自然的奧妙，所以恣意揮霍自己的身體一樣。

　　不過這麼口說無憑，也完全無法科學性地使人信服。就像電子工程師歷史以來創造了電視、電腦、無線電波和手機等等，唯有從無形、微觀轉化成宏觀人人可見的產品才能使人信服。所以，唯有再將經絡系統精細到能夠無數次重覆可逆再現，像我的三大實驗一樣。這樣，即使微觀的證據還未被完全找到，那也幾乎貼近"事實"了，也就不用再爭議科不科學、存不存在了。

091312

　　肝臟合成及血液循環理論可以完美解釋禿頭的根本原因，並且重覆可逆再現性找出幾乎大部分所有的詳細在"肝臟合成"、"血液循環"這兩大根因下的重要因子。而其中血液循環更是其它大部分慢性病最重要的重要的根因之一，比如頭痛、癌症、香港腳（腳底黴菌感染）等。所以所有的慢性病唯有用血液循環理論才能得到合理的解釋，否則就會像目前現代醫學的窘境只能治標不治本，而且治病的基礎理論無法完美揭示宏觀微觀的因果相關性，就像Dubuzhanski揭示所有的生物學離不開演化論，沒有用演化論來解釋現今的生物醫學就無法得到合理的答案。

120811

　　王唯工教授的共振理論很完善地科學化解釋了內在經絡系統的功用，並合理解釋了靠物理方式調整共振負載，進而頻率匹配供血充足後，所有問題自然解決，可他忽略了在現代都市生存環境的食衣住行惡化，及化學有害物質傷害身體的速率太快，以至於單靠人體有良好的血液循環已經不足以維持健康的身體。這就像解微分方程式，即便初始條件相同但邊界條件稍有不同，其得出來的解就會不一樣，更何況這是人體細微又複雜的方程式下的解。因此，沒有去除掉外在對身體的污染源，而只靠身體內在主動修復或靠外在按摩，或者藥物治療等都是緣木求魚且事半功倍。這就是像已經賺來的錢存下來後，如果沒有去除無用的浪費而任意花用最後還是會破產，也就是不足以有良好的健康。這個邏輯可以由正常小孩經絡均未受損為何仍然有慢性病症狀來反證，自體正常循環不足以代謝掉日積月累快速又大量的外加污染，比如我的兩個兒子的學校飲食造成皮膚炎，比如天冷的鼻塞打鼾。

010912

　　肝臟和腎臟為何這麼重要？除了現在科學已知的肝臟是代謝中心，腎臟是解毒中心之外。在王唯工教授的共振理論下，加上胚胎發生心臟最先再來是肝臟、腎臟，肝臟為基頻一倍頻，腎臟為諧波二倍頻。所以一旦肝臟腎臟受損，其一開始的基頻頻率一旦改變，接下來的其他器官所需的共振頻率就會偏掉。因此血液循環效率就會變差。而肝臟腎臟的為何會變差，其來源當然就是每日的飲食和生活習慣以及及不正常的用藥，造成肝臟細胞受損後，整個系統的負載（就是質量、重量）改變，也就造成了振動頻率的改變。這就好像吉他弦的粗細改變（即相當於質量、重量改變），彈出來的音調高低（就是頻率）就會改變。

041911

　　達爾文的"物種原始"雖然在150年前沒有精密的儀器（只有顯微鏡），沒有高科技的生化分析儀器，也還沒有發現微觀肉眼看不見的遺傳物質。但他通篇著作在反覆從各個面向，論述自然選擇的適者生存即演化遺傳"存在的事實"這一個在人類可見可觸的結果。即便肉眼看不見"存在的事實"這個人類可見可觸的結果（比如物競天擇適者生存）本身它的真因（比如遺傳物質染色體基因）。但看不見"存在的事實"它本身的微觀"真因"這一個狀況，並不妨礙達爾文論述遺傳理論的宏觀立論基礎。達爾文抓住了"存在的事實"這個真理制高點，其它都是次要的了。所以他通篇書中也承認，有些理論說法很多人在他那個當下應該不容易相信，而他自己在那個當下也無法提供更多的證據來作證。達爾文只是一再的"我相信"、"我不懷疑"來盡可能提供宏觀肉眼可得到的宏觀間接真因證據，來解釋他的"存在的事實"這個真理制高點。而千百年來一直存在的"經絡"也是類似達爾文堅持他的物種原始這個"存在的事實"真理。

　　"經絡"就是一個"存在的事實"，千百年來傳統醫學從"黃帝內經"以來，無數醫家"我相信"、"我不懷疑"經絡的確實存在。可現代醫學反向賞了他們無數次的耳光，因為解剖學、顯微鏡、生物工程科技等等，所有人類科技高度發達到極致的現在，仍讓無法讓經絡支持者提供證據讓人類"看見""經絡"，即便人類肉眼或者強大電子顯微鏡的"電眼"轉化都還是不能看見。就像150年前達爾文肉眼看不見攜帶遺傳基因的染色體，可是他推論他的"物種原始"這個"存在的事實"真理，而後人類靠一連串的科技發明，藉由電子顯微鏡看見了染色體，後來靠X射線結構找到了遺傳基因，而最後驗證了達爾文是對的，即便他當初沒有任何的微觀證據。所以達爾文的偉大，還要根基於後來人類可以靠後來的新科技經由強大電子顯微鏡的電眼"看見"染色體，發現了基因，才可以證明達爾文的推論是對的。如果到現在為止的人類還是不能間接"看見"染色體，發現基因，那達爾文的下場也是和經絡一樣。

　　所以，吊詭之處在於如何讓人類"看見"才是評斷一個理論的偉大與否，而這個看見當然不一定要是肉眼，可以是電子顯微鏡的"電眼"，或者還有其他"眼"？達爾文很幸運的，他的"存在的事實"真理遺傳理論的染色體後來可以輕易經由電子顯微鏡的"電眼"被人類"看見"。

　　可"經絡"非常抱歉的，"肉眼"解剖了幾千年－看不見，強大電子顯微鏡的"電眼"研究了數十年百年－看不見。所以，由此得證－經絡是不存在，是瞎說，和很多中醫中藥一樣是江湖術士騙人把戲。眼見為憑一直是人類心理學上不容易攻破的一道強大防線，如果不是現代科學的昌明，"眼見"即為"真理"可會讓人類陷溺在蠻荒裡無可自拔。所以，從達爾文的肉眼才可見時代，到現在科技的昌明，"電眼"幫助我們看見了染色體，也證明瞭達爾文的偉大。

　　可"經絡"也是一個"存在的事實"，我們也可見可觸它宏觀的結果，我們按摩經絡會舒適、會解痛、會解不舒服，甚至可能會解某些慢性疾病。可惜它的"微觀""真因"千百年來，"肉眼"甚至科技發達的現在"電眼"和"所有可想到的眼"都還"看不見"經絡微觀的真因到底是什麼，就是它的構造，或者組成成分，它的形態等等。就像遺傳性狀表現型是宏觀結果肉眼可見，它的微觀真因是染色體內的基因可借助"電眼"讓肉眼可見。可經絡的微觀"真因"要如何見？光是宏觀的系統立論就只能像達爾文的物種原始150年前還是那麼的不為所有人所接受。所以欠缺微觀可視化或者形式實體化基礎的"經絡"，光有宏觀的理論，再怎麼完備的理論立論面向和實際案例經驗也無法完全令人信服。

　　所以重中之重是如何讓"經絡"的微觀真因"可視化"、"形體化"。而在所有世上的奇異現象都已經幾乎被發覺殆盡的人類科技進步的當下，我們竟然攻克不了經絡微觀真因這個山頭。肉眼不見，電眼不見，那到底什麼眼可見？我們都忽略了，肉眼看不見，電眼卻可看見的東西只是形體大小的差異，物體的形體太小，所以肉眼看不見只靠顯微鏡放大才能看見。所以遺傳物質的染色體被看見，只是物體大小的問題。那這世上被人類廣為接受的物質現象，有沒有哪些物質是肉眼看不見電眼也看不見，就是完全沒有實體的物質，可是是廣為人類接受和認知的"存在的事實"？經絡從肉眼上看不見，電眼也看不見，什麼都看不見的狀況下是不是就不存在？試想世界上宇宙中只有經絡是肉眼看不見電眼也看不見的嗎？你的說話聲音，肉眼、電眼看得見嗎？你插上牆上電線插座看電視的"電"，肉眼、電眼看得見嗎？你讓磁鐵互相吸引的力量肉眼、電眼看得見嗎？你講手機的訊號肉眼、電眼看得見嗎？沒錯，這些都是從牛頓發現蘋果掉下來那個肉眼、電眼都看不見的東西開始後而來的。那我們用了千百年的經絡這個"存在的事實"是不是也是和這些諸多的肉眼、電眼都看不見的東西一樣呢？是不是其實是一種"經絡力學"或者"經絡波動學"讓我們搞錯了方向，以為從解剖中，從顯微鏡中要找尋千百年的經絡，其實經絡它跟人類開了很大的玩笑，它根本從來不以實體物體存在。它像牛頓力學、馬克斯威爾電磁學、量子力學等等，早就和它們一樣無形地存在億萬年等待我們的尋找。

　　現代醫學微觀的有形體物質建立的主流視角忽略了宏觀無形體的物質或特質，所以太少人投入這個領域，而且沒有深入發掘傳統醫學千百年積累的經絡宏觀經驗結果，因此沒有機會突破。而早已經發現宏觀經絡現象，並加以歸納整理宏觀結果數千年的中醫，由於欠缺了西方主導的現代物理學這一段，一再錯過揭開最後一道面紗的機會，以至於"經絡"這個"無形的""存在的事實"，並沒有像它的同類"無形的""物質"同類們，"力學"、"聲學"、"電磁學"和"光學"一樣受到同等的待遇因而能揭開所有的謎題。就像我已經攻克的我被號稱的"雄性禿"、"鼻竇炎"和"濕疹或乾癬"，"沒有雄性禿"，"沒有鼻竇炎"以及"沒有濕疹或乾癬"等，也都是"存在的事實"。"雄性禿"和"鼻竇炎"等等慢性疾病都是人類不善待自己身體的間接結果而已。造成"雄性禿"和"鼻竇炎"等的微觀真因也許還沒有完全被完整發現，可宏觀上，至少我一家人都已經消除了它們。所以"沒有雄性禿"更"沒有鼻竇炎"和"沒有濕疹或乾癬"是"存在的事實"，需要完備的只是微觀的數據。

　　王唯工教授的經絡共振理論其實已經開了一扇窗，經絡波動學由物理學博士王唯工教授發現，開啓理論知識的基礎建立，這是理論物理學家的強項。接下來就要給電子電機或電腦計算機工程人員工程模塊或模擬化，這是應用科學領域電子及電腦工程師的強項。這些發現和接下來的電子及電腦工程化，都不是生物學家或醫師的強項，也許他們研究了一輩子也找不出來。所以這些人體的奧秘需要多方專業人員的通力合作，當然如果有不世的天才通才，那一定是可以攻克更多的山頭，但閉門造車一定是不好的方式，也更無法解決人類至今未解的人體奧秘。

121010

　　所有的醫療，所有的按摩針灸不外乎是改變循環系統的共振效果，以幫助送血到你身體內由於不正常的共振導致血液到不了的地方。而這血到不了的地方如何造成，就有可能是受傷、飲食、化學傷害、不良生活姿勢，造成體內器官伴隨的循環分支的質量改變，因而共振被改變，因而血液無法靠共振輸入，這也就是慢性病越來越進入惡性負循環的真因，這也是為什麼我們做伸展運動改變負載就改變了共振，血液就通了，你就感覺有股暖流，這就是王唯工教授所謂的"氣"，也就是整個經絡系統就是循環系統，而動力來源靠的就是共振。而千百年來的中醫所欠缺的就是這一塊，所有的描述都是宏觀文學或哲學性描述，由於還沒有物理理論的配合，以至於被誤解為玄學。其實這就是宏觀的因果已經有了，可是千年後才發現了微觀的真因，即因果關係完美的理論層次。當然，以數理化層次才叫科學的話，這個補充數學化的層次實驗設計其實也不難，主要還是在於過程。數學層次用"人體資料庫e-病歷"可以獲得。微觀的生物物理與生物化學層次則要實時檢測負載的改變（運動、按摩、針灸、中藥等等）可以影響血流的循環。這些實時監測只是目前的科技還沒順利發明出來，所以缺少的只是這個微觀因果驗證的部分，並不能因為缺少這個部分，就完全否定已經反覆驗證正確的宏觀因果部分，並且因為目前這個微觀數理化的因果驗證欠缺，就冠以不科學的帽子在他們身上，然後就丟棄在一旁，並且以為是落伍的不科學的就一無可取。但當然我們也不能像有些人太迷信或太偏頗的以為原來的中醫典籍什麼都是對的，什麼都是比較先進高級的，這在王唯工教授後來的"氣血的大合唱"一書也有提到中醫的強弱部分。所有的中醫養生理論都指向這個血流循環的根本，只是由於沒有現代數學或電腦計算機的輔助，以往只能根據不同能力人們的記憶或分析能力，分散的記下千百年來的經驗。所以，有些紀錄是好的，甚至是今人所不能見，但大多數可能都只是片面地支持了短暫或局面的療效，加以沒有系統性的紀錄、歸納、分析，於是就變成各說各話，玄之又玄，以至於建立不了權威的公信力。但這不減傳統醫學千百年來的貢獻，這個貢獻來之於宏觀經驗的記錄傳承。讓我在千年後，承襲這些古人宏觀經驗與今人部分的微觀理論，實踐並建立繼而發揚延續這樣的系統性理論，接下來要補足的路途還非常遙遠。但方向是正確的也是非常樂觀的，至少我打開了一扇門，希望到達理想的目標的時間不需要再等待千年。

　　所以人體解剖無法發現經絡就是這個道理，屍體沒有了共振，如何發現？加上這是高頻而且是複頻，有多種頻率疊加，更不容易發現。所以有中醫把脈的好壞也在於此。只有對複頻感覺好的人才體會得出來變化。就像聽音樂的人一樣，有些人在訓練一下或未訓練就聽得出細微高低頻的分別，有些就聽不出。所以王唯工教授的共振論如同台大電系機李嗣涔教授說的，超越諾貝爾獎也不為過。不過王唯工教授氣的樂章書裡某些療法，比如鼻炎就有些偏了方向，有些主題擁抱傳統中醫太多。不過瑕不掩瑜，共振理論開啟了我的另一條切實最重要的線索，諾貝爾獎當然還不夠。

　　所有中醫的典籍，圍繞在尋找疾病與治病宏觀的因果分析，由於作者能力的不同，由於當時訊息獲得的狹隘，由於科技的尚未昌明或強大。這種種原因受限，以至於總欠缺了系統性的微觀因果支持，與再現性的宏觀及微觀因果實驗數據歸納或驗證呈現，因此被誤解也就不可避免。誤解和無知的力量遠勝於真理，這不僅體現在政治或其他領域，包含在和自己息息相關的醫療健康上也是。

061611

　　讀達爾文"The expression of the emotions of man and animals" 心得。

introduction xiii

　　就像當初達爾文發表物種起源後，Rechard　Owen解剖人腦和大猩猩比較後，否定，人類和大猩猩不一樣。當初還沒能力發現DNA所以不知道遺傳物質，所以就像現在的解剖學，再怎麼精密還是發現不了經絡，這也正只是現在的科技能力還沒能力"看出"經絡，可實際上他一直存在。就像DNA他一直存在億萬年，直到1900年代才被"看出"；就像電波"無形的"存在億萬年，直到了Maxwell；就像地心引力"無形的"存在億萬年，直到了牛頓。因此，不管是"有形的"及"微觀的"DNA存在，或者，"無形的"電波存在，他們一直是"存在"的，等待發現它們的人類能力出現了，被人類重覆驗證和應用了，人們即使看不見DNA也看不見電波，可也就相信他們的存在。發現和發明是完全不同的兩件事，物理理論界只有發現，發現只是找出了已經存在的事物，發明則是創造出原來不存在的事物。所以，要讓人們相信，不一定要讓他們看見，只要你能系統性提供重覆的應用，比如電波，比如讓人們用過電腦用過手機，人們還是會相信"無形的"電曾經存在。所以，只要我們能夠系統的重覆驗證經絡的波動理論，並邏輯的再現歸納應用，那麼，人們還是會相信經絡是"存在"。

introduction xviii

　　就像達爾文認為的，科學家並不能在自然現象裡遇到不能解釋的困難就歸類給神的力量，就要引入神學的概念。當然，傳統醫學學者和支持者，也不能遇到傳統醫學理論有矛盾或者不能解決的問題，或者錯誤的觀念和理論，就迷信專家、迷信權威或歸類給不知名的未知力量，這也不是科學的態度，也無法解決你自身的問題。惟有自己"大膽或合理地假設，小心或確鑿地求證"方是正確的救贖之道。（這是融合胡適先生和方舟子博士的格言，其實一個是文學修飾，一個是科學冷酷，大膽也可以合理，小心同時可以確鑿，反之？）

030311

　　注意：黃帝內經素問和太素二十四卷八十一篇沒有一處講到用藥的部分，最多就是經絡和針灸的部分。而傷寒雜病論卻有很大的篇幅在提到用藥。可見黃帝內經還是比傷寒雜病論高明。上醫治未病，而針灸按摩又優於用藥。

122610

　　在蘇州的冬天最冷時也有段時間會在0度以下，由睡覺時在低的床，冬天暖器空調吹不到，冷得睡不著，而同時在同一個不大的房間的上鋪床卻熱得睡不著。這和血液到不了某些地方的情況一樣，當器官病變堵塞後，由於質量負載的改變造成共振改變，血液因此到達不了。暖氣由於空間及溫度梯度的問題受限到不了角落（類似人體堵塞的地方）。

　　做一個半導體能階圖的概念圖來解釋血液的共振將心臟打出來的能量轉化為高位能低電流(低流量)的示意圖。壓穴道就是改變每個地方的位能，將位能壓低了，血液就能克服過去。就像半導體裡電子的能障的概念。壓低位能且配合共振頻率，才能把血液輸送到被堵塞的地方。壓低位能是不是就是因為改變了頻率這個要再看公式。

072611

　　既然目前已經高度發達的科技，像我們微電子界可以看到微小的結構，基因染色體也都可以看見，而解剖學卻都找不到。可實際上卻可以親自實踐感受到的經絡現象，它確實是存在的，可屍體的解剖無從發現。於是我們自然要跳躍到另一個方向，它可能是無形體的。就像神經的電傳遞，腦電波等只要是電磁相關的是解剖上即便微觀顯微鏡也看不到的。血管系統、淋巴系統和神經系統等，雖然肉眼只可見大小血管的形狀，神經淋巴是肉眼無法從外看見，可我們都可以解剖或者經由顯微鏡看見這些系統，那麼經絡呢？我們對經絡的系統記錄穴位有感覺，所以他可能伴隨神經系統，而經絡穴位的按摩可以讓身體舒服，那肯定也會經由血管系統的供給養分或氧氣給一般體細胞或神經細胞才會感覺舒服。而以經絡按摩效果反應的快速來看，比如像中午飯後2～3點昏昏欲睡，背後壓牆壁自我按壓，數分鐘內昏昏欲睡的疲勞感馬上好轉，改變經絡共振頻率導致血液攜帶氧氣的供應瞬間充足像呼吸一樣，應該是主因。

　　所以，經絡系統是以無形的波動形式存在是合理的，而其實經絡系統就是廣泛的血液循環系統，而在不同的器官分支上架構起不同頻率分支的小模組，就是王唯工教授的經絡共振理論，在他的"氣的樂章"及其他書籍中有詳細討論。而其實，經絡本身就不是一個單獨獨立存在的系統，它更像是整體血液循環系統裡的子分支，因著不同的器官子分支王國的頻率不同，建構出古人歸納的14條經絡。

120910

　　台灣許達夫醫師提到的雞尾酒9大療法裡的"生物能共振療法"，甚至於氣功療法，一個現代科技直觀，一個古老傳統抽象，但都和王唯工教授理論的"氣＝共振＝經絡＝血液循環系統"，看來可以互相一致似乎合理。甚至和吳清忠先生的敲膽經經驗同出一轍的理論來源。所以，我大膽假設，都是因為改變了人體共振的狀態，使原來血液到達不了的地方，由於缺血無法提供白血球、淋巴球等防禦系統，以及紅血球攜帶營養，使細菌病毒聚積共生，讓那個地方的細胞為了與細菌病毒共生因而長時間下來演化突變成了癌症幹細胞的形態。而改變了共振，就能夠讓血液到達原來到不了的地方，提供防禦武器，消除堆積在當處的細菌病毒，還給當處的人體正常細胞一個正常適宜的環境，這樣那個地方的細胞才不會在長時間的惡化環境下突變，也才不會突變成幹細胞，就不會不正常的增殖後變成癌細胞。而癌症之前的慢性疾病也正是如此慢慢積累。具體而微，我們的宏觀大環境何嘗不是如此呢？遠處水管久不清、不疏通，就會孳生細菌、黴菌、蠅蟲、因而發臭腐敗，肉眼可見的外在自然狀況是不是可以類比人體內在微觀看不見的細菌病毒和損傷呢？達爾文當時不也僅僅靠外在肉眼可見的大自然給他的諸多訊息，尚且都還沒有Watson和Crick的DNA結構發現，他就可以推論出自然選擇適者生存的遺傳原理？

013012

　　為何伸懶腰會舒服？為何按摩會舒服？而且為何這些舒服的感覺都是立即性的在轉瞬的幾秒之內？就像打哈欠的反射動作一樣，這些舒服感覺應該是血液的供養給了細胞，經由神經傳遞到大腦而後有了舒服感覺，可血液供應給細胞為何在伸懶腰前後和按摩前後的頃刻之間的多寡差異這麼立即且明顯？如果這個血液供給的差異是因為流量的多寡差別，靠流體力學理論應該解釋不通，只有靠波動振動傳遞，才能在伸懶腰或按摩前後立即因為負載的變化，讓血液脈搏波瞬間傳遞，才會有瞬間舒服的感覺。

101512

為何抬頭同時手向上伸直更容易打哈欠？是經絡共振負載改變？因為伸直拉緊的肌肉和鬆軟時共振頻率不同，就像吉他的弦。這在中午飯後的辦公室最容易發生，尤其是前一晚沒有睡好的時候，而且通常可以連續反復10次至數十次。

為何打哈欠時不但流眼淚（有找到解釋），可同時鼻涕也很容易多，有時候更是較濃的黏液而不單單只是清水鼻涕。

073012

為何頭後頸後、背後壓牆壁，很快疲勞就會好轉，這可以實體驗證經絡共振理論的合理。還有某些不正常不經意的酸痛，揉壓按摩後幾日就可好轉。還有午飯後手上抬伸直頭先後仰就很容易打哈欠，這可能是因為頭後仰拉直頸部肌肉，改變負載、改變共振頻率，所以血液上頭量大，所以需要補充氧氣，所以就猛打哈欠。這些種種都可以佐證經絡共振理論的合理性，每個人都可以反覆自行驗證。

061211

經絡的按壓可以類比吉他的弦壓不同的點就可以產生不同的頻率，所以不同的頻率，可以改變給器官供血，所以身體就會舒服。運動和伸展瑜伽也是類似，或者身體背後壓牆。

122810

伸展活動是不是利用把血管本身縮緊，改變其彈性位能，或者改變其阻力，而這個阻力就和聲波傳遞容易受阻一樣，因為聲波的振動方向也是和傳遞方向水平，看起來和血液的振動理論類似。讓血液容易流入，所以身體才會有一股暖流。或者是由於伸展讓肌肉伸縮，間接影響血管，進而改變負載或位能。

120312

電子電機工程專業對於無形的電流及電磁波量測，還有電腦中無形的軟體編寫控制，和有形的宏觀硬體架構，以及有形的但肉眼看不見的微觀半導體元件製造，都有深刻且頻繁地理解。因此，對於疾病的原始所探求的方向，如果能夠用這樣相同的眼界來各方面著手，相信能有事半功倍之效。

所以，對於經絡的波動共振理論，在我自己的幾種實體實踐中可以算證實，比如抬頭打哈欠，比如氣功的身體暖流，比如壓背後的立刻清醒，都可以算證實血液確實因為負載的不同造成波動傳輸更好。如果能夠全面證實，而且證偽的方式也檢驗後，確實在無形的經絡是存在的。所以，解剖上的經絡實體不存在並不代表證偽，就像神經的電波動傳遞也無法由解剖實體發現。電磁波和血液波動本來就是無實體形態存在的。實體存在不是神經傳遞和經絡傳遞動力學的必要條件。

010412

聽覺是波動共振，耳膜與聲波頻率共振才聽到得到，所以很多聲音人類不一定聽得到，人類聽得到的頻率是20~20000 Hz（氣的樂章 p71）。

視覺是不是也是一種共振？還是波粒二相性的另一種？人類只能看見可見光波長的頻段，所以人類視網膜細胞是不是也是和耳朵共振原理一樣，而非只有光的粒子效應感光在視網膜上，而是只有和可見光頻率一樣的光線與視網膜細胞共振才能讓眼睛看到相應的顏色（這個可以用一個同頻率的電波而非光波來做試驗，看看眼睛的視網膜是否能共振可見光頻率下的電波，然後看出顏色？）

其它動物的感官效應是不是也都是共振？所以，自然界和生物界都是靠波動傳遞能量，就像電子雲的概念，也算一種波動？

就像調頻收音機電台，就像手機的訊號，都是靠共振才能接通訊息的交流，也就是靠共振才能串起能量的互相傳遞。

　　所以，空氣中瀰漫各種頻率的電台信號，就像心臟打出來到主動脈的總波包含各個頻率的諧波，而每一台收音機轉到不同的接收頻率來接收空氣中的各個不同電台頻率的信號，就好像身體每個器官自己轉到不同的振動頻率來接收心臟打出來的血液總波裡所含的自己器官的那個諧波的頻率，於是血流中的粒子就靠這個共振能量的傳遞給有效率的推送到各個器官，這個類比光的波動和粒子雙重性格，看在哪一個方面去解釋它。也像空氣中到處瀰漫的手機訊號，小靈通手機只能接受900MHz頻率的，大陸中國移動GSM或TDSCDMA，中國電信的CDMA，中國聯通的WCDMA等等，你手機收取的訊號都是靠共振原理，只能接受空氣到處一直存在的由基地台中繼後散播出來屬於自己的頻率信號。

　　經絡或者說經脈，是一種共振，是不是古代的中國，觀察到人類脈搏和水波上的樹葉一樣，波的能量傳遞過了可樹葉還在原處。物理學及數學上的理論，任何一個週期振動的波，都可以分解為各諧波的合成，就是用所謂的傅立葉（Fourier）轉換。

　　可以用動物實驗，看單一諧波是否對特定器官供血增加？

　　人類生理的循環系統是不是也是一種波粒二相性？波動傳遞能量，粒子傳遞紅血球？或者，其實紅血球是靠含氧濃度的梯度力量的作用？這是一個密閉循環的流體系統，王唯工教授的主動脈轉180度動量消失，適用在密閉循環的流體系統嗎？比如一個水管彎折了90或180度，水的出口水壓和流速還是很大很快嗎？其中的差異？我的浴室實驗看來確實是如此，真的是傳統生理學循環理論錯了嗎？

081012

　　經絡共振理論不但念生物醫學的人不容易弄清楚，甚至念物理的人也不一定容易搞懂，這是屬於電磁學及通訊領域專業，因此電機電子專業的聯發科工程師可能是最容易突破這一領域的最有專業的人群。這是複雜的波動力學，牽涉到通訊傳播類似的理論和工程，因此，唯有通訊領域的專業人才加入，才可能更快架構起完整的經絡共振波動理論體系。

073012

　　物理學家擅長用還原論手法提出及發現最底層接近物理現象的原理，比如王維功教授的經絡共振理論，但是物理學家也通常不太容易用通俗的語言或方式啓蒙一般的群眾，這時候就要電機電子工程人員接下他們的棒子出現了，微電子半導體和電腦領域就是這麼接下物理學家和諸多科學家的發現欣欣向榮。

070411

　　王唯工教授"氣的樂章"系列幾本書籍有一個主要盲點，他以中醫為基礎源頭來闡釋他的經絡共振理論，有些理論是可以以這樣的方向來闡釋，但並非全部。因為有些中醫經驗傳承，或者中醫理論，在源頭一開始的方向就是不正確的，因此，源頭理論不正確，接下來的驗證闡釋就是強辭奪理強行配對了，就是心理學所謂的"證實偏差"，所以就會無法圓滿解釋，也就無法解救所有的疾病。當然後來王唯工教授也有指出傳統中醫的良芳之處，可是以中醫理論正確為起點的假設還是可能容易會有"證實偏差"。

072511

　　也許古老中醫在某些特定的經驗上的確有獨到特別的見解和很好的處理方法，尤其在經絡方面或養生手法，可是不能脫離"物理"和生物存在的真實法則和科學的驗證。也當然即便在現代還有很多無法確認或反駁的好見解好經驗，可當已經是科學正向驗證有害的中藥材和藥方，我們就不能感性的想要拒絕承認這些不好的地方。當然科學至今無法解釋的經絡，在王維工教授的共振理論的科學模型和反復驗證及自身的旁證體驗實踐下，在目前的成效上雖還不完整，但是已經是一個突破口。

041411

　　王唯工教授的經絡共振理論，經絡是複頻，就像音樂裡的和弦，所以有些對復頻敏感的人就可以判斷出脈搏這種復頻的變化。這或者應該可以修煉，就像音樂人可以聽出那些和弦是由哪一些單音所組成。解剖學和科技如此發達還是找不到經絡。可我自己好幾次的實驗，確實曾經身體某些部位不明原因的酸痛，於是嘗試按摩時痛，身體稍感舒坦，且幾天後通好轉，再按就不痛。所以這些通道肯定是以無形的，無具體實體的形式存在。而這些無形存在的形式，以現在科學的發現，就只能是波動或者引力這些類型的形式。這種物理學的範疇，肯定是物理學家的專長。所以念歷史的、念文學的、念工程的、甚至念醫學的人，是不太容易將其系統理論化，頂多能窺探得一些角落，但要完整系統理論化不是易事。就像幾百年來，從牛頓開啟了有人類歷史以來就一直存在，卻沒有被發現的無形引力力學物理學的濫觴，才有後來的電磁學等，這也就是千年來中醫雖然可以由無數經驗，實戰歸納有經絡的存在，可將之系統理論化還是有障礙。而王唯工教授的經絡共振理論，絕對是如台大電機系教授李嗣涔所說，在諾貝爾獎之上，只是這個無形尚未完備的系統模型不易為大多數一般人直觀理解，甚至大部分主流醫學界也不肯移樽就教。

011412

　　心跳加快只是波的頻率加高，波速（血流速度）並沒有增快，波速是和傳遞介質有關係和頻率無關。所以心跳快，頻率高，就是指單位時間內送出血的次數多，因此同樣的時間內總血量大，並非是血流流速快。所以運動心跳快不是血流速度快，是單位時間內血量大。同樣，頻率高因此能量也高，但不是波速快，同樣，振幅大也是血量大，就是強度高和聲音大聲一樣。

　　把脈到功夫很高深的人其實是可能存在的，表示他對週期波動中的諧波的個人人體感應很靈敏，就像學音樂的人可以比沒學過音樂的人容易辨別不同的音頻，而耳朵辨別聲波波動主波裡的不同音頻能力的人可以存在，那為何手觸可以感受脈搏波波動主波裡不同的諧波的能力就不行呢？（探求萬物之理p137）

110711

　　就像薛定諤所說，現在物理化學不能解釋的，並沒有任何理由懷疑未來能用物理化學他們來解釋。同樣，現在物理的共振波動無法完全解釋經絡，也不代表未來物理的共振波動無法解釋。但他也說了，這種要靠未來的物理化學來解釋說明，解答現在和以前不能做到的並不能只是一個安慰無意義的話（雖然他們是正面意義的），至少要能夠達到，要能確實的指出，為何現今的物理化學無法解釋那些發現在現今時空下的問題，就是至少要給出大方向，並指出科學物理化學的瓶頸在哪裡，所以無法在先進的技術上得到宏觀或者微觀的完全證據。

032811

　　虹吸管吸水觸發位能轉換後，無需額外外加能量就能持續流動，只要高位能的水源源不絕，流動就能永遠持續。經絡的共振理論也可以如此類比，比如畫一個虹吸管圖，和另一個圖，一個負載改變或堵塞住了，另一個圖只要柔通經絡，負載恢復匹配可以共振後，血流就又可流過，就是通則不痛。

072911

　　冰水鼻塞，是不是也是因血管負載瞬間變化導致血液流量變化？"冰水下肚，血液馬上就會淤積在腸道和盆腔裡，易致痛經、月經紊亂，子宮還會縮小、變硬，極易形成多囊卵巢和卵巢囊腫、腺肌症等婦科腫瘤，大大提高不孕的幾率"。重點是，盆腔淤血引起的不孕，做超音波、婦科檢查等發現不了。

030711

　　所以，以王唯工教授的共振理論來說，為何開刀孕婦比自然產孕婦容易虛弱，就是因為共振經絡被破壞到開刀路徑的器官供血不足。

121310

　　古代中醫的血行風自滅，一直以來的手腳冰冷、香港腳等都是血液循環不良。所以這裡的血和風的物理操作性定義，其實就是和王唯工教授的經絡共振理論中經絡的一體兩面。血和風都是經絡共振的外在特性。

021811

　　既然經絡是靠共振提供位能來傳輸，細胞的分化或染色體的分裂能量其實也可能來自高頻的震動，只是這高頻的震動無法輕易察覺。

011912

　　有沒有可能，胚胎繼續分化後為何在不同器官上的細胞有著相同的基因，可不同的器官細胞卻表現出分化成各自不同的細胞表型形態，這就是因為其基因（特異功能基因）的表現是受到了共振頻率不同的激發？

　　如果實體酶或蛋白質，或者另外的基因控制細胞的分化一直找不到，那就只能往無形的方向走，而無形的方向，粒子性的電或波動性的頻率共振是兩大最有可能的方向。

051012

　　既然物理學家都說完全實證論是錯誤的，所以經絡不可直接觀測、不可見，也不一定就不存在。（終極理論之夢p142）

120810

　　王唯工教授在氣的樂章裡也提過，一套理論要知道自己的極限。

101811

　　微觀從細胞到DNA的過程就像演繹邏輯，發現是必然。可宏觀的人體反應就是歸納邏輯，不必是必然單項因果成立，而因為因素太多，所以要歸納。

　　讀John Gribbin – 雙螺旋探秘，p197。

　　為何短波輻射如X射線的形式出現的一定量的能量，能使遺傳物質發生突變，而如果同等能量以其他的形式出現，如在實驗室中果蠅生存環境中的熱能卻沒有造成突變這種影響？我認為就是短波波長的長度剛好只能引起小分子DNA中的共振，因為大物體的質量太大，波長短到可以忽略。如p229註釋12提到，產生突變最有效的波長就是DNA的吸收波長約為260nm，而蛋白質的吸收波長為280nm。但熱能的傳遞不是靠短波共振效果，而環境溫度熱能是靠接觸，對流或些許輻射。

050513

　　這是不是就是像頻率共振造成橋梁損壞的機制？由於負載改變造成的經絡共振？

2. 夫妻臉的生物演化猜想

　　夫妻臉猜想則來自讀了吳清忠先生的"人體使用手冊"一書，和後來的觀察及體會。雖然我從這本書裡得到最受用的資訊是解救我30多年的鼻塞、鼻病經驗，但其中吳清忠先生探討的一小段夫妻臉狀況卻引起了我更大的興趣。但這個現象我無法實際實驗或測試得到資料，只能蒐集觀察數據。公司宿舍裡，有幾對夫婦上班，長期讓聘雇的大陸阿姨帶小孩，大陸阿姨和非親生台灣小孩越來越像，由於都不是和他們常常見面，偶爾一見更可以強烈感受觀察到。還有那次從未見面的台商朋友的老婆和他們6、7歲小孩，竟然和來自台灣在上海常住的爸媽都不像，看起來非常像大陸當地阿姨，問過朋友後果然家裡是有請阿姨煮飯的，再次驗證夫妻臉的觀察。

120610

　　吳清忠先生"人體使用手冊"一書裡的寒氣及細菌堵塞經絡的夫妻臉等等推論，是宏觀下我覺得非常合理的推論。我觀察過以周遭同事朋友的數據來看，有大陸當地阿姨帶整天的台灣夫妻的小孩長相和大陸當地阿姨相像的機率非常高。細菌或者病毒和人體的共生其實應該是解開這個謎底的唯一路徑，只是這個驗證的手法曠日費時而且又是內在微觀的複雜變化。因此設計出這個驗證的手法，那離開謎底揭曉的日子也就不遠。如同小時候如果到美國留學久了就會長得像ABC的那種臉，這也是吳清忠那個細菌的理論，我則推演這應該是細菌、病毒和人體共生為了適應環境所照成的生理變化，時間久了就有演化的趨同性。這也和達爾文的演化論同一主軸。除了細菌病毒的理論之外，我注意到了在2010年12月號的新發現雜誌裡p12描述地球上不同地區的重力是不同的，我也推測，這個重力的差異也是影響生理變化重要因素之一，當然也包括影響細菌病毒和人體的共生變化。

012511

　　吳清忠的經絡堵塞造成夫妻臉。我倒認為是細菌、病毒的寄生演化才造成夫妻臉。如同一方水土養一方人的概念，和自然界生物保護色的演化類似。如ABC就像ABC的臉，主要也是由於有美國細菌和病毒的寄生和共生到人體，才會讓ABC就是那種樣子的特徵。或者每個省份、每個地域的種族就有每個人的特徵，這也都是細菌病毒和人體寄生共生的結果。造成外表在漫漫的演化過程中有一定的共同特徵。這只是宏觀的外表觀察後的推斷，而微觀上的實驗也可以設計，只是要找出哪一些細菌、病毒和對應的動態外表變化對應於時間的變化。這些實驗量的獲得要很龐大的時間和微細變化的動態數據。

040412

　　由ML和YJ的照片臉部來對比（可對比ML-YJ頭部、牙齒，MT-YJ身體，ML-HS身體，MT-HS頭部）。表示細胞可精確3D定位，連酒窩、梨窩位置完全不差，還有牙齒排列。看來基因可以讓細胞分裂自己找到精確位置，有一說是靠濃度梯度。由ABC；由我們部門陝西人女生和秦始皇兵馬俑極相像；由夫妻臉來看；由台灣父母生的小孩雇大陸阿姨整天帶小孩，小孩卻長得像沒有血緣關係的阿姨。可見可以推測，既然基因可以讓細胞精確定位，可上述沒有血緣關係的人基因不一樣怎會後來長得相像？可以推測是後來有基因讓細胞基因改變，而這個基因是外來的，可獲得性性狀在生物學理論是不可遺傳的，但有一個例外，如果是生殖細胞也獲得了這個改變的性狀，那這個性狀就是可以遺傳。可性狀有時候是一個整體，有時候卻細小到看不見的。比如肝炎病毒，比如AIDS病毒都是可以遺傳給子女。而對母體來說，這些肝炎或AIDS"性狀"也都是獲得性的，也都可以遺傳。可見拉馬克不完全錯，就像Schrodinger也曾為他辯護一樣。因此，推論上述沒有血緣關係的面貌相像應該是透過了某系病毒的感染，或者可能還有其它比如細菌的途徑，讓臉部細胞基因改變趨向一致。這個實際存在很多例子的結果解釋，並非像吳清忠先生的解釋是細菌堵塞經絡理論。因為這個理論無法證偽，也沒有生物學基礎，因為經絡本身沒有實體存存，就沒有堵塞之說。而如果假設王維工教授的經絡共振系統理論是成立的，更可以佐證吳清忠先生經絡堵塞理論不正確。而病毒共生使細胞基因改變在面部特徵趨同，在生物學上是可以解釋，並且有人支持類似的理論（蓋婭的共生 – Linan　Margulis）。當然這個驗證檢驗需要對比臉部精細辨識加上細胞基因對比才可以確認理論的正確性，這個需要比較大的工程。

081911

　　由ML和YJ眉毛位置酒窩位置這麼像，既然YJ是由我和ML的受精卵一直由染色體上的基因控制眉毛，酒窩的細胞形成的細胞分化。推導出夫妻臉必然是：比如一方的病毒基因本來就嵌入在眉毛邊的肌肉細胞的基因裡。當這個病毒被帶到另一個沒有血緣關係的另一個人的身上，其基因必然也會像母子基因外表準確位置的細胞分化一樣，嵌入到那個沒有血緣關係的眉毛邊上的肌肉細胞裡，複製原來宿主類似幾乎一樣的細胞分化，舊的細胞凋亡後，新生的替代細胞就是感染病毒基因後細胞，必定複製重現原宿主同樣位置細胞的形態。這樣可以解釋一個地區的族群長得像，更可以解釋適應環境保護色是環境細菌或病毒的基因參與共生。就像我們的腸道。

　　看看我可愛的小兒子YJ竟然和老婆ML臉部的特徵竟如此相像，連酒窩梨渦的位置都還幾乎一樣，這麼綁頭髮看很多人都以為是女孩。可眼睛身材特徵卻又和我相似，真是叫人驚嘆的生物遺傳。

020813

　　為什麼前次ML說HS左眼邊的痣和我一樣，我今天才想到HS的臉也像我一樣有點歪一邊，而且乍看我2000年在美國紐約和ML雪中相片，幾乎很像HS感覺，所以HS臉是我的基因表現，而YJ的臉是ML，甚至整個頭部都是，所以HS性格像我，而YJ不但連酒窩都遺傳ML，整個性格也都和ML幾乎一樣。真是神奇的基因遺傳。連臉上的痣都遺傳到幾乎一樣的位置。

021811

　　適應環境的變化不僅僅可能是細菌或病毒與人體的寄生共生，更可能是人體的細胞內在於細菌或病毒的寄生或共生同時產生的基因突變。這也可以解釋，生物為了適應環境而演化的保護色這也是基因為了適應環境，慢慢突變造成只有保護色的群體能夠存活下來。所以，夫妻臉或者ABC的臉會融入當地的樣貌應該不是吳清忠所提到的經絡堵塞，因為以經絡是共振系統來看，並無所謂實體的單一經絡存在，所以沒有存在經絡實體堵塞而造成夫妻臉的現象。如果這個臉型的改變，光靠細菌造成經絡堵塞就可以變形，而且夫妻都變形在類似的地方，造成夫妻沒有血緣卻越來越相似，這樣的話，在生理化的基礎上比較站不住腳。唯一可以解釋不同血緣，外貌卻後天越來越相似，只能從後天的細胞分化下手。所以吳清忠的"宏觀"層面觀察且"微觀"到細菌影響這裡的"結果"是對的，然而再更深入的"微觀"真正"原因"，"微觀"層面應該是細菌、病毒的共生寄生，造成的基因突變，而夫妻因為口水體液的交流，造成有同樣的細菌、病毒，所以造成同樣基因適應這些細菌和病毒，而造成了人體基因自己的突變，所以夫妻細胞突變往相同的方向，才會在兩個人的臉上越來越由趨同性。這種基因的解釋才能符合物質不滅能量守恆的理化科學根據，只是這個微觀的證據驗證需要長時間的觀察和試驗，但試驗的假設也不難，主要是執行面困難不可行。所以這個也可以解釋，同一的地域的相同物種會有趨同性的樣貌，所以不管北方人還是南方人，不同的小種族相同的地域裡會有相同的樣貌特徵，這都是因為人體細胞和細菌病毒共生同時造成的突變（或者應該說緩慢性變化，緩慢性突變）。也就是說不同的細菌、病毒群體寄生在人體，人體會突變出不同的樣貌。

011812

　　人類和細菌何嘗不是一樣不會死亡呢？細菌分裂，和我們擁有了兒女，都是一樣分裂了一樣的個體。只是細菌完全複製了，可人類的兒女只複製了一半染色體的自己，可如果機率剛好有兩個兒女以上，你可能就都有了你自己生命全部的延續。

　　所以，嚴格說來，只要有了自己親生的兒女每一個人都不會死亡，凋零的只是肉體，你的DNA是永生的。如果DNA承載靈魂，那你的精神就是永生。就像我的2個兒子不經意的顯露出我們夫婦的特徵，當然有些是耳濡目染的學習效仿父母，可我看到的是更多的本能自然遺傳。就像剛破殼的小蛇就知道裝死避開被掠食，除非他在蛋殼裡面蛇媽媽就能教他，否則這不用遺傳的本能來解釋還能有什麼其它理由？

081511

　　今天是禿頭再生頭髮開始實驗的第一次3週年紀念了，3年的實驗下來，我攻克了我們一家禿頭，鼻竇炎和皮膚炎的三大山頭。這三大山頭，在所有一般大眾和甚至大部分醫學及專家的認知裡，都是難以治癒甚至無解之病。可就3～4年的時光裡，我不靠吃任何一滴藥物——化解了困擾我自己和我一家人，分別陸陸續續數年以至於30年來的三大難以治癒及無可救藥的毛病。真是盡信書不如無書，聽專家和一般世俗的觀念和認知也是一樣盡信而不求證那就是迷信了。

　　其實進化論裡的突變，然後才有自然選擇這裡的突變，不一定是只有物種本身染色體基因的突變，就像ABC，就像物種遷移到一個地方適應環境後的突變。我認為這個可能含有寄生病毒的基因在人體的基因組中寄生混合突變（或者細菌或病毒寄生在細菌中再經由細菌到人體，病毒的基因已經嵌入到細菌作了一次變異）。所以，吳清忠先生的夫妻臉或ABC等等，沒有血緣關係卻在長時間相處後長得很像，或者在美國住久了長得就不像台灣人，他認為這是細菌堵塞經絡。可是如果依照王唯工教授的經絡共振是比較合理的理論，而且在人體解剖上其實沒有經絡的實體存在的，也就沒有細菌堵塞經絡的問題。所以綜合生物演化、突變、變異造成適者生存，和夫妻臉的這個"事實"，其實都指向有個"微小"而且"長時間"不容易被察覺的"物體"參與了演化，參與了沒有血緣關係的人本來不像，可在一起久了卻越來越像的這個"觀察"得到很多案例的"事實"。

060711

　　自然選擇的解釋是在基因層面？還是在帶有某中特徵的個體？我認為基因有可能被改造，但是和達爾文的理論一樣，這個基因是緩慢而微小的變化。就像我的禿頭基因和過敏基因，可能是病毒嵌入了一小塊基因在我身上，但要遺傳，肯定我的精子的基因也要被嵌入才可能遺傳。

　　像夫妻臉或小孩像帶他長大沒有血緣關係的保姆阿姨的臉，這個到底是細菌寄生還是病毒共生？我傾向病毒共生才會生長，吳清忠的細菌堵塞經絡比較不合理論。

120910

　　很多人都說自己遺傳了家族性的高血壓疾病，比如說廣告教父孫大偉，說他哥哥也是死於高血壓的心肌梗塞，後來包括他自己。但其實這都不是確實的真因，家族的遺傳確實容易會因為基因的遺傳，讓自己忍受外來細菌或病菌或有害物的負載能力原本就比別人低。但真正壓垮駱駝的最後一根稻草並不是這個基因的遺傳生下來就命定的，這個基因遺傳是我所提到的禿頭的宏觀真因之一，但並不是全部，甚至只在出生之後的後天因素時可以不算的。真正的真因在自己的生活習慣和無知受到後天飲食環境的傷害。就如同吳清忠提到的夫妻臉，也不是天生的，而是後天的細菌感染後在人體共生寄生才會造成沒有血緣的兩個人會有夫妻臉。

111811

　　謝強"進化生物學"p39，圖3－2納古菌，對嗜泉古菌的寄生這是"現生"古菌。所以說明，夫妻臉及某些慢性疾病及地域性的外表演化（如ABC臉），很可能都是細菌或者病毒寄生共生在人體所造成的生理反應演化。這需要"長"時間且變化"細微"，所以根本不容易察覺和量測。

090911

　　獲得性的生物特徵可能是可以遺傳的，只要這個特徵的來源是由於外來基因的嵌入人體基因，所以應該說獲得性的基因改變就是可以遺傳的。所以性狀改變的代代遺傳演化不見得都是因為突變，很可能是環境的細菌、病毒基因或者同類的基因再靠病毒傳播而造成的基因融和（比如夫妻臉）。所以後天獲得的性狀改變可能是可以遺傳的，不然光靠突變的力量有時候，可能沒有那麼合理解釋為什麼都是這麼剛好的突變？並且，就機率來看，萬一沒有突變呢？就一定是滅絕嗎？

082111

　　病毒感染造成演化的理論，比如長頸鹿脖子高，可能長脖子長頸鹿的病毒感染到短脖子的長頸鹿後，會複製同樣效果延長短脖子長頸鹿內的細胞。

061312

　　所有現代醫學現代生物學都用150年前達爾文進化的角度來解釋，為何不能用千年前的"黃帝內經"來解釋？厚今薄古？科學和不科學？

　　在新浪微博上，建川博物館館主樊建川先生曾經放上他女兒和外孫女照片，而三張照片看來有基因遺傳的人，到了第三代反而像所有現在路人甲任何一個小孩而不像前兩代。看來環境細菌類、病毒的共生效應驚人，現代的細菌類、病毒和古代變化極大。

010412

口腔感冒時的潰瘍、腸胃的潰瘍等，都是類似皮膚的破皮一樣。因為口腔表皮、腸胃表皮等，從拓撲學原理來看，都是屬於體表（也可以說是體外的表皮），只是在內部的消化道體表，和外部人體皮膚的體表相比是富含水分且溫度較高。因此，就讓細菌、黴菌類更容易在裡頭生存，而一旦有病毒感染的感冒時，由於抵抗力低下，細菌、黴菌自然趁機侵蝕你的內部的消化道體表，於是就有了潰瘍。當然。有益細菌在消化道裡的共生，在你身體健康的狀態下是利大於弊的。

3. 其它生物醫學猜想

020613

台灣MSN新聞轉載這篇文章符合我和大兒子某些症狀，這當然只是生理控制系統全面的一部分，但我以前連這一點都不知道，現在至少知道我和HS血液循環不好的一部分微觀原理。

我的脖子緊，腳臭都是可能因為此機制："白血球異常增生大多肇因細菌性感染，使用類固醇或注射白血球生長激素等，氣喘、藥物過敏、皮膚過敏。寄生蟲感染、自體免疫性疾病可能會造成嗜酸性白血球增多；血球過多常導致血液黏稠，血管栓塞。"

HS可能是這個原因造成心臟易有問題，還有腳臭的機制也類似："脾臟和腎臟都是人體的代謝器官，但若脾臟切除與肝功能不良民眾，紅血球數量可能過高致血液變濃稠，增加罹患心血管疾病機率，若累積在冠狀動脈，就有可能引起心臟病。"

這兩個導致血液循環不好的微觀機制都是血球數量過多，只是一個是白血球，另一個是紅血球。但不管如何，都是整個循環系統的正常控制平衡被破壞掉，導致到了一個更不好的平衡點。主要還是要驗證因果關係方向性的正確。

120112

　　"從症狀到疾病"，就像Taleb說的"從問題到書本"概念，最近看見了肝病的某些症狀，和我身體幾個症狀類似，才又驗證我的肝臟真的快不行了。如果只有一兩個症狀，可能會犯了心理學提到的"可得性偏差"的問題，或者"證實偏差"的傾向。可我從以前的生活形態到最近的症狀實在太多，組合起來就有比較高的機率不會是上述兩種思維偏差。蜘蛛痣、時常疲累感、打哈欠流眼淚、皮膚炎2、3年沒有好、身體容易發癢、眼眶凹陷、臉瘦無神、牙齦流血、右鎖骨淋巴腫瘤樣、右肩痛幾個月近一年了、右胸脅有時痛、近幾個月睡不好、睡覺腳易抽筋、頭髮少、頭皮癢、幾年前體檢肝及膽固醇指標超標等等。這麼多症狀累積了好幾年，以前從來不知道這就是肝臟不好的現象，這樣對比起來，幾乎不會是兩種偏差心理因素了。

　　節錄幾段重要網路訊息：

　　目前市面上所有的止痛藥都會傷到肝臟、腎臟與心臟的。只要肝心腎一受傷，立刻就會便秘睡不好，日子久了就開始掉髮，眼睛視力變差，體力衰退，容易抽筋，連西藥營養劑、合成維他命吃多了，都會掉髮傷肝的 (維他命 A 更是頭號肝臟殺手)，更何況止痛藥？

http://blog.sina.com.cn/s/blog_a90984f50100zzj1.html
肝臟有問題時 – 尤其得了肝炎，以下的4個現象不可以有任何一個現象經常性的發作
　　1。右上腹悶痛。
　　2。右後腰酸痛。
　　3。右肩感覺酸、麻、痛，甚至造成右手舉不起來。
　　4。小腿晚上睡覺時容易抽筋。
肝臟出現問題時我們的身體會產生的現象會有：
1。肝臟像拳頭一樣，有正面，有背面正面如果硬化、腫大，會擠到我們的肋間神經，肋間神經就會脹痛；如果在背後，會造成右腰酸痛
2。肝臟不好，晚上睡眠品質會不好，翻來覆去不容易睡著；起床後口乾、口苦、口臭，刷牙時牙齦會流血。平常為食物沒有興趣，不吃不餓，吃一點點就有飽感；走路走個兩步小腿就會很酸，會感覺全身越來越疲勞，手腳也是越來越沒有力。
3。肝臟不好的人，腳會經常扭到，扭到了又好不了；不小心割傷了，傷口也不容易癒合。

4。喜歡喝酒的朋友，忽然酒量減少了。或是有久治不癒的皮膚病，周而復始好不了，都要注意肝。

070711

　　如果我也是一名中醫，如果我的頭髮實驗也被一傳十十傳百傳出去，那以後就是洋蔥傳說成仙丹妙藥了，變成洋蔥也可以補腎了，因為原來說頭髮和腎臟有關係，所以照這個邏輯，洋蔥對頭髮有用，腎臟影響頭髮，所以洋蔥對腎臟有用，這就是把相關關係誤認為因果關係的典型。其實，沒有所謂中醫西醫之分，只要不能合理解釋，不能充分解決疾病症狀，就是有問題的治療（在長時間看來反覆的驗證下，而這個長時間到底要多長呢？）我的皮膚這周從台灣回來的幾天自己一個人在家，幾乎不吹冷氣，流了很多汗，再加上上周在台灣早睡屁股幾乎好一大半，脖子也向好不少。倒是睪丸右下一大顆、左下兩小顆貌似都稍增大，但稍軟。脖子鎖骨淋巴結倒是維持。看來睪丸小顆囊腫對應屁股的濕疹變好是不是也要運化出去，所以變大變軟？

032911

　　畫一個圈，解釋正回授被觸發後除非打破，不然持續不止會越來越差。如：怒傷肝－肝傷後更易怒－更傷肝－更易怒－更傷肝－...直到肝爆掉。要阻止就只能打破循環，其中能控制的就是不要"怒"。

　　還有另一個圈圖，皮膚鼻子所謂的過敏，擦藥吃藥也是開始只是肝腎代謝不掉廢物，或者受寒代謝能力差，結果硬用類固醇壓下去症狀而沒有排出廢物，廢物還是留在體內。如：肝腎代謝不掉－過敏－類固醇－肝腎功能變差更代謝不掉－更過敏－更多類固醇－肝腎功能變差更代謝不掉－更過敏－更多類固醇－...直到肝爆腎衰竭。其中能控制的有兩個，不要"類固醇"及加強代謝並且要伴隨不要再給身體加入有害物質。其中，加強代謝有運動，按摩及其它補充方式。（後來在第5章有詳細圖）

072811

　　當你腸道有積便時，你會坐立難安坐不住，臉上冒油等等身體反應，都是為了催促你趕快排便，否則你的身體血液循環系統裡，肝臟、腎臟等還要花費額外力氣回收或者處理這些廢物，不但增加負荷，而且可能進一步傷害身體。可往往我們都沒有察覺這些現象，我在活到40歲以前也是，只有在最近幾年才會細心觀察體會。萬一你又因為其他的事在忙，強行靠大腦的意志力暫停排便或排尿，於是一旦過了這個身體本來給你的排便觸發點，身體的自動控制系統會誤判你不需要排便，等到下一個觸發點又是好幾個小時以後了，則上述那些身體系統負荷更大、更受傷，長此以往如果再加上飲食不完善，就會形成習慣性便秘而且身體發黑、發臭味。到了這個時候，你的身體系統可能已經自動幫你調成不用每一天叫你排便，這就是所謂的惡性循環，熬夜等等不正常的靠大腦意志力影響生理平衡也是如此的概念。

010412

　　肚子著涼馬上拉肚子；鼻子吹冷風馬上鼻塞流鼻水；喝冰水受寒太久鼻塞、鼻炎（即所謂鼻竇炎），都是身體為了在瞬間接觸寒冷內外環境下控制身體的恆溫，瞬間釋放能量補充體溫後。在肚子，只好快將未消化完全的廢物排出保存能量不要再用於消化；在鼻子，瞬間水分是內表皮的能量代謝副產物，鼻塞是因為熱脹冷縮效應，加上同時鼻涕粘液瞬間反應出來，所以鼻孔縮小同時鼻涕多就造成了鼻塞。因此，肚子著涼拉肚子和受寒鼻塞濃鼻涕都不只是心理因素，都應該可以有合理的生理學解釋，只是目前科技還無法得到全貌。

061411

　　用反問的方式邏輯探討，昨晚冷水洗頭後，一會洗澡時馬上就鼻塞嚴重，浴室裡擤了幾次都還塞住擤不出來，直到洗完稍微的熱水澡後，一團鼻涕擤出來才好了。可見，冷水洗頭直接對腦部的冷熱感區直接作用，所以腦部反應快速，分泌鼻涕來產生熱量（或者應該說產生熱量後的代謝廢物就是鼻涕）。

072712 補充

BINGO！最近讀了腦科學的一些書，包括喝冰水，和吹冷氣拉肚子等，冰冷的物體不一定要真正進入肚子腸胃才會拉肚子，只要腦神經下命令就可以拉肚子。所以用"冰水進入胃腸早就不冰了"來反駁有人喝冰冷會拉肚子，和痛痛醫頭腳痛醫腳的概念是一樣。其是都是大腦的反應，很多現象都是這樣，所以大腦極其重要。

可為何是膿鼻涕？還是說鼻腔和咽喉的通道被塞住？從鼻涕出來是最快和最短路徑？產生熱量補充體溫最有效率？

從口腔、食道、胃、小腸、大腸、肛門這些也算體外（內部的體外），所以喝冰水、洗澡、洗頭用冷水，都是對"體外"給予冷的環境。是cold-trap的機制？還是吳清忠說的寒氣？可寒氣太玄，而鼻涕、鼻塞是實實在在在短時間數十秒甚至數分鐘內就發生。

經絡的按壓、伸展運動，如果不是共振讓血液能快速到達器官，靠傳統的流體力學理論，能那麼快速在幾秒內馬上由疲勞到舒服嗎？

Steve Job篤信印度和日本的某些文化，所以他喜歡講Karma，所以他日本取經微細工藝，所以他化繁為簡，所以他有宏觀的思想，所以他的黑色上衣有東方的影子。

達爾文的反胃和皮膚病等身體不好症狀，肯定和5年的航海肝臟營養不夠有關，他搬到Down House似乎還不滿40歲，與我何其相似？9年的蘇州生涯，頭也禿了肝臟也搞壞了。達爾文是個宏觀者，更接近傳統醫學模式。他沒有很多微觀的數據，卻可以成就偉大的理論著作。

071411

"Guyton and Hall physiology"生理學p8，當在低溫環境時，人體controlling internal body temperature system的gain是-33（負回授 – negative feedback），所以今天回覆方舟子博士，喝了冰冷東西有可能拉肚子的。因為這個gain一定是靠某些反應來補償，這個負回授就會造成鼻塞、造成拉肚子這是合理的生理反應。

生物生存需要能量，能量守恆、物質守恆是不變的真理，能量的形式，物質的形式不一定可見、可聽、可觸、可及。所以，如果你看不見、聽不到、觸不著、到不了，不是他們實體不存在就不相信，而是他們以其它特定的形式存在。離開了這些，都是不科學，只要你無法邏輯的解釋，再現重覆性的驗證，那就不是科學。就像如果你無法說給至少一個人懂，那就是你還不夠懂。

100810

　　從口到肛門其實也是體表而不是體內，只是是沒有裸露在外的體表。畫一個從口到肛門的大致結構就可以看出，當喝入冰冷的水，內部的體表排泄物無法按照原來的方式排除，物質不滅、能量守恆之下，只好用鼻涕或痰飲的方式，經由同樣歸類算體表但在不同地方的體表排出。

021811

　　為何身體受寒是最傷？因為一旦受寒，人體的能量在外寒的環境下散失速率加快，能量權重全部去補充因受寒造成的的能量損失，首先先補充使體溫恆定先求生存。所以身體細胞中原本應該正常合成某些蛋白質的工作便被先擱置，於是受寒時抵抗力就低，就容易感冒。如果長此以往，體內的蛋白質便會長期不足，便會緩慢的使細胞為了適應這個變化而突變。

　　而我的禿頭有一部分重要原因也是因為長期營養不均衡，飲食太單調，身體缺乏合成頭髮所需的氨基酸，所以香菇類最近補充後進展大。細胞內水佔70%，非水佔30%，非水物質元素裡其中碳佔50%、氮14%、磷4%，非水物質的成分中蛋白質佔60%，而蛋白質主要是碳氫氧和氮元素，所以如果只有飲食碳水化合物是不夠的。

030512

　　還有鬍子的用電動刮鬍刀快速刮和用剪刀慢慢剪，對鬍子的增長確實有差別，最近拍下已經好幾個月沒有刮，而是恢復到以前用小剪刀剪鬍子，而之前刮了很久的鬍子長了很多，最近發現有些嘴唇上地方的鬍子不長了。而這個現象也是當初為何想理光頭的原因之一，就是想類比鬍子用刮鬍刀刮就會刺激生長鬍子，來看看電剃刀理光頭會不會刺激頭髮生長。本來想說如果電剃刀不行刺激頭髮生長，是不是要用刮鬍刀剃頭髮。不過由於刮鬍刀不好操作剃頭髮，所以一直未能成行。過一陣子等鬍子更少，可以再重覆實驗電動刮鬍刀。

012711

　　每一個問題的背後一定存在一個答案，但是這個答案不能違背自然的物理法則，否則就應該不算科學。然而合乎物理法則答案的存在不一定是肉眼可見、親手可觸摸。於是，由於一般人類的思維是眼見為憑、手觸為真，不可見、不可觸的就抽象地不容易發現，以至於不容易相信，也因此，在人類的歷史上，在科學沒有發達之前，是很容易用物理化學的手法來做一些迷信或欺騙的手段。然而科學昌明信息發達的年代如今，雖然物理化學科技的日新月異，不可見、不可觸的事物，對於人類的影響，還是存在許許多多的爭論和妾身未明的結果。比如手機與發射基地台電磁波對人體的影響，這些都是不可見、不可觸的，但是卻真實的存在對人體有大傷害的案例。但正是由於這電磁波不可見、不可觸，加上"時間長"與"數量變化少"的因素，無法清楚具體立即判斷，就更容易讓正反支持的雙方，有了爭論的空隙與藉口。更讓反對這些物理法則推斷的一方，有了烏賊戰術的理由，認為"不可見"、"不可觸"、"長時間"、"數量變化少"等幾大無法數量化的因素，就無法得到絕對的結論說電磁波是有害人體的。即便已經有很多的宏觀結果下的案例，存在電磁波的曝露對人體造成癌症和其它極大的傷害，但由於電磁波的"不可見"、"不可觸"，和癌症需要"長時間"，且身體不適的變化是"數量變化少"的特質，於是要將電磁波的曝露和人體癌症的因果關係直接聯繫起來，除了宏觀的因果關係的結果資料，微觀的因果關係結果的資料提供，才能全面地讓反方完全沒有反駁的理由。可偏偏由於電磁波和癌症這兩個"因"和"果"的直接微觀因果關係的驗證獲得太艱難，這是由於"不可見"、"不可觸"、"長時間"、"數量變化少"的幾大特質造成的困難點。所以才能在這個科學昌明的年代，還由於商業利益的關係，讓人類無法做出正確的結論。

　　其實我自己的身體就是一個很好的微觀量測儀器，可由於還是無法數據量化，所以即便我的身體反應可以歸類為微觀的因果關係，但無法達到可見、可觸的數據量化，還是無法得到一般大眾的自然接受。我的頭腦只要講一般手機一下就很容易頭暈感，輻射量小的PHS小靈通就稍好，公司的DECT系統更輕微，只會講久了有耳朵熱感。還有微波爐的電磁波也會有類似的感覺。包括大兒子HS的靈敏度似乎比我更高。但這些在目前為止都還無法轉化成數量化，還是只能由人體感官感受。

102912

　　西方重微觀，東方重宏觀。這既是文化也是基因。就像心理學課本教材裡總要把心理現象（其實就是大腦表現）和文化結合在一起探討。能夠將微觀和宏觀整合在一起才能激發更大的潛力，如同李安融合東西方的電影成就其大。

　　我們往微觀的極致走去，雖然我們可以再造一個複製人，複製出一模一樣的我們自己的形體，可思想來自於大腦，我們能夠複製一模一樣的大腦？如果像書裡所寫，所有的記憶、所有的思維都會由新長出的腦細胞形成，我們能夠像複製電腦記憶體一樣原封不動的把我們一輩子的生活複製到新個體嗎？如果不能，那我們和細菌的無性生殖有何不同？那我們複製一個外表和我們一樣的個體的用處在哪裡？我們就能夠永生嗎？如果不能完全複製深藏在所有腦細胞我們的生命記憶，不能完全複製我們一輩子的情感，那我們與其複製一模一樣的我們自己個體出來，還不如用這自然億萬年演化的另一種複製方式，用我們和伴侶共同提供一半材料合成又重組而複製出來的下一代。看看我的兩個兒子，他們又何嘗不是我一模一樣的複製？如果複製人體某一部分作為緊急醫療手術的器官使用，那和電子產品損壞後整個模組替換的概念一樣，這樣的生物基因工程是合理且有效的。可超越了這個範疇就幾乎是畫蛇添足了。

070610

　　中國人或者東方人太精明而卻不一定高明（好像某個人的口號），宏觀的健康與醫療觀念當然比微觀更高一層次，而且宏觀的方法是比較可以思想口述而不用動手的，而微觀的實驗則是要動手動腳耗費體力的，表面上或者意義上看來，宏觀就像紳士，而微觀像苦力。所以西方醫學建立在化學實驗物理發明的基礎上是耗費苦力的，當然思想上也一定有所長處，只是不像中醫的只停留在宏觀的思想與推測論證。這當然還有很多比較類比的地方。而中醫欠缺的，就是微觀推演及理論建立還有有系統的宏觀記錄統計。就像我的頭髮解救，即便不瞭解微觀層次，我的可見的宏觀的頭髮還是經由這些可見的宏觀方法就可以再生。

100612

　　有人說科學沒有誕生在中國不稀奇，科學會這麼產生本身就很稀奇，錯過了可能就沒有現在的人類社會，而這一切都在大腦。中國人已經習慣象形字的整體思考，所以這部分的大腦圖形發達，蓋過邏輯思唯，還包括文化佔據的大腦，這都可以在科學的心理學找到答案。相反的，西方字是一個一個字母的組合，所以都是拆解和組合，所以還原論強，這一部分的大腦就發達，這種方式初看很呆，可電腦化後就功能強大。

082111

　　由原本的5大猜想修改成4大猜想。

　　做一個理論樹，像達爾文的生命樹，縱軸時間，橫向不同理論提出者在各個年代下來的互相銜接，包括中醫理論。

　　常人都是沒有耐心去等待緩慢的每日變化，所以才有了揠苗助長的成語故事，拍自來水濾芯每日變化圖就知道你的臉整年下來塗了多少污垢。

　　靠牆壓背，沒有運動沒有太多肌肉伸縮。為何會舒服就不頭暈？如果這不是王唯功教授的共振理論，流體力學如何解釋？

　　竊鉤者誅，竊國者侯。普世的各類專家可能都是錯的，醫生、政治家、商人等等，他們都想抓取太多，而且他們都沒有獲得合格的啓蒙者應該有的正確知識，反而誤導了一代又一代人，而偏偏這些人又是社會上的多數。我們在很多場合都可以看見，比如你的老闆，他常常是錯誤的，可他們當上了老闆，只因為他們比較早參與到這個群體。這個社會都是錯誤的角色帶給我們錯誤的狀況太多。就像我們個人，抓住了獲得了就丟在一旁，可很多人還沒東西吃。

121710

　　王唯工教授和吳清忠先生不同的論點處，汽水（碳酸水）對人體有害還是有益？

021811

	宏觀	微觀
古代~18xx	蓬勃發展	無
18xx~現代	緩慢	蓬勃發展

　　是不是現代就不用宏觀研究呢？還是從古至今的宏觀已經都研究光了再也找不出新東西？非也，並非所有的疾病都可以直接用微觀解決，很可能一直只在微觀上搜尋是找不到答案，而從古至今都還沒有用這樣的方法找到，比如所有的慢性病。所以，科學發展至今的微觀只是補強補足了一部分從古至今宏觀理論的微觀部分證據來達到完整的一體（宏觀、微觀具備的科學理論解釋疾病的因果），但還有一大部分的宏觀因對應的微觀因，還沒有齊備或者是微觀因已經具備，但宏觀因還沒找到還沒發覺。

021811

宏觀	微觀
一萬年前~現代	現代
蘋果掉落	萬有引力

千年前	現代
黃帝內經	疾病的發生確認

062411

　　達爾文用五年小獵犬號環遊世界，在他的敏銳細膩觀察力的基礎之上，加上在1830年代的當下第一手親自接觸這些廣大眾多的活教材和訊息，這幾個因素交叉碰撞摩擦出的火花成就了他的曠世巨著"物種起源"。冥冥中我也似乎跟隨這樣的腳步，台灣－美國－台灣－蘇州，到了蘇州3~4年內幾乎掉光頭髮成了禿頭，再後2~3年幾乎搞壞了我的肝臟和皮膚，還有我的兩個兒子2007年隨後的狂掉髮。我因著這些當時的結果，抽絲剝繭無數實驗觀察，開心進展、失望、幸運、退後。在這2008年8月15日後來陸陸續續解救了我的鼻病鼻竇炎、兒子HS的鼻炎、兩個兒子的狂掉頭髮、我的禿頭還有兩個兒子的皮膚炎。發現了這些許多造成那些結果症狀的原因，我彷彿一步步冥冥之中不自覺地追隨模仿達爾文。可卻要到了2011年5月的那個當下我卻才重拾起了買了已久的物種原始，和接下來所有的達爾文認識了原來只是一個模糊概念的達爾文，彷彿看見了我自己，彷彿我們是如此的相似。他的皮膚問題、他的論述方式、他的Down城裡、小王國裡的無數實驗推理，成就了他的所有，雖然沒有強大的微觀數據。

　　我和老婆的同輩家族中有4位醫生，我的高中同學有很多醫生，我如果年少時期再認真一點讀書，應該現在也是一位醫生。幸好沒有走那條路，我才能走到現在的我，我才能為解救禿頭、鼻竇炎、皮膚炎開一扇窗寫下這本書。如同幸好達爾文也沒有當上醫生，沒有當上神父教宗，否則，人類生物學的歷史是否要改寫？還是只是時間軸的平移？

121310

　　達爾文成功了萬世留名後，沒有太多人去追究強調他的書裡科不科學。所以科不科學的重點，是在於未來是不是被反覆驗證是正確的，未來有沒有人相信並支持你的論點，而不在於你所建立的理論的當下時間裡，有沒有提供微觀的數理化"科學"數據和驗證。

070111 Tainan

　　用進廢退，環境影響等等，前人所提出的理論來解釋為何會有人類，都還是不能根本解釋那些理論和遺傳理論和為何有人類這個問題的因果關係，都還是有不盡完美的不能解釋的論點處，這些也都是類似的結果的相關性。直到了達爾文總結是"自然選擇"這個理論，大自然選擇了用進廢退，環境影響，直覺的傳承等等，才會造成這些影響的遺傳，所以自然選擇才是真正這些結果的真因、根因，因為唯有生殖系統的變異才可能世世代代遺傳下去。用進廢退、環境影響、新出生物種的直覺等等，如果只是個體自己的器官變異變化而沒有表現在生殖細胞上的話，這些個體的器官在他自己當代個體的變化並不會傳給他的下一代，所以用進廢退、環境影響等理論都無法完美解釋遺傳。唯有自然選擇的加入，才能完美解釋，也才能形成一個理論，或者是一個事實（fact）。

121710

　　冬天吹暖氣空調為何會越吹越乾？而在這個吹暖氣造成乾燥的同時明明房間室內已經很乾燥了為何反而窗邊玻璃上水氣凝結一堆？這其實只是簡單的物理現象，可我們往往忽視忽略它背後的含義。如老子說"將欲弱之，必固強之"。外面冷，裡面熱，水氣集中在冷熱的界面上凝集，這個溫度差越大，凝結的水越多，所以室內其它的水氣都被收到這個界面，微觀上會看見水氣濃度的梯度，所以室內其它地方水氣越來越少所以就越來越乾燥。當你的玻璃窗或玻璃門越大，這個效果越明顯快速。這和冷熱界面的接觸面積有正向相關。（類似機台抽真空加液態氮cold trap，將空氣水氣雜質考瞬間冷凝吸附到空間旁邊，讓空間內部空氣更少），這也可以解釋我在去年冬天主臥房很乾燥，但面外頭的那一面窗下的室內白牆竟然一堆黑霉菌一樣。

　　這個可以類比喝了冷水入身體會鼻塞，吃了不好東西馬上喉嚨氣管有痰飲一樣。也和滲透現象類比。

　　所以這些宏觀的身體生理反應是一直存在的，宏觀的真因已經歸納出來是身體受寒和往身體食道消化道裡灌注冷飲，總歸就是讓身體變冷。只是微觀的真因是什麼？應該可以用上面cold trap的現象來解釋微觀身體整體的反應，靠產生液體來增溫，就是散寒，以保持身體內部恆溫。

022413

　　幾年的實驗，冬天反而牆壁容易發霉，即便除濕機再怎麼開、整個室內再怎麼乾燥，牆壁還是發霉，因為室內外溫度差在牆壁上呈現，水汽凝結在窗戶玻璃和牆面，反而越到冬天外面越冷，室內越暖，溫差越大則越容易發霉。而春夏梅雨季天反倒是室內濕度高可牆壁卻不容易會發霉。念土木或建築的人可能很容易知道這一點，可念電機電子或生物醫學的人就不一定知道。這是不是可以類比我這樣基因的人，鼻子或身體受寒就容易鼻塞並且分泌很多黏液，也可以設計宏觀微觀實驗檢驗呢？

123010

　　這和高師傅今天早上說的，像這幾天美東，歐洲大暴雪，反而蘇州這裡就非常乾燥，同樣原理，水氣都被那裡的低溫交界處給吸走了，所以這裡就乾燥。因為物質不滅能量守恆。

　　所以"黃帝內經"其實就是幾千年來生活經驗的宏觀累積因果關係的知識。冬天為何會乾燥？因為溫度差異的界面吸走了大部分水氣，所以空間裡自然水分少。

081811

　　不要以為病毒有多小，A型流感病毒就100奈米（nm），就約是比你現在用的電腦的晶片裡的最小元件40奈米還要大。

　　諾貝爾獎1901年才開始頒發，達爾文1882年早了10幾年去世，不然他一定可以得獎。

　　人類眼睛近看最小分辨率應該不止0.1mm（網路如此敘述可能有誤），人眼最小分辨率在近看時甚至0.01~0.05mm（就是10um～50um）都有可能，在桌上白紙鉛筆劃下細線，比較直尺上1mm刻度的寬度就可知。0.01mm就是10um，就是人體細胞核的直徑，所以其實你的肉眼是可以近看到你的細胞核的，只是我們一直在外皮的覆蓋下眼不見為淨。就像你看不見你吸煙的肺早已千瘡百孔，即便煙盒上印的別人的爛掉的肺，你還是覺得那不是你自己，你自己吸煙的肺不會這麼糟糕的鴕鳥心態，眼不見為淨。

人類的卵100um，就是0.1mm，只要你能剖開卵巢，你是可以肉眼看見生下人類小孩由來的蛋，就像你每天吃的雞蛋一樣，人類卵的大小用肉眼是看得見的。

022812

Roger Gosden的"欺騙時間"p292，"雌激素將促進垂體，甚至老化垂體，然後釋放生長激素"。所以可以懷疑HS最近乳頭增大，陰莖偏短，且長高特別快可能是因為雌激素攝入過多。人體的自動控制系統之複雜遠非人類自身可以輕易完全埋解，所以在漫長的醫學歷史裡，才會犯過那麼多錯誤，往往以為看見人為手段攻克了這個症狀，其實是破壞了原來平衡，導致另一個相反的反饋，卻傷害了另一個地方。

010812

如果用動物來做實驗，動物不熬夜、不亂吃東西、沒有放縱的慾望，那是不是比會熬夜、會亂吃東西、會放縱的動物壽命更長？

061211

性狀的遺傳不一定要在生殖細胞內產生基因變化才會遺傳給下一代，如果母體內的血液有病毒（甚至父親，因為父親有母親也一定會被感染），一定也會透過血液遺傳給下一代。而不論下一代是男是女，他也會再傳染病毒給另一半，所以他的再下一代也一定會再遺傳，所以遺傳就不一定是只有生殖細胞的基因改變。

022311

染色體其實不是書上畫的示意圖那麼簡單，很容易在每一天時時刻刻的分裂再生裡搭錯，所以環境的影響很容易造成其突變。

011012

"探求萬物之理"p69，血液在熱帶比在不熱的寒帶較紅是因為在寒帶要使身體保持常溫從血中提出的氧較多，故血中含氧量少所以血色較不紅。

122311

所以中醫的時間觀察結論有其提示性，這就類比於中醫得到的宏觀本質真因，而新科技同時可以找出在這宏觀的本質真因底下還有微觀的本質真因，他們可以是並存的。中醫裡提到的，病來如山倒，病去如抽絲。病去確實要像抽絲般急不來，可其實病來絕非只是像山倒一下子就發生的，而其實是山底早已慢慢被挖空，並不是一下子就不見的而是沒被看見，只看見山倒下的那一瞬間以為山是沒原因的很快就倒下，其實人體的慢性疾病也是一樣的。

4. 其它科學相關猜想及雜談

這一節主要是看一些科普書籍的心得和一些胡思亂想。常常睡覺，走路，發呆時總愛天馬行空亂想，間或是從年少時開始宅男式地習慣一個人獨處，或者是愛裝文藝青年、愛裝淒美浪漫、愛裝自己很有學問，所以曾經給自己取了"李思"筆名。猜想總是猜想，和科學不一定沾得上邊，純粹個人的分類，應該無傷大雅才是。

031312

教一個孩子長大要好幾年和很多時間努力，即使長大後，他自己學習更要數十年增長知識。所以我們訓練一個機器人和訓練一個小孩一樣的方式，這樣才可能創造出有思想意識形態的機器人。

電腦的發明和創生何嘗不是和生物從簡單的RNA起源向複雜的演化？

電腦的緣起到現在，彷彿將數十億的生物演化濃縮不到一百年的電腦發展史，而且中文最能顯現出電腦比擬人類的演化因為用了"腦"這個字，就可以攀比人類，而西方的英文"computer"只是緣起用來"計算"。

120312

　　果然是"學然後知不足"，書看越多才知道自己很多模糊的概念無法訴諸精確的文字描述，那是因為自己還是未曾全盤融會貫通，往往不求甚解，甚至錯誤的想法。很多觀念或者理論已經早就被很多專家的著作詳細論述，在沒有讀過這樣的書前，自己總以為是新的想法，看到了前人已經有完備的知識，才感嘆自己狹隘的無知。

030111

　　蘋果執行長Steve Jobs最經典的講詞，2006年6月12日Stanford大學畢業典禮演講。最喜歡這兩段，帶有濃厚的老莊思想，他是科學呢？是工程呢？還是哲學？回頭看看自己走過的路，在死亡面前什麼都不是了，那還有什麼不能像李安說的"放下"呢？知易行難，他都知道，他也說的這麼精彩，可Apple執行長的他，標桿了他執行力造成消費電子的一次次大革命，可對他自己的生命來說，他是徹底失敗的一個執行長。他2004年胰臟癌，手術後認為痊癒，2007年發表這篇講詞告訴世人他健康的回來了，可2011年2月又告假復發癌症。如果他可以再回頭來重新設下這些點，他會走那一條路呢？

Again, you can't connect the dots looking forward. You can only connect them looking backwards. So you have to trust that the dots will somehow connect in your future. You have to trust in something, your gut, destiny, life, karma, whatever. This approach has never let me down and it has made all the difference in my life.

Remembering that I'll be dead soon is the most important tool I've ever encountered to help me make the big choices in life. Because almost everything, all external expectations, all pride, all fear of embarrassment or failure, these things just fall away in the face of death, leaving only what is truly important. Remembering that you are going to die is the best way I know to avoid the trap of thinking you have something to lose. You are already naked. There is no reason not to follow your heart.

101812

開普勒花了10年才在已經有的天體2大定律下，總結出天體運行第3大定律。而我的禿頭"內外4因"才花了5年已經很慶幸了。

楊振寧博士的物理學的三個領域的圖（美與物理學一文）很好，可以系統的歸類哪一些科學家的成就是算在哪一類。實驗 — 唯象理論 — 理論架構 — （數學 — 是虛線）。其實就是宏觀 — 微觀兩大類再仔細分為4類，前兩類可以歸類為宏觀，後兩類歸類為微觀。

030911

醫學不能只靠文學家來紀錄文字而已，還要靠數學、物理、生物、資訊學家和工程科學家，協同發展才能迅速發揚光大，也才能夠把無形象、肉眼不可見、手腳不可觸的東西發掘出來。並用科學的方法，以系統化歸納解釋，再用簡單的方式呈現給一般大眾。古老的中醫很多只著墨在文學和哲學的範疇，所以才會各注其解、莫衷一是。比如王唯工博士的經絡是共振理論，就是因為他的物理學博士背景讓他能用科學的語言轉化千百年傳統醫學中醫的文學、哲學語言，將穴道經脈或經絡用物理的波動理論來解釋。如果真能繼續精化，重覆驗證在人體實體的實驗上，那麼就是一個東西方思維整合起來的完美範例，也能為疾病原始再開另一扇窗。

122610

物理要研究的是存在的東西。物即"器"即"形而下"，就是實質存在的可觸可見的物品，劉力紅博士說"理"即"治玉"，就是研究透徹的意思。本來沒有的創造出來叫發明。生物存世都千百萬年了，生命本來就存在。而人體的疾病病痛也存在千百萬年，只是沒有被找到發現。對人體、對生物已經沒有發明的領域，只有發現。而生理就是生物的物理，就是要找到發現生物及人類還有哪些謎題。而往微觀的生物學裡走，雖然課題很多，可以輕易的得到研究的課題，但都是在小範圍作題目。就像半導體晶片製造的微縮，是微觀的，越來越受限，資本投入也越來越大，但發展卻有限，賺錢的少，賠錢的多。但電子產品的電路設計就不一樣，是宏觀的，資本投入不多，而所獲卻也不少。

031112

　　"早期希臘科學"一書裡提到，早期哲學家們更多致力於物理學和宇宙論而不是倫理學，所以可以看出來早期對哲學家的認知就是無所不知、無所不曉的"博學之士"，可到了Hawkin時代在寫"時間簡史"時就嘲笑現代哲學家的墮落，一方面Hawkin認為現代物理學及其他科學已經太難，哲學家沒有能力理解了，這其實都是藉口。只要非上智下愚，所有人的頭腦相差不大，主要是有沒有耐心投入，這當然還可以細分，還與每個人的長短處，以及每個人對每一個領域的適性度。

100712

　　然而，傳統醫學中醫理論的五行相生相克也可能是把相關關係當成因果關係的誤用，因為相關關係錯綜複雜無所不包，而真正的因果只有一套且不容易找尋和確認。這在王唯工教授後來的"氣血的大合唱"裡也有探討。

030912

　　柏拉圖說空間是不變的，可牛頓說他錯了空間是會變的。牛頓認為時間是絕對的，可愛因斯坦說他錯了時間是相對的。愛因斯坦說宇宙是不變的，可哈勃說他錯了宇宙是膨脹的。所以再怎麼厲害的天才還是有錯誤的時候，江山代有能人出，科學就是這麼不近人情的讓人類一直進步。物理學家一次一次在找尋物理的終極理論，雖然已經逼近幾乎極限了，雖然還沒有找到終極理論，間或它不存在。那生物學家呢？分子生物學是不是已經是生物醫學的終極理論了？

010212

只有像達爾文或Wallace一樣，都是要廣博閱覽或察覺很多個方面的現象才能有一個正確的宏觀結論。就像James Watson一樣，不一定要自己實驗，重點在於推論。

031512

能流利在高倍率與低倍率鏡頭切換使用的人才是最快最好找到目標的能手，這就像能縱橫宏觀與微觀的切入方向找出線索才是一個好醫生。

080612

感嘆很多書以前沒有讀好，現在又要重念數值分析、物理、化學、生物等等，可又安慰自己，如果以前我讀的太好，就變成我自己所謂的專才，就像Erwin Shrodinger、就像Ernst Mayr，卻無法成為達爾文。

070511

即便如世俗所謂的知識分子我自己都無法堅持早睡，無法堅持良好的習慣，比如應酬吸二手煙及喝酒，比如縱情享樂，比如暴飲暴食，比如熬夜。

070411

醫療養生是一種信仰，是一種物理現象，總量守恆不滅，這個總量包含微觀宏觀，有形無形（能量是無形，不是鬼怪論的無形）。

070511

謝國忠說得很好，食品危機是經濟通脹造成的，商人在合格的原料漲價下 為了降低或維持銷售價格才能佔有市場才能讓一般大多數底層人民能消費得起（這類人民又佔大多數） 只好採用非法的原料。

030311

　　大陸亞馬遜網站（AMAZON）裡買了套想買很久的中華書局"史記"平裝繁體版10本，才88元人民幣，吃頓牛排都不太夠。讀了些，才發現原來從上古時代到秦始皇其實都是一家人世襲了幾千年，什麼炎帝神農氏、黃帝軒轅氏、夏商周、春秋戰國等等，都是同一家親戚的人。真是讓我開眼界了，怪自己以前讀書不精，或者是我誤讀了司馬遷的史記？到了漢高祖劉邦才是真正換了另一家人。

　　中國對古醫書流傳下來的觀念大部分只會註解，不會改正其錯誤，不會發揚光大，大部分都認為經典只能註疏、不能推翻，這是由上而下的權威意識作祟。而西方科學昌明後，卻是由一個又一個推翻以前的經典才能發揚光大，傳統醫學的中醫因循這個經典不能推翻的觀點，也就錯過了發揚光大的機會。這就像後200年的人來人註大陸作家韓寒的文章一樣，要逐字註疏呢還是會意就好呢？萬一註錯了呢？萬　會錯了作者的原意呢？比如韓寒文字裡的奇奇怪怪說法，萬一韓寒生在漢朝，唐朝人註他的書會怎麼註？明清民國後來的人會怎麼註？

120910

　　我的大哥念書比我優秀，可歷經了許多曲折終於讓他多年後如願當上一位醫生。20多年前的我，不愛念書、不求甚解、恣意而為地考完大學聯考，憑藉父母遺傳給我的小聰明，當時的我也有選擇當牙醫的機會，但是我放棄了牙醫選擇了當時號稱過了濁水溪以南第一大系－成大電機系，如果當初我沒有放棄念生物這一門課或者還有當醫生的機會。如果我當成了一個現代醫學下訓練出來的醫生，又或者我當初選擇繼續留在紐約、留在台灣，沒有來到蘇州經歷這環境的極致惡化對我一家人身體所造成的極大惡化影響，因而短時間測試下我一家人身體的反應變化，和我接下來透過發達的網絡與書本獲得而來的知識，以及之後衍生的在一家人身上的實驗和想法知識，及實驗結果歸納推論分析，那這一切都將擦身而過。而是不是又要再等150年後才有人歸納發現？我幻想我承襲150年前達爾文坐著小獵犬號從英國出發環遊世界啟蒙他的"物種原始"，而是不是冥冥之中達爾文啟蒙我的環遊世界，在紐約買了他的物種原始，在蘇州才又重讀了起來。而諷刺的是20多年前我放棄的生物課課本，卻讓我20多年後急切渴望重讀的補充知識。生命和歷史往往就是如此的吊詭諷刺與不可測，所以才有了豐富的變化與樂趣。

042513

魯迅真是達爾文的知音！（還有祖克伯的知音－"非死不可"－111914）

魯迅：老調子已經唱完

今天我所講的題目是"老調子已經唱完"：初看似乎有些離奇，其實是並不奇怪的。

凡老的、舊的，都已經完了！這也應該如此。雖然這一句話實在對不起一般老前輩，可是我也沒有別的法子。中國人有一種矛盾思想，即是：要子孫生存，而自己也想活得很長久，永遠不死；及至知道沒法可想，非死不可了，卻希望自己的屍身永遠不腐爛。但是，想一想罷，如果從有人類以來的人們都不死，地面上早已擠得密密的，現在的我們早已無地可容了；如果從有人類以來的人們的屍身都不爛，豈不是地面上的死屍早已堆得比魚店裡的魚還要多，連掘井，造房子的空地都沒有了麼？所以，我想，凡是老的、舊的，實在倒不如高高興興的死去的好。

老調子將中國唱完，完了好幾次，而它卻仍然可以唱下去。因此就發生一點小議論。有人說："可見中國的老調子實在好，正不妨唱下去。試看元朝的蒙古人，清朝的滿洲人，不是都被我們同化了麼？照此看來，則將來無論何國，中國都會這樣地將他們同化的。"原來我們中國就如生著傳染病的病人一般，自己生了病，還會將病傳到別人身上去，這倒是一種特別的本領。

跋

　　我一向喜歡收藏舊物品又愛敝帚自珍，間或是有人說的悶騷，這種個性根本不用教，這是遺傳，我的老大HS也是，小兒子YJ就像老婆。也許是看過太多的高手，想自己沒有能力到達那個境界，卻又像每一個獨立的個體一樣覺得自己應該可以有些小成就，都想證明自己曾經光彩存在過。於是，又想表現，卻又擔心寫出來這些東西在武功高強者眼裡幼稚得可笑，或者像我後來那些優秀同學們會笑我的低級和低能。這當然比不上達爾文怕寫人類的起源會受到攻擊一樣，完全只是我對自己既愛現又沒底氣自信的矛盾，我當然知道這個根因就在於我書還是讀得不夠好，功夫練得不夠強，還是習慣地以為看到了全貌就不求甚解，還是或許我對自己要求太高？或者，從另一方面來說，錢也賺得不夠多。因為，也許我一旦錢賺得夠多了，可能就去風花雪月，也將不再想要讀更多書。這些矛盾糾結在一起，是不是也是腦科學或心理學的研究範疇？對於腦科學，我可能要和Francis Crick一樣作為接下來的興趣主題，我還先買了好多書，這一直是我的壞習慣，還沒到岸就先設想了美好的風光，可卻往往靠不了岸。

　　跨界從電子半導體工程的製造業領域到生物醫學的健康養生，初生之犢加上愛現的悶騷性格促成了這本書。當然還得要有我真正數十年鼻病的去除、禿頭的重生過程、以及數年皮膚炎的靠高溫流汗法自然消除和疑似淋巴結腫瘤的緩解，我也才能不那麼厚臉皮到想要寫成一本近500頁厚的書。要不是這6～7年下來一直紀錄的實驗過程點滴，加上偶爾日記式的心得，想要瞎掰成這幾百頁的內容，除非天才，否則實際自己操作過一遍，才能體會昔時年少的文學青年夢想若真要實現，恐怕又是那習慣數不清每一件事都有的三分鐘熱度而已，也才能理解真正厲害作家需要有多大的耐心、恆心和力氣來筆耕。

　　一直猶豫是否揭示了太多自己一家的個人隱私，尤其這些所謂的疾病健康令一般很多人敏感的話題，甚至到了辛辛苦苦這些年終於在脖子皮疹完全自然消除的階段後，就要成書之前，我還在近鄉情怯的心情似地忐忑要不要再慢一點再出版，反倒沒有這幾年實驗過程中那麼充足的底氣與衝動，反倒擔心起來種種可能出現的困擾，可以想見達爾文當時的心情有多麼更煩憂的壓力。但又正如Steve Jobs所說，生命如果都逝去了，還在意什麼褒貶謗譽呢？再加上，在2014年底的來到，我生命中越來越多的Wallace們來催促著我，不得不就在脖子皮疹完全自然消除的這一刻，就在達爾文"物種原始"出版那一天的155年後，將我的這一本不成熟的作品趕快公諸於世。

　　在這本書裡寫下來自己6、7年來的實驗，整體掀開來呈現給大家看其實還真沒什麼大學問，而更何況以我的智慧程度和天份大概也只能到達這樣結果，也生不出多高深的成就，都是建立在已經有的科學理論和發現上，主要還是一說再說的態度、觀念和細心敏感的觀察體會，我的好老婆她自己也承認，她如果不是一路伴隨著我、幫我做實驗親自驗證，她現在也可能也還像一堆家庭主婦般的朋友一樣還是靠止痛藥來解決所有的疼痛症狀。對於頭髮再生的實驗，2013年初開頭讓我在飲食的變數上，再次發現更多細微飲食的變化竟然就對頭髮生長掉落如此敏感的影響，屢屢獨自一人搖頭贊嘆自然界奏起的微觀、宏觀交響曲還有什麼不可能的作品。2013年當時春天的到來，那一道氣候的光景變化，帶給我再次驗證"肝臟自保基因"對於頭髮的生長與皮膚炎的去除，竟然和那春暖花開鳥叫蟲鳴真的一齊到來。人類真的只是大自然演化中的一份子，脫離不了大自然，希望我們就像Hurxuley看見達爾文的"物種原始"後那樣驚呼沒有看見大自然的告訴自己，我們的不聰明。雖然我原本以為2013年6月回到台灣後就可以一切馬上完結我的實驗成果，並且出版這本書。可惜我還是過於樂觀，並且也不夠努力、堅持以及僧侶般地專注，所以一切還是要繼續如前幾年一樣等待最好的時刻到來。

　　我一家4口的鼻病、禿頭掉髮和皮膚炎三大類慢性疾病都已經不會再困擾我們未來的人生了，至少這一本我留給兩個兒子的秘籍，可以引導他們未來有我們基因的子子孫孫免於這三大疾病的侵襲。接下來我一家4口本身目前也已經沒有其它主要的慢性疾病來提供人體活體實驗了。在這個蘇州10年後更惡化環境裡感覺不如歸去的2013年夏天，正好回到整整闊別12年的台灣，彌補我大學後離家25年來未守在母親身邊的不孝，在她身上被診斷的糖尿病，或者可以繼續用我這6、7年來的經驗，用她作為活體實驗並且尋找解救糖尿病之道。6、7年來陸續戰勝了大多數專家、輿論認為無解的三大慢性疾病，我有信心也有動力和踏實的方向感，糖尿病既然也是一種慢性疾病，相信就和這本書裡討論的那樣，它應該也能重覆我走過的軌跡而被還原回去。希望還能來得及挽救我的母親，讓她在接下來的人生裡，有更好的生活品質。即便我努力過的最後只能讓她維持現在的狀態而不更差，那至少能在她的身旁陪伴，就已經足夠稍微彌補撫慰我自己罪惡的內心。

　　一直無法想象與明白，為什麼總有人把錢財看得那麼重要，我們一輩子看過了那麼多不同人的人生範例，電視上、報紙裏和街頭巷尾那麼多的故事，怎麼還是有人非得把錢財帶入了棺木裏才肯瞑目。我們當然知道"沒有錢萬萬不能"那些片面邏輯上貌似合理被過度簡化的許多論調，我們當然不是一直在邏輯架構的生活裡。對待錢財和對待你的健康是類似的，如果你連錢財都不願意放棄，那你更不可能去善待你的身體健康。當然，這其中的因素不是二言兩語可以道盡，就像每一複雜的個體、不同的人生軌跡，就像我父親那一脈家族5男3女兄弟姐妹茂盛後的零亂。然而，哪一個生命個體的肉身本身不會凋零？我們還是要盡力的去改善我們的人生，就像所有的生物為了生存而參與的自然演化。盡力堅持到最後，而不是盲目無知地殘害你的人生、你的身體健康，那麼即使我們盡力到頭最後的失敗，也至少不虧欠父母盡力繁衍、撫育我們的恩惠和辛勞。

　　我或者太高佔人們喜歡靜下來念書的興致和意願了，尤其是面對那些比小說稍微枯燥點的科普，及有點難度的專業入門書籍，更尤其是看見了台灣平均每人每年只看2本書的新聞，那我這本書可能排得進去那2本中？但沒有關係，一本書的力量或者就像有些人得到一句話的力量而改變了他的一輩子人生一樣大。我也正是因緣際會於這些無數串聯起來的每一本書，還有2008年老婆那封email，解救了我一家人接下來的大半人生免於慢性疾病的攻伐。當然還有20多年來我自己投身的電腦、電子和資訊產業發達的助力，我16歲的DOS到我43歲的Facebook，我自己見證並陪伴且親自參與在這個時代電子業、電子科技的發展與發達，沒有電子資訊業、沒有電腦網路、也或者就沒有這本書。

　　脖子上的皮疹在2013年這一年春末夏初要離開蘇州前還是功虧一簣，並且又將它們帶回來台灣，原本要在離開蘇州前把這本書出版也就不可能了。反而回到台灣後的忙碌，回到台灣後一個人居住在公司宿舍，飲食、生活又參雜一再的慾念和貪心收藏，讓一切更糟糕，頭髮也更差，甚至脖子的皮疹在2013年的整個夏天都沒有任何好的進步。所以君子遠庖廚的概念是有那麼一些些道理，但當然是偏見，只是取其概念，一旦鬆懈了，專注不在了，自然就不會得到成果。

　　脖子最糟糕的皮疹在2014年台灣春天開始的三月天積極奮戰後，終於盛夏到來的最後一擊，雖然過程中驚險萬分，本來在盛夏結束前一直還是未竟其功，但又是冥冥中注定的新發現，靠著突發奇想的電暖器熱灸法，靠著拋妻棄子三個月的宿舍閉關實驗，終於克服自然天候的限制，趕在寒冬來臨前的2014年10月底、11月初完全消滅了脖子上住了5年的皮疹，也才能讓我趕上物種原始出版155年的紀念日，這能說不是巧合嗎？當然，整個頭髮的實驗還沒有算很完整成功的結果，但因為我此刻的生活中有太多許許多多的Wallace因素催促著我在"物種原始"出版155周年的這一刻趕快先完成我這一本初作第一版。還有刻意的第一版印刷1277本模仿"物種原始"當年的第一次1250本，以及末尾77我的生日愛號，更有我收藏小車、金幣愛用的收藏編號。雖然剩下的頭髮還沒有像前幾年的好，或者非常茂密回來。可笑我最簡單的早睡還是最難做到，每日三餐粗茶淡飯的配方還是會想要偷懶或者嘗鮮。但是還是要再次安慰自己，相信只要我能夠每天好好早睡並且內外4因完整，頭髮茂密之日很快就會來臨。到時候我或者可以不用朝九晚五的上班了，也許可以像Taleb找個地方為下一本書開始閉關修煉一樣，你們的下一個慢性疾病的原始，等待也許我有閒暇再來7年的實驗，當然最好有那些微觀的數理化證據讓所有人得到信服。我缺少生化、分子生物及生理學的知識，只要這些微觀的證據和理論能夠補齊，就可以更完整呈現這本書主要在宏觀方面的實驗結果。所以接下來該來好好念念這些書籍，或者，再來那博士未完成？其實還有我那一堆收藏的小車老車等待我去關愛。

　　書快寫完去付印了，最頑強的脖子皮疹在這"物種原始"出版155周年這天前的10月底、11月初也終於真的被我殲滅，在這個階段前最辛苦的實驗似乎都過去了，尤其最後這三個月孤獨的宿舍閉關。似乎，在付印前某幾個夜裡日裡獨行時刻，我竟然高處不勝寒地擔心接下來的人生是不是沒有目標了？可以想見那些人生裡沒有目標的貧富賢愚人們會如何害怕。可自忖有無數愛好的我自己，自豪無入而不自得的我自己，怎可以沒用地有那麼一絲絲隱約的想念人生沒有目標的念頭浮現腦海？甚或是近關情怯地發抖奉上我的定稿？幸好前兩周已經申請了的ISBN和CIP是我一貫強迫我自己的另一個招數。當然還是如同有學校功課以來的日子一樣，我的工作一定放到最後一天才會追趕，這本書完稿也是，就當一個有機會修改再版的藉口吧。到底這書的出版會引來多少的訕笑？閉門造車？班門弄斧？還是認為噁心的圖片？或者這些疾病的不可告人？還是更多的困擾？要用筆名還是真名？我又來了…。當然，我真正更想要的是曾經一再Facebook上搞笑宣告的諾貝爾獎，當然濫情如我是不會拒絕這種諾貝爾獎盛情邀約的。

　　反正要出書，反正要得諾貝爾獎都已經騷包地宣告這麼久了，那就套句喜歡的陳阿昇：那就這樣吧！你會瞭解的…。

13大頭髮再生轉振關鍵點：

1　兩個兒子HS（1999年生）、YJ（2003年生）在2007年8月重新回來蘇州後（於2005年蘇州回台南長住了兩年），半年多左右的2008年2、3月突然發現掉髮嚴重，頭髮明顯塌扁。

2　2008年8月13日老婆ML轉帖email給我在台商新天地網站艾瑪媽發的文章Toray蓮蓬頭改善她和女兒掉髮。

3　我在2008年理著光頭的狀況下，於8月15日試了Toray蓮蓬頭後發現真的活性炭過濾的水會使頭髮變粗回來（要光頭上的細短軟毛一夕之間變粗硬才容易察覺，長頭髮不易察覺細微的變化）。

4　仔細檢查發現數日後HS、YJ的頭髮掉落也有改善，以及Toray蓮蓬頭過濾效能因體積小容易飽和(阿良哥hint)。

5　2009年8月3日發現管道式淨水器因體積大效能更好（但只有碳棒式CTO好，顆粒式不好），但還是有極限飽和性（阿良哥討論及hint）。

6　2010年4月12日為了嘗試懷疑肝不好，而來解決濕疹的問題，試了陳俊旭博士書裡提的營養品，自己先嘗試了"超排方+草排方+維生素C黃酮"後，意外發現頭髮增密。

7　2010年4月28日維生素C黃酮先吃完，只吃超排方+草排方，意外發現頭髮掉髮增多，得到生物類黃酮更多貢獻主宰頭髮生長或者不掉髮。

8　2010年x月x日，由於嘗試Mannatech而停用超排草排發現頭髮掉多（仍有吃維生素C黃酮），所以超排方+草排方仍有主要貢獻。

9　2010年12月x日實驗發現菇菌類食物（杏鮑菇）及海帶對頭髮長出來提供了更好的原料讓肝臟可以合成頭髮所需的氨基酸。

10　2011年3月1日發現海帶效果更好，快速讓頭髮更粗。

11　2011年4月6日發現葵花籽、腰果、杏仁或某些堅果也是快速讓頭髮更粗。量要足夠效果才會明顯，葵花籽效果最好，主要原理是補充脂肪。

12　2012年1月農曆過年確認落建生髮液貢獻也很重要。

13　2012年到2013年最後發現的食物芋頭是食物裡功效最大的，但還是要和其他因素一起。

鼻病改善（鼻竇炎、鼻塞性鼻炎）的**4**大必禁必行：

（至少持續一整年）

1　禁任何冰冷飲食

2　禁寒冷環境（冬天穿厚衣，夏天禁冷氣，禁冷水洗澡、洗手和游泳）

3　行適度運動

4　行飲用熱薑湯緩解及排痰飲

"肝臟自保基因為主的內外**4**因"**4**大頭髮再生要素：

（以效果重要性排序，但仍須全部具備效用才大，當天或隔天即可見效果）

1　肝臟功能良好：陳俊旭博士超排方、早睡與適度運動（正常的生活作息及排除代謝物使肝功能正常）。

2　飲食營養充足：豐富飲食補充頭髮生長所需物質如：牛肉、芋頭、海帶、黑芝麻、洋蔥、杏鮑菇（平菇）、葵花籽（堅果）、黑木耳、蓮藕、香蕉和小黃瓜。

3　血液循環良好：血管活絡通透，用落建生髮液補強（2012年1月確認），生物類黃酮及或維生素補充（使頭部血管活絡，能夠運輸頭髮所需的足夠蛋白質同時修補肝臟）。

4　洗頭髮用水：市售礦泉水（使用上最簡單、效果最好）或活性炭濾水器過濾自來水（去除部分自來水中三鹵甲烷）。

皮膚炎根治（乾癬、濕疹、日光皮炎等皮膚病）的**2**大必行：

（幾天即有改善，根除至少持續**3**個月）

1　**流汗法**（高溫熱烤流汗法及電暖器熱灸法，尤其夏天的自然流汗，需注意補充水分。人蔘類食品加強效果）

2　早睡晚起，擁有充足睡眠

參考書目及資料

1. 物種原始 達爾文 (On The Origin of Species) Charles Darwin
2. 人體使用手冊 吳清忠
3. 反脆弱 塔雷伯 (AntiFragile) Nassim Nicholas Taleb
4. 黑天鵝 塔雷伯 (The Black Swan) Nassim Nicholas Taleb
5. 隨機漫步的傻瓜 塔雷伯 (Fooled by Randomness) Nassim Nicholas Taleb
6. 過敏其實可以根治 陳俊旭
7. 氣的樂章 王唯工
8. 快思慢想 卡尼曼（Thinking – Fast and Slow）Kahneman
9. 感謝老天我得了癌症 許達夫
10. 求醫不如求己 中里巴人
11. 雙螺旋DNA的發現 James Watson
12. 現代醫學的偶然發現 Morton Meyers （Happy Accidents:Serendipity in Modern Medical Breakthroughs）
13. 大數據時代 舍恩伯格（Schonberger）
14. 津巴多普通心理學 菲利普.津巴多（Psychology Core Concept）Philip G. Zimbardo
15. 對偽心理學說不 Keith E. Stanovich
16. 醉漢的腳步 (The Drunkand's Walk) Leonard Mlodinow
17. 量子世界 (The Quantum World) Kenneth W. Ford
18. 感謝老天我活下來了 許達夫
19. 氣的大合唱 王唯工
20. 誤診誤醫 許達夫
21. 如何吃不生病 陳俊旭
22. 肝病 – 有效的飲食 田中武，吉田美津子（台灣 大展出版社）
23. 水的漫舞 王唯工

24. 我即我腦

25. 思考中醫 劉力紅

26. 不生病的智慧 馬悅凌

27. 黃帝內經

28. 傷寒論 張仲景

國家圖書館出版品預行編目(CIP)資料

疾病原始: 世上沒有雄性禿更沒有鼻竇炎和皮膚炎 / 李明燦作. --
初版. -- 嘉義縣水上鄉：李明燦, 2014.11
　　面；　公分
　ISBN 978-957-43-2012-7(平裝)

　1.醫學 2.物種起源 3.文集
410.7　　　　　　　　　　　　　　　　103023383

疾病原始－世上沒有雄性禿更沒有鼻竇炎和皮膚炎
On the Origin of Diseases – MPHL，Nasosinusitis and Psoriasis Never Exist

作者 – 李明燦
編輯及美術編輯 – 李明燦
出版者 – 李明燦
地址 – 嘉義縣水上鄉粗溪村46號之4
電話 – 0903095707　電子郵件信箱 – elvismtlee77@gmail.com
全書免費完整電子版Facebook粉絲團 –
https://www.facebook.com/ontheoriginofdiseases
實體書籍購買網站：
台灣露天網: http://class.ruten.com.tw/user/index00.php?s=elvismtlee

印刷 – 淵明印刷有限公司
初版 – 2014年11月24日；發行1277本
印數收藏編號 –　　　　　　　　　　of 1277
定價 – 新台幣 277元

給我的好朋友 達爾文 先生
To my friend Mr. Charles Robert Darwin

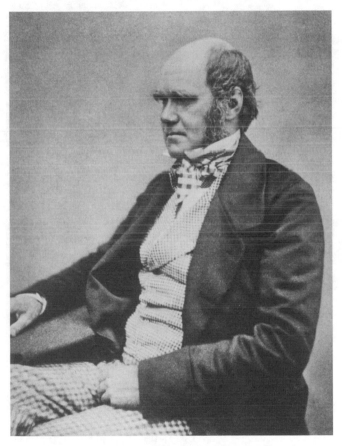

Darwin, aged 45 in 1854, by then working towards publication of *On the Origin of Species*
http://en.wikipedia.org/wiki/Charles_Darwin

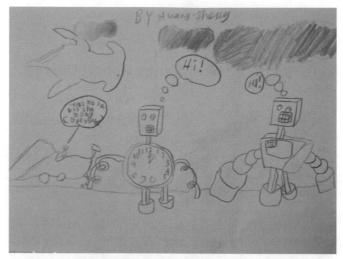

HS 作品

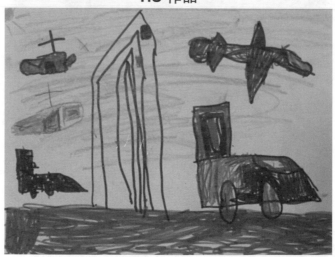

YJ 作品